AF536868

Markus Treichler · Johannes Reiner · **Anthroposophie-basierte Psychotherapie**

MARKUS TREICHLER · JOHANNES REINER

Anthroposophie-basierte Psychotherapie

Grundlagen — Methoden — Indikationen — Praxis

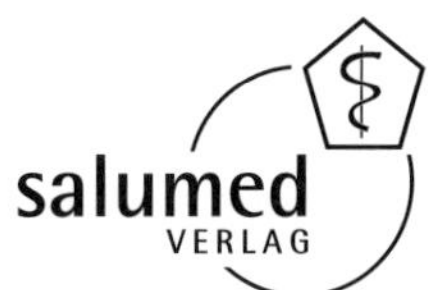

Bibliografische Information der Deutschen Nationalbibliothek
Die Deutsche Nationalbibliothek verzeichnet diese Publikation in der Deutschen Nationalbibliografie; detaillierte bibliografische Daten sind im Internet über http://dnb.d-nb.de abrufbar.

Kladower Damm 221, 14089 Berlin
www.salumed-verlag.de
info@salumed-verlag.de

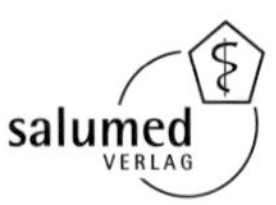

1. Auflage 2019 **ISBN:** 978-3-9289-1437-6

Autoren: Markus Treichler, Dr. Johannes Reiner
Gestaltung: www.ninapolumsky.de

[Die Entwürfe der Grafiken stammen von Johannes Reiner, Gestaltung und Erstellung durch maiwald.design, für dieses Buch bearbeitet von Nina Polumsky]

Printed in Germany (druckhaus köthen GmbH & Co. KG)

Inhalt

(Ein detaillierteres Inhaltsverzeichnis findet sich zu Beginn der jeweiligen Kapitel)

KAPITEL VI

KAPITEL VII

KAPITEL VIII

KAPITEL IX

Vorwort

„Man kann die Existenz der Seele nicht leugnen. Es gibt sie." [1]

Die Psychotherapie ist nicht nur ein Fachgebiet der Medizin, sie ist eine Komposition aus Psychologie und Medizin. In der Psychotherapie ist die Situation anders als in der Medizin. Gibt es in der Medizin die *eine* allgemein anerkannte und an den Universitäten gelehrte Hochschulmedizin, die für jeden Mediziner im Staatsexamen geprüft wird, so sieht es in Psychologie und Psychotherapie komplexer aus: Es bestehen unterschiedliche Richtungen und Strömungen nebeneinander, es gibt keine allgemein verbindliche Psychotherapie und kein psychotherapeutisches Staatsexamen. Vielmehr konkurrieren die verschiedenen Strömungen untereinander. Man kann die Zahl der verschiedenen Psychotherapien nur schätzen: *„angesichts der Tatsache, dass heute in westlichen Ländern schätzungsweise 300 bis 400 psychotherapeutische Schulen mit zum Teil ganz unterschiedlichen Vorstellungen von den Ursachen leib-seelischer Störungen und auch mit unterschiedlichen Vorstellungen von der jeweils indizierten Vorgehensweise, konkurrieren"* [2], kann man durchaus von einer Vielfalt sprechen, im Gegensatz zu der relativ monolithischen Struktur der Hochschulmedizin.

Diese verschiedenen psychotherapeutischen Richtungen sind mehr oder weniger wissenschaftlich untersucht und akzeptiert; nur drei davon sind auch von den Kostenträgern des deutschen Gesundheitswesens anerkannt: die Psychoanalyse, die tiefenpsychologische Psychotherapie und die Verhaltenstherapie. In Österreich und in der Schweiz sind hingegen 23 verschiedene Psychotherapieverfahren gesetzlich anerkannt.

Vor gut hundert Jahren, zu Beginn der Entwicklung der wissenschaftlichen Psychotherapie, war die Situation zwar noch überschaubarer, aber auch schon divergent: In den ersten beiden Jahrzehnten des 20. Jahrhunderts entstanden im deutschen Sprachraum die Richtungen der analytischen Psychologie (C. G. Jung), der Individualpsychologie (Alfred Adler) und der Tiefenpsychologie/Psychoanalyse (Sigmund Freud) sowie in den USA die Verhaltenspsychologie (John B. Watson). Aus diesen vier Psychologie-Richtungen entwickelten sich die großen Psychotherapien des 20. Jahrhunderts, mit wichtigen Weiterentwicklungen und Ergänzungen auch im gegenwärtigen Jahrhundert. Alle vier Richtungen nannten sich vor hundert Jahren *Psychologie* und noch nicht *Psychotherapie.* So ist nicht verwunderlich, dass Rudolf Steiner 1924 im Anschluss an den Heilpädagogischen Kurs es als eine *„anthroposophische Aufgabe"* bezeichnete, *„die Psychologie aus der Bewusstseinsseele heraus neu zu begründen"*, sie *„sollte aber keine neue Theorie, sondern eine spirituelle Betätigung werden"* [3], wobei er im Kontext der Heilpädagogik und weiterer Hinweise eindeutig eine *therapeutische Psychologie,* mithin eine *Psychotherapie* meinte. Diese *„anthroposophische Aufgabe"* einer *„Neubegründung"* (nicht einer Erweiterung) wurde in den vergangenen Jahrzehnten vereinzelt aufgegriffen und von verschiedenen Autoren in verschiedenen Ansätzen[4] begonnen und dargestellt.

Es wurde dabei *anthroposophische Psychotherapie* in Anlehnung an die Medizin allerdings immer als *Erweiterung* einer (welcher?) Psychotherapie verstanden.

Die hier vorgelegte Anthroposophie-basierte Psychotherapie ist ein neues psychotherapeutisches Konzept, dessen wesentliche Grundlage die Anthroposophie ist. Weitere tragende Säulen sind die philosophische Anthropologie und die anthropologische Psychiatrie (Viktor Emil von Gebsattel, Hubertus Tellenbach, Wolfgang Blankenburg[5] u. a.), die Phänomenologie und die hermeneutische Philosophie von Hans-Georg Gadamer und vor allem: unsere jahrzehntelange reflektierte und weiterentwickelte berufliche Erfahrung in Psychiatrie, Psychosomatik und Psychotherapie in Klinik und Praxis. Die Reflexion dessen, was wir selbst gelernt und angewendet haben, was sich uns in klinischer und praktischer langjähriger psychotherapeutischer Tätigkeit bewährt hat und was durch neue Gedanken befruchtet und weiter entwickelt werden konnte, auf der Basis der Anthroposophie, ist in dieses Konzept der Anthroposophie-basierten Psychotherapie eingeflossen.

Die Anthroposophie-basierte Psychotherapie ist ein eigenständiges psychotherapeutisches Konzept. Sie ist keine Erweiterung irgendeiner anderen psychotherapeutischen Richtung, sondern steht für sich als eine Möglichkeit der Ergänzung des psychotherapeutischen Spektrums für Psychotherapeuten, die sich mit dieser Konzeption und ihren Gesichtspunkten und Methoden vertraut gemacht haben. Dies ist in den Kursen *Anthroposophie-basierte Psychotherapie AbP* an unserem Institut Anthroposophie-basierte Psychotherapie IAbP in Stuttgart möglich.

Psychotherapie als ein sinnvolles Instrument in der therapeutischen Arbeit mit psychisch oder körperlich kranken Menschen sowie für Menschen in Krisensituationen wird heute nicht mehr in Frage gestellt. Sie hat sich im Wesentlichen als ein wirksames und hilfreiches Instrument in unserem Gesundheitswesen etabliert, auch wenn noch nicht unstrittig klar ist, was Psychotherapie eigentlich ist: Ist sie eine *Therapie der Seele*, oder eine *Therapie mit psychischen Mitteln*? Ebenso offen ist auch die Frage, wie sie eigentlich wirkt[6]. Das liegt im Wesen ihres „Gegenstandes“, der Psyche oder Seele[7], die sich der wissenschaftlichen, insbesondere einer naturwissenschaftlichen Definition und Erklärung entzieht, „*weshalb die wissenschaftliche Analyse das seelische Erleben nicht einholen bzw. umfassend erklären kann. Die wissenschaftliche Analyse hinkt dem primären Erleben stets hinterher. Sie kann nur Warum-Fragen beantworten, aber den Sinn eines Erlebens nicht erfassen.*“ [8]

Auch wenn die Seele nicht sichtbar ist: *Es gibt sie.* Sie ist wirksam und sie zeigt sich: In der Seele erinnert und fühlt, denkt und will der Mensch, hat er sein Wachbewusstsein und seine Träume. Mit der Seele erlebt und leidet der Mensch: Er erlebt sich selbst als Ich, seinen Leib, die Welt und seine Mitmenschen und er leidet an sich selbst, in seiner Seele, an seinem Leib und an der Welt. Wo es Leiden gibt, gibt es auch eine Therapie, für die Leiden der Seele an Leib und Leben: die Psychotherapie. Steiner wies die Ärzte auf den Zusammenhang der Seele mit Entstehung und Behandlung von Erkrankungen hin: “*Und im Grunde genommen kann man gar nicht den Sinn entwickeln fürs Diagnostizieren, wenn man nicht einen feinen Blick für das menschliche Seelenleben hat.*“ [9]

Dies gilt aber nicht nur für das Diagnostizieren, sondern mindestens so wichtig ist die Berücksichtigung des Seelenlebens auch für die Therapie: „*Vergessen wir nicht, dass dem Heilprozesse eine Seele mitgegeben werden muss, da er nicht nur an einen Körper, sondern auch an eine Seele sich wenden muss.*“ [10]

Anthroposophie-basierte Psychotherapie ist eine Therapie für die Seele. Sie orientiert sich an den individuellen Erlebnisweisen, Fähigkeiten, Bedürfnissen und Seelenhaltungen, an den Beziehungen, den Lebensumständen und den Entwicklungsmöglichkeiten der Seele des zur Therapie kommenden Menschen. Sie berücksichtigt die Seele in ihrem Zwischensein zwischen Leib und Geist, in ihrer Weltoffenheit und Leibverbundenheit.

Unser Konzept entstand so: Am 30. April 2016 hielt Markus Treichler einen Vortrag bei der Frühjahrstagung der Deutschen Gesellschaft für Anthroposophische Psychotherapie DtGAP in der Drogenklinik „Sieben Zwerge“ in Salem. Der Vortrag hatte den Titel: „Was gewinnt die Psychotherapie durch Anthroposophie?“. In diesem Referat stellte er die Grundgedanken seines Psychotherapiekonzeptes dar. Johannes Reiner im Auditorium bemerkte die Originalität, Kreativität und Schlüssigkeit der vorgestellten neuen Gedanken und die klare Strukturiertheit des Konzeptes. Nach dem Vortrag sprach er Markus Treichler an und schlug eine gemeinsame Weiterentwicklung und Konkretisierung vor. Zusammen entwickelten wir in vielen Gesprächen aus unseren Erfahrungen und Reflexionen das Konzept der „Anthroposophie-basierten Psychotherapie“. Inzwischen wurde es in einem Fortbildungszyklus, in Vorträgen und in Arbeitsgruppen vermittelt – und stieß auf interessierte Resonanz. Die Erfahrungen dieses ersten Kurses 2018/19 und die anregenden Gespräche mit den TeilnehmerInnen sind in die folgende Darstellung eingeflossen.

Die Entstehung des Konzeptes aus Gesprächen erklärt, warum die nachfolgende Darstellung kein Monolog, sondern eher ein Dialog ist. Markus Treichler stellt zunächst in den Kapiteln I bis V die philosophisch-psychologischen Grundlagen dar, Johannes Reiner beleuchtet das Konzept und dessen Anwendung aus praktisch-psychotherapeutischer Sicht in den Kapiteln VI bis VIII. Kapitel IX fasst die wesentlichen Gesichtspunkte zusammen.

Anthroposophie-basierte Psychotherapie ist im Rahmen der in diesem Buch beschriebenen Voraussetzungen für Therapeuten und Ärzte erlernbar und im Kontext der angegebenen Indikationen für alle Patienten[11] anwendbar.

An dieser Stelle danken wir gerne den ErstleserInnen des Manuskriptes, Sonnhild Freisinger, Olga Feist-Gröteke, Bernd Junker, Petra Stemplinger und Silvia Stolz für ihre Anregungen.

Wir sehen unser Konzept entwicklungsfähig und offen für Anregungen und freuen uns über wohlwollende Hinweise, Anregungen und Ergänzungen.

FILDERSTADT UND STUTTGART, IM FRÜHJAHR 2019

JOHANNES REINER UND MARKUS TREICHLER
Institut Anthroposophie-basierte Psychotherapie
www.anthropsych.de
info@anthropsych.de

Anmerkungen

1 Green, J. zitiert nach: Radisch, I.: Die letzten Dinge – Lebensendgespräche. Rowohlt Verlag Reinbek 2017. S. 27.

2 Stierlin, H. in: Hain, P.: Das Geheimnis therapeutischer Wirkung. Carl-Auer-Systeme Verlag Heidelberg 2013. Online Ausgabe 2013. Vorwort. *https://www.carl-auer.de/fileadmin/carl-auer/materialien/.../978-3-89670-885-4.pdf (Abfrage März 2019).*

3 Steiner, R. zitiert nach Vierl, K.: Schicksalshilfe durch Heilpädagogik. Verlag am Goetheanum Dornach 1992. S. 63f.

4 Vgl. hierzu Reiner, J. (Hrsg.): In der Nacht sind wir zwei Menschen. Arbeitseinblicke in die anthroposophische Psychotherapie. Verlag Freies Geistesleben Stuttgart 2012, sowie Heide, P. v. d. (Hrsg.:) Therapie seelischer Erkrankungen aus anthroposophischer Sicht – Grundlagen, Wege, Aufgaben. Verlag Freies Geistesleben Stuttgart 1979.

5 Hier besonders: Blankenburg, W.: Was heißt ‚anthropologische' Psychiatrie. In: Kraus, A. (Hrsg.): Leib Geist Geschichte – Brennpunkte anthropologischer Psychiatrie. Hüthig Verlag Heidelberg 1978. S. 15ff.

6 Vgl. hierzu Kap. VIII.5.

7 Wir verwenden in diesem Buch bewusst den heute in den Wissenschaften ungebräuchlichen Begriff Seele, um unser umfassenderes und nicht reduktionistisches Verständnis von Seele deutlich zu machen. Vgl. dazu: Jaspers, K.: Allgemeine Psychopathologie. Springer Verlag Berlin, Heidelberg, New York 1973. S. 8ff,114ff, 259f, 462. Gadamer, H.-G.: Leben und Seele. In: Über die Verborgenheit der Gesundheit. Suhrkamp Verlag Frankfurt/Main 1994. S 176ff. Gebsattel, V. E. v.: Prolegomena einer medizinischen Anthropologie. Springer Verlag Berlin, Heidelberg 1954. S. 361ff. Tellenbach, H.: Psychiatrie als geistige Medizin. Verlag für angewandte Wissenschaften München 1987. S. 267. Jüttemann, G., Sonntag., M., Wulf, C. (Hrsg.): Die Seele. Psychologie-Verlags-Union Weinheim 1991. S. 5ff. Hell, D.: Seelenhunger. Herder Verlag Freiburg/Breisgau, Basel, Wien 2009. S. 11ff.

8 Hell, D.: Seelenhunger. Herder Verlag Freiburg/Breisgau, Basel, Wien 2009. S. 14.

9 Steiner, R.: Meditative Betrachtungen und Anleitungen zur Vertiefung der Heilkunst (GA 316). Rudolf Steiner Verlag Dornach 1967. S. 32.

10 Ebd.

11 Allein wegen der leichteren Lesbarkeit verzichten wir in diesem Buch auf die Doppelnennung von weiblicher und männlicher grammatischer Form bei Patientinnen und Patienten, bei Ärztinnen und Ärzten, bei Therapeutinnen und Therapeuten. Wir verwenden meist die kürzere, maskuline grammatische Form, ohne eine diskriminierende Absicht.

KAPITEL I

Anthroposophisch-psychologische Grundlagen der Psychotherapie

MARKUS TREICHLER

Inhalt

1. Über die Seele

1.1 Die Seele: Wirklichkeit oder Metapher?

Seele ist heute oft nur noch eine Metapher: Für Leben oder für Bewusstsein, für Innerlichkeit oder Individualität, für Selbst und Geist, für Ich oder Person, für Erleben und Gefühle oder Gedanken und Erinnerungen. Gerade die Wissenschaften, die „Psyche" in ihrem Namen tragen, sprechen ihr eine Wirklichkeit ab. In den Lehrbüchern von Psychologie, Psychiatrie und Psychotherapie findet man den Begriff *Seele* nicht mehr. Dafür haben diese Wissenschaften „das Seelische" oder „das Psychische" eingeführt, das als Ergebnis von Hirntätigkeit gilt.

In dem von der Medizin – auch von der Psychosomatik – wie auch von der Philosophie bisher nicht gelösten *Leib-Seele-Problem* taucht der Seelenbegriff noch auf. Ansonsten arbeiten (außer der Theologie) die Geisteswissenschaften, Philosophie sowie Kunst- und Literaturwissenschaften noch mit dem Begriff der Seele. Diese Wissenschaften brauchen keinen naturwissenschaftlichen Beweis für die Existenz der Seele. Für sie ist Seele erlebbar, im Menschen, wie auch in den Werken von Menschen. So erleben auch die meisten Menschen Seele in ihrem Leben als gegenwärtig und wirklich.

Spürt nicht jeder Mensch, der bei wachen Sinnen ist, dass er es ist, der gerade liest, einen Gedanken hat, ein Gefühl oder eine Erinnerung, dass der Kopfschmerz, der ihn beim Lesen ärgert, der eigene ist? Jeder Mensch fühlt sich als Träger verschiedenster seelischer Zustände oder Fähigkeiten, seien es Stimmungen oder Schmerzen, Denk- oder Willensakte, Wachbewusstsein oder Tagträumereien. Und immer wissen wir in einer Situation, die wir „normal" nennen, dass es unser Ich ist, das diese seelischen Fähigkeiten und Zustände hat und damit umgehen kann, oder herausgefordert ist, damit umgehen zu lernen.

Durch Selbsterleben, Introspektion oder Nachdenken wissen wir unmittelbar von der Wirklichkeit unserer Seele[1]. Auch wenn noch niemand diese Seele je gesehen hat. „*Wir sind uns also als bewusste Wesen unzweifelhaft gewiss. In dieser elementaren Tatsache beweist sich, dass die Seele nicht ein bloßes Hirngespinst ist. Versteift man sich dennoch auf diese Ansicht, so müsste man angeben, wer denn der Träger dieses Hirngespinstes ist, eine Frage, die die Neurophysiologie nicht beantwortet.*"[2]

Wir erleben die Wirklichkeit der Seele allerdings nicht nur an und durch uns selbst, sondern auch an und durch unsere Mitmenschen: An der Begegnung mit dem Du erlebe ich mein Ich[3], in der Anteilnahme an den Gefühlen oder Schmerzen eines Mitmenschen (Empathie) erlebe ich meine Seele und das Seelenleben meines Mitmenschen. Auch wenn dabei neuronale Vorgänge eine Rolle spielen, so bin es doch wieder Ich, der mitfühlt und sich dadurch vielleicht zu einer Handlung motivieren lässt, oder auch nicht. Es bin immer Ich, der fühlt, mitfühlt, denkt und handelt, der Schmerzen hat oder sich glücklich fühlt, nicht mein Gehirn. Das Gehirn mag der Ort sein, an dem sich das Bewusstsein von all dem spiegelt, an dem das Bewusstsein entsteht, aber das Gehirn ist nicht die Seele und nicht das Ich und das Gehirn produziert auch nicht „das Seelische". Sondern die Seele ist eine eigenständige Wirklichkeit, die zu ihrem Erleben und Wirksamwerden allerdings den Leib braucht – Gehirn und Seele sind aber nicht identisch und auch nicht das eine Ergebnis der Tätigkeit des anderen. Die Wirklichkeit der Seele zeigt sich in der individuellen Sinngebung des Lebens oder eines bestimmten Erlebens – oder auch in der Frage oder der Suche nach der Sinngebung, bis hin zur Verzweiflung an einem Verlust von Sinnhaftigkeit im Leben. Das ist dann keine Metapher mehr, sondern ein existenzielles Leiden der Seele. Sinngebung gehört zum menschlichen Dasein – im Gelingen wie im Verlieren zeigt sich die Wirklichkeit der Seele und ihre Fähigkeit sich zu orientieren, woran sie will.

Doch die Wirklichkeit der Seele wurde früher und wird weiterhin kontrovers gesehen und gedeutet: Wie ist sie zu verstehen, wie ist ihr Wesen, woraus besteht sie, ist sie materiell, körperlich, räumlich, ist sie funktionell, immateriell und vor allem: Wie ist ihr Verhältnis zum Leib?

Im Folgenden sollen einige Ansichten und Deutungen über die Seele wiedergegeben werden.

1.2 Historische Einführung

„Ganz im allgemeinen gehört es zu den mühsamsten Dingen, irgendeine Gewissheit über die Seele zu erlangen."[4]

Diesem Satz von Aristoteles (384-322 v. Chr.) kann man auch heute noch ohne Einschränkung zustimmen. Die Ansichten über die Seele sind in den vergangenen zweieinhalb Jahrtausenden nicht klarer geworden.

Die Situation ist nach wie vor kontrovers: Gibt es eine Seele (griech.: Psyche, lat.: Anima) – oder gibt es nur „Seelisches", „Psychisches" als Ergebnis von Hirntätigkeit?

Eine Antwort auf diese Frage zu finden ist nicht unwichtig, sowohl für Menschen, die zu einem Psychotherapeuten gehen, als auch für die Psychotherapeuten selbst. Denn die einen erleben seelisches Leiden, die anderen wollen seelisches Leiden, seelische Erkrankungen, Leiden an der Seele mit seelischen Mitteln therapieren.

Woran leiden Menschen mit seelischen Problemen oder Erkrankungen? *Womit* arbeiten Psychotherapeuten – und *woran* arbeiten sie, wenn sie Psychotherapie machen?

Jede psychotherapeutische Richtung hat, implizit oder explizit, ein Verständnis, eine Vorstellung, ein Bild von dem, was für sie Psyche, d. h. Seele ist. So wie jede medizinisch-therapeutische Richtung, ausgesprochen oder unausgesprochen, ein Menschenbild als Grundlage ihrer medizinisch-therapeutischen Arbeit hat.[5]

Für eine anthroposophisch basierte Psychotherapie ist die Ausgangslage eindeutig: Jeder Mensch hat seine Seele, so wie er auch seinen Leib hat und sein Ich, das ihm sein Selbstbewusstsein gibt. Die Seele ist eine eigenständige Organisation, wie es Leib und Geist auch sind. Aber Leib, Seele und Geist sind verschieden. Die Eigenschaften und Beziehungen dieser drei Bereiche, Leib, Seele und Geist (Ich), werden in der anthroposophischen Menschenkunde und Medizin differenziert beschrieben.[6] Unter den für die Psychotherapie relevanten Aspekten werde sie auch in den folgenden Kapiteln dargestellt.

Anthroposophische Psychotherapie geht von einem spezifischen Verständnis der Seele aus, wie es in der Anthroposophie begründet ist. Dieses Verständnis der Seele ist umfangreich und in seiner Komplexität einmalig. Es greift Bezüge auf, die in der Psychologiegeschichte des Abendlandes seit der griechischen Antike immer wieder in modifizierten Formen aufgetreten sind und im Folgenden kurz angedeutet werden.

1.3 Die Anfänge

Was die Seele ist, wird in der abendländischen Geschichte oft sehr unterschiedlich, ja gegensätzlich beschrieben. Die erste philosophische Seelenlehre der Antike stammt von dem Lehrer des Aristoteles, von 7 (um 428 – um 347 v. Chr.). Er beschrieb die Seele in einem Gleichnis: „*Was die Seele wirklich ist, das ist lang, und nur ein Göttermund könnte es aussprechen. Doch ihr Gleichnis ist kürzer und kann durch Menschenmund so ausgesprochen werden: Die Seele ist gleich der Kraft, die einem gefiederten Gespann und einem Wagenlenker innewohnt. Pferde und Wagenlenker der Götter sind nun alle gut und von guter Herkunft; die der anderen (der Menschen) aber sind gemischt. Bei uns nun lenkt zunächst der Führer das Gespann: darauf erweist sich ihm das eine Pferd als edel und gut und von ebensolcher Herkunft, das andere dagegen von entgegengesetzter Herkunft und Beschaffenheit, wild und unedel. Die Lenkung des Wagens ist also bei uns (den Menschen) notwendig beschwerlich und mühsam.*“[7] Es fällt bei diesem Gleichnis einerseits auf, dass die Seele – als Kraft geschildert – offensichtlich nicht an die Gesetze der Erde gebunden ist; die Seele wird also nicht als ein räumlich-physisches Gebilde dargestellt. Andererseits differenzierte Platon die Seele in diesem Gleichnis dreifach in einen Lenker sowie in ein edles und ein unedles Pferd. Er sprach von den verschiedenen „Formen“ oder „Arten“ der Seele. Diese drei Formen bilden aber eine Einheit, ein „zusammengewachsenes Vermögen“. Dennoch sind dies drei Arten oder Formen auch selbständige Kräfte der Seele: Das unedle Pferd repräsentiert offensichtlich den begierdehaften, emotionalen Teil der Seele, das edle Pferd gleicht dem muthaften, willenshaften Teil der Seele und der Lenker dem vernünftigen Teil der Seele, dem das Denken entspricht. Wir werden ähnliche Dreigliederungen der Seele im Lauf der Geschichte wieder antreffen. An anderer Stelle finden wir bei Platon[8] noch einen wichtigen Hinweis auf die ontologische Konstitution der Seele: Die Seele befindet sich in ihrem Sein in der Mitte zwischen Ideenwelt und Sinneswelt. Sie hat an beiden Welten teil, wenn sie die Präsenz der ewigen Ideen in der physisch-vergänglichen Welt erkennt. Durch die Mittelstellung der menschlichen Seele zwischen Geist und Körper wird die geistige Ordnung an die physisch-lebendige vermittelt.[9] Der sichtbare Ausdruck davon sind Proportionen, Zahlenverhältnisse und Gestaltbildung. Auch bei Platons Schüler Aristoteles finden wir die Seele in einem Gleichnis vorgestellt, aber dort liest es sich sehr anders: „*Es ist nun die Seele Ursache und Ursprung des lebenden Körpers. Diese Begriffe haben einen vielfachen Sinn. Dementsprechend ist die Seele Ursache nach den drei bestimmten Arten: denn sie ist Ursache der Bewegung und auch Ursache als Zweck und als Wesen der belebten Körper. Dass sie es als Wesen ist, ist klar. Denn bei allen ist das Wesen die Ursache des Seins, und das Leben ist für die Lebewesen das Sein, und Ursache und Ursprung davon ist die Seele.* […]

Klar ist, dass die Seele auch Ursache als Zweck ist. Wie nämlich der Geist um eines Zweckes willen schafft, auf dieselbe Weise tut es auch die Natur und dies ist ihr Ziel. Derart ist der Natur gemäß in den Lebewesen die Seele. Denn alle natürlichen Körper sind Werkzeuge der Seele, und zwar bei den Pflanzen ebenso wie bei den Tieren, so dass also diese alle um der Seele willen sind. In zweifacher Bedeutung wird das um eines Zweckes willen verstanden, als das Wozu und als das Womit."[10]

Bei Aristoteles erfahren wir von drei verschiedenen Vorkommen von Seele: Bei den Pflanzen, den Tieren und den Menschen. Die Seele der Pflanzen ist eine vegetative (anima vegetativa), nur lebendige, mit den Eigenschaften des Wachstums und der Fortpflanzung; die Seele der Tiere ist eine animale, mit den zusätzlichen Fähigkeiten der Ortsbewegung, der Wahrnehmungen und Empfindungen. Die Seele des Menschen ist dagegen eine denkende, vernunftbegabte und damit geistige Seele.

Jede Seele wird durch ihre jeweils höchste Funktion definiert. So hat die Seele der Tiere und Menschen auch vegetative Funktionen und die der Menschen zudem die animalen, triebhaften Eigenschaften wie die Tierseele, aber sie transzendiert diese Eigenschaften durch ihre geistige Fähigkeit. „*Es ist der Geist, der die menschliche Seele zu einer menschlichen macht. Der Mensch ist nicht ein Tier, zu dem dann, wenn er auf dem Höhepunkt seiner Entfaltung ist, noch ein überpersönlicher Geist hinzutritt, sondern er ist Mensch in jeder seiner Funktionen.*"[11]

Steiner bemerkte zu diesen beiden frühen Seelendarstellungen in *Rätsel der Philosophie*: „*für Platon kommt in Betracht, was in der Seele lebt und als solches an der Geistwelt Anteil hat; für Aristoteles ist wichtig, wie die Seele sich im Menschen für die eigene Erkenntnis darstellt.*"[12]

Bei Lukrez (um 93 – um 55 v. Chr.) finden wir etwa 300 Jahre später eine ganzheitliche, aber überraschend materialistische Anschauung von der Seele: „*Damit steht fest, ihrer Natur nach sind Geist und Seele beide ein Teil des Menschen* [...] *Was aus dem gesagten folgt, zeige ich nun: Geist und Seele sind körperlich, sind materieller Natur. Wir erleben, wie der Geist die Glieder anstößt, aus dem Schlaf sie rüttelt, ihr Verhalten verändert, den ganzen Menschen leitet und lenkt – nichts dergleichen könnte ohne Anstoß und Berührung geschehen, und kein Anstoß wäre umgekehrt möglich, ohne Körper oder Materie.* [...] *Vom ganzen Leib geschützt ist die Seele zugleich dessen Wächterin, Ursache auch seines Lebens. Denn durch gemeinsame Wurzeln hängen Leib und Seele zusammen; sie sind nicht zu trennen, ohne dass beide vergingen.* [...] *So mächtig das Wirken der Seele sein mag, in noch stärkerem Maß ist der Geist Wächter der das Leben bewahrenden Riegel, mehr noch als die Seele ist er Lenker und Herr des Lebens. Denn sind Geist und Bewusstsein verloren, kann selbst für kürzeste Zeit kein Seelenpartikel mehr im Leib verweilen: Als dessen Gefährten folgen sie alle dem Geist, lösen sich auf in die Luft, lassen die Glieder zurück, die erkalten in der Froststarre des Todes. Sind aber Geist und Denken eines Menschen im Leib geblieben, dann bleibt dieser am Leben.* [...] *Der Leib nämlich bildet das Gefäß für Seele und Geist; und sollte dir dies Bild nicht recht erscheinen, dann stelle dir etwas anders vor, das die enge Verbindung deutlicher fasst, mit Körper und Seele verknüpft.*"[13]

Hier hören wir von einer in sich gegliederten Einheit von drei verschiedenen, aber zusammengehörenden „Dingen": Leib, Seele und Geist, die durchaus unterschiedliche und hierarchisch geordnete Aufgaben haben, aber alle voneinander abhängen. Im Unterschied zu heutigen materialistischen Seelenauffassungen sind bei Lukrez die Seele und der Geist keine Folge körperlicher Tätigkeiten, sondern durchaus etwas Eigenständiges:

Sie sind *„aus kleinsten Partikeln gebaut"*, sie *„müssen aus kugelrunden und äußerst winzigen Keimen bestehen."*

In nachchristlicher Epoche zeigen sich wieder andere Sichtweisen auf die Seele. So können wir den Kirchenlehrer und Philosophen Augustinus (354-430) als Ahnherren einer Ich-Psychologie erkennen. In seinem Hauptwerk *De Trinitate* lesen wir: *„Kurz gesagt: ich bin es, der durch das Gedächtnis sich erinnert, ich bin es, der durch den Intellekt denkt, ich bin es, der durch die Liebe liebt. Ich bin nämlich nicht das Gedächtnis, ich bin nicht der Verstand, ich bin nicht die Liebe, sondern ich habe sie."*[14]

Der Scholastiker Thomas von Aquin (1225–1274) beschrieb die Herkunft der vielfältigen Seelenfähigkeiten: *„Die menschliche Seele besitzt solch eine Fülle verschiedener Vermögen, weil sie im Grenzgebiet der geistigen und körperhaften Wesen wohnt; in ihr vereinigen sich daher die Kräfte beider Schöpfungsbereiche."*[15] Ausgehend von Aristoteles' *De Anima* beschreibt auch er die Seele zunächst als Lebensprinzip, das bei Pflanzen, Tieren und Menschen zu finden ist (*anima vegetativa*). Empfinden und Fühlen findet man aber erst bei den Tieren, sie haben entsprechend eine *anima sensitiva.* Nur dem Menschen kommt ein Erkenntnisvermögen, eine Denkfähigkeit zu, nur er hat eine *anima rationalis* oder *anima intellektiva.* Im Erkennen zeigt sich die Kraft des Geistes in der Seele, der Geist ist die Form der Seele (*scientia forma animae*), so wie die Seele die Form des Leibes ist (*anima forma corporis).*

Wir finden bei Thomas also sowohl eine Dreigliederung der Seele in den Qualitäten der Lebensfähigkeit, der Empfindungsfähigkeit und der Denkfähigkeit, wie auch die Mittelstellung der Seele zwischen Geist und Körper.

In der Renaissance wird die Seele als „das alle Dinge schaffende Formprinzip" bezeichnet, das im Großen und Kleinen wirkt und das aus dem Sein das Mögliche, d. h. seine Potentialität hervorbringt. Als die die Welt gestaltende Kraft ist die Seele unsterblich.[16]

Marsilio Ficino (1433-1499), Freund und Lehrer von Giovanni Pico della Mirandola (1463–1494), bestimmte die Seele, *„die er in die Mitte des Seins setzt, als ein stabiles Verhältnis, das aus zwei Momenten besteht: einer invariablen Wesensform und einer variablen Tätigkeits- oder Handlungsform die aus dieser Wesensform entspringt. Die Seele ist also selbst eine jeder zeitlich-räumlichen Entfaltung vorgreifende Einheit aus Verschiedenem, aus Unbewegtem und Bewegtem, aus Einheit und Vielheit, aus Identität und Differenz, aus Unteilbarem und Teilbarem."*[17]

1.4 Neuzeit

Der viel kritisierte Leib-Seele-Dualismus von René Descartes (1596–1650) hat eine nicht zu unterschätzende positive Bedeutung für die Geschichte der Psychologie, denn aus der Betonung des Unterschieds von Leib und Seele nach ihren Eigenschaften und Qualitäten konnte die wesenhafte Eigenart und Eigengesetzlichkeit des Seelischen erkannt, erforscht und beschrieben werden. Ohne diese auf Descartes aufbauende Differenzierung von Leib und Seele hätte sich wohl die Psychologie in ihrer Eigenständigkeit als Wissenschaft von der Seele nicht entwickeln können. Außerdem hatte Descartes bei aller Unterscheidung auch einen ganzheitlichen Gesichtspunkt: *„In erster Linie bemerke* *ich einen großen Unterschied zwischen Leib und Seele, insofern nämlich der Leib seiner Natur nach stets teilbar, die Seele dagegen durchaus unteilbar ist. Denn wenn ich mich nur als denkendes Wesen betrachte, so kann ich keine Teile in mir erkennen, vielmehr erkenne ich in mir ein durchaus einheitliches Ganzes. Zwar scheint der ganze Geist mit dem ganzen Körper geeint zu sein, wenn man mir jedoch einen Fuß, einen Arm oder einen anderen Körperteil abnimmt, so merke ich doch nicht, dass dem Geist dadurch etwas genommen worden ist. Auch können die Fähigkeiten zu Wollen, Wahrzunehmen, zu Erkennen usw. nicht Teile der Seele genannt werden, denn es ist stets ein und die selbe Seele die will, wahrnimmt und erkennt. Umgekehrt kann ich keine körperliche oder ausgedehnte Sache denken, die ich nicht in Gedanken leicht in Teile zerlegen kann, und deren Teilbarkeit ich daran erkenne. Dies allein würde hinreichen, mich den völligen Unterschied zwischen Seele und Körper zu lehren, wenn ich ihn nicht schon aus anderen Gründen klar erkannt hätte.*"[18]

Mit dem schottischen Philosophen David Hume (1711–1776) erleben wir im 18. Jahrhundert eine neue Qualität des Denkens über Geist, Selbst und Seele: Der Geist ist nichts anderes als eine „Menge oder Ansammlung von verschiedenen Wahrnehmungen", ohne eine eigene Identität. Dem Geist können immer nur Wahrnehmungen präsent sein, dabei gibt es Sinnes- und Selbstwahrnehmungen (Empfindungen und Leidenschaften) auf der einen und Ideen auf der anderen Seite; Ideen fungieren allerdings lediglich als Abbilder der Eindrücke von Wahrnehmungen. Ideen sind also abgeleitet von den Wahrnehmungen und haben keine eigenen, von den Eindrücken unabhängigen Eigenschaften. Das Selbst des Menschen ist, ähnlich wie der Geist, „*ein Bündel oder eine Ansammlung von verschiedenen Wahrnehmungen, die einander mit einer unvorstellbaren Schnelligkeit nachfolgen und permanent in Fluss und in Bewegung sind.*"[19]

In diesem Verständnis wird der Mensch, werden Geist, Selbst und Seele auf „Perzeptionen", auf Wahrnehmungen reduziert. Jede Wahrnehmung ist bewusst, und ohne das Gewahrwerden von Objekten sind wir nichts. Die Erfahrungswelt ist alles.

Damit war der Weg zu einer rein empirischen Psychologie vorbereitet. Hume hielt Begriffe, die auf etwas nicht unmittelbar Wahrnehmbares hinweisen, wie beispielsweise „Ich" oder „Seele", für sinnlos und schloss sie aus der psychologischen Untersuchung aus.[20]

1822 unternahm Johann Christian August Heinroth (1773–1843), seit 1811 Inhaber des ersten deutschen Lehrstuhls für Psychiatrie in Leipzig, in seinem *Lehrbuch der Anthropologie* den entschiedenen Versuch, eine dualistische Betrachtung des Menschen im Sinne eines anthropologischen Monismus zu überwinden. Er beschrieb den Menschen als „Ichheit" und als „ersten Freigelassenen der Schöpfung". Heinroth, befreundet mit Johann Wolfgang von Goethe (1749–1832), sah den Menschen immer als Einheit: „*der Mensch ist ebenso wenig aus Leib und Seele zusammengesetzt als das Licht aus Farben. Wie das Licht durch das Prisma in Farben, so wird das Grundwesen des Menschen durch die Besonderheit des Raumes und der Zeit in Raumwesen und Zeitwesen zerlegt.*"[21]

Räumlich ist der physische Leib des Menschen; unräumlich aber zeitlich erscheint die Seele, die im Menschen als einem einheitlichen Ichwesen lebt.

Carl Gustav Carus (1798–1869) machte in seinem großen Werk *Psyche – zur Entwicklungsgeschichte der Seele* bereits 1846 bemerkenswerte Aussagen über ein bis dahin nicht beschriebenes Phänomen: *„Der Schlüssel zur Erkenntnis vom Wesen des bewussten Seelenlebens liegt in der Region des Unbewusstseins. Alle Schwierigkeit, ja alle scheinbare Unmöglichkeit eines wahren Verständnisses vom Geheimnis der Seele wird von hier aus deutlich. Wäre es eine absolute Unmöglichkeit, im Bewussten das Unbewusste zu finden, so müsste der Mensch verzweifeln, zum Erkennen seiner Seele, d. h. zur eigentlichen Selbsterkenntnis, zu gelangen. Ist diese Unmöglichkeit nur eine scheinbare, so ist es die erste Aufgabe einer Wissenschaft von der Seele, darzulegen, auf welche Weise der Geist des Menschen in diese Tiefen hinabzusteigen vermöge.“*[22]

Carus beschrieb die Psychologie als die Wissenschaft von der Entwicklung der Seele vom Unbewussten zum Bewussten. Er war der erste, der den Begriff des Unbewussten in die Wissenschaft eingeführt hat.

Allerdings wurde das Wort *unbewusst* in der deutschen Sprache erstmals von Goethe 1776 passenderweise in dem Gedicht *An den Mond* (1. Fassung) verwendet. Vorher gab es das Wort *unbewusst* nicht. Carus, der Goethe persönlich kennengelernt hatte, kannte mit Sicherheit die Gedichte von Goethe und hat vermutlich bei ihm dieses bisher unbekannte Wörtchen *unbewusst* gelesen und seine Bedeutung für die Seele des Menschen erkannt. Goethe selbst hatte in seiner 2. Fassung des Gedichts *unbewusst* durch *nicht gewusst* ersetzt; offenbar weil *unbewusst* von den Zeitgenossen damals noch nicht verstanden wurde.

Carus erkannte als erster, welche Bedeutung *das Unbewusste* für die menschliche Seele hat und beschäftigte sich sehr eingehend mit diesem Phänomen. Damit wurde er – leider bisher nicht angemessen gewürdigt – zum Pionier einer Psychologie des Unbewussten, einer *Tiefenpsychologie,* lange vor Sigmund Freud (1856–1939), der in seinen Werken leider keine Vorläufer erwähnt.

Carus unterschied drei Schichten des Unbewussten: 1. Das allgemeine absolute Unbewusste, das für unser Wachbewusstsein ganz unzugänglich ist (wie der Schlaf). 2. Das teilweise absolute Unbewusste, dem er die Prozesse der Bildung, des Wachstums, der Organtätigkeiten zuordnete. Dieser Teil des Unbewussten, der von den Organfunktionen ausgeht, übt einen mittelbaren, meist unbewussten Einfluss auf unser Gefühlsleben und auf unsere Stimmungen aus. Carus nannte die Organtätigkeiten der inneren Organe „*Bezirke der Seele*“ und jeder dieser Bezirke hat eine ihm eigene Gefühlstönung und Stimmung und prägt die allgemeine vitale Grundstimmung des Menschen. Carus vertrat sehr überzeugt die Vorstellung einer psycho-somatischen Einheit. Dabei übersah er nicht, dass es auch eine Wirkung vom bewussten Seelenleben auf das (teilweise absolute) Unbewusste gibt, und zwar durch unsere Gedanken und Absichten. Daraus erklärte er, warum die Physiognomie eines Menschen seinen Charakter zeigen kann. 3. Das relative oder sekundäre Unbewusste, das die Gesamtheit aller unserer Gefühle, Stimmungen, Wahrnehmungen und Vorstellungen umfasst, die wir jemals hatten und die unbewusst, vergessen sind, aber wieder erinnert werden können.

Weiter schrieb Carus dem Unbewussten eine prometheische und eine epimetheische Qualität zu, d. h. es sei der Zukunft und der Vergangenheit zugewandt, habe aber keine Ahnung von der Gegenwart! Das Unbewusste ist unermüdlich und braucht – im Unterschied zu unserem Wachbewusstsein – keine Erholungspausen, denn es ist auch im Schlaf und Traum aktiv. Interessanterweise nannte er das Unbewusste „grundsätzlich gesund", eine seiner Funktionen sei „die Heilkraft der Natur". Die gesunde seelische Entwicklung des Menschen charakterisierte er im Sinne des Wachbewusstseins: *„Die ganze Geschichte der gesunden psychischen Entwicklung des Menschen zeigt ein fortwährendes Wachsthum der bewußten Region seines Seelenlebens und ein Zunehmen des Bestimmtwerdens des Unbewußten durch das Bewußte."*[23]

1.5 20. Jahrhundert

Die drei für die Psychotherapien des 20. Jahrhunderts wichtigen Begründer eigener Schulen, Sigmund Freud (1856–1939), Alfred Adler (1870–1937) und Carl Gustav Jung (1875–1961), sowie Rudolf Steiner (1861–1925) waren Zeitgenossen. Steiner hatte Kenntnis von den psychologischen Grundanschauungen, insbesondere von Freud und Jung. An verschiedenen Stellen nahm Steiner, überwiegend kritisch, teils aber auch anerkennend, Stellung zu den Anschauungen von Freud und Jung. Um das Seelenverständnis der Anthroposophie Rudolf Steiners im historischen Kontext wahrnehmen zu können, seien hier einige kurze Anmerkungen zum Seelenverständnis von Freud und Jung gegeben; für eine angemessene Darstellung und Würdigung ihrer Werke und Leistungen ist hier allerdings nicht der Ort.

Zeitgleich legte John Broadus Watson (1878–1958) in den USA den Grundstein für die Verhaltenspsychologie und -therapie. Sie stellte einen krassen Gegenentwurf zu der im deutschen Sprachraum entstandenen Tiefenpsychologie dar. Watson formulierte 1913 in dem Artikel *Psychologie, wie ein Behaviorist sie sieht* die folgenden radikalen Ansichten: *„Die Psychologie, wie ein Behaviorist sie sieht, ist ein vollkommen objektiver, experimenteller Zweig der Naturwissenschaft. Das theoretische Ziel ist die Vorhersage und Überprüfung von Verhalten. Introspektion spielt keine wesentliche Rolle* [...] *bei dem Bemühen, ein einheitliches Bild der Reaktionen von Lebewesen zu gewinnen, erkennt der Behaviorist keine Trennungslinie zwischen Mensch und Tier an.* [...] *Die Zeit scheint reif zu sein, dass die Psychologie jeden Bezug auf das Bewusstsein aufgeben muss und sich nicht mehr der Illusion hingeben darf, dass sie Bewusstseinszustände zum Gegenstand ihrer Beobachtungen machen kann.* [...] *Die Psychologie, die ich versuche aufzubauen, nimmt als Ausgangspunkt erstens die beobachtbare Tatsache an, dass Organismen – Menschen und Tiere – sich mithilfe einer ererbten und gelernten Ausstattung an ihre Umwelt anpassen. Dieses Anpassungsverhalten kann vollkommen adäquat sein oder so inadäquat, dass der Organismus seine Existenz kaum aufrecht erhalten kann. Zweitens gehe ich davon aus, dass es bestimmte Reize gibt, die die Organismen zu den Reaktionen veranlassen. In einem vollständigen System der Psychologie kann die Reaktion vorausgesagt werden, wenn die Reize bekannt sind.* [...] *Mein Ziel ist es, das Anpassungsverhalten und seine Auslösereize genau kennenzulernen. Der Grund dafür ist, dass ich allgemeine und spezielle Methoden finden möchte, durch die man Verhalten kontrollieren kann."*[24] Watson war mit dem Anspruch aufgetreten, die Psychologie endgültig zu einer Naturwissenschaft zu machen, indem er sie ausschließlich auf das äußerlich „Beobachtbare" beschränkte. Und dies sei nur das „Verhalten", alles andere, wie Bewusstsein, Wille, Gefühl und Vorstellungen, sei nicht beobachtbar und könnte deshalb auch nicht Gegenstand (natur)wissenschaftlicher

Untersuchungen sein.[25] Im Fortgang dieser naturwissenschaftlich-psychologischen Anschauung wird der Mensch nicht als Individuum, sondern – wie die Natur – als Objekt gesehen und auch so behandelt, mit „Vorhersage und Kontrolle des Verhaltens".[26] Dies ist der historische Ursprung der Verhaltenspsychologie, die Steiner nicht direkt kommentiert hat, weil er sie wohl noch nicht kennengelernt hatte. Es scheint deutlich, dass hier die Denkungsart von Hume wieder Einzug in die Psychologie hält. Auch heute empfiehlt ein Vertreter der von der Verhaltenstherapie kommenden neuen Richtung der „Schematherapie", für die Psychotherapie nur von dem „naturwissenschaftlich aktuell Begründbaren" auszugehen und nicht darüber „hinauszuschießen".[27] Dies ist ein Plädoyer für die Perpetuierung des naturwissenschaftlichen Reduktionismus in der Psychotherapie des 21. Jahrhunderts. Dagegen zeigen gerade Psychiatrie und Psychotherapie, dass nur ein *Mehr* als Naturwissenschaft, ein *über die Naturwissenschaft Hinausgehen* zu einer wirklichkeitsgemäßen Erfassung der Seele, des Ich sowie seelischer und geistiger Phänomene in Gesundheit und Krankheit beiträgt.[28] *„Die Weise unseres Erfahrens hängt allein ab von der Weise der anthropologischen Entwürfe und von den in ihnen begründeten Methoden."*[29]

Zu den Anfängen der Tiefenpsychologie

„Die Psychoanalyse ist sozusagen mit dem 20. Jahrhundert geboren; die Veröffentlichung, mit welcher sie als etwas Neues vor die Welt tritt, meine ‚Traumdeutung', trägt die Jahreszahl 1900. Aber sie ist, wie selbstverständlich, nicht aus dem Stein gesprungen oder vom Himmel gefallen, sie knüpft an älteres an, das sie fortsetzt, sie geht aus Anregungen hervor, die sie verarbeitet."[30]

In dieser „Traumdeutung" entwickelte Freud ein topographisches Modell des „psychischen Apparats", in dem er die Systeme „das Unbewusste", „das Vorbewusste" und „das Bewusste" einführte und unterschied. Freud betonte damit das Unbewusste in seiner Bedeutung für die Psychologie. Allerdings war das Unbewusste keine Entdeckung von Freud; vielmehr war es Dichtern und Denkern wie auch Psychiatern der Romantik bereits als ein Bereich der menschlichen Seele bekannt. Zu Freuds Zeit selbst hatte der Philosoph Eduard von Hartmann (1842–1906) sein Hauptwerk *Philosophie des Unbewussten* veröffentlicht. Darin schrieb Hartmann: *„Der Begriff des Unbewussten mutet aber gerade dem Denken zu, dieses Vorurteil zu überwinden und den Begriff des Psychischen so zu erweitern, dass er neben dem bewusst Psychischen auch ein unbewusst Psychisches umfasst."*[31]

Trotzdem bedeutete es für die Psychologie als Wissenschaft eine Umwälzung, den Begriff des Unbewussten als Gegenstand aufzunehmen.

„Flectere si nequeo Superos, Acheronta movebo" (Wenn ich die oberen Götter nicht beugen kann, so will ich die unteren bewegen): Diesen Satz aus der *Aeneis* von Vergil (70–19 v. Chr.) machte Freud zum Motto seiner *„Traumdeutung"* – und das ist gewissermaßen das Motto seiner ganzen Tiefenpsychologie. So schrieb er in seiner Schrift *Das Interesse an der Psychoanalyse* 1913: *„man darf es wohl aussprechen, dass das psychoanalytische Studium der Träume den ersten Einblick in eine bisher nicht geahnte Tiefenpsychologie eröffnet hat. Es werden grundstürzende Abänderungen der Normalpsychologie*

erforderlich sein, um sie in Einklang mit diesen neuen Einsichten zu bringen."[32] In Freuds letztem und endgültigem System seines psychischen Apparats, das er 1923 als „Strukturmodell" bezeichnete, sind die neuen Instanzen des psychischen Apparats das Es, das Ich und das Über-Ich. Was bisher das Unbewusste hieß, nannte Freud nun in Anlehnung an Friedrich Nietzsche (1844–1900) das Es. „*Das Es ist der dunkle, unzugängliche Teil unserer Persönlichkeit; das wenige, das wir von ihm wissen, haben wir durch das Studium der Traumarbeit und der neurotischen Symptombildung erfahren, und das meiste davon hat negativen Charakter, lässt sich nur als Gegensatz zum Ich beschreiben.* [...] *Das Ich ist jener Teils des Es, der durch die Nähe und den Einfluss der Außenwelt modifiziert wurde. Die Beziehung zur Außenwelt ist für das Ich entscheidend geworden, es hat die Aufgabe übernommen, sie bei dem Es zu vertreten, zum Heil des Es, das ohne Rücksicht auf diese übergewaltige Außenmacht im blinden Streben nach Triebbefriedigung der Vernichtung nicht entgehen würde.*"[33]

Das Ich bildet denjenigen Teil des psychischen Apparats, der für den Menschen dem Wachbewusstsein zugänglich ist. Das unbewusste Seelenleben nimmt dem gegenüber den viel größeren Raum ein: Es umfasst Es, Über-Ich und Anteile des Ich. Der immer wieder in der Psychologie auftauchenden Gleichstellung von „psychisch" und „bewusst" widersprach Freud mit aller Entschiedenheit: „*Nein, die Bewusstheit kann nicht das Wesen des Psychischen sein, sie ist nur eine Qualität, die viel häufiger vermisst wird, als sie vorhanden ist. Das Psychische an sich, was immer seine Natur sein mag, ist unbewusst, wahrscheinlich von ähnlicher Art wie alle anderen Vorgänge in der Natur, von denen wir Kenntnis genommen haben.*"[34]

Wir sehen, wie bei dem Bild der Seele, wie es in dem „Psychischen Apparat" des „topographischen Modells" ebenso wie auch im späteren „Strukturmodell" dargestellt wird, eine Dreigliederung auftaucht, die stark an die ursprüngliche Dreigliederung in Platons Seelenlehre erinnert. Und wir dürfen bei dem in antiker Literatur gebildeten Freud durchaus annehmen, dass er die Seelenlehre Platons kannte. Dabei ist allerdings auch nicht zu übersehen, dass Freud im Grunde ein materialistisches Verständnis von der Seele und auch von den seelischen Erkrankungen[35] hatte: „*Wir nehmen an, dass das Seelenleben die Funktion eines Apparates ist, dem wir räumliche Ausdehnung und Zusammensetzung aus mehreren Stücken zuschreiben und den wir uns so ähnlich vorstellen wie ein Fernrohr, ein Mikroskop oder dergleichen.*"[36]

In dem Vortrag *Anthroposophie und Seelenwissenschaft* aus dem Jahr 1917 charakterisierte Steiner das Grundproblem einer anthroposophischen Psychologie, indem er sagte: „*Seelenwissenschaft wird eine Bewusstseinsfrage werden.*"[37]

In Freuds Seelenmodel ist das Unbewusste das jeweils persönliche Unbewusste des Menschen. Es besteht aus primär nicht bewussten sowie aus vergessenen und insbesondere aus verdrängten Seeleninhalten.

Dem gegenüber ist das Unbewusste bei C. G. Jung nicht nur ein persönliches. Bei Jung ist die Struktur der Psyche in fünf Schichten gegliedert. Die erste Schicht ist das Ich, die zweite Schicht das Bewusstsein, die dritte das persönliche Unbewusste. Die vierte Schicht ist der Teil des kollektiven Unbewussten, der bewusst gemacht werden kann, und der nie bewusst zu machende Teil des kollektiven Unbewussten bildet die fünfte Schicht. Die tiefste, fünfte Schicht hat den größten Umfang. Auf ihr ruhen, übereinander gelagert nach Art einer Pyramide, die übrigen Schichten und die Spitze bildet das Ich.[38] Die Schicht des persönlich Unbewussten entspricht dem Unbewussten bei Freud; es bildet sich im Laufe der persönlichen Entwicklung und beinhaltet Vergessenes und Verdrängtes. Die vierte Schicht des kollektiven Unbewussten, das bewusst werden kann, ist das phylogenetische Unbewusste im Unterschied zu dem persönlichen Unbewussten, das auch als das ontogenetische Unbewusste zu bezeichnen ist. Inhalt des phylogenetischen, also des kollektiven Unbewussten, sind die Archetypen: *„Bei den Archetypen handelt es sich nicht um ererbte Vorstellungen sondern um ererbte Bahnungen.*"[39] Ihre Sinnbilder und Bedeutungen reichen vom Anorganischen bis hinauf zum Geistigen: Gott und Satan, Riese und Zwerg, Elfe und Hexe, Fisch und Drache, Sonne und Mond, Baum und Berg, Erde, Feuer, Wasser und Luft, Kreis und Mandala, Paradies und Sündenfall sind einige Beispiele.

Das Ich als Spitze der psychischen Struktur beschrieb Jung folgendermaßen: *„unter Ich verstehe ich einen Komplex von Vorstellungen, der mir das Zentrum meines Bewusstseinsfeldes ausmacht und mir von hoher Kontinuität und Identität mit sich selber zu sein scheint. Ich spreche danach auch von Ich-Komplex. Der Ich-Komplex ist ein Inhalt des Bewusstseins sowohl wie eine Bedingung des Bewusstseins; denn bewusst ist mir ein psychisches Element, insofern es auf den Ich-Komplex bezogen ist. Insofern aber das Ich nur das Zentrum meines Bewusstseinsfeldes ist, ist es nicht identisch mit dem ganzen meiner Psyche sondern bloß ein Komplex unter anderen Komplexen.*"[40] Allerdings ist auch das Ich, wie das gesamte psychische System bei Jung, immer nur mehr oder weniger bewusst. *„Es ragt in individuell unterschiedlichem Grade in den Bereich des Unbewussten hinein. Im Laufe des Lebens entdecken wir uns erst allmählich, nehmen Licht- und Schattenseiten, Grenzen und Möglichkeiten in uns wahr, integrieren wir bisher unbewusste Anteile des Ichs.*"[41] Im Weiteren unterschied Jung das Ich vom Selbst, *„insofern das Ich nur das Subjekt des Bewusstseins, das Selbst aber das Subjekt meiner gesamten also auch der unbewussten Psyche ist. In diesem Sinne wäre das Selbst (ideelle) Größe, die das Ich in sich begreift.*"[42]

Bei C. G. Jung erkennen wir ein sehr differenziertes und komplexes Bild von der Seele, das über die Berücksichtigung individueller auch überindividuelle Aspekte miteinbezieht.

Offensichtlich handelt es sich bei den hier erwähnten drei großen, am Anfang des 20. Jahrhunderts entstandenen Psychologien, die sich zu Therapieformen entwickelt haben, um sehr verschiedene, zum Teil sich stark widersprechende Ansätze und Richtungen im Verständnis und in der Therapie seelischer Erkrankungen.

(Der Begriff *Psychotherapie* wurde erstmals 1872 von Daniel Hack Tukes (1827–1895) gebraucht, in dessen Schrift *Bemerkungen über den Einfluss des Geistes auf den Körper, Studien zur Klärung der Wirkung der Einbildungskraft* für den tierischen Magnetismus; er fand später durch F. van Elden (1889) Verwendung als Bezeichnung für jede Therapie, die sich psychischer Mittel bedient, *„um Krankheit durch Intervention psychischer Funktionen zu bekämpfen.*"[43] Üblich im allgemeinen und wissenschaftlichen Sprachgebrauch wurde der Begriff Psychotherapie aber erst im Laufe der zweiten Hälfte des 20. Jahrhunderts.)

Im Vordergrund der psychotherapeutischen Richtungen stehen einerseits ein Verständnis der Seele und eine Ordnung ihrer verschiedenen Funktionen, andererseits eine Bearbeitung des Phänomens des Bewusstseins mit Betonung des unbewussten Anteils (Freud und Jung) beziehungsweise einer Ablehnung des Bewusstseins in den Anfängen der Verhaltenspsychologie (Watson) – die sich natürlich, wie die Psychoanalyse und analytische Psychologie und Anthroposophie auch, im Lauf des 20. und beginnenden 21. Jahrhunderts erheblich weiterentwickelt haben.

Wie sich aus der Anthroposophie eine Psychologie und Psychotherapie entwickeln lassen, soll in den folgenden Kapiteln dargestellt werden.

1.6 21. Jahrhundert

Aus heutiger Sicht haben Psychologen, Mediziner und Philosophen sehr unterschiedliche Vorstellungen von dem, was die Seele ist. Der Medizinnobelpreisträger Francis Crick (1916-2004), Entdecker der Struktur des DNA Moleküls, beschreibt beispielsweise in seinem Buch *Was die Seele wirklich ist*: „*sie* [die Seele], *ihre Freuden und Leiden, ihre Erinnerungen, ihre Ziele, ihr Sinn für ihre eigene Identität und Willensfreiheit – bei alledem handelt es sich in Wirklichkeit nur um das Verhalten einer riesigen Ansammlung von Nervenzellen und dazugehörigen Molekülen.*“[44] Und: „*Ein moderner Neurobiologe braucht die religiöse Vorstellung einer Seele nicht, um das Verhalten von Menschen und anderen Lebewesen zu erklären* [...] *wir müssen also schärfer fassen, worum es geht. Die wissenschaftliche Überzeugung besteht darin, dass unser Geist – das Verhalten unseres Hirns – sich durch die Wechselwirkungen von Nervenzellen (sowie anderen Zellen) und den dazugehörigen Molekülen erklären lässt. Für die meisten Menschen ist dies eine wirklich überraschende Vorstellung. Es fällt nicht leicht zu glauben, dass ich das differenzierte Verhalten einer Menge von Nervenzellen bin, auch wenn es noch so viele und ihre Wechselbeziehungen noch so verwickelt sind.*“[45]

Ganz anders sieht dies der amerikanische Philosoph Alva Noë in seinem Buch *Du bist nicht dein Gehirn: eine radikale Philosophie des Bewusstseins*, in dem er formuliert: „*Damit wir das Bewusstsein von Mensch und Tier verstehen können, dürfen wir den Blick nicht in die stillen Winkel unseres Inneren richten, sondern müssen untersuchen, wie jeder einzelne von uns als ganzheitliches Lebewesen das Leben in der Welt, mit der Welt und als Reaktion auf die ihn umgebende Welt lebt. Das erlebende Subjekt ist nicht ein Stück Fleisch unseres Körpers. Wir sind nicht unser Gehirn. Das Gehirn ist vielmehr ein Teil dessen, was uns ausmacht.*“[46] „*Das Bewusstsein ist nicht etwas, das unser Gehirn allein hervorbringt, sondern es erfordert die Zusammenarbeit von Gehirn, Körper und Welt. Es wird von einem ganzheitlichen Lebewesen im Kontext seiner Umwelt hervorgebracht. Kurzum, ich streite ab, dass wir unser Gehirn sind. Aber ich leugne nicht, dass wir ein Gehirn haben. Und ganz gewiss bezweifle ich nicht, dass wir einen Geist haben. Doch braucht es mehr als ein Gehirn, um einen Geist zu haben. Gehirne haben keinen Geist, Menschen (und Tiere) hingegen schon.*“[47]

Für den bekannten deutschen Hirnforscher Gerhard Roth ergibt sich wieder ein anderes Verständnis von Bewusstsein, Persönlichkeit und Seele: „*Das limbische System ist der Entstehungsort unserer Persönlichkeit und damit des Psychischen. Es überrascht deshalb nicht, dass alle psychischen Erkrankungen mit Fehlfunktionen einzelner limbischer Zentren und ihrer Wechselwirkung untereinander und mit nicht-limbischen, z. b. kognitiven Hirnarealen verbunden sind. Die Erforschung dieses Zusammenhangs ist ein aktuelles und höchst wichtiges Thema, bei dem es bisher leider nur wenig wirklich gesicherte Erkenntnisse gibt. Dies hat, wie bereits kurz angedeutet, seine Gründe teils in der Komplexität psychischer Zustände und Erkrankungen, teils in der Tatsache, dass die Aktivität subcortikaler limbischer Hirnareale mit Hilfe der funktionellen Kernspintomographie viel schwieriger zu erfassen ist, als diejenige kognitiver kortikaler Zustände. Auch die Geschehnisse und Defizite auf neuropharmakologischer Ebene bei psychischen Erkrankungen sind alles andere als eindeutig.*"[48]

Für den Heidelberger Psychosomatiker Gerd Rudolf ist die Leib-Seele-Diskussion ein Scheinproblem: „*Der lebende Körper ist nicht bloß Materie im physikalischen Sinne und das Psychische, das Mentale ist nicht Bestandteil einer höheren geistigen Welt. In der Tat sind mentale Prozesse an die Architektur und die Funktionsweisen des zentralen Nervensystems gebunden. Im synaptisch vernetzten System von Milliarden Nervenzellen erfolgt eine abgestimmte Aktivierung an verschiedenen Orten, in der Großhirnrinde, in der Formatio reticularis und im limbischen System, wobei letzteres den kortikalen Prozessen der Wahrnehmung und des Denkens die emotionale Bedeutung und die gedächtnishafte Verknüpfung gibt. Die lokale Aktivierung des ZNS während mentaler Prozesse kann an der Stoffwechselaktivität und gesteigerten Durchblutung abgelesen werden. Geistiges oder Seelisches lässt sich somit als körperliches Aktivierungsmuster im ZNS beschreiben. Dabei geht es zunächst um die Wahrnehmung der Außenwelt und die emotionale Bewertung des Wahrgenommenen; das Bewusstsein dieser Vorgänge folgt mit einer gewissen Verzögerung, dass heißt es ist Folge, nicht Ursache.*"[49]

Die Situation ist also weiterhin kontrovers. Sind Seele, Geist und Bewusstsein eigenständige menschliche Qualitäten und Fähigkeiten oder sind sie Folge hirnphysiologischer Vorgänge? Ist der Mensch sein Gehirn oder ist er ein Wesen, das Leib, Seele und Geist besitzt und damit leibliche, seelische und geistige Eigenschaften und Fähigkeiten hat?

2. Die Seele in der anthroposophischen Menschenkunde

„Die erste Wissenschaft, in der es der Geist mit sich selbst zutun hat, ist die Psychologie. Der Geist steht sich betrachtend selbst gegenüber.“ [50]

2.1 Vorbemerkung

Die Seele ist Thema der Psychologie und – im Zusammenhang mit seelischen Erkrankungen und ihrer Therapie – auch der Psychotherapie und Psychiatrie.

Nun können Psychologie, Psychiatrie und Psychotherapie, ja kann die ganze Medizin keine reine Naturwissenschaft sein[51], da die Seinsbereiche des Menschen offensichtlich über das mit naturwissenschaftlichen Methoden Erfassbare hinausreichen. Viele Bereiche und Phänomene des Menschen, die wir der Seele oder dem Geist zuschreiben und mit denen sich die Medizin beschäftigt, sind nicht mit naturwissenschaftlichen Methoden allein zufriedenstellend erklärbar. Dies zeigen beispielsweise Phänomene wie Bewusstsein, Selbstbewusstsein, Persönlichkeit, Intentionalität, Wille, Gefühle, Gedanken, Erinnerungen, Ethik und Würde, aber auch Schmerz und die subjektive Bewertung von Erlebnissen.

Die Seele ist naturwissenschaftlich nicht fassbar. Aber sie ist eine menschliche Wirklichkeit.[52] Auch der Mensch ist naturwissenschaftlich allein nicht zu fassen. Deshalb sind geistes-, kunst- und kulturwissenschaftliche Ergänzungen für die Medizin notwendig.

„Das naturwissenschaftliche Leitbild der heutigen Medizin entspricht in seiner Begrifflichkeit den exakten Naturwissenschaften im klassischen Sinne. In Bezug auf die Wirklichkeit des Menschen in Gesundheit und Krankheit bedeutet dies einen krassen methodologischen – und damit erfahrungsgemäß letztlich auch ontologischen – Reduktionismus, dem man ja fernab vom Patienten aus heuristischen Gründen der subjektiven Neigung huldigen mag, der sich aber gegenüber der Wirklichkeit des kranken Menschen und der konkreten Arzt/ Patienten-Begegnung stets als zu kurz gegriffen und in seinen praktischen Folgen oftmals als fragwürdig erweist.“[53]

Die Anthroposophische Medizin versteht sich als eine spezifische geisteswissenschaftliche Ergänzung zur naturwissenschaftlichen Medizin.

„Nur ein Mehr-Sein als Naturwissenschaft in dem oben zitierten Sinne verleiht der Medizin überhaupt erst ihre Wissenschaftlichkeit.“[54]

Auch das jahrhundertealte Leib-Seele-Problem[55] hat sich für die Naturwissenschaft als nicht lösbar gezeigt. Es wird lediglich „*Geistiges oder Seelisches als körperliches Aktivierungsmuster im ZNS*“ behauptet[56]. Damit werden wir aber der Wirklichkeit der Seele nicht gerecht.

Die Seele, oder das Psychische, als Folge von Hirnaktivität zu beschreiben, ist Ausdruck eines naturwissenschaftlichen Reduktionismus, der nur Sichtbares und Messbares gelten lassen möchte und nichtmaterielle Phänomene ignoriert bzw. auf Materielles reduziert. Dabei soll hier nicht bezweifelt werden, dass neurophysiologische Vorgänge notwendige Bedingungen für seelische Vorgänge sind, aber sie sind nicht die Seele.

„Wir sind uns als bewusste Wesen unzweifelhaft gewiss. In dieser elementaren Tatsache beweist sich, dass die Seele nicht ein bloßes Hirngespinst ist. Versteift man sich dennoch auf diese Ansicht, so müsste man angeben, wer denn der Träger dieses Hirngespinstes ist, eine Frage, die die Neurophysiologie nicht beantwortet."[57]

Wenn ein Mensch in Erinnerungen schwelgt, sich Gedanken macht, Gefühle hat, Schmerzen spürt oder einen Willensentschluss fasst, so ist sich dieser Mensch dessen mehr oder weniger bewusst, d.h. er weiß darum und er kann seine Gedanken und Erinnerungen steuern, seine Schmerzen deuten, seine Gefühle bewerten. Denn es ist der Mensch, der das alles hat, erlebt und spürt und damit deutend, wertend, verändernd umgehen kann. Es ist nicht sein Gehirn, das fühlt oder denkt oder erinnert, Schmerzen spürt oder handelt, es ist immer der Mensch – und das Gehirn ist lediglich die notwendige (aber nicht hinreichende) Bedingung für das bewusste Erleben der genannten Phänomene.

2.2 Menschenkundliche Grundlagen

Vor dem Hintergrund der angedeuteten historischen Entwicklung eines Verständnisses von der menschlichen Seele und im Kontext der zu Rudolf Steiner zeitgenössischen Psychologien am Beginn des 20. Jahrhunderts sowie unter Einbeziehung heutiger wissenschaftlicher Standpunkte eines Verständnisses von der Seele nimmt das von Steiner in der Anthroposophie im ersten Drittel des 20. Jahrhunderts entwickelte Bild von der Seele eine eigenständige, einmalige und umfassende Position ein. Es passt in keine der gängigen philosophischen, naturwissenschaftlichen oder esoterischen Schubladen, sondern es hat in seiner Komplexität und Differenzierung eine eigenständige Bedeutung und Relevanz für Medizin, Psychologie und Psychotherapie.

Das Menschenbild der Anthroposophie ist ein differenzierter und in sich gegliederter Monismus, der als Trichotomie (leibliche, seelische und geistige Dreigliederung) beschrieben werden kann: *„Der Mensch besteht aus Leib, Seele und Geist."*[58] In dieser Dreigliederung von Leib, Seele und Geist nimmt die Seele eine Mittelstellung ein, wie sich in der Geschichte der Seelenforschung schon mehrfach gezeigt hatte. Sie hat sowohl zum Leib einerseits, wie auch zum Geist andererseits Berührungen und Beziehungen. Dabei zeigt sich die Seele zwar als eigenständig in ihren Eigenschaften und Funktionen, nicht aber als unabhängig vom Leib. Der Leib und dessen organische Funktionen dienen in unterschiedlicher Weise und Bedeutung der Seele und dem Ich des Menschen als Entwicklungs- und Verwirklichungsgrundlage im Lauf des Lebens. Dabei ist mit *Leib* im Unterschied zu *Körper* immer der *belebte Leib* des Menschen gemeint.

Die Seele selbst ist eine offensichtlich immaterielle, nichtphysische, in diesem Sinne psychische Organisationsform, die, da sie nicht physisch-materiell ist, auch mit unseren Sinnen oder mit technischen Apparaten nicht wahrnehmbar ist. Dies hat immer wieder dazu verführt, eine Existenz der Seele abzulehnen, weil sie nicht sichtbar ist. Man denke hier beispielsweise an den berühmten Ausspruch des großen Pathologen Rudolf Virchow (1821–1902): *„Ich habe so viele Leichen seziert und nie eine Seele gefunden."*[59]

Die sich zu Beginn des 20. Jahrhunderts zu einer Naturwissenschaft entwickelnde Psychologie hatte keinen Begriff von der Seele; sie beschäftigte sich ausschließlich mit empirischen und messbaren Phänomenen. So kam es zu der Bezeichnung einer „Psychologie ohne Seele". Dies war die Situation, auf die Steiner Bezug nahm. 1879 eröffnete Wilhelm Wundt (1832–1920) das erste „psychologische Labor"; zuvor hatte er in Heidelberg „Experimentelle Physiologie" und „medizinische Physik" gelehrt und sich für eine wissenschaftliche Psychologie engagiert, was nach seinem Verständnis bedeutete, ausschließlich naturwissenschaftlich zu forschen und die Methoden der Naturwissenschaft, das Experiment und die Statistik auf die Fragestellungen der Psychologie anzuwenden.[60] *„Diese Reduzierung der Psychologie auf die experimentelle und die gleichzeitige Ausdehnung des Experiments auf die ‚höheren geistigen Vorgänge' blieb – von philosophischer Seite – nicht unwidersprochen: Wilhelm Dilthey (1833–1911) bezeichnete die experimentelle Psychologie als ‚Psychologie ohne Seele'."*[61] Ähnlich hatte sich bereits Franz Brentano (1838–1917), bei dem Steiner in Wien Psychologie-Vorlesungen gehört hatte, 1874 in seiner Schrift *Psychologie vom empirischen Standpunkt* kritisch gegen Wundt geäußert. *„Im selben Jahr, in dem Wundt seine ‚Grundzüge der physiologischen Psychologie' veröffentlichte, wandte sich Brentano gegen die ‚Spekulation über hypothetische physiologische Mechanismen', die ebenso zu vermeiden seien, wie ‚metaphysische Spekulationen'."*[62]

Es gibt aber unbezweifelbar viele Tatsachen und Phänomene, die nicht materieller Natur und damit nicht sichtbar sind, aber manchmal dennoch in ihren Folgen messbar, wie zum Beispiel Energie, Elektrizität und Wachstum, oder Phänomene wie Gerechtigkeit, Liebe, Treue, Sicherheit, Vertrauen und andere mehr, die unser Leben beeinflussen und prägen, obwohl noch nie ein Mensch diese „Dinge" gesehen hat.

Die Seele ist in ihrer Wirklichkeit ein nicht sichtbarer, nicht physischer, nicht materiell-räumlicher Organismus. Wir können sie uns als einen „energetischen" oder als Kraft- bzw. Fähigkeiten-Organismus vorstellen.

Organismus meint in seinem ursprünglichen Sinn, aus dem Griechischen „Organon" abgeleitet: Werkzeug, Instrument. Insofern ein Organismus auf ein Ziel hin orientiert, also zielgerichtet (teleologisch) ist, ist er, wie schon Aristoteles beschrieben hat, immer mehr als die Summe seiner Teile. Er bildet ein Ganzes, das seinem Ziel als „Werkzeug" dient und das gleichzeitig sein Ziel in sich selbst hat, seine Entelechie.

Dieses Ziel kann für den physisch-lebendigen Organismus *Leben* genannt werden; für den seelischen Organismus kann es *Erleben und Erfüllung*, für die „Ich-Organisation", den geistigen Organismus, *sinnvolle Lebensführung* sein.

Der leibliche Organismus dient also dem Leben (physiologisch-biologisches Leben), der seelische Organismus dem Erleben (Seelenleben) und der geistige Organismus der Orientierung an der Sinnhaftigkeit im bewusst geführten Leben (Biografie).

„Eine ganzheitliche Betrachtung des Menschen, eine ganzheitliche Medizin konstituiert sich nicht dadurch, dass der Leib des Menschen als ein Gebilde ausschließlich materieller Vorgänge aufgefasst wird und additiv ein abstrakter seelischer Bereich hinzu hypostasiert wird, sondern durch das Begreifen des Leibes und aller seiner Prozessrichtungen als Ausdruck des Seelischen und Geistigen des Menschen, durch das Aufzeigen, dass der menschliche Leib nie nur Körper der materiellen Dingwelt ist."[63]

Der Zusammenhang von Leib, Seele und Geist ist also kein additiver, kein zusammengesetzter, sondern ein dynamischer, ein sich wechselseitig bedingender wie auch erfüllender, bei aller wesensgemäßen Verschiedenheit der Qualitäten von Leib, Seele und Geist.

Wenn die an der Sinnhaftigkeit orientierte bewusste Lebensführung eines Menschen vom Geist ausgeht (dem Ich in der Seele), sich des seelischen Erlebens und seiner Erfüllung in Tun und Lassen (Verhalten) bedient und dieses zu seiner realen Verwirklichung in der materiellen Welt den Leib und dessen Organe benötigt, so zeigt sich hier das für den menschlichen Gesamtorganismus charakteristische lebendige Wechselverhältnis zwischen Leib, Seele und Geist, das allerdings nicht nur in diesem Sinne hierarchisch verstanden werden darf, sondern eben ein Wechselverhältnis ist, also Wechselwirkungen in beiden Richtungen stattfinden. Darauf wird später noch näher eingegangen werden.

Die Seele ist in ihrer doppelten Situation als Bewirkende (im Leib und im biografischen Leben) wie auch als Bewirkte (im physiologischen Leben) aus dem psychosozialen Erleben und aus der geistig intentionalen Daseinsverwirklichung heraus zu verstehen. In der Seele wirkt das Ich als geistige Individualität des Menschen. Das Ich des Menschen ist es, das sich in den und durch die Seelenfähigkeiten ausdrückt und zeigt.

Auch wenn die Seele selbst nicht sichtbar ist, so läßt sie sich durchaus in ihren Wirkungen mittelbar und auch unmittelbar wahrnehmen. Der Psychiater und Philosoph Karl Jaspers (1883–1969) beschrieb dies in seiner *Allgemeinen Psychopathologie* 1913 mit folgenden Worten: „*Die Seele als solche ist keineswegs Gegenstand, sie wird Gegenstand, durch das, als was sie in der Welt wahrnehmbar sich zeigt: in somatischen Begleiterscheinungen, in verstehbarem Ausdruck, im Benehmen, in Handlungen – weiter zeigt sie sich in Mitteilungen durch die Sprache, sagt, was sie meint und denkt, bringt Werke hervor. In allen diesen Tatbeständen, die aufweisbar in der Welt sind, haben wir Wirkungen der Seele vor uns, Erscheinungen, in denen wir die Seele unmittelbar wahrnehmen, oder von denen wir auf die Seele zurückschließen. Die Seele selber wird uns nicht Gegenstand. Wir erfahren sie zwar in uns als bewusstes Erleben und vergegenwärtigen das Erleben des anderen, sei es aus den objektiven Erscheinungen, sei es aus Mitteilungen von Berichten über das je eigene Erleben. Die Seele selbst mögen wir durch Bilder und Gleichnisse uns gegenständlich werden lassen. In der Tat bleibt sie das Umgreifende, das nicht Gegenstand wird, sondern aus dem alle gegenständlich gewordenen Einzeltatbestände uns entgegentreten.*[64]

Bereits 1886 machte Steiner angesichts der oben geschilderten Situation der wissenschaftlichen Psychologie seiner Zeit, die, abgesehen von den therapeutischen Richtungen der Tiefenpsychologie und der analytischen Psychologie, stark von naturwissenschaftlichem Reduktionismus beherrscht war, die noch heute zutreffende Bemerkung: „*Man ersieht aus alledem, dass man eine wahrhafte Psychologie nur gewinnen kann, wenn man auf die Beschaffenheit des Geistes als eines Tätigen eingeht.*

Man hat in unserer Zeit an die Stelle dieser Methode eine andere setzen wollen, welche die Erscheinungen, in denen sich der Geist darlebt, nicht diesen selbst, zum Gegenstande der Psychologie macht. Man glaubt die einzelnen Äußerungen desselben ebenso in einen äußerlichen Zusammenhang bringen zu können, wie das bei den unorganischen Naturtatsachen geschieht.

So will man eine ‚Seelenlehre ohne Seele' begründen.

Aus unseren Betrachtungen ergibt sich, dass man bei dieser Methode gerade das aus dem Auge verliert, auf das es ankommt. Man sollte den Geist von seinen Äußerungen loslösen und auf ihn als den Produzenten derselben zurückgehen.

Man beschränkt sich auf die ersteren und vergisst den letzteren. Man hat sich eben auch hier zu jenem falschen Standpunkt verleiten lassen, der die Methoden der Mechanik, Physik usw. auf alle Wissenschaften anwenden will.

Die einheitliche Seele ist uns ebenso erfahrungsgemäß gegeben, wie ihre einzelnen Handlungen. Jedermann ist sich dessen bewusst, dass sein Denken, Fühlen und Wollen von seinem ‚Ich' ausgeht.

Bei allen Manifestationen des Geistes: Denken, Fühlen, Wollen, kommt es darauf an, sie in ihrer Wesenheit als Äußerungen der Persönlichkeit zu erkennen. Darauf beruht die Psychologie."[65]

Als Faktum ist dies unstrittig, und wird in der Rede vom „Selbstsein des Subjekts" in der Philosophie vorausgesetzt, aber Psychologie und Psychotherapie vernachlässigen, dass Denken, Fühlen und Handeln immer von dem jeweiligen individuellen Ich des Menschen ausgehen und eben nicht von einem Gehirn. Das Gehirn ist allerdings der physische Ort, an dem uns unsere seelischen Prozesse zu Bewusstsein kommen.

Für die Anthroposophische Psychologie ist es wesentlich, dass es eine Seele gibt. Die Seele ist erlebbar, sie zeigt sich in ihren seelischen (psychischen) Fähigkeiten, wie beispielsweise in Denken, Gefühlen und Willensabsichten, im Bewusstsein, in unseren Ausdrucksmöglichkeiten durch Sprache, Gebärden und Mimik und in weiteren Fähigkeiten, wie auch in unbewussten leiblichen Vorgängen, seien es psychomotorische oder psychovegetative Prozesse.

Wenn wir die Seele als einen seelischen, d. h. nicht-physischen Organismus beobachten, so können wir entdecken, dass der seelische Organismus offensichtlich keine Organe, vergleichbar den Organen des physischen Organismus, hat. Stattdessen besitzt der seelische Organismus Fähigkeiten, durch die sich die Seele zeigt, ausdrückt und durch die sie im physischen Organismus oder auch durch den physischen Organismus etwas bewirken und sich verwirklichen kann.

Wir sahen, welches Bild sich beispielsweise Freud von der Seele machte (ein „psychischer Apparat" wie ein Mikroskop oder Fotoapparat) und wir sehen, dass es in der Verhaltenstherapie ebenso wie in der Hirnforschung und der heutigen Psychologie und Psychotherapie überwiegend unüblich ist, von der Seele zu sprechen.

Mir scheint es allerdings wesentlich zu sein, dass sich Psychotherapeuten ein Bild oder eine Vorstellung von der Seele machen. Denn wir gehen täglich, stündlich mit der Seele und mit den seelischen Erscheinungsformen unserer Patienten um. Da sei es erlaubt, aus einem anthroposophischen Verständnis heraus bildhafte und begriffliche Beschreibungen der Seele vorzustellen.

Zunächst eine bildhafte Beschreibung aus dem 12. Jahrhundert, von Hildegard von Bingen (1098–1179):

„*Die Seele ist wie der Wind, der über die Kräuter weht, wie der Tau, der über die Wiesen sich legt, wie die Regenluft, die wachsen macht. Desgleichen ströme der Mensch ein Wohlwollen aus auf alle, die da Sehnsucht tragen. Ein Wind sei er, der den Elenden hilft, ein*

Tau, der die Verlassenen tröstet. Er sei wie die Regenluft, die die Ermatteten aufrichtet und sie mit Liebe erfüllt wie Hungernde.“[66]

Sowie ein poetisches Bild von der Seele von Johann Wolfgang Goethe:

Des Menschen Seele
gleicht dem Wasser:
vom Himmel kommt es,
zum Himmel steigt es,
und wieder nieder
zur Erde muss es,
ewig wechselnd.

Seele des Menschen,
wie gleichst du dem Wasser!
Schicksal des Menschen,
Wie gleichst du dem Wind![67]

Ich möchte dem mein eigenes erarbeitetes Bild von der Seele hinzufügen: Die Seele gleicht der Luft, sie ist mal Wind, mal Hauch, mal Sturm oder still; sie kann kühlen oder wärmen, sie bewegt die Gräser oder die Blätter im Baum, sie wird sanft spürbar auf der Haut oder sie knickt Bäume um und deckt Dächer ab; sie bringt Stürme und Flutwellen oder sie bläht die Segel eines Bootes; sie ist selbst nie sichtbar, zeigt sich aber immer in ihren Wirkungen, angenehm, hilfreich, bedrohlich oder gefährlich bis zerstörerisch. Sie ist in uns und um uns; wir atmen sie (rhythmisch) ein und aus und brauchen sie zum Leben, das durch sie zum Erleben werden kann. Ihre Erscheinungen und Wirkungen sind erlebbar, beschreibbar und oft auch messbar, aber sie selbst bleibt im Verborgenen, Umfassenden, unsichtbar und ungreifbar, und doch real als wirkendes und spürbares Element, als luftig-seelisches Wesen.

Für die Psychotherapie ist es wesentlich, welches Bild sie von der Seele hat – ebenso wie es für die Medizin wichtig ist, welches Leib- und Menschenbild ihr zugrunde liegt. Es hat Auswirkungen auf die von uns angewendeten Methoden, auf unsere Erwartungen und Deutungen sowie auf unsere Verständnis- und Therapie-Möglichkeiten. Deshalb folgt der Versuch einer nüchtern begrifflichen Beschreibung der Seele:

Die Seele ist ein immaterieller, überphysischer Organismus, der, anstelle der leiblichen Organe unseres physischen Organismus, Fähigkeiten besitzt und zur Verwirklichung dieser seelischen Fähigkeiten sich im physischen Leib Organe schafft, deren sich die Seele im Laufe des Lebens immer differenzierter bedient. Die Organe sind die Ergebnisse der seelischen Fähigkeiten und die Grundlage für die physische Verwirklichung der Fähigkeiten.

So wie der physische Leib in Organe gegliedert ist, die ihre Funktionen im Sinne des biologischen Lebens des Organismus erfüllen, so ist die seelische Organisation in Fähigkeiten differenziert, die sich im Laufe des biografischen Lebens entwickeln und entfalten.

In ihren Fähigkeiten berührt die Seele den Leib, gibt Wirkungen an ihn ab und nimmt Einwirkungen von ihm auf. Ebenso hat sie Berührung mit dem individuellen Geistigen im Ich, von dem sie Einflüsse aufnimmt und auf das Ich einwirkt. Die Seele lebt also in einer doppelten Wechselwirkung mit Ich und Leib. Sie entfaltet sich und ihr Seelenleben einerseits im „Zwischenreich", in der Mitte zwischen Ich und Leib, andererseits auch im Zwischenreich von Ich (Selbst) und Welt. Hier, zwischen Leib und Ich, entwickelt sie ihre differenzierten Fähigkeiten, entfaltet sie ihre wechselseitigen Wirkungen, lebt sie im Menschen. Ihre Stellung ist also eine „Mittelstellung"; sie vermittelt ihre eigenen Bedürfnisse und Fähigkeiten an Ich und Leib – die sie zu ihrer Verwirklichung braucht –, wie sie auch zwischen den polaren Interessen und Bedürfnissen von Ich und Leib vermittelt, die wiederum sie, die Seele, als Ausgleich und Verbindung benötigen. Und sie entfaltet und entwickelt sich zwischen Ich (Selbst) und Welt, wo sie auch eine wahrnehmende und vermittelnde Aufgabe und Funktion erfüllt.

Die Seele ist eine nicht-physische Organisation, die, entsprechend ihrer doppelten Mittelstellung zwischen Leib und Ich und zwischen Ich und Welt, sich aus Begegnung heraus entwickelt und ihre Fähigkeiten entfaltet.

Für mich persönlich ist meine Seele das innere Wesen oder die innere Organisation, die mir die vielfältigen Fähigkeiten schenkt, mich selbst und die Welt während meines Lebens bewusst zu erleben und mich selbst in der Welt in Begegnung und Beziehung mit anderen und anderem auszudrücken, zu entwickeln, zu verwirklichen und dabei reiche Erfahrungen zu machen, aus denen ich lernen kann, wie ich mich und die mir begegnende Welt verstehe und meine persönliche Zukunft gestalten und bewältigen möchte. In der Seele lebt und wirkt dasjenige, das ich meine, und das sich ausspricht, wenn ich „Ich" sage.

3. Die Seelenfähigkeiten

> *„In seiner eigenen Seele trägt der Mensch die Saat, daraus er all sein Gutes und sein Schlechtes, Glück und Leiden zieht."*
>
> Sophokles (496-405/6 v. Chr.)

Thomas von Aquin schrieb über die Herkunft der vielfältigen Seelenfähigkeiten: „*Die menschliche Seele besitzt solch eine Fülle verschiedener Vermögen, weil sie im Grenzgebiet der geistigen und körperhaften Wesen wohnt; in ihr vereinigen sich daher die Kräfte beider Schöpfungsbereiche.*"[68]

Das Seelenleben vollzieht sich in Fähigkeiten, die sich in der Zeit ereignen und entwickeln und sich im Laufe des Lebens steigern und metamorphosieren können. In diesen Seelenfähigkeiten zeigt sich die Seele, durch diese Fähigkeiten verwirklicht sie sich, entsprechend den Intentionen und Motiven des Ich in der Biografie.

Diese Fähigkeiten sind die Grundelemente der Seele; weitere Fähigkeiten und Eigenschaften lassen sich davon ableiten.

3.1 Die Grundfähigkeiten der Seele im Überblick

I. **Bewusstheit/Bewusstseinszustände:** Wach-, Traum und Schlafbewusstsein
II. **Wahrnehmen** (Sinneswahrnehmung + Sinnesempfindung)
III. **Denken:** Vorstellen, Begriffe bilden (an Wahrnehmungen)
IV. **Fühlen, Gefühle, Stimmungen**
V. **Wollen:** Absichten, Antrieb, Willenskraft
VI. **Handeln, Verhalten, Tun und Lassen**
VII. **Ausdrucksfähigkeit, Sprache, Kommunikation**
VIII. **Aufmerksamkeit** (intentionale, gerichtete Wachheit)
IX. **Konzentration** (intentional erhaltene Aufmerksamkeit)
X. **Orientierung** (intentional auf die Umwelt gerichtet in Zusammenhang mit mir selbst)
XI. **Erinnern – Vergessen** (Gedächtnis)
XII. **Reflexionsfähigkeit:** intentional gerichtetes Denken auf das eigene Bewusstsein: 1. auf den Inhalt meines Welt-Bewusstseins und seine Bedeutung für mich (Umkreis), 2. auf mein Selbstbewusstsein im Zusammenhang mit dem von mir Erlebten (Mittelpunkt), 3. auf die Bewegung/Begegnung von Selbst- und Welt-Bewusstsein in mir (d.h. Mittelpunkt und Umkreis in ihrer Wechsel-Beziehung erkennen und selbst bestimmen).

3.2 Zu den Seelenfähigkeiten im Einzelnen

I. **Bewusstseinszustände:** Wachheit, Wachsein ist der Bewusstseinszustand, der eine bestimmte Intention und Anstrengung erfordert. Er ist der anspruchsvollste Bewusstseinszustand. Während die beiden anderen sich in bestimmten Situationen selbst einstellen, muss Wachheit immer intentional „geleistet" werden. Wachheit bezieht sich immer auf die Gegenwart, kann aber durch Vergangenheit oder Zukunft beeinflusst, geprägt, abgelenkt oder auch gerichtet werden. Das Traumbewusstsein entspricht dem tiefenpsychologischen Unterbewusstsein; das Schlafbewusstsein entspricht dem Unbewussten.

II. **Wahrnehmen:** Intentionale Tätigkeit, wachbewusst, unterbewusst oder unbewusst; in doppelter Richtung: weltorientiert oder auf mich selbst gerichtet.

III. **Denken:** Intentional wachbewusst oder auch unterbewusst (z. B. Tagträumen); von mir selbst oder von der Welt angeregt; auf das Faktische, das Gewordene gerichtet, vergangenheitsorientiert, Nachdenken – oder produktiv, kreativ, phantasievoll auf die Zukunft gerichtet (Prometheus) – Vordenken.

IV. **Fühlen:** Selten intentional, meist als „auftretend", einfach „daseiend" erlebt; in allen drei Kategorien: wach-, unter- und unbewusst; in drei Richtungen orientiert: a) auf mich selbst (wie fühle ich mich: Selbstgefühl), b) auf die Welt (was fühle ich an der Welt: Weltgefühl) oder c) in einen anderen Menschen gerichtet (wie fühlt sich der andere: Mitgefühl, Empathie). Fühlen ist primär gegenwartsorientiert mit Neigung zu Kommendem (z. B. Vorfreude, Vorgefühl).

V. **Wollen, Wille, Antrieb:** Intentional, meist wachbewusst (aber nicht immer), Elemente des Wollens: „Triebfeder", Willenskraft und Neigung (im Organismus begründet, unbewusst), und Motiv „begrifflicher, vorstellungsgemäßer Faktor", wachbewusst. Stufen des Wollens: Wunsch – Absicht – Vorsatz – Entschluss. Zukunftsorientiert von Gegenwart und Vergangenheit beeinflusst.

VI. **Handeln, Verhalten:** Als Handlung meist intentional gerichtet, aber nicht immer bewusst; als Verhalten oft nicht intentional und unterbewusst oder unbewusst. Motive des Handelns sind eher bewusst, Motive des Verhaltens eher unter-/unbewusst. Im Unterschied zum Wollen, dem Motiv des Handelns, ist das Handeln selbst an der Gegenwart orientiert, von Vergangenheit (Erfahrung) und von der Zukunft (Absicht, Ziel) geprägt.

VII. **Ausdrucksfähigkeit, Sprache, Kommunikation:** Eine besondere Qualität des Handelns und Verhaltens: in der Sprache in der Regel intentional und bewusst; im nonverbalen, motorischen Ausdruck vielfach unter-/unbewusst; es werden bewusste und unter-/unbewusste Inhalte und Motive ausgedrückt und kommuniziert. Wesentliche Qualität in zwischenmenschlicher Begegnung und Beziehung wie auch in Gesundheit und Krankheit, und in der Selbsterziehung und persönlichen Entwicklung.

VIII. **Aufmerksamkeit:** Die intentional auf eine Situation oder ein Thema gerichtete Wachheit ist immer eine im Hier und Jetzt sich ereignende Leistung, die wir aus freiem Interesse oder aus Lebensnotwendigkeit hervorbringen.

IX. **Konzentration:** Eine intentional in der Zeit zu erbringende Anstrengung um Aufmerksamkeit zu erhalten, wenn wir Interesse, Motivation und Bewusstseinskraft dafür haben. Sie ist sehr störungsanfällig und erfordert wachbewusste Ich-Stärke im Gegenwartsbewusstsein.

X. **Orientierung:** Die bewusste Fähigkeit des Sich-Zurecht-Findens in Raum, Zeit, Lebenssituationen und Erinnerungen. Sie ist auf die Gegenwart bezogen.

XI. **Erinnern und Vergessen:** Die Fähigkeit, Gedächtnisinhalte (Erlebtes und Gelerntes) sich willentlich und bewusst wachzurufen (zu erinnern) oder anderes nicht ungewollt erinnern zu müssen, also vergessen zu können. Sie bezieht die Vergangenheit auf die Gegenwart mit Ausblick auf die Zukunft.

XII. **Reflexionsfähigkeit (Introspektion):** Eine besonders anstrengende und anspruchsvolle bewusste Ich-Tätigkeit in unserem Wach-Bewusstsein. (Es gibt auch eine

Reflexion, die sich selbständig, von alleine vollzieht, indem man sich immer bewusst ist, dass man es selbst ist, der gerade denkt, fühlt oder etwas tut.) Aber die weiteren Reflexionsschritte sind anspruchsvoller:

1. Die Reflexion über den Inhalt meines Welt-Bewusstseins: Was sehe, erlebe, denke, fühle ich, will ich gerade (reflektieren, nachdenken über den Bewusstseinsinhalt) und welche Bedeutung hat es für mich (Umkreis).
2. Die Reflexion über mich selbst: Ich bin gerade in einer bestimmten Situation und Verfassung (biologisch, biografisch, geografisch), aus dieser Situation und Verfassung setze ich mich mit meinem Erleben (Bewusstseinsinhalt) in eine bestimmte Beziehung, weil ich (hier und jetzt) so bin. Deshalb hat das gegenwärtige Erleben für mich diese Bedeutung; sie kann unter anderen Umständen auch anders sein (wenn ich in anderer Verfassung bin; Mittelpunkt).
3. Die Reflexion über mein Selbst-Bewusstsein zeigt mir meine Beziehung zu inneren und äußeren Umständen; wenn ich diese erkenne, kann ich mich in meinem Denken und Urteilen frei machen oder mindestens meine Beschränkungen bemerken und berücksichtigen, es gelingt mir, eine höhere Instanz über mir einzunehmen und die Beziehung selbst zu gestalten, die Auswirkungen und Bedeutungen auf mein Leben selbst zu bestimmen (Mittelpunkt und Umkreis in selbst bestimmter Wechselwirkung).

Neben diesen spezifisch *seelischen* gibt es auch noch *geistige* und *leibliche* Seelenfähigkeiten, ebenso wie es geistige und seelische Geistesfähigkeiten sowie körperliche Eigenschaften des Leibes (nicht mehr Fähigkeiten!) und seelische Eigenschaften des Leibes gibt.

Zusammenfassung

Tabellarische Zusammenfassung von Eigenschaften und Fähigkeiten von Leib, Seele und Geist:

Leib	Seele	Geist
Körperliche Eigenschaften des Leibes	**Leibliche Eigenschaften und Fähigkeiten der Seele**	**Seelische Fähigkeiten des Geistes**
Materialität Festigkeit Schwere Vergänglichkeit	Instinkte und Triebe: Hunger, Durst, Bewegung, Sexualität	Liebe (seelisch-geistige Hinwendung, griech.: Philia)
Seelische Fähigkeiten des Leibes	**Seelische Fähigkeiten der Seele**	**Geistige Fähigkeiten des Geistes**
Bewegung (Psychomotorik) Unwillkürliche unbewusste Bewegung (Reflexe) Bewusste willkürliche Ziel-Motorik	I. Bewusstheit (wach-, unter-, unbewusst) II. Wahrnehmen III. Denken, Vorstellen IV. Fühlen, Gefühle, Stimmungen V. Wollen, Antrieb VI. Handeln, Verhalten VII. Ausdrucksfähigkeit, Sprache, Kommunikation VIII. Aufmerksamkeit IX. Konzentration X. Orientierung XI. Erinnern – Vergessen XII. Reflexionsfähigkeit	Meditation: Überphysische, übersinnliche Wahrnehmung und Erkenntnis Imagination, Inspiration, Intuition
	Geistige Fähigkeiten der Seele	
	Bewusst-Sein – Selbstbewusst-Sein – Ich-Bewusstsein (Hegel: Bewusstsein ist Geist) Interesse Motivation Sich Richtung geben Erkennen	

3.3 Zur Pathologie

In der Psychopathologie zeigt sich, dass alle Seelenfähigkeiten bei den verschiedensten Krankheitsbildern gestört, verändert oder beeinträchtigt sein können, und zwar jeweils in drei Varianten:

- in der Zeit, quantitativ: schnell – langsam, viel – wenig, reich – arm, beschleunigt, verlangsamt, zu lang – zu kurz,
- in der Art und Weise, qualitativ: gesteigert – vermindert, hell – dunkel, klar – getrübt, fest – ausfließend, agitiert – gehemmt,
- im Inhalt, einseitig orientiert: positiv – negativ, eingeengt – ausgeweitet, einsichtig – undurchsichtig, strukturiert – diffus.

Diese Veränderungen können sich an allen Seelenfähigkeiten zeigen, wobei sie immer entweder quantitativ, qualitativ oder inhaltlich verändert sein können, so beispielsweise als:

I. Störungen der Bewusstseinszustände
II. Wahrnehmungsstörungen
III. Denkstörungen
IV. Störungen im Bereich der Gefühle und Stimmungen
V. Willensstörungen, Antriebsstörungen
VI. Störungen des Handelns, des Verhaltens
VII. Störungen der Ausdrucksfähigkeit, Sprache, Kommunikation
VIII. Störungen der Aufmerksamkeit
IX. Störungen der Konzentration
X. Störungen der Orientierung (Ort, Zeit, Situation, Person)
XI. Störungen von Erinnern – Vergessen (Gedächtnis- und Merkfähigkeitsstörungen)
XII. Störungen der Reflexionsfähigkeit im Sinne von Einschränkung der Reflexion.

3.4 Zur Therapie

In der Therapie zeigt sich, dass einige Seelenfähigkeiten besonders wichtig sind: z. B. Wahrnehmen (Hinhören), Fühlen (Mitgefühl, Empathie), Verstehen, Wille, Sprache und Reflexion (Reflexion und Introspektion als Weg zu einer bewussten inneren Haltung).

Als ein Beispiel therapeutischer Reflexion (zu der auf Seiten des Patienten auch die Introspektion gehört) möchte ich eine Übung anführen, die zeigt, wie Introspektion und Reflexion sich sowohl prophylaktisch als auch therapeutisch anwenden lassen, im einzeltherapeutischen Gespräch oder in der Gruppe.

Therapeutische Reflexions-Übung

- Ich *habe* ein Symptom, ein Problem ...
- Ich *habe* aber auch Anderes, Schönes, Positives, an das ich jetzt denken will ...
- Ich *habe* das alles und noch viel mehr – aber *ich bin* das nicht!
- Ich bin mehr als alles, was ich habe.
- Ich *bin* der, der alles, was er hat, beurteilen und bewerten und dann damit umgehen kann.
- Ich *bin* der, der entscheiden kann, welche Folgen und welchen Sinn alles für mich haben soll in meinem Leben.

Bei dieser Reflexions-Übung gelingt es dem Übenden, sich von seinem Symptom oder Problem, das ihn belastet, zu distanzieren und sich zum Erleben zu bringen, dass er immer mehr ist und mehr kann, als unter der gegenwärtigen Situation zu leiden. Es gelingt eine Befreiung vom Druck der Symptome, ob Angst, Depression oder Kopfschmerzen, und die Besinnung auf die eigenen Möglichkeiten der Bewältigung. Das gibt Selbstvertrauen und Zuversicht. Und es unterstützt die Selbstheilungskräfte. *„Heilung ist immer und grundsätzlich Selbstheilung.“*[69]

3.5 Sinn und Aufgaben der Seelenfähigkeiten

Welche Aufgaben, welchen Sinn erfüllen unsere Seelenfähigkeiten im Leben?

Sie dienen der Begegnung und Beziehung mit der Welt und uns selbst. Sie lassen sich durch Übung im Lauf des Lebens steigern und können sich im Weiteren zu geistigen Fähigkeiten metamorphosieren.

Die **Bewusstseinszustände** (insbesondere das **Wachsein**) bilden die Grundlage für alle bewussten seelischen Erfahrungen und damit eine „Königsfähigkeit“ der Seele, ohne die unser Seelenleben „stumm“, d.h. ohne Bewusstsein wäre. In der Fähigkeit zu einem Bewusst-Sein zeigt sich die wesentliche geistige Fähigkeit in der Seele.

Das **Wahrnehmen** dient dem ersten Kennenlernen der Welt oder des eigenen Leibes. Es ist auf die Gegenwart gerichtet.

Das **Denken** dient dem Verstehen des Wahrgenommenen und weiterhin dem Einordnen in Zusammenhänge. Es ist primär auf die Vergangenheit bezogen.

Das **Fühlen** erweitert das Wahrgenommene und Verstandene zu einem persönlichen seelischen Erlebnis mit Gefühlen, Sympathie oder Antipathie. Es ereignet sich in der Gegenwart, ist aber oft stark auf die Zukunft bezogen, kann aber auch an der Vergangenheit hängen.

Das **Wollen**/der **Wille** bringt eine persönliche Absicht, eine zukünftige mögliche Beziehung (zwischen mir und der wahrgenommenen, verstandenen, gefühlsmäßig erlebten Welt) hinzu.

Das **Handeln**, das **Tun**, unser **Verhalten** erweitert diese mögliche Beziehung in eine konkrete, verwirklichte Gestalt. Es ereignet sich in der Gegenwart unter Bezug auf die zu gestaltende Zukunft, oft geprägt von der Vergangenheit.

Ausdruck, Sprache und Kommunikation ermöglichen Verstehen der Welt wie auch von mir selbst, weiterhin Beschreibung des Verstandenen und Austausch der Erfahrungen und Erlebnisse mit den Mitmenschen. Dadurch steigern sich die eigenen Erfahrungen wie auch die Beziehungen zu anderen Menschen und erweitern sich die Erkenntnismöglichkeiten.

Die **Aufmerksamkeit** als bewusst gerichtete Wachheit ermöglicht die willentliche Orientierung, die Ausrichtung des Wachbewusstseins auf ein bestimmtes Thema oder eine bestimmte Situation.

Die **Konzentration** ist die willentlich, intentional in einer bestimmten Zeit erhaltene Aufmerksamkeit.

Die **Orientierung** ist das Sichzurechtfinden in Raum und Zeit, im Leben, auf der Grundlage der schon genannten Seelenfähigkeiten. Dabei ist die Fähigkeit des Erinnerns hier schon erforderlich.

Erinnern und Vergessen sind die Fähigkeiten, Erlebtes und Erfahrenes einerseits nicht zu verlieren, andererseits aber auch nicht immer alles im Bewusstsein haben zu müssen. Sie geben uns die Möglichkeit, willentlich, zu einem Teil wach-, zu einem anderen Teil un- oder unterbewusst, den Inhalt unseres Bewusstseins zu bestimmen, aus der Vergangenheit für die Zukunft zu lernen und manches von dem Erfahrenen oder Gelernten in der Gegenwart anzuwenden.

Die **Reflexionsfähigkeit** wiederum ist eine geistige Qualität unter den Seelenfähigkeiten; sie ermöglicht uns bewusstes Besinnen über die Welt, wie wir sie erfahren, über uns selbst, wie wir uns erleben, und über unser Bewusst-Sein, wie wir unser eigenes Bewusstsein in seinen Inhalten und Beziehungen erkennen und ihm Richtung geben können, aus dem Zusammenhang und der Begegnung zwischen Ich und Welt im Bewusst-Sein.

In den Fähigkeiten der Seele ereignet sich das psychologische Leben, wie in den Organen des Körpers sich das biologisch-physiologische Leben abspielt. Wie wir uns um die Organe des Körpers sorgen, so sollten wir uns auch um unsere Seelenfähigkeiten kümmern, d.h. sie pflegen, üben und weiter entwickeln. Dabei haben wir den Vorteil, dass wir die Seelenfähigkeiten (im Unterschied zu den Organtätigkeiten) bewusst erleben und steuern (intentional beeinflussen) können.

Das gehört auch zu den Aufgaben einer Psychotherapie.

Die Seelenfähigkeiten sind ein weites Feld der Übung zur Steigerung und Entwicklung der Seele im Lebenslauf und sie sind das Instrument zur Erhaltung und Wiedergewinnung von Gesundheit und Lebenssinn.

4. Die Seele und ihre Beziehungen zu Leib und Ich

Aus der erwähnten Mittelstellung der Seele[70] zwischen Leib und Ich folgt, dass es wechselseitige Beziehungen der Seele sowohl zum Leib als auch zum Ich gibt. Darüber hinaus existiert eine weitere wesentliche Verbindung der Seele zur Welt. (Unter Welt sei hier alles verstanden, was nicht Leib, Seele und Ich des Menschen ist, oder, wie Ludwig Wittgenstein (1889–1951) prägnant formuliert hat: *„die Welt ist alles, was der Fall* *ist.*"[71]) Diese Beziehung der Seele zur Welt ist eine indirekte, insofern sie sich über den Leib vollzieht, d. h. über die Sinnesorgane (Wahrnehmung), die rhythmischen Organe (Atmung und Kreislauf) und die Stoffwechsel- und Bewegungsorgane (Bewegung und Gestaltung).

4.1 Die Beziehungen der Seele zur Welt

Durch die Sinnesorgane erhält die Seele Wahrnehmungen, Eindrücke von der Welt, die sich der Mensch zu einem bewussten oder unbewussten Bild, einem Begriff, einer Erinnerung modifiziert. Bei diesem seelischen Vorgang stellen sich Empfindungen, Stimmungen, Gefühle ein, die mit dem Eindruck verbunden und bewahrt werden können. Diese gefühlsmäßige Tingierung hängt zunächst mit den rhythmischen Organen zusammen [→ dazu Kapitel II]. Ein durch die seelischen Eindrücke von der Welt veranlasstes Handeln, ein Verhalten im weitesten Sinne, geschieht durch unsere Bewegungsorgane, deren Energie aus den Stoffwechselorganen stammt.

Die Beziehung der Seele zur Welt oder, exakter formuliert, die seelische Beziehung des Menschen zur Welt ist eine wechselseitige: Sie wird durch den Leib vermittelt und hat primär einen rezeptiven und wahrnehmenden, aber auch einen aktiven, gestaltenden Charakter. Gleichzeitig besitzt sie erlebende, empfindende, erkennende, beurteilende und bewertende Qualitäten. Viele der genannten Eigenschaften sind für uns wachbewusst bzw. können es sein, viele sind und bleiben hingegen unbewusst.

Da für das Verhältnis der Seele zur Welt der Leib das notwendige vermittelnde Glied ist, sei die Beziehung zwischen Seele und Leib in einer ersten Charakterisierung beschrieben.

4.2 Die Beziehungen zwischen Seele, Ich und Leib

Unter Leib ist hier immer belebter Leib zu verstehen, der sich vom leblosen Körper unterscheidet. Die anthroposophische Medizin betrachtet den Leib in diesem Sinne als Einheit des physischen Leibes/Körpers und der Lebensorganisation (dem Ätherleib). Diese Einheit besteht, solange der Mensch lebt.[72]

Zwischen der physisch-lebendigen und der seelisch-geistigen Organisation besteht ein Wechselverhältnis, das sich in einem lebendigen Austausch von Bedürfnissen und Befriedigung, von Einwirkungen und Ausführung zeigt. Das wird deutlich, wenn wir berücksichtigen, wie leibliche Bedürfnisse, wie beispielsweise Hunger, Müdigkeit oder Sexualität zu einem seelischen Erleben führen, das wiederum ein entsprechendes Verhalten induzieren kann. Es können aber auch primär seelische Inhalte, wie Absichten, Vorsätze, Gedanken oder Beurteilungen einer Situation zu einem leiblichen Befinden, einer Befindensstörung oder einer körperlichen Bewegung, d. h. zu einem bestimmten Verhalten führen. In dieser wechselseitigen, partnerschaftlichen Beziehung zwischen Leib und Seele herrschen unter Umständen reflexhafte unbewusste Automatismen vor; es ist dem Menschen aber auch wohlüberlegtes absichtsvolles Verhalten möglich. Die

Möglichkeit, sich aufgrund einer Wahrnehmung, eines Eindrucks, eines Leibgefühls oder einer körperlichen Empfindung nicht zwangsläufig verhalten zu müssen, sondern bewusst wählen, entscheiden, überlegen, urteilen und danach handeln zu können, sind Fähigkeiten der Seele, in denen sich das Ich des Menschen ausdrückt und verwirklicht.

Erweitert wird dieses Leib-Seele-Verhältnis, in dem sich die Dreigliederung widerspiegelt, noch durch das Verhältnis zwischen Seele und Ich. Auch hier finden wir ein Wechselverhältnis: In den erkennenden, urteilenden und intentionalen, bewussten Seelenentschlüssen und nachfolgenden Handlungen drückt sich das Ich in der Seele aus – und durch die Seele bis in den Leib, in der bewussten Willensbewegung (Zielmotorik). In Platons Bild von der Seele ist das der Wagenlenker, der die beiden Pferde, die edlen Gefühle und die willenshaften, triebhaften Bedürfnisse, aus Erkenntnis zu seinem Ziel führt. Dies entspricht der „idealen Hierarchie" im Seelenleben.

Es gibt aber auch die umgekehrte Richtung: Seelische Bedürfnisse oder Stimmungen, wie beispielsweise Sympathie, Zuneigung, Liebe, Melancholie oder Antipathie, Abneigung, Hass und Euphorie können die klare Ich-Urteilskraft beeinflussen und in eine seelische Richtung lenken, die zu einem affektgeleiteten, unbedachten Verhalten führt. Dies kann ebenfalls eintreten, wenn anstelle der seelischen Bedürfnisse oder Stimmungen leibliche Bedürfnisse oder Zustände sich in einem starken seelischen Erleben äußern und dann, ohne bewusste Reflexion, in einem leibgeprägten Verhalten manifestieren, das in erster Linie einer leiblichen Bedürfnisbefriedigung dient (triebhaftes Verhalten, organisch bestimmtes Verhalten) und weniger Ausdruck eines wohlüberlegten Entschlusses ist. Es ist selbstverständlich aber auch bei einem stark leiblich bestimmten Vorgang, wie beispielsweise einer körperlichen Erkrankung mit starken Schmerzen, immer noch eine bewertende und beurteilende seelische und ichhafte Führung möglich, die das persönliche Verhalten bestimmen kann. Somit ist also nicht nur der Leib ein Instrument für Seele und Ich, um sich im Leben auszudrücken und zu verwirklichen (wie wir es uns, nach dem Bild von Platon, idealerweise vorstellen), sondern es können auch Seele und Ich zu einem Instrument des Leibes und dessen Bedürfnisse oder Zustände zu dominierenden Kräften im Erleben und Handeln werden, wobei dann allerdings kaum noch eine bewusste Besinnung und Reflexion stattfindet.

So wird mein seelisches Verhalten aus unterschiedlichen Motiven heraus bestimmt und ich kann beispielsweise aus Hunger (leibliches Bedürfnis) ein Brot für mich kaufen, aus Sympathie oder Freundschaft (seelisches Gefühl) für jemanden ein Geschenk besorgen oder aus freiem Entschluss (geistiges Motiv) meditieren. Mein seelisches Erleben und entsprechendes Verhalten entspringen dabei unterschiedlichen Quellen. So kann ich mich beispielsweise aus verschiedenen Gründen von meiner Umwelt zurückziehen: aus körperlicher Überanstrengung (oder auch wegen einer Erkrankung), aus einer traurigen (oder depressiven) Stimmung heraus oder um mich geistig, z. B. auf die Vorbereitung eines Vortrags zu konzentrieren. Nicht zuletzt kann mein seelisches Erleben auch zu unterschiedlichen Beurteilungen und Bewertungen eines Sachverhalts oder einer Situation führen und so kann ich beispielsweise aus Lust, Zuneigung, Sympathie oder einfach aus Freude, Euphorie (emotionales Erleben) eine Situation positiv bewerten, aus einem körperlichen Bedürfnis, einem egoistischen Ziel („niedere Motive") eine Situation im Sinne meines persönlichen Vorteils positiv oder negativ bewerten und ausnützen, nach gründlicher Abwägung aller Umstände (Denken und Reflektieren) eine gegebene Situation frei von persönlichen Vorlieben beurteilen oder durch innere Besinnung (Ich-Fähigkeit) eine Situation, z. B. eine eigene Erkrankung, als sinnvoll und damit positiv bewerten, selbst wenn Schmerzen damit verbunden sind.

Es scheint offensichtlich, dass ich *prinzipiell* in der Lage bin, die Motive oder Quellen meines Erlebens und Bewertens einer gegebenen Lebenssituation zu durchschauen und auszuwählen bzw. zu bestimmen, welche Motive und Quellen für mich zutreffend und bestimmend sein sollen, wie ich damit umgehen und wie ich mich dazu stellen will, also: Welche bewusste Haltung ich dazu einnehmen will und kann. Die Betonung liegt hier auf der *bewussten* Haltung, denn jedem Erleben und Verhalten geht meist unbemerkt eine unbewusste Haltung voraus, die von persönlichen Vorerfahrungen, Prägungen oder Vorurteilen (Erziehung, Sozialisation) ebenso wie von gesellschaftlichen Einflüssen, Erwartungen und Normen beeinflusst wird. Erst die Reflexion gibt mir die Möglichkeit, selbst Einfluss auf meine Haltung zu nehmen und sie neu zu definieren – und damit mein Erleben, Bewerten und Verhalten selbst und verantwortlich zu gestalten. In diesem Sinn kann auch der Satz Jean Paul Sartres (1905–1980) verstanden werden: *„Der Mensch ist zur Freiheit verurteilt.“*[73] Wir können mit dieser Freiheit umgehen, wie wir wollen – aber wir sind für die Folgen und für uns selbst verantwortlich.

An diesem Punkt der Freiheit, aus der Reflexion eine eigene Haltung zu finden, setzt auch unsere Psychotherapie der Haltung an [→ Kapitel V].

Die Beziehungen zwischen Seele, Ich und Leib stehen also unter sehr verschiedenen innermenschlichen Voraussetzungen und gleichzeitig tritt auch immer das Verhältnis des Menschen zur Welt hinzu.

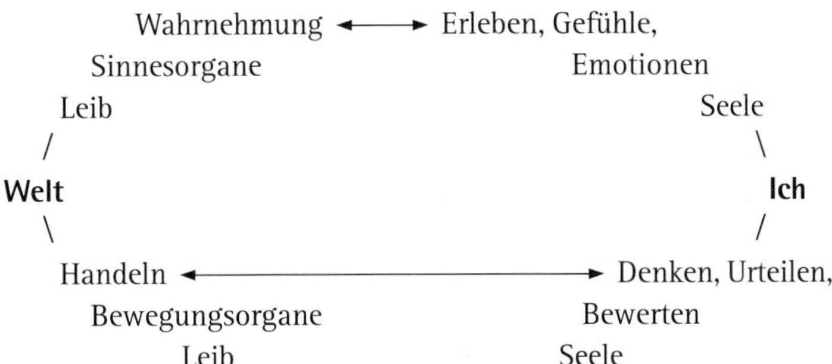

Der Mensch erlebt die Welt und wirkt auf sie ein, er gestaltet sie in seinem Sinn. Die Welt wird vom Menschen wahrgenommen, beurteilt und bewertet, in seinem Sinn. Es besteht nicht nur ein Wechselverhältnis, sondern ein sich vielseitig bedingender „Gestaltkreis“[74] von Wahrnehmen und Bewegen, aber auch von Erleben und Bewerten. Darin zeigt sich die funktionelle Einheit des Menschen von Leib, Seele und Ich in der Beziehung zur Welt.

Diese wechselseitigen Beziehungen und Einwirkungen zwischen Leib, Seele und Ich im Verhältnis zur Welt begegnen uns bei den Krankheitsbildern mit weiteren Differenzierungen wieder [→ Kapitel II].

4.3 Die Seele und die Seelenfähigkeiten in Zusammenhang mit der Dreigliederung des menschlichen Organismus und den vier Seinsebenen des Menschen

Die Seele ist ein eigenständiger, aber nicht unabhängiger immaterieller Organismus; sie ist in ihren Fähigkeiten und in ihren Verwirklichungen in der Welt abhängig von dem physisch-leiblichen Organismus. Der belebte physische Leib ist die Grundlage für die Entwicklung der Seele und ihrer Fähigkeiten im Lauf des Lebens. Die Seele ist nicht nur mit den Funktionen des Gehirns oder des Zentralnervensystems verbunden, sondern der ganze Leib ist in differenzierter Weise beseelt.

4.3.1 Zur Dreigliederung

Die seelische Differenzierung entspricht der Dreigliederung des menschlichen Organismus, die anatomisch-morphologisch, anatomisch-funktionell, seelisch-funktionell und geistig- bewusstseinsmäßig zu betrachten ist.[75]

Die Dreigliederung zeigt sich anatomisch-morphologisch in den drei Organsystemen, die sich in den drei Hauptkörperhöhlen befinden:

I. Schädelhöhle mit dem Zentralnervensystem und den Sinnesorganen
II. Brusthöhle mit den Organen des rhythmischen Systems, Lungen und Herz
III. Bauchhöhle mit den Organen des Stoffwechsels und der Fortpflanzung.

In diesen Systemen sind bereits die sehr spezifischen Unterschiede der physiologischen Aufgaben und Funktionen der entsprechenden Organe erkennbar. Im Gehirn (Sinnesorgane und Nervensystem) findet vor allem ein Prozess der immateriellen Informationsaufnahme (Reizaufnahme) und des Informationswechsels (Reizaufnahme – Erregungsverarbeitung – Reizbeantwortung) statt. Die Organe des rhythmischen Systems, die Respirations- und Zirkulationsorgane, dienen der feinstofflichen gasförmigen Sauerstoffaufnahme und -verteilung. In den Bauchorganen des Stoffwechsels (Digestionsapparat) finden die grobstoffliche Nahrungsaufnahme und die sich anschließenden Verdauungs- und Ausscheidungsvorgänge (Stoffaufnahme – Stoffumsatz – Stoffausscheidung: Exkretion bzw. Reproduktion) statt.[76]

Es zeigen sich also bereits hier drei unterschiedliche Beziehungsqualitäten des Organismus zur Welt:

I. In den Organen des Sinnes- und Nervensystems sehen wir in der Dimension der Zeit Bewusstseins- und nachfolgend Steuerungsprozesse, die sowohl auf den Organismus, als auch durch den Organismus wieder in die Welt hinein wirken.
II. In den Organen des rhythmischen Systems sehen wir in den Dimensionen von Zeit und Raum rhythmische Verteilungsprozesse in den Organismus hinein.
III. In den Organen des Stoffwechsels erleben wir in der Dimension des Raumes Bewegungsabläufe und Energieumsätze.

Bei allen drei Organsystemen erkennen wir, dass sie keine geschlossenen Systeme sind, sondern sich „weltoffen“ verhalten. Allerdings stellen wir bei genauer Betrachtung fest, dass die Umwelt nirgends direkt oder unverändert in den leiblichen Organismus eingreift. Vielmehr sehen wir, wie die Umwelt immer nur Prozesse im Organismus anregt, die schon vorher vorhanden waren und auch unabhängig von den Einwirkungen der Umwelt stattfinden. *„Der Organismus besteht vielmehr aus funktionell geschlossenen Systemen, deren Teilprozesse kreisförmig angeordnet sind und nur an bestimmten Stellen für Anregungen von außen ‚offen‘ sind, um die kreisförmige Regeldynamik aufrechterhalten zu können. In diesem scheinbaren Widerspruch liegt eines der größten Geheimnisse der organismischen Existenz des Menschen.“*[77]

Der Organismus ist kein statisches Gebilde, sondern eine lebendige Einheit und Ganzheit, die sich stofflich in einem fortwährenden Umbau (Abbau und Aufbau) und Austausch befindet. Die Konstanz ihres Daseins ist nicht in ihrer stofflichen Zusammensetzung und auch nur bedingt in ihrer Gestalt begründet, sondern in ihren Prozessen – den Lebensprozessen. In den drei Beziehungen des Menschen zur Welt – über die Informationsaufnahme (Sinne und Nerven), über die Sauerstoffaufnahme (Atmung und Kreislauf) und über die Nahrungsaufnahme (Verdauungs- und Stoffwechselorgane) – geht es darum, durch diese „Weltoffenheit“ im Menschen Prozesse anzuregen, die in ihm bereits vorhanden sind und die voll bewusst (geistig), teilweise bewusst und unterbewusst (seelisch-emotional) oder unbewusst (physisch) sein können.

Diese phänomenologische Dreigliederung des physisch-lebendigen und des seelisch-geistigen Organismus hängt wiederum mit den vier Seinsdimensionen des Menschen zusammen: der körperlichen, der lebendigen, der psychischen und der geistigen Dimension.

4.3.2 Zu den vier Seinsdimensionen

Der Mensch ist, wie er uns erscheint und wie wir uns selbst erleben:

I. beleibt, d. h. der Mensch hat einen Leib, eine physische Organisation (einen physischen Leib/Körper),

II. belebt, d. h. der Mensch hat nicht nur eine physische Organisation, einen (unbelebten) physischen Körper, sondern die physische Organisation ist belebt, d. h. der Mensch hat eine Lebensorganisation (Lebensleib, „Ätherleib“),

III. beseelt, d. h. der Mensch hat nicht nur Leben in sich, sondern auch Erleben, das wachbewusst oder unter-/unbewusst sein kann und sich in der seelischen Organisation (Seelenleib, „Astralleib“) manifestiert,

IV. begeistet, d. h. der Mensch ist nicht nur ein Erlebender, sondern auch ein Erkennender und bewusst Gestaltender; er ist in seiner Individualität mit Geist begabt, er hat eine geistige Ich-Organisation.

Wir haben einen Körper.
Wir spüren unser Leben.
Wir fühlen unser Erleben.
Wir erkennen und prägen unsere Individualität.

Diese vier Seinsdimensionen (Seinsbereiche, Wesensglieder) haben sowohl jeweils leibgebundene, organisch tätige Funktionen als auch leibfreie, nicht organisch gebundene, sondern seelisch-geistige Qualitäten.

Die leibfreien, seelisch-geistigen Fähigkeiten entstehen aus den leibgebundenen Funktionen durch Metamorphose, also durch die aus der Biologie wie auch aus der Kunst bekannte Gestaltumwandlung ein und desselben Wesens. In der Biologie ist wohl das bekannteste Beispiel die Metamorphose der Schmetterlinge von der Raupe zur Puppe und schließlich zum Schmetterling. Die Entdeckung des Metamorphose-Prinzips geht auf J. W. Goethe zurück, dessen Metamorphose der Pflanzen 1790 erschien.

In der anthroposophischen Seelenkunde spielt das Prinzip der Metamorphose eine große Rolle[78], insbesondere in der Erklärung der seelischen Fähigkeiten von ursprünglich leibgebundenen Funktionen. Dieser Gedanke eines Gestaltwandels von physisch zu psychisch ein und desselben Wesens, d. h. ein und derselben Seinsdimension, kann auch als eine Beantwortung des Leib-Seele-Problems gesehen werden. Darüber hinaus spielt Metamorphose auch bei der Entstehung von Erkrankungen eine Rolle[79], ebenso wie für das Verständnis von Schmerzen[80].

Die nachfolgende Tabelle stellt leibgebundene und -freie Eigenschaften der Seinsdimensionen (Wesensglieder) des Menschen gegenüber:

Seinsdimension	Leibgebundene Qualitäten	Leibfreie Qualitäten
Ich-Organisation	Wärmeorganisation Aufrechte Körperhaltung Intentionale Zielmotorik Individuelle Leibgestalt Individuelle Leibsubstanz (Immunsystem)	Selbstbewusstsein Reflexion Bewusst Entscheiden Urteilen Bewerten Intentional Handeln Bewusst Erkennen Bewusste Orientierung
Seelische Organisation	Bewegungsfähigkeit Reflexe Atmung Kreislauf Blutdruck Stoffwechsel Drüsensekretion Rhythmus	Bewusstsein Bewusstes – unbewusstes Erleben Gefühle, Emotionen Affekte Stimmungen Schmerzerleben Appetit spüren

Seinsdimension	Leibgebundene Qualitäten	Leibfreie Qualitäten
Lebens-Organisation	Organbildung Wachstum Regeneration Aufbau-Stoffwechsel Fließende Prozesse Lebensvorgänge	Empfindungen spüren Sich Befinden Gedanken bilden Vorstellungen bilden Erinnerungen bilden
Physische Organisation	Ernährung Materielle Grundlage physische Substanz Körperlichkeit Schwere Raum	Standfestigkeit Sicherheit Beständigkeit Bedeutsamkeit Gewichtigkeit Aufrichtekraft Selbsterhaltungskraft Selbstbehauptungskraft Ausstrahlung

Die folgende Tabelle fasst die verschiedenen Aspekte der Dreigliederung und der vier Seinsdimensionen zusammen. Dabei sind leibgebundene Seinsdimensionen **fett**, leibfreie normal und in den jeweiligen Bereichen teilweise leibfrei – teilweise gebunden tätige mit Unterstrich dargestellt.

Dreigliederung		Bewusstsein	Seinsdimensionen	Seelenfähigkeiten	
Sinnesorgane und Nerven Gehirn Sinnes-Nerven-System	Denken	wachbewusst	Ich-Organisation Seelische Organisation Lebens-Organisation **Physische Organisation**	Reflexion Orientierung Gedächtnis Konzentration Aufmerksamkeit Wachbewusstsein Denken Wahrnehmen	Sprache
Atmung – Herz-Kreislauf Rhythmisches System	Fühlen	unterbewusst	Ich-Organisation Seelische Organisation **Lebens-Organisation** **Physische Organisation**	Traumhaftes Unterbewusstsein Fühlen Gefühle, Emotionen Stimmungen	Kommunikation

Dreigliederung		Bewusstsein	Seins-dimensionen	Seelen-fähigkeiten	
Stoffwechsel und Bewegungs-Organe Stoffwechsel-Gliedmaßen-System	Wollen	unbewusst	Ich-Organisation Seelische Organisation Lebens-Organisation Physische Organisation	Schlaf-bewusstsein Unbewusstsein Wollen, Wille Antrieb Handeln Verhalten	Ausdruck

4.4 Die Seele und ihre Wirksamkeiten im Leib – Das Ich in seiner Wirksamkeit in der Seele

Aus den Verhältnissen der Seele zu Leib und Ich ergeben sich, wie bereits angedeutet, sehr verschiedene Wirksamkeiten der Seele.

4.4.1 Die Seele im Leib

Im Leib befindet sich die Seele im Tageswachzustand in einem anderen Verhältnis als im Traum- oder im Schlafzustand. Im Wachzustand ist die Seele aktiv, sie bewegt und formt und wirkt abbauend auf die vegetativen Lebensprozesse, wodurch das Wachbewusstsein entstehen kann. Hier ereignen sich Denken, Vorstellen und Erinnern, alle wachbewussten Vorgänge.

Wachbewusstsein bewirkt eine Verminderung von (unbewussten) Lebensvorgängen. Infolge dieser Herablähmung von vegetativen Prozessen entsteht eine Steigerung auf seelischer Ebene: Aus Leben wird Erleben und Erleben ist prinzipiell bewusstseinsfähig. In der Seele kann Wachbewusstsein entstehen.

Aufgrund ihrer mittleren Position zwischen Leib und Ich hat die Seele auch eine vermittelnde Funktion zum Leib hin: Sie wirkt im Rhythmus, unmittelbar in den rhythmischen Organen von Atmung und Kreislauf. Hier manifestiert sich die feinstoffliche, luftige Beziehung zur Welt, in der sich vor allem seelisch-emotionale Qualitäten ausdrücken. Dies ist die eigentliche „Mitte" der Seele: das psychosoziale Gefühlsleben. In diesem Bereich erscheint das seelische Erleben halb-bewusst, traumhaft, oder unterbewusst, d. h. bewusstseinsfähig, aber nicht immer ohne Anstrengung wachbewusst.

Weiterhin hat die Seele Einfluss auf die Bewegung, die unbewusste Motorik der unwillkürlichen Muskulatur und auch auf die bewusste Motorik der willkürlichen Muskulatur; darin zeigt sich der Wille. Im Wollen ist die Seele im Zusammenhang mit den Willensentschlüssen wachbewusst, aber unbewusst, wenn es um die organische Umsetzung des Vorsatzes in Muskeltätigkeit geht (wir müssen weder die Innervation noch die Regulierung des Muskeltonus bewusst steuern). Jeder weiß aus eigener Erfahrung, dass der Weg von einem Vorsatz zu einer Handlung manchmal sehr lang ist. Das ist der Weg vom bewussten gedanklichen Vorsatz zu der unbewussten Muskelaktion der Bewegung.

In diesen Zusammenhang gehört auch das menschliche Ausdrucks-, Sprach- und Kommunikationsvermögen. Hier wirkt die Seele ebenfalls unmittelbar, teils bewusstseinsnah in der Sprache und teils bewusstseinsferner in Gestik, Mimik, Körperhaltung und Körpersprache.

Schließlich hat die Seele auch wieder Einfluss auf den Aufbau des Abgebauten, die vegetativen Prozesse. Dort wirkt das Ich in der Seele bis in den Leib hinein und es entsteht das Ich-Bewusstsein, das Selbstbewusstsein des Menschen.

Die Seele wirkt also im Leib abbauend, dem Wachbewusstsein dienend (vor allem im ZNS), rhythmisch vermittelnd im Emotionalen, halb-bewussten (im rhythmischen System) und in den Stoffwechsel- und Bewegungsorganen, in der willkürlichen wie unwillkürlichen Motorik und schließlich im Aufbau im Dienst des Ich-Bewusstseins.[81]

4.4.2 Die Seele in sich selbst

In der Seele erleben wir wachbewusst (Tageswachbewusstsein), unterbewusst (Traumbewusstsein) oder unbewusst (Schlafbewusstsein), was aus ihren beschriebenen Wirkungen im Leib als Fähigkeiten in der Seele selbst entstanden ist: Die verschiedenen Qualitäten des Bewusstseins, die Fähigkeiten des Wahrnehmens – Denkens – Fühlens – Wollens – Handelns – und des Ausdrucks in Sprache und Kommunikation im weiteren Sinn. Ebenso erfahren wir die weiteren bewussten Seelenfähigkeiten der Aufmerksamkeit, Konzentration, Erinnerung, Orientierung und der Reflexionsfähigkeit. Das Wesentliche der Seele als der dritten Seinsdimension ist – in Abgrenzung zu den beiden anderen Dimensionen – das *Erleben.*

Das *seelische Erleben* ist eine *Steigerung* der biologisch/physiologischen Lebensfähigkeit, die durch „Herablähmung" der bloß vitalen Lebensprozesse entsteht[82]. Insofern ist die physisch-lebendige Organisation des Menschen die notwendige Grundlage, auf der sich das Seelen- und Geistesleben des Menschen entwickeln und zur Erscheinung kommen kann.

4.4.3 Das Ich in der Seele

Das Ich ist geistig. Es ist der im Menschen individualisierte Geist. Damit ist das Ich die geistige Individualität des Menschen; sie ist nicht sterblich, sie ist gesund und kann als Geist nicht erkranken.[83] Sie entwickelt sich durch mehrere Inkarnationen und wirkt gestaltend in der Biografie des Menschen. Das Ich wirkt ähnlich wie die Wärme: Wie diese sich in Raum und Zeit und in Materie ausbreitet und sie durchdringt, so breitet sich auch das Ich in den anderen Seinsdimensionen des Menschen (der seelischen, der lebendigen und der physischen Organisation) aus und durchdringt sie. Das Ich wirkt als geistige Kraft, selbst unsichtbar, wie die Naturgesetze in der Natur: ordnend und gestaltend, bewegend und Orientierung gebend im Menschen. Und es verleiht dem Menschen sein Selbstbewusstsein mit den Fähigkeiten der Reflexion und der Besinnung und führt dadurch zu den Fähigkeiten der Einsicht, der individuellen Urteilskraft, der persönlichen Wertsetzung und des freien Willens.

Das Ich lebt in der Seele und wirkt von dort in die anderen Organisationen hinein.[84] Es wirkt in der Seele als ihr Zentrum: ausstrahlend in die Peripherie von Leib und Seele und einstrahlend zum Mittelpunkt des Selbstbewusstseins. Es ist gleichzeitig Umkreis und Mittelpunkt.[85] Darin klingt bereits der Metamorphosegedanke an, der für ein Verständnis der Seelenfähigkeiten und des Leib-Seele-Verhältnisses in der anthroposophischen Menschenkunde wesentlich ist [→ Kapitel III.2]. Das Ich öffnet sich intentional durch Seele und Leib der Welt, nimmt die Welt wahr durch die Sinne, nimmt das Wahrgenommene auf in das Bewusstsein (Weltbewusstsein) und weiß sich gleichzeitig als das wahrnehmende, erkennende und beurteilende (bewertende) Ich in seinem Selbstbewusstsein.[86] Das Selbstbewusstsein ist in diesem Sinn immer Ich-Bewusstsein, „*das Ich-Bewusstsein ist auf die menschliche Organisation gebaut.*“[87] Aus dem Ich-Bewusstsein geben wir unserem Leben eine Richtung, aus ihm leben wir unser Leben. Das Ich, unser individualisierter Geist, erkrankt nicht, aber seine Fähigkeiten, Ausdrucksformen, Erscheinungen und seine Verwirklichung im Leben können einerseits gehemmt, verzerrt, vermindert, gestört und beeinträchtigt[88], andererseits aber auch ermöglicht, gefördert, gesteigert und unterstützt werden. Die Hemmungen und Beeinträchtigungen zeigen sich in Erkrankungen und Behinderungen; die Unterstützungen können beispielsweise durch Erziehung, Begegnungen und Therapie realisiert werden.

Das Ich wirkt im Mittelpunkt der Seele als die Selbst- und Welt-Bewusstsein integrierende Fähigkeit, die wir mit einem Begriff Steiners als *Bewusstseins-Seele*[89] bezeichnen. Es wirkt in der Seele Gestalt und Richtung gebend für das Seelenleben: Das Ich bildet den Charakter.[90] Es lebt in der Intentionalität, der bewussten Hinwendung und Beziehung auf Wahrnehmungen oder Denkinhalte.

Eine besondere Qualität kommt dem Ich in der Seele zu, indem es im Laufe des Lebens die drei Seinsdimensionen, das Physische, das Lebendige und das Seelische, „umarbeitet“, sie metamorphosiert, wodurch aus den leibgebundenen Fähigkeiten leibfreie, seelisch-geistige Fähigkeiten werden können. Dies spiegelt sich in der biografischen Entwicklung der Seele, in der Entwicklung der drei speziellen „Seelenglieder“, wie sie in Kapitel III.2 dargestellt werden.

Damit erweist sich die Wirksamkeit des Ich in der Seele[91] als für den Menschen sehr bedeutsam, wobei diese nicht immer bewusst ist, sondern auch unter- oder unbewusst sein kann. Das Ich ist also nicht mit Bewusstsein gleich zu setzen. Seine „Königsfähigkeit“ aber ist das Selbstbewusstsein, das nur durch das Ich möglich ist.

Im Seelischen zeigt sich die Wirksamkeit des Ich insbesondere in der individuellen „inneren Haltung“, die sich ein Mensch dem Leben und seinen Ereignissen gegenüber erwirbt bzw. erworben hat. Aus der (inneren) Haltung [→ Kapitel V] werden die individuellen Varianten des seelischen Erlebens und Verhaltens ermöglicht, geprägt, entwickelt und verwirklicht. Dies geschieht auf der Grundlage der menschlichen Konstitution: seiner Einheit von Leib, Seele und Ich (Geist).

So ergibt sich eine hierarchische Reihenfolge (wobei Rückwirkungen natürlich eine wesentliche Rolle bei der Verarbeitung von Lebenserfahrungen spielen):

Konstitution —— Haltung —— Erleben —— Verhalten

Das Ich wirkt in der Begegnung mit der Welt bei der bewussten Wahrnehmung, im Erkennen von Zusammenhängen, Ganzheiten und Gestalten; dabei verläuft seine Wirkrichtung von der Peripherie zum Zentrum. Als bewusste Führung und Gestaltung der willkürlichen Bewegungsabläufe bei unseren bewussten Handlungen wirkt es vom Zentrum in den Umkreis (Zielmotorik). Es drückt sich in unseren Möglichkeiten bewusster Kommunikation, d.h. vor allem in der Sprache aus. Dagegen sind die vielfach unbewussten Formen der Kommunikation wie Körpersprache, Gestik, Mimik und Wortversprecher u. ä. keine Ich-Leistungen, sondern unmittelbarer und unbewusster seelischer Ausdruck.

Das Ich kann im Bewusstsein der Seele verschiedene Formen[92] annehmen und ausdrücken:

- als einfaches: Ich bin ich (leiblich-lebendiges erlebendes Dasein),
- in der Reflexion auf das eigene Leben: Ich bin der Gestalter meiner Biografie (erkennendes Bewusstsein),
- in der Besinnung auf eine geistige Welt: Ich erlebe mich von meinem Ich, das durch Inkarnationen geht, in meinem Schicksal geführt (geistiges Sein).

4.4.4 Das Ich im Leib

Das Ich zeigt sich, über die Wirksamkeiten in der Seele hinaus, auch eng mit dem Leib verbunden.[93] Diese Wirksamkeit wird im engeren Sinn von Steiner „Ich- Organisation" genannt: Das Ich wirkt in der Wärme des Leibes, im Blut, in der individuellen Leibgestalt, der individuellen Leibsubstanz (Eiweiß) und der körperlich-substanziellen Unterscheidung zwischen Selbst und Nicht-Selbst im Immunsystem. Es drückt sich in der aufrechten Körperhaltung, in der für einen Menschen typischen Gestik und Mimik, im individuellen Gang und in der persönlichen Art zu sprechen aus. Darüber hinaus erleben wir den Leib als unseren, mit dem wir uns identifizieren; wir haben ein individuelles „Leibgefühl".

Die Gesamtheit der Wirkungen des Ich in den drei Seinsbereichen, des Physischen, des Lebendigen und des Seelischen, die vom Ich individualisiert werden, drückt sich in der Konstitution des Menschen aus. Sie ist entscheidend für Vorgänge bei der Pathogenese (Krankheitsentstehung), beim Verlauf von Erkrankungen und bei der Salutogenese (Gesundheitsentstehung) sowie besonders bei den Selbstheilungsvorgängen im Menschen.

Die dargestellten Zusammenhänge lassen ein komplexes Zusammenwirken von Leib, Seele und Ich, eine funktionelle Einheit selbständiger, aber nicht unabhängiger und sehr verschiedener Seinsdimensionen des Menschen erkennen, die einander brauchen und in einem lebendigen Wechselverhältnis miteinander stehen. Aus diesem Wechselverhältnis entstehen die verschiedenen Fähigkeiten des Menschen in leiblicher, seelischer und geistiger Hinsicht. Diese differenzierte Einheit von Leib, Seele und Ich in ihrer jeweils spezifischen Gliederung bildet die Grundlage des komplexen und differenzierten menschlichen Seelenlebens.

Anmerkungen

1 Weger, U.: Die Frage nach Seele und Geist im Psychologiestudium. Die Drei 2014; 84 (2). S. 33–45.
2 Mensching, G.: Die Seele – Metapher oder Wirklichkeit? In: Nickl, P., Terizakis, G. (Hrsg.): Die Seele – Metapher oder Wirklichkeit? Philosophische Ergründungen. transcript Verlag Bielefeld 2010. S. 24.
3 Buber, M.: Ich und Du. Reclam Verlag Stuttgart 1995.
4 Aristoteles: Über die Seele, Buch 1. Einleitung. Rowohlt Verlag Reinbek 1968. S. 9.
5 Girke, M., Hoppe, J.-D. et al. (Hrsg.): Medizin und Menschenbild. Deutscher Ärzteverlag Köln 2006. Nager, F.: Blick auf die Medizin von morgen – ihr Menschenbild und Arztbild. In: Menschenbilder im Wandel – Menschenbilder im Dialog. NZN-Buchverlag Zürich 1995. Roelcke, V.: Vom Menschen in der Medizin. Psychosozial-Verlag Gießen 2017.
6 Husemann, F., Wolff, O. (Hrsg.): Das Bild des Menschen als Grundlage der Heilkunst. 3 Bände. Verlag Freies Geistesleben Stuttgart 1978. Girke, M.: Innere Medizin. Grundlagen und therapeutische Konzepte der Anthroposophischen Medizin. Salumed Verlag Berlin 2012. Treichler, M.: Sprechstunde Psychotherapie. Urachhaus Stuttgart 2007.
7 Platon: Phaidros, 246a-b. In: Platon Sämtliche Werke, Band 4. Rowohlt Verlag Reinbek 1971. S. 27.
8 Platon: Timaios 35a-b. In: Platon Sämtliche Werke, Band 5. Rowohlt Verlag Reinbek 1989 S. 158.
9 Szlezak, T. A.: Der Begriff ‚Seele' als Mitte der Philosophie Platons. In: Crone, K., Schnepf, R., Stolzenberg, J. (Hrsg.): nach Aristoteles: Über die Seele. Suhrkamp Frankfurt/Main 2010.
10 Aristoteles: Über die Seele, 2. Buch. Rowohlt Verlag Reinbek 1968. S. 44f.
11 Spaemann, R.: Seelen. In: Nickl, P., Terizakis, G. (Hrsg.): Die Seele – Metapher oder Wirklichkeit? Philosophische Ergründungen. transcript Verlag Bielefeld 2010. S. 61.
12 Steiner, R.: Die Rätsel der Philosophie (GA 18). Rudolf Steiner Verlag Dornach 1985. S. 74.
13 Lukrez: Über die Natur der Dinge. Deutscher Taschenbuch Verlag München 2017. S. 105ff.
14 Augustinus, zitiert nach Pongratz, L.: Problemgeschichte der Psychologie. Francke München 1984. S. 27.
15 Thomas von Aquin: Über die Einheit des Geistes – De Unitate Intellectu. Verlag Freies Geistesleben Stuttgart 1987.
16 Wulf, C.: Präsenz und Absenz. Prozess und Struktur in der Geschichte der Seele. In: Jüttemann, G., Sonntag, M., Wulf, C. (Hrsg.): Die Seele, ihre Geschichte im Abendland. Psychologie-Verlags-Union Weinheim 1991. S. 6.
17 Leinkauf, T.: Die Seele als Selbstverhältnis, der Begriff Seele und seine Bedeutung zu Beginn der Frühen Neuzeit (Marsilio Ficino). In: Nickl, P., Terizakis, G. (Hrsg.): Die Seele – Metapher oder Wirklichkeit? Philosophische Ergründungen. transcript Verlag Bielefeld 2010. S. 154.
18 Descartes, R.: Meditationen über die Grundlagen der Philosophie. 6. Untersuchung. marix Verlag Wiesbaden 2011. S. 219.
19 Hume, D., zitiert nach: Klemme, H. F.: Selbst ohne Seele – Humes Konzeption des Geistes. In: Crone, K., Schnepf, R., Stolzenberg, J. (Hrsg.): Über die Seele. Suhrkamp Frankfurt/Main 2010. S. 154ff.
20 Hehlmann, W.: Geschichte der Psychologie. Kröner Verlag Stuttgart 1967. S. 67ff.
21 Heinroth, J. C. A. zitiert nach Schipperges, H.: Anthropologien in der Geschichte der Medizin. In: Gadamer, H.-G., Vogler, P. (Hrsg): Neue Anthropologie. Band 2. Thieme Verlag Stuttgart 1972. S. 200.
22 Carus, C. G.: Psyche. Zur Entwicklungsgeschichte der Seele. Verlag Flammer und Hoffmann Pforzheim 1846. S. 1.
23 Ebd. S. 195.
24 Watson, J. B. zitiert nach: Benesch, H., Cremerius, J., Dorsch, F., Mossau, G. (Hrsg.): Psychologie-Lesebuch. Historische Texte im Überblick. Fischer Frankfurt/Main 1990. S. 175 ff.
25 Bruder, K.-J.: Zwischen Kant und Freud: Die Institutionalisierung der Psychologie als Wissenschaft. In: Jüttemann, G., Sonntag, M., Wulf, C. (Hrsg.): Die Seele, ihre Geschichte im Abendland. Psychologie-Verlags-Union Weinheim 1991. S. 331.
26 Ebd.

27 Roediger, E.: Wie könnte die Brücke zwischen der anthroposophischen und der konventionellen Psychotherapie aussehen? Ein Versuch. Der Merkurstab 2017; 70 (6). S. 464–470.

28 Tellenbach, H.: Die Begründung psychiatrischer Erfahrung und psychiatrischer Methoden in philosophischen Konzeptionen vom Wesen des Menschen. In: Gadamer, H.-G., Vogler, P. (Hrsg.): Neue Anthropologie. Band 6: Philosophische Anthropologie. Deutscher Taschenbuch Verlag Stuttgart 1975. S. 138ff.

29 Ebd. S. 141.

30 Freud, S.: Kurzer Abriss der Psychoanalyse. Gesammelte Werke, Band 13. Fischer Verlag Frankfurt/Main 2001. S. 405.

31 Hartmann, E. v.: Philosophie des Unbewussten. Kröner Verlag Leipzig 1913. S. 187.

32 Freud, S.: Das Interesse an der Psychoanalyse. In: Ders.: Darstellungen der Psychoanalyse. Fischer Verlag Frankfurt/Main 1969. S. 109.

33 Freud, S. Neue Folge der Vorlesungen zur Einführung in die Psychoanalyse. Internationaler Psychoanalytischer Verlag Wien 1933. S. 103f.

34 Freud, S. zitiert nach Pongratz, L.: Problemgeschichte der Psychologie. Francke Verlag München 1984. S. 203.

35 Wetzel, M.: Die stumme Seele; und: Pircher, W.: Beseelte Maschinen. Beide in: Jüttemann, G., Sonntag, M., Wulf, C. (Hrsg.): Die Seele, ihre Geschichte im Abendland. Psychologie-Verlags-Union Weinheim 1991. S. 387ff und 477ff.

36 Freud, S.: Abriss der Psychoanalyse. Fischer Verlag Frankfurt/Main 1953. S. 9.

37 Steiner, R.: Anthroposophie und Seelenwissenschaft. In: Ders.: Die Ergänzung heutiger Wissenschaften durch Anthroposophie (GA 73). Rudolf Steiner Verlag Dornach 1987. S. 16.

38 Jacobi, J.: Die Psychologie von C. G. Jung, zitiert nach Pongratz, L.: Hauptströmungen der Tiefenpsychologie. Kröner Stuttgart 1983. S. 347.

39 Jung, C. G. zitiert nach Pongratz, L.: Problemgeschichte der Psychologie. Francke Verlag München 1984. S. 334.

40 Jung, C. G.: Kleines Lexikon der Analytischen Psychologie. Patmos Verlag Ostfildern 2013. Absatz 730.

41 Jung, C. G. zitiert nach Pongratz, L.: Hauptströmungen der Tiefenpsychologie. Kröner Verlag Stuttgart 1983. S. 341.

42 Jung, C. G.: Kleines Lexikon der Analytischen Psychologie. Patmos Verlag Ostfildern 2013. Absatz 730.

43 Peters, U. H.: Wörterbuch der Psychiatrie und medizinischen Psychologie. Verlag Urban & Schwarzenberg München 1984. S. 461.

44 Crick, F.: Was die Seele wirklich ist. Die naturwissenschaftliche Erforschung des Bewusstseins. Artemis & Winkler München Zürich 1994. S. 17.

45 Ebd. S. 22.

46 Noë, A.: Du bist nicht dein Gehirn: Eine radikale Philosophie des Bewusstseins. Piper Verlag München 2011. S. 22.

47 Ebd. S. 25.

48 Roth, G.: Aus Sicht des Gehirns. Suhrkamp Frankfurt/Main 2009. S. 160.

49 Rudolf, G., Henningsen, P. (Hrsg.): Psychotherapeutische Medizin und Psychosomatik. Ein einführendes Lehrbuch auf psychodynamischer Grundlage. Thieme Verlag Stuttgart 2017. S. 12.

50 Steiner, R.: Grundlinien einer Erkenntnistheorie der Goetheschen Weltanschauung (GA 2). Rudolf Steiner Verlag Dornach 2003. S. 119.

51 Vgl. dazu: Jaspers, K.: Allgemeine Psychopathologie. Springer Berlin u. a. 1973. Groß, R.: Geistige Grundlagen de Medizin. Springer Berlin 1985. Tellenbach, H.: Psychiatrie als geistige Medizin. Verlag für angewandte Medizin München 1987. Zappe, H. A., Mattern, H. (Hrsg.): Das Philosophische und die praktische Medizin. Springer Berlin 1990. Engelhardt, D. v.: Krankheit, Schmerz und Lebenskunst. Verlag C. H. Beck München 1999. Nager, F.: Blick auf die Medizin von morgen – ihr Menschenbild und Arztbild. In: Menschenbilder im Wandel – Menschenbilder im Dialog. NZN Zürich 1995. Roelcke, V.: Zur Bedeutung der Kulturwissenschaften für die Medizin. Universitas 1998; 53. S. 881ff. Ders.: Vom Menschen in der Medizin. Psychosozial-Verlag Gießen 2017.

52 Vgl. dazu: Jaspers, K.: Allgemeine Psychopathologie. Springer Berlin 1973. Vgl. außerdem die Beiträge von Mensching, Spaemann und Emrich in: Nickl, P., Terizakis, G. (Hrsg.): Die Seele – Metapher oder Wirklichkeit? Philosophische Ergründungen. transcript Verlag Bielefeld 2010.

53 Matthiessen, P. F.: Der Organismusbegriff und seine Bedeutung für die Onkologie. In: Matthiessen, P. F., Tautz, C. (Hrsg.): Onkologie im Spannungsfeld konventioneller und ganzheitlicher Betrachtung. Zuckschwerdt München 1988. S. 1.

54 Ebd. S. 18.

55 Seifert, J.: Das Leib-Seele-Problem und die gegenwärtige philosophische Diskussion. Wissenschaftliche Buchgesellschaft Darmstadt 1989. Hastedt, H.: Das Leib-Seele-Problem – Zwischen Naturwissenschaft des Geistes und kultureller Eindimensionalität. Suhrkamp Verlag Frankfurt/Main 1989. Heusser, P., Selg, P.: Das Leib-Seele-Problem. Verlag des Ita Wegman Instituts Arlesheim 2011.

56 Vgl. dazu: Crick, F.: Was die Seele wirklich ist. Die naturwissenschaftliche Erforschung des Bewusstseins. Artemis & Winkler München Zürich 1994.

57 Mensching, G.: Die Seele – Metapher oder Wirklichkeit?. In: Nickl, P., Terizakis, G. (Hrsg.): Die Seele – Metapher oder Wirklichkeit? Philosophische Ergründungen. transcript Verlag Bielefeld 2010. S. 24f.

58 Steiner, R.: Der Tod als Lebenswandlung (GA 182). Rudolf Steiner Verlag Dornach 1996. S. 162. Vergleiche auch den Vortrag „Geist, Seele und Leib des Menschen“ vom 28.02.1918 in Berlin in: Steiner, R.: Themen aus dem Gesamtwerk, Band 11. Spirituelle Psychologie. Hrsg. v. M. Treichler. Verlag Freies Geistesleben Stuttgart 2004. S. 53.

59 Zit. nach Schipperges, H.: Utopien der Medizin. Otto Müller Verlag Salzburg 1968. S. 114.

60 Bruder, K-E.: Zwischen Kant und Freud: Die Institutionalisierung der Psychologie als selbständige Wissenschaft. In: Jüttemann, G., Sonntag, M., Wulf, C. (Hrsg.): Die Seele, ihre Geschichte im Abendland. Psychologie-Verlags-Union Weinheim 1991. S. 319ff.

61 Ebd. S. 329.

62 Ebd.

63 Matthiessen, P. F.: Der Organismusbegriff und seine Bedeutung für die Onkologie. In: Matthiessen, P. F., Tautz, C. (Hrsg.): Onkologie im Spannungsfeld konventioneller und ganzheitlicher Betrachtung. Zuckschwerdt München 1988. S. 19.

64 Jaspers, K.: Allgemeine Psychopathologie. Springer Verlag Berlin 1973. S. 8.

65 Steiner, R.: Grundlinien eine Erkenntnistheorie der Goetheschen Weltanschauung (GA 2). Rudolf Steiner Verlag Dornach 2003. S. 120.

66 Schneider, R.: Via Hildegardis. R. Schneider Verlag E-Book 2016 S. 113. https://www.buecher.de/shop/rheinland-pfalz/via-hildegardis-ebook-epub/schneider-ruediger/products_products/detail/prod_id/41103267/ (Abfrage März 2019).

67 Aus: Gesang der Geister über dem Wasser (1779) von Johann Wolfgang von Goethe.

68 Aquin, T. v. zit. nach: Pongratz, L.: Problemgeschichte der Psychologie. Francke Verlag München 1984. S. 27ff.

69 Hüther, G.: Prävention – Selbstheilungskräfte aktivieren. Deutsches Ärzteblatt 2012;109(9). A-422/B-363/C-359. https://www.aerzteblatt.de/archiv/122991/Praevention-Selbstheilungskraefte-aktivieren (Abfrage April 2019).

70 Jaspers, K.: Allgemeine Psychopathologie. Springer Verlag Berlin, Heidelberg, New York 1973. S. 259f.

71 Wittgenstein, L.: Tractatus logico-philosophicus, 1. Hauptsatz. Suhrkamp Verlag Frankfurt/Main 2003.

72 Fintelmann, V.: Intuitive Medizin. Hippokrates Verlag Stuttgart 2016. S. 44f.

73 Sartre, J.-P.: Der Existentialismus ist ein Humanismus. Rowohlt Verlag Reinbek 2000. S. 155.

74 Weizsäcker, V. v.: Der Gestaltkreis. Theorie und Einheit von Wahrnehmen und Bewegen. Suhrkamp Verlag Frankfurt/Main 1985.

75 Steiner, R.: Von Seelenrätseln (GA 21). Rudolf Steiner Verlag Dornach. Rohen, J.: Funktionelle Anatomie des Menschen. Schattauer Verlag Stutgart 1973. Ders.: Morphologie des menschlichen Organismus. Freies Geistesleben Stuttgart 2007. Vogel, L.: Der dreigliedrige Mensch. Philosophisch-Anthroposophischer Verlag Dornach 1973. Fintelmann, V.: Intuitive Medizin. Hippokrates Verlag Stuttgart 2016. Girke, M.: Innere Medizin. Salumed Verlag Berlin 2012.

76 Vgl. Rohen, J.: Funktionelle Anatomie des Menschen. Schattauer Verlag Stutgart 1973. S. 3f.

77 Rohen, J.: Morphologie des menschlichen Organismus. Verlag Freies Geistesleben Stuttgart 2007. S. 26.

78 Steiner, R.: Metamorphosen des Seelenlebens. Rudolf Steiner Verlag (GA 59). Rudolf Steiner Verlag Dornach 2018. Ders. : Heilpädagogischer Kurs (GA 317). Rudolf Steiner Verlag Dornach 1995. Vortrag vom 6.07.1924.

79 Treichler, M.: Psychosomatische Ansätze in der Onkologie. In: Fintelmann, V., Treichler, M. (Hrsg.): Onkologie auf anthroposophischer Grundlage. Band 1. Info3 Verlag Frankfurt/Main 2014.

80 Treichler, M .: Die Botschaft des Schmerzes. Info3 Verlag Frankfurt/Main 2017. S. 158ff.

81 Steiner, R.: Anthroposophische Leitsätze (GA 26). Rudolf Steiner Verlag Dornach 1972. Leitsatz 11.

82 Steiner, R., Wegman, I.: Grundlegendes für eine Erweiterung der Heilkunst (GA 27). Rudolf Steiner Verlag Dornach 2014. Kapitel 1.

83 Steiner, R.: Anthroposophische Leitsätze (GA 26). Rudolf Steiner Verlag Dornach 1972. Leitsätze 11 bis 16. Ders.: Geisteswissenschaft und Medizin (GA 312). Rudolf Steiner Verlag Dornach 1999. Vortrag vom 2.04.1920. Steiner, R., Ita Wegman, I.: Grundlegendes für eine Erweiterung der Heilkunst (GA 27). Rudolf Steiner Verlag Dornach 2014. Kap 1. Jaspers, K.: Allgemeine Psychopathologie. Springer Verlag Berlin, Heidelberg, New York 1973. S. 609. Fintelmann, V.: Die Wiedergewinnung des Heilens. Info3 Verlag Frankfurt/Main 2017. S. 54.

84 Steiner, R.: Theosophie (GA 9). Rudolf Steiner Verlag Dornach 1995. Kap. IV. Fintelmann, V.: Intuitive Medizin. Hippokrates Verlag Stuttgart 2016. S. 43–57.

85 Steiner, R.: Heilpädagogischer Kurs (GA 317). Rudolf Steiner Verlag Dornach 1995. Vorträge vom 5. und 6.07.1924.

86 Steiner, R.: Anthroposophische Leitsätze (GA 26). Rudolf Steiner Verlag Dornach 1972. Leitsätze 11 bis 16. Hegel, G. W. F.: Phänomenologie des Geistes. Suhrkamp Verlag Frankfurt/Main 1975. S. 139 und S. 324ff.

87 Steiner, R.: Philosophie der Freiheit (GA 4). Rudolf Steiner Verlag Dornach 1995. Kapitel 9.

88 Jaspers. K.: Allgemeine Psychopathologie. Springer Verlag Berlin, Heidelberg, New York 1973. S. 609.

89 Steiner, R.: Theosophie (GA 9). Rudolf Steiner Verlag Dornach 1995. Ders.: Metamorphosen des Seelenlebens (GA 59). Rudolf Steiner Verlag Dornach 1995.

90 Steiner, R.: Metamorphosen des Seelenlebens (GA 59). Rudolf Steiner Verlag 2018. Vortrag vom 14.03.1910.

91 Klünker, W. U., Reiner, J. et al. (Hrsg.): Psychologie des Ich. Verlag Freies Geistesleben Stuttgart 2016.

92 Jaspers, K.: Allgemeine Psychopathologie. Springer Verlag Berlin, Heidelberg, New York 1973. S. 634f.

93 Steiner, R., Wegman, I.: Grundlegendes für eine Erweiterung der Heilkunst (GA 27). Rudolf Steiner Verlag Dornach. Kap I, VI, VIII, IX. Steiner, R..: Geisteswissenschaft und Medizin (GA 312). Rudolf Steiner Verlag Dornach 1976. Ders.: Meditative Betrachtungen und Anleitungen zur Vertiefung der Heilkunst (GA 316). Rudolf Steiner Verlag Dornach 1975. Fintelmann, V.: Intuitive Medizin. Hippokrates Verlag Stuttgart 2016. S. 42–57.

KAPITEL II

Die Seele in Gesundheit und Krankheit – Krankheits- und Therapieverständnis

MARKUS TREICHLER

Inhalt

„Das Anstößige am Wort ‚seelisch' ist zugleich das, was diesen Begriff auszeichnet. Er betont wie kein anderer die Einmaligkeit und Besonderheit des menschlichen Erlebens, [...] *das zentrale Element des Seelischen, das im Primat des unmittelbaren Empfindens, Fühlens und Wollens liegt.* [...] *Seelisches Erleben hat die Eigenart, nur von anderem seelischen Erleben erfasst werden zu können. Es ist immer ‚Erleben aus erster Hand' und kann auch mit raffiniertesten elektronischen Informationsträgern nicht simuliert werden."*[1]

Vorbemerkung

Die Seele ist unsichtbar und ungreifbar. Aber sie zeigt sich in ihren Fähigkeiten und Ausdrucksmöglichkeiten. Die Seele hat ein natürliches Bedürfnis sich auszudrücken, mitzuteilen. Dies tut sie mit Hilfe des Leibes, bewusst vor allem durch Sprache und Bewegung in unseren Handlungen, unbewusst in den unwillkürlichen Bewegungen und organischen Vorgängen, so auch in der Atmung, im Herzschlag, im Blutdruck, in der Darmperistaltik usw.

Durch die Mittelstellung der Seele, ihr „Zwischensein"[2] zwischen Leib und Ich (wie in Kapitel I.4 beschrieben), kann sie in ihren Ausdrucksformen neben dem Leib auch auf die geistigen Fähigkeiten des Ich zurückgreifen, sich in ihnen zeigen; dies geschieht beispielsweise in einer Veränderung seelisch-geistiger Denkinhalte, in Urteilen, in den geistigen Fähigkeiten des Ich, die sich in der Seele äußern: in Einsichten, Erkenntnissen, Handlungsmotiven, Wertsetzungen und in der Führung des Lebens. In diesen seelischen Phänomenen, in ihrem Vorhandensein oder Fehlen, in ihren speziellen Erscheinungen und Varianten, können sich ebenso seelische Zustände oder Erkrankungen manifestieren wie in funktionellen Störungen oder Beeinträchtigungen organischer Funktionen des Leibes. Umgekehrt können sich auch Beeinträchtigungen aus dem Leib, aus den verschiedenen Organen in der Seele zeigen, als Veränderungen, Beeinträchtigungen oder Störungen seelischer Befindlichkeit oder Fähigkeiten.

Immer sind die Seelenfähigkeiten und die entsprechenden Seelentätigkeiten als Ausdruck und Erscheinungsform des individuellen Menschen zu verstehen.

Die Seele beseelt den Leib und öffnet sich der Welt; das Ich, der im Menschen individualisierte Geist in der Seele, begeistet Seele und Leib und öffnet sie dem Geistigen.

„Wir erkennen Seele als Beziehung zwischen Mensch und Welt, Geist als Beziehung zwischen Mensch und Sein."[3]

Seelische Erkrankungen erleben und beobachten wir in erster Linie an den in Kapitel I.3 beschriebenen Seelenfähigkeiten. Durch Beschreibung dieser Seelenfähigkeiten bzw. den entsprechend erscheinenden Seelentätigkeiten erstellen wir den psychischen oder psychopathologischen Befund innerhalb einer psychiatrischen Untersuchung.

So können wir beispielsweise Veränderungen der fließend-strömenden Seelentätigkeiten wie Verlangsamung, Hemmung, Stauung, Beschleunigung, Überstürzen, Abstürzen, Danebenfließen und weitere in einem psychopathologischen Befund in den folgenden Bezeichnungen wiederfinden: Denkverlangsamung, Denkhemmung, Perseveration des Denkens (Gedankenkreisen, Grübeln), Logorrhoe, beschleunigtes, ideenflüchtiges, paralogisches oder eingeengtes Denken, Gedankenausbreitung, Gedankenentzug, Danebenreden, Vorbeireden, Derealisation, Depersonalisation, Affektinkontinenz, Euphorie,

Parathymie, Wahnideen, Verwirrtheit, Desorientierung, Antriebsverminderung, Antriebshemmung, Antriebssteigerung, Agitiertheit und viele weitere Begriffe, die sich auf Veränderungen der fließenden, nicht mehr vom Ich geführten Seelentätigkeiten zurückführen lassen.

Seelische Gesundheit in diesem Zusammenhang der Seelenfähigkeiten können wir erleben, wenn die Seelenfähigkeiten in fließender und geführter Tätigkeit sind, wenn sie in ihren Erscheinungen und ihren Variationsbreiten nachvollziehbar und kommunizierbar und in ihren Formen und Abläufen verstehbar und miterlebbar (d. h. z. B. nicht zu schnell oder zu langsam und nicht daneben oder sprunghaft) sind.

Offensichtlich gelten hierbei keine allgemeinverbindlichen Normen oder Normalwerte; es sind vielmehr fließende Übergänge und flexible Grenzen und kulturell, historisch und individuell unterschiedliche Beurteilungen möglich und angemessen. Das macht die Schwierigkeiten eines psychiatrischen Krankheitsbegriffs deutlich.

In seelischer Gesundheit können wir im Zustand des Tageswachbewusstseins erwarten, dass wir unsere Seelenfähigkeiten selbst in Aktion bringen, in selbstgeführte Tätigkeiten überführen. In diesen seelischen Tätigkeiten zeigt sich die Seele aktiv. Die Tätigkeiten der Seele erleben wir mehr oder weniger wachbewusst. Diese Tätigkeiten intentional, d. h. bewusst und absichtsvoll einsetzen und „gebrauchen" zu können, sie zielbewusst führen und sich über Ursprung, Motiv und Sinn – mehr oder weniger – im Klaren sein zu können, ist ein Zeichen von guter seelisch-geistiger Gesundheit, bei der das Ich die Führung über die Seelenfähigkeiten und -tätigkeiten hat. Gelingt dies nicht, so können sich Beeinträchtigungen, Störungen, oder Veränderungen im Sinne von Krankheitsbildern einstellen, die aus der Seele selbst, aus dem Erleben der Welt oder aus dem Leib kommen.

1. Zum Verständnis seelischer Erkrankungen

Die Seelenfähigkeiten können „schlummern", dann „schweigen" sie und zeigen sich nicht. Um erlebbar, sichtbar zu werden, ist es für die gesunde Seele natürlich, dass sich ihre Fähigkeiten zeigen, d. h. in Tätigkeit sind. Diese Tätigkeit ist eine fließende, d. h. die einzelnen Fähigkeiten bzw. Tätigkeiten der Seele sind nicht abgetrennt voneinander sondern berühren sich, gehen ineinander über, wirken zusammen in ständiger, fließender Bewegung. Stagnation oder Stillstand sind Zeichen einer Beeinträchtigung, einer Störung, einer Erkrankung. Schon Verlangsamung oder Beschleunigung verweisen auf krankhafte Veränderungen.

Wenn es zu solchen Beeinträchtigungen oder Veränderungen der Seelentätigkeiten kommt, die dann als psychopathologische Phänomene auftreten und als Krankheiten beschrieben werden, so kann es verschiedene Entstehungswege dafür geben.

1.1 Zur Pathogenese seelischer Erkrankungen

Seelische Erkrankungen werden in der heutigen Psychiatrie überwiegend lediglich beschrieben (deskriptive Psychiatrie) und nur in wenigen Fällen werden bei der Diagnose auch Ursachen der Erkrankungen genannt, wie z. B. bei den Anpassungsstörungen oder der Posttraumatischen Belastungsstörung.

Dies hat seinen Grund in dem *multikausalen Krankheitsverständnis* und dem *bio-psycho-sozialen Krankheitsmodell*[4] in der Psychiatrie und Psychosomatik. Demnach kommen bei der Entstehung von Erkrankungen immer mehrere Faktoren zusammen mit jeweils unterschiedlicher Gewichtung aus der biologischen Dimension, aus der psychischen Dimension und immer im Kontext sozialer Zusammenhänge des betreffenden Menschen. Diese Sichtweise auf die Pathogenese seelischer Erkrankungen finden wir auch bei Rudolf Steiner (1861–1925)[5], hier allerdings erweitert um die wesentliche Dimension der Konstitution, in der sich die geistige Dimension des Ichs manifestiert.

Wir wollen hier verschiedene Wege der Pathogenese seelischer Erkrankungen erwähnen [zu den psychosomatischen Erkrankungen → Kapitel II.2], um die wesentliche Unterschiedlichkeit psychopathologischer Phänomene aus den verschiedenen Krankheitsursachen deutlich zu machen, da sich auch ein jeweils differenzierter therapeutischer Ansatz daraus ergeben kann.

Wir unterscheiden drei verschiedene Wege der Entstehung einer Erkrankung:

- **Kränkung aus der Welt:** Ereignisse, Erfahrungen, Erlebnisse, Stress, Beziehungen, Konflikte, Trauma,
- **Kränkung aus der Seele:** Innere Konflikte, Scham, Schuld, Gewissen, Schicksal,
- **Kränkung aus dem Leib:** Prägung oder Projektion organischer Prozesse im Seelenleben.

1.1.1 Zur Kränkung aus der Welt

Es scheint naheliegend, zuerst an die Kränkungsmöglichkeiten aus dem Erleben der Welt zu denken. Wissen wir doch alle aus eigener Erfahrung, wie schnell uns ein Wort, ein Verhalten eines anderen Menschen, eine Enttäuschung oder der Stress am Arbeitsplatz zu kränken vermag. Wie viel eindrücklicher wird dies bei schweren Schicksals- oder gar bei traumatischen Erlebnissen sein. Es ist keine Frage, dass uns Erfahrungen an der Welt kränken und zu Krankheiten führen können. Zwischenmenschliche Erlebnisse und Konflikte spielen hierbei die wichtigste Rolle.

Die Ereignisse, die sich außer uns, in der Welt uns gegenüber ereignen, führen in uns zu Erlebnissen, die unsere Seele berühren. Im allgemeinen Sprachgebrauch sagen wir dazu„unter die Haut gehen“. Damit treffen sie uns in unserem Inneren, in unserer Seele. Hier beeinträchtigen sie unter Umständen die Verwirklichung unsere Seelenfähigkeiten in unseren Seelentätigkeiten, die jetzt nicht mehr ineinanderfließen und nicht mehr vom Ich geführt werden, die sich absondern, ins Stocken geraten oder sich verselbständigen. Es gibt noch eine zweite notwendige Bedingung für diesen Entstehungsweg seelischer Erkrankungen aus den Erfahrungen an der Welt: Das Fehlen einer angemessenen Verarbeitung und Bewältigung des Erlebten durch den betroffenen Menschen. Kummer, Kränkungen oder sogar Traumata, die ich für mich bewältigen kann, machen mich nicht krank.

Wir haben also zwei wesentliche Bedingungen des Erkrankens bei diesem ersten Weg aus dem Erleben der Welt: Das objektive Ereignis in der Welt (die Kränkung, der Stress, das Trauma) und das subjektive Element des Umgangs damit, d. h. der Bewältigung oder Nichtbewältigung. Denn es ist immer ein erlebender und zu seinen Lebensereignissen eine Haltung suchender Mensch, der erkrankt.

1.1.2 Zur Kränkung aus der Seele

Dabei handelt es sich nicht um seelische Erlebnisse an Mitmenschen oder der Mitwelt, sondern um spezifisch in der Seele selbst entstehende Kränkungen. Dies sind in erster Linie innerseelische Konflikte, besonders Scham[6] und Schuldkonflikte[7] im Sinne von Gewissenskonflikten sowie Schicksalskonflikten[8] im Erscheinungsbild von Entscheidungsschwäche, Angst, Unsicherheit und Orientierungslosigkeit. Weiterhin ist dies auch der innerseelische *Zweifel*, der zu Unsicherheit, Entscheidungsschwäche und Verzweiflung führen kann.

Die erstgenannten seelischen, d. h. die *Gewissenskonflikte*, entstehen nach Handlungen des Menschen; die zweitgenannten, die *Schicksalskonflikte*, entstehen vor Handlungen, wobei es oft aus Entscheidungsschwäche oder Angst zu Handlungen gar nicht mehr kommt. Die *Zweifelskonflikte*[9] können *vor* oder *nach* Handlungen auftreten. Die entsprechenden Krankheitsbilder werden weiter unten genannt.

1.1.3 Zur Kränkung aus dem Leib

Die allgemeine menschliche Erfahrung zeigt, dass organische Veränderungen oder Erkrankungen unser seelisches Erleben und Befinden beeinträchtigen können. Darüber hinaus gibt es aber noch einen spezifischen Zusammenhang zwischen Organen und seelischen Erkrankungen, der allerdings nur unter dem schon erwähnten Aspekt der Umwandlung, der Metamorphose leibgebundener in leibfreie Funktionen der Seinsdimensionen zu sehen ist. Zunächst ist die leibnächste Seinsdimension zu beachten, die Lebensorganisation und deren organbildende Kräfte, die wir aufgrund ihrer bildenden Funktion *Bildekräfte* nennen. Diese Bildekräfte der Lebensorganisation sind an der Organbildung sowie an Wachstum und Regeneration der Organe und des Organismus insgesamt wesentlich beteiligt. Im Laufe des Lebens nimmt das Wachstum und die Organbildung eine sehr unterschiedliche Stellung ein: In Kindheit und Jugend ist sie sehr wesentlich, später im Leben kommt das Wachstum zum Ende und die regenerativen Kräfte von Organen und Organismus lassen mehr und mehr nach.

Aber diese Bildekräfte sind nicht einfach verbraucht oder gehen verloren, sondern sie verwandeln sich, machen eine Metamorphose durch: Anstelle Organe zu bilden oder dem Wachstum bzw. der Regeneration des Leibes und seiner Organe zu dienen, formen diese *Bildekräfte* neue, jetzt immaterielle, seelisch-geistige Gebilde, also Gedanken, Vorstellungen, Erinnerungen, Fantasiebilder und Kreativität. Auch dies sind *Bilder, Gestaltungen,* d. h. Form gewordene seelisch-geistige Bildungen, aus eben denselben Kräften der Lebensorganisation entstanden, die in den ersten Jahren des Lebens vornehmlich den Organismus aufbauen und bilden.

Mit dieser Metamorphose von Leibbildung zu seelisch-geistiger Bildung, von Organ- zu Vorstellungsbildern werden diese Bildekräfte dem Wachbewusstsein und der intentionalen Führung durch das Ich in der Seele zugänglich. Deshalb können wir denken, uns Vorstellungen machen oder erinnern und unsere Gedanken steuern.

Gelingt diese Metamorphose nicht vollständig, aus welchen Gründen auch immer, so lassen sich als Ergebnis einer unvollständigen Metamorphose die „auf dem halben Wege" umgewandelten Bildekräfte zwar im Bewusstsein als Bilder wahrnehmen, aber sie entstehen nicht intentional, nicht bewusst und gewollt, sondern unbewusst und autonom, d. h. ohne Führung durch das Ich in der Seele, sich auf- und andere Vorstellungen verdrängend. Das Ergebnis tritt dann beispielsweise als Halluzination oder als Wahnwahrnehmung auf. Wahnbildung ähnelt der Organbildung[10], jede Wahnvorstellung hat einen Realitätscharakter, der durch keine Argumente korrigierbar ist. Jede Wahnvorstellung hat einen „leibhaften" Charakter und ist deshalb vom Erlebenden so wenig zu bezweifeln wie sein eigener Leib. Den paranoiden (wahnhaften) Prozess können wir „*in gewissen Grenzen als einen Organbildungsprozess mit zunächst nur verdrängendem, dann auch desorganisierendem Wachstum* [...] *verstehen.*"[11]

Dies ist ein Beispiel dafür, wie wir uns eine misslingende Metamorphose von organgebundenen Bildekräften zu leibfreien, seelisch-erlebten Bildern vorstellen können. Auf dem Weg dieser sich ab dem Kindesalter mehr und mehr vollziehenden Metamorphose der Bildekräfte, vornehmlich aus den inneren Organen, gibt es neben dem geschilderten gravierenden Misslingen in der wahnhaften Psychose auch noch leichtere Formen und Varianten von sich unbewusst einstellenden Vorstellungen, sich aufdrängenden Bildern in der Seele, mit denen dann die Betreffenden mehr oder weniger gut umzugehen vermögen, d. h. sie mehr oder weniger als das zu durchschauen, was sie sind: aus unbewussten Vorerfahrungen entstehende Erinnerungen, Vorurteile, Ängste, Hoffnungen, Wünsche, Befürchtungen und ähnliches mehr. In jedem Fall ist es sinnvoll genau zu prüfen, ob das, was sich aus diesen Bildern an Folgen im eigenen seelischen Erleben oder Verhalten ergibt wirklich der eigenen Motivation entspricht und der konkreten Situation angemessen und dies auch so kommunizierbar ist, bevor man es zur Beurteilung einer Situation oder zum Anlass einer daraus folgenden Handlung übernimmt.

Die Quelle dieser sich metamorphosierenden und im Seelenleben erscheinenden Bildekräfte sind vor allem die inneren Organe, hier besonders die vier Hauptorgane: Herz, Lunge, Nieren und Leber.[12]

Was sich aus den Organen an Bildekräften herauslöst, *leibfrei* und – nur teilweise metamorphosiert – seelisch im Bewusstsein erlebbar wird, ohne wachbewusst intendiert worden zu sein, das färbt im normalen, gesunden Seelenleben unsere bewussten Wahrnehmungen, Gedanken, Vorstellungen, Erinnerungen und eventuell Absichten mit speziellen emotionalen Qualitäten, d. h. mit unbewusst sich einstellenden Gefühlen oder Stimmungen. Diese können uns dann mehr oder weniger beeinflussen, je nachdem wie stark diese *Stimmungen* auftreten und uns von unserer eigentlichen Beurteilung ablenken.

An diesen Interaktionen zwischen leiblichen Organen und seelischem Erleben zeigen sich die Verhältnisse der Beseelung des ganzen Leibes und seine Wechselwirkung mit dem Seelenleben, d. h. den verschiedenen Seelentätigkeiten, die sich nicht leibfrei vollziehen, sondern auf den Funktionen des Leibes aufbauen. Hier sind also keine psychopathologischen Phänomene gemeint, sondern die uns allen bekannten Gestimmtheiten, temperamentsmäßigen Neigungen, individualtypischen Eigenheiten oder Gewohnheiten die Welt zu erleben, zu deuten und zu bewerten. Da gibt es beispielsweise die nachdenklich-skeptischen Menschen, oder die fröhlich-leichtsinnigen, die schnell zur Tat kommenden und die langsam-bedächtigen. An diesen Charakterisierungen können wir unterschiedliche Menschentypen erkennen, deren „Eigenheiten" sich aus den *Prägungen* der inneren Organe verstehen lassen. Demgegenüber erscheinen die seelischen Beeinträchtigungen in der Psychose wie eine *Projektion* aus den Organen.

1.1.4 Die leiblich-seelisch-geistige Konstitution

Die leiblich-seelisch-geistige Konstitution des Menschen, also wie sich das Ich als geistige Seinsdimension des Menschen in den drei weiteren Seinsdimensionen des Seelischen, des Lebendigen und des Physischen verwirklicht, dieses Zusammenwirken verstehen wir hier als die Gesamtkonstitution des Menschen. Diese leiblich-seelisch-geistige Konstitution ist bei allen drei genannten Kränkungswegen seelischer Erkrankungen immer in modifizierender Funktion beteiligt. Letztlich „entscheidet" und gestaltet sich aus dem Zusammenwirken der vier Seinsdimensionen im Menschen (seiner Konstitution in diesem Sinn), ob eine Erkrankung entsteht[13], wie sie verläuft und ob Heilung eintreten wird.

Eine Psychotherapie der Haltung, wie sie die Anthroposophie-basierte Psychotherapie darstellt, setzt psychotherapeutisch nah an der Konstitution der vier Seinsdimensionen an, wenn sie dem kranken Menschen Wege und Möglichkeiten aufzeigt, bewusst auf seine Haltung einzuwirken, die unmittelbar Ausdruck der Konstitution ist und auf diese zurückwirken kann:

Konstitution ←——→ Haltung ←——→ Erleben ←——→ Verhalten [→ Kapitel I.4.5 und Kapitel V]

1.2 Zu den Erkrankungen der verschiedenen Entstehungswege

1.2.1 Die Kränkungen aus der Welt und ihre Erkrankungen

Die Kränkungsmöglichkeiten aus der Welt (Mitmenschen, Arbeits-, Um- und Werkwelt) scheinen unbegrenzt. Alles, was sich uns ereignet, was uns im Leben geschieht und uns begegnet, kann uns, wenn es uns überfordert, also wenn wir mit dem Ereignis, dem Erlebnis nicht angemessen umzugehen vermögen, wenn wir es nicht für uns befriedigend bewältigen, kränken und zu einer Erkrankung führen. Dies können körperliche oder seelische Erkrankungen sein. Hier seien beispielhaft einige seelische und psychosomatische Erkrankungen genannt.

Als Ursachen kennen wir im sozialen mitmenschlichen Leben insbesondere die potentiell kränkenden Faktoren in Beziehungen (Enttäuschungen, Konflikte), im Arbeits-/Berufsleben den Stress, Mobbing und Konflikte, im biografischen Leben die belastenden Lebensereignisse, Schicksalsschläge, Verlusterlebnisse und traumatische Erlebnisse. Aus den genannten Ursachen entstehen beispielsweise Ängste und Depressionen, Erschöpfungserkrankungen und Schmerzsyndrome, Anpassungsstörungen und Posttraumatische Belastungsstörungen, psychosomatische Erkrankungen und funktionelle Störungen von Atmung und Kreislauf, Verdauung, Haut, den Bewegungsorganen oder der Sexualität, um nur einige zu nennen. Auf der anderen Seite liegen in denselben Ursachen der Welterfahrungen auch die Chancen für persönliches seelisches Wachstum an den Lebenserfahrungen, für seelische Reifung und für den Gewinn an geistiger Gelassenheit.

Wir stellen somit zusammenfassend fest, dass seelische Erkrankungen als Ausdruck davon zu verstehen sind, dass Erlebnisse an der Welt, die durch den Leib gewonnen werden, zu stark, unbewältigt, nicht vom Ich integriert im Seelenleben wirksam sind und die Seelentätigkeiten beeinflussen, verändern, behindern, stören. Dabei wirken in der Krankheitsentstehung neben den Ereignissen aus der *Welt* (als Ursache oder Anlass) sowohl die Wahrnehmung und „Verarbeitung“ durch den *Leib* und seine Organe mit als auch die „Bearbeitung“ durch das *Ich* in der Seele.

1.2.2 Die Kränkungen aus der Seele und ihre Erkrankungen

Die Kränkungsmöglichkeiten aus der Seele selbst sind vielgestaltig, aber begrenzt. Es gibt Ursachen, die in der Seele selbst liegen, also primär die Seelenfähigkeiten, mit Hilfe derer wir, innerlich oder äußerlich, in gedanklicher Bearbeitung, in emotionalem Erleben oder in Kommunikation und Handlung unser seelisches Erleben zu bewältigen versuchen. Gelingt uns dies im positiven Sinn, so werden wir in diesem Zusammenhang nicht seelisch krank. Gelingt es nicht, können innerseelische Konflikte dafür verantwortlich sein. Dies ist zum Beispiel der Fall, wenn ein Patient erlebt, dass er nicht mehr mit seinen Kolleginnen und Kollegen gemeinsam in die Kantine zum Mittagessen gehen kann, weil er sich zuvor die Hände waschen muss und dies so lange dauert, dass die anderen bereits fertig sind, wenn er kommt. Er leidet offensichtlich an einem Waschzwang aus einem ihm zunächst unbewussten Grund: Er hat „schlechte Fantasien“, die Kolleginnen betreffend, die er sich selbst nicht zugestehen kann und will – und deshalb mit dem Händewaschen vorher „reinwaschen“ muss. Hier liegt ein innerer Konflikt vor: Der Patient erlebt Fantasien, die er sich aber selbst nicht erlaubt. Darüber hinaus kann er mit diesen Fantasien nicht umgehen: Er kann sie weder unterlassen noch aussprechen, ausleben oder sich einfach zugestehen, nicht kreativ umwandeln oder vielleicht einfach nicht negativ bewerten. Aus diesem innerseelischen Konflikt, etwas zu erleben, das er selbst negativ bewertet und sich verbietet, aber nicht zu lassen vermag, entsteht seine Scham, mit der er sich selbst verurteilt, aber auch schützt. *„Was in der Scham erscheint,* *ist also genau die Tatsache, auf sich selber bezogen zu sein, die radikale Unmöglichkeit, zu fliehen, um sich vor sich selber zu verstecken, die unvermeidbare Präsenz des Ich vor sich selber*".[14]

Scham bezieht sich auf das Erleben eines *Zustandes* (nackt, unsicher, von Gedanken, Fantasien, Bildern beherrscht) oder einer Handlung, auch wenn der Zustand oder die Tat nur vermutet oder befürchtet werden. Scham ist Ausdruck eines kritischen Selbsterlebens. Sie wird oft als kränkendes Gefühl erlebt, wobei die Kränkung aus der eigenen Beurteilung oder Verurteilung der Scham auslösenden Handlung (ob äußeres Verhalten oder innere Vorstellungen) kommt. Scham tritt immer *nach* (inneren oder äußeren) Taten oder *bei* einem erlebten Zustand auf. Sie deutet auf ein erkennendes Verhältnis zu sich selbst hin, auf eine Selbstverurteilung sowie eine befürchtete Verurteilung durch andere. Und sie ist primär auf einen gegenwärtig erlebten Zustand bezogen, der sich aus Handlungen ergeben haben kann.

Die Genesis schildert, wie, nachdem Eva vom Baum der Erkenntnis gegessen und Adam auch davon gegeben hatte, ihnen „die Augen aufgingen" über ihre Nacktheit und sie *schämten* sich; sie versteckten sich vor Gott aus diesem neuen Schamgefühl heraus. Dann rief Gott sie, fragte sie, was sie getan hatten und sie bekamen ein *Schuldgefühl* über die begangene Tat. – *Scham* und *Schuld* sind reflexive, d. h. selbstbewertete Gefühle, die durch Erkenntnis eintreten können, *nach* einer Tat, die als nicht gut oder zumindest als nicht gewollt, aber selbstverantwortet und selbst verschuldet erlebt und erkannt bzw. bewertet wird.

Scham und Schuld (Gewissen) hängen immer mit Erkenntnis zusammen und mit der Selbstbewertung dessen, was man getan hat. – Die beiden reflexiven Gefühle Scham und Schuld setzen Reflexionsfähigkeit voraus und trennen oder beeinträchtigen die Beziehung des Menschen zu seiner Mitwelt. Scham hat eine starke Beziehung zur Gegenwart – Schuld (Gewissen) zur Vergangenheit; beide können sowohl vor mir selbst wie auch vor anderen bestehen bzw. auftreten. Man schämt sich seiner Entblößung, seiner Nacktheit, seiner Gedanken, seines Tuns oder Lassens; man fühlt sich schuldig vor dem eigenen Gewissen, aber auch vor Gott und eventuell auch vor dem Gesetz.

Schuld bezieht sich auf das Bewusstsein einer *Tat*, die *getan* oder *nicht getan* sein kann. Im Wahn kann diese Tat auch nur „gewähnt", als getan erlebt sein, obwohl sie in Realität nie durchgeführt wurde (Schuldwahn).

Scham und Schuld erscheinen nicht immer pathologisch, im Gegenteil: Sie sind primär gesunde Gefühle eines selbstkritischen Bezugs zu sich selbst und den eigenen Handlungen. Sie können sich in einem adäquaten Schamgefühl, wie in einem gesunden Gewissen bzw. Schuldgefühl zeigen und bewältigt werden. Scham- wie auch Schuldgefühle geben dem Menschen die Möglichkeit, einen Zustand oder eine Handlung aus erlebender Erkenntnis zu ändern. Die Vorstellung, weder Scham noch Schuld zu erleben, wäre geradezu unerträglich. Beide Möglichkeiten sind wesentlich für ein gesundes Selbsterleben und eine selbstverantwortliche und -kritische Lebensführung[15]. Denn es ist uns aufgegeben, unser Leben nicht nur zu *leben*, sondern zu *führen*. Für eine bewusste und verantwortliche Lebensführung sind die Qualitäten von Scham und Schuld in der Seele lebenswichtig. So ist es verständlich, wie beeindruckend und prägend, ja bestimmend Scham- und Schuldgefühle im Menschen und im Leben wirken.

Scham und Schuld sind sehr starke Gefühle, die zu ertragen einen Menschen manchmal überfordern. Deshalb treten bei diesen Gefühlen, besonders wenn sie in ihrem Erleben übermäßig selbstkritisch vorkommen, als „Stellvertreter" oft Resomatisierungen auf, „Verleiblichungen" der seelischen Gefühle zu körperlichen Symptomen, die zu Krankheitsbildern, z. B. chronischen somatoformen Schmerzsyndromen werden können.

Psychopathologisch sind die Selbstbewertung bzw. -verurteilung oder die Erwartung einer möglichen Verurteilung durch andere wichtiger als eine tatsächliche Verurteilung; deshalb führen Scham und Schuld in psychopathologischem Kontext häufig zu Scheu, Hemmungen, Ängsten, Phobien (besonders zu sozialer Phobie), Zwängen, Antriebslähmung, Rückzug, Depressionen oder Wahn.

Ein älterer Herr, der als Patient zu mir kam, genauer gesagt: von seiner Ehefrau zu mir gebracht wurde, weil er sich seit seiner Pensionierung als Notar völlig zurückgezogen hatte und das Haus nicht mehr verlassen wollte, glaubte, sich im Lauf seines Berufslebens mehrmals unredlich verhalten zu haben und so schuldig geworden zu sein. Aus dieser von ihm erlebten Schuld erlebte er sich nicht mehr fähig, am normalen Leben teilzunehmen. Der vollkommene Rückzug aus dem öffentlichen Leben war für ihn die einzig lebbare (und aus seiner Sicht verdiente) Lebensmöglichkeit.

Die andere Gruppe innerseelischer Konflikte bezieht sich nicht auf die Vergangenheit getaner oder unterlassener Taten oder erlebter Zustände, sondern auf die *Möglichkeit zu irren*, Fehler zu machen, schuldig zu werden. Aus einem Erleben solcher möglicher Irrtümer und potentiell eintretenden Schuldigkeiten durch das eigene Tun, aus dieser Furcht sich eventuell zu irren, Fehler zu machen oder schuldig zu werden, können sich Menschen in so starke Konflikte bringen, dass sie kaum mehr zu notwendigen Entscheidungen oder Taten in der Lage sind. Hier zeigt sich, was Georg Wilhelm Friedrich Hegel (1770–1831) in den prägnanten Satz fasste: „... *dass diese Furcht zu irren schon der Irrtum selbst ist.*"[16]

Solche Furcht vor Irrtum und Entscheidungen, solche Hemmungen vor Handlungen können zu gravierenden Hindernissen im Leben führen: Entscheidungsschwäche oder gar Entscheidungslosigkeit, Willenslähmung, Rückzugsverhalten, Unsicherheit, Lebensangst, Orientierungslosigkeit, Depressionen, Lebensrückzug oder -vermeidung können sich als psychopathologische Bilder solcher innerseelischer Konflikte vor Handlungen zeigen. Ich will sie *Schicksalskonflikte* nennen, weil sich in ihnen eine Hemmung im Erleben von Schicksalswillen und -vertrauen offenbart, mit den Folgen einer mangelnden Initiative, sein eigenes Leben zu führen, in die Hand zu nehmen und in eigenem, individuellem Sinn zu gestalten und ihm Sinn zu geben.

Ein 42-jähriger Mann, in einer „Ich-AG" selbstständig und freiberuflich tätig, mit geringem Einkommen, lebt noch bei seinen Eltern. Er hat weder Freundin noch Freunde, keine engen Beziehungen, keine Partnerschaften. Er ist ganz auf seine – inzwischen hochbetagten – Eltern fixiert und lebt in seiner Wunschwelt, die zunehmend auch eine von virtuellen Medien geprägte ist. In nahezu jeder Beziehung ist er abhängig von seinen Eltern. Er vermag sich nicht aufraffen, ein eigenes, von seinen Eltern unabhängiges Leben zu führen und in seinem Beruf aktiver zu werden, um von seiner Arbeit leben zu können. So verharrt er in einer Passivität dem Leben gegenüber, gehemmt von einem inneren Seelenkonflikt, seinem *Schicksalskonflikt*: zwischen der Furcht vor Verantwortung, der Angst vor Entscheidungen, dem Zurückschrecken vor Veränderungen durch eigenes Tun und dem Wunsch, unbehelligt, d.h. unschuldig durch sein Leben zu kommen.

Ein 52-jähriger Mann, verheiratet und Vater von zwei Töchtern, kommt nach Jahren erfolgreicher Berufstätigkeit in eine Lebenskrise. Diese Krise besteht in einem unerschütterlichen Schuldgefühl seinem Leben gegenüber und macht ihn über lange Zeit arbeitsunfähig, weil er aus zwanghafter Furcht, er könne versehentlich, wenn er das Haus verlässt, jemanden mit dem Auto überfahren, an der S-Bahn-Haltestelle vor die S-Bahn werfen oder bei der Tankstelle ein Feuer auslösen. Dies sind offensichtliche Zwangsgedanken, die sein Seelenleben vollkommen beherrschen und seine Aktivität lähmen. In ihm besteht ein *Schicksalskonflikt* mit dem Wunsch, unschuldig sein Leben leben zu können, ohne sein Leben selbst führen zu müssen.

Es ist deutlich erkennbar, dass bei diesen Schicksalskonflikten der Bezug zur Zukunft wesentlich ist.

Hier scheinen Erlebnisse gravierender Art das Ich an einem willenshaften Bezug zur Welt und zur eigenen Lebensführung zu behindern. Dies zeigt sich auch in den verschiedenen Haltungskomponenten [→ Kapitel V.3–V.5], die im Rahmen solcher innerseelischer Konflikte und der nachfolgenden seelischen Erkrankungen zu beobachten sind.

1.2.3 Die Kränkungen aus dem Leib und ihre Erkrankungen

Die Seele kann auf verschiedenen Wegen Beeinflussungen und Kränkungen aus dem Leib erfahren. Da sind zunächst die gesunden, normalen Auswirkungen des leiblichen Organismus und seine Einwirkungen auf die Seele sowie seelisches Empfinden und Erleben: Hunger, Durst, Sexualität, Bewegung, Müdigkeit, Ruhebedürfnis. Dann sind da die fließenden Übergänge zum Krankhaften: Unwohlsein, Mattigkeit, Erschöpfung, leichte und vorübergehende Organfunktionsstörungen. Schließlich gibt es die Auswirkungen organischer Erkrankungen auf das seelische Befinden und Erleben: Sorgen, Ängste, niedergedrückte Stimmung, Mattigkeit, Kraftlosigkeit, Rückzug, Sinnfragen, Verzweiflung, neue Orientierung, Lebensstiländerung, Umwertung bisheriger Werte.

Als *Kränkung* in der Seele bezeichnen wir hier Auswirkungen des leiblichen Organismus, die ungewollt, unbewusst, unkontrollierbar in ihrer Intensität und in gewissen Grenzen autonom in der Seele wirken und zu seelischen Beeinträchtigungen (innerhalb der Seelenfähigkeiten) und so zu seelischem Krankheitsgefühl, Schmerz und Leiden oder psychosozialen Beeinträchtigungen führen. Als eine besondere Form des Leib-Seele-Zusammenhangs sollen hier die bereits erwähnten Wechselwirkungen der inneren Hauptorgane auf seelisches Erleben erwähnt werden. Wir können diesen Zusammenhang eine *Psychologie der Organe* nennen.

1.2.3.1 Zu einer Psychologie der Organe

„Jedes Organ des Menschen hat eine zweifache Aufgabe, immer eine mit Bezug auf eine Hinorientierung ins Bewusstsein und eine nach der entgegengesetzten Seite, nach dem bloßen organischen Prozess.“[17]

Von der Organologie, der Lehre der Form und Funktion der Organe, zu einer Psychologie der Organe[18] ist es nur ein Schritt, doch ist dies ein Schritt vom Sichtbaren zum Unsichtbaren.

Im Rahmen einer Psychologie der Organe geht es primär um die seelischen Kräfte, die mit den Organen zusammenhängen. Die Seele hat keine Organe, stattdessen besitzt sie Fähigkeiten, durch die sie sich zeigt; diese Fähigkeiten lassen sich von uns feststellen, beobachten, benützen und beschreiben. Wir können die Seele also unmittelbar über ihre Fähigkeiten und Tätigkeiten sehr gut wahrnehmen und erleben. Sie erweist sich als wirksam. Das weiß auch die Medizin, die oft genug die psychischen Einflüsse beim Verlauf einer Erkrankung als „Störfaktor" beschreibt: Zu Unrecht, wie wir wissen, denn es ist, wie schon Sokrates (469–399 v. Chr.) sagte, *„die Seele, von der alles ausgeht, Gutes wie Schlechtes"*.[19] Die unsichtbaren aber bemerkbaren und wirksamen psychischen Einflüsse auf den Verlauf einer Erkrankung haben also positive oder negative Wirkungen, was wiederum von anderen unsichtbaren psycho-sozialen, seelischen und geistigen Faktoren abhängt, auf die wir therapeutisch Rücksicht und Einfluss nehmen können.

Die anthroposophische Medizin hat vom Verhältnis zwischen Leib und Seele ein klares Verständnis: Der ganze Leib ist beseelt, nicht nur das Gehirn. Der Mensch hat eine Seele, diese beseelt den Leib mit ihren Einflüssen und Wirksamkeiten und sie empfängt ihrerseits vom Leib dessen Einflüsse und Bedürfnisse.

Das Gehirn ist als Organ der Spiegel für das Wachbewusstsein in der Seele. Ohne gesundes Gehirn gibt es kein gesundes Bewusstsein. Die inneren Organe sind als Spiegel die Organe für das persönliche seelische Erleben in seiner Farbigkeit, Emotionalität, Lebendigkeit und Beweglichkeit. (Das Bewusstsein des Gehirns ist sozusagen schwarzweiß und bekommt seine Farbigkeit erst durch die Prägungen von den inneren Organen.) Das Verhältnis zwischen Leib und Seele ist also kein einseitiges, sondern ein partnerschaftliches: Leib und Seele sind Partner und gehen partnerschaftlich miteinander um, mit allen Stärken und Schwächen, die ein solches Verhältnis haben kann. Demzufolge kann mal der eine und mal der andere Partner dominieren.

Wenn wir im Sinne einer *Psychologie der Organe* auf die somatopsychischen Wechselwirkungen schauen, so spielen vor allem die vier großen inneren Organe, also Herz und Lunge, Leber und Nieren eine wesentliche Rolle. Wollen wir uns die seelischen Qualitäten der Organe verständlich machen, so ist es sinnvoll, sich das Verhältnis zwischen physischem Organ und seiner seelischen Wirksamkeit wie einen Spiegelungsprozess vorzustellen: Alles, was wir mit unseren Sinnesorganen wahrnehmen, kommt nicht „unverdaut" in unserem Bewusstsein an, sondern wird auf dem Weg zwischen Sinneswahrnehmung und Bewusstsein (vermittelt durch das Blut) durch die vier inneren Organe „verdaut" an ihnen „gespiegelt" und von ihnen „gefärbt" und gelangt dann erst zum bewussten Erleben. Das Ergebnis ist dann nicht eine objektive Eins-zu-eins-Wahrnehmung, sondern unsere je eigene subjektive, und das bedeutet von persönlichen Empfindungen, Erinnerungen und Gefühlen begleitete Wahrnehmung eines Objekts oder eines Geschehens in der Welt. Die in unserem Bewusstsein auftretenden Spiegelbilder unserer Wahrnehmungen sind deshalb immer mehr oder weniger emotional eingefärbt, je nach dem, welches innere Organ stärker „mitspricht", sich mehr oder weniger „einmischt". Dabei kann, je nach Persönlichkeitstyp und Temperament, überwiegend dasselbe Organ wirken, also meist die gleiche Färbung auftreten, oder es kann die Organspiegelung je nach Situation variieren und wechseln. Was sich so im normalen Seelenleben zeigt, äußert sich in stärkerem Ausmaß auch in Zusammenhang mit psychischen Erkrankungen.

1.2.3.2 Zu den einzelnen Organen

Das Herz

Das Herz ist mit seinen nichtphysischen, also mit seinen psychischen Eigenschaften das Organ wichtiger menschlicher Grundfähigkeiten.

Wenn sich die physiologische Tätigkeit des Herzens im rhythmischen Ausgleich der Polaritäten von Systole und Diastole zeigt, so können wir auch bei der psychischen Wirkung des Herzens eine entsprechende Polarität und im Gesunden ihren Ausgleich, eine Ausgeglichenheit erwarten. Wirkt die Kraft des Herzens prägend im Seelenleben, so offenbart sich die physiologische Polarität von Systole und Diastole, von Zusammenziehen und Austreiben, von Aufnehmen und Verströmenlassen des Blutes auch im Seelischen.

Aristoteles (383-322 v. Chr.) charakterisierte das Herz folgendermaßen:
„*Das Herz liegt in der Mitte des Körpers und in seinem vorderen Teil, und wir glauben, dass im Herzen das Prinzip des Lebens und der Bewegung sowie der Empfindung sich befindet.*“[20]

Im Bereich der von Aristoteles genannten drei Prinzipien (I. Leben – II. Empfindungen, Gefühle – III. Bewegung/Willenskraft) ist die Spannweite der seelischen Herzqualitäten sehr groß. Sie reicht:

I. von stärkster Lebenskraft und Lebensfreude bis zu totaler Lebensverzweiflung und Lebensmüdigkeit,
II. von großer Liebesfähigkeit bis zum heftigsten Hass, von inniger Freundschaft bis zu „herzlicher“ Feindschaft, von Selbstvertrauen bis zu Gewissensbissen und Schuldgefühlen sowie bis hin zu Suizidgedanken,
III. von starker Willenskraft, von zukunftsorientiertem Mut bis zu lähmender Angst und Verzweiflung, von Durchhaltekraft und ausdauernder Leistungsfähigkeit bis zu hoffnungsloser Verzagtheit.

Im normalen psychologischen Erleben reicht die Spannweite von den Extremen des „himmelhoch jauchzen“ bis „zu Tode betrübt sein“. Die Herzgefühle sind die großen Gefühle und bewegen sich zwischen Liebe und Hass, Freude und Trauer, Gewissenhaftigkeit und Gewissensbissen, Verlässlichkeit und Verzagtheit, Mut und Angst, Selbstvertrauen und Schuldgefühlen, Lebensfreude und Lebensmüdigkeit.

Wenn ein Patient nicht organisch begründete Herzsymptome hat, wie beispielsweise Ziehen, Stechen, Drücken, Rasen, Stolpern, Engegefühl und Angst, so weist das immer daraufhin, dass dem Menschen etwas zu Herzen geht, was ihm selbst oft noch nicht klar zu Bewusstsein kommt, sich aber in deutlicher Organsprache ausdrückt, um bemerkt zu werden. Ich erinnere in diesem Zusammenhang an ein Zitat von Christa Wolf (1929–2011):

„Dass du nicht verstandest, was passierte, als der Herzrhythmus entgleiste, aber sofort begriffst, warum es passierte. Das Organ hatte die heikle, vielleicht gefährliche Aufgabe übernommen, den Zustand schweren inneren Gejagtseins zu vermelden, den du anders nicht zur Kenntnis nehmen wolltest. Die Sprache unserer Organe, die wir nicht entschlüsseln können, weil wir eisern entschlossen sind, Körper- und Seelengedächtnis voneinander zu trennen."[21]

Im psychiatrischen Sinn reicht die Spannweite des Herzens von der schweren Depression mit Schuldgefühlen und Lebensmüdigkeit bis zur manischen Psychose mit überschäumender Energie und Übermut. Das Herz ist das Organ der Bipolaren Erkrankung.

Die Polaritäten des Herzens:

Diastole	Systole
Größengefühl	Schuldgefühl
Manie	Depression
Todessehnsucht	Todesangst
Mut	Angst
Zuversicht	Verzweiflung

Temperament:	cholerisch
Charakter:	mutig, tatkräftig

Der „Herztyp" ist temperamentvoll, neigt zum Cholerischen, Spontanen, ist „herzlich", kann sehr liebevoll sein, aktiv, tatkräftig, dynamisch, kraftvoll, strebsam, hat Durchsetzungskraft, Selbstbehauptung und kann in Krisensituationen heftige Gewissenskonflikte bekommen – oder sich rücksichtslos verhalten.

Die Lungen

Die Lungen sind das zweite große Organ unseres Rhythmischen Systems. Die Tätigkeit der Lunge entfaltet sich in einem rhythmischen Wechsel zwischen Einatmung und Ausatmung. In der Lunge selbst findet der Sauerstoffaustausch zwischen Luft und Blut statt, wodurch der Organismus mit sauerstoffreichem Blut versorgt wird.

Die Atmung ist elementar mit dem Leben verbunden. Sie setzt eindrucksvoll bei der Geburt mit dem ersten Atemzug ein und erhält den Menschen am Leben, bis er im Todesaugenblick mit dem letzten Atemzug seine Seele wieder „aushaucht". Die Atmung ist ein physiologischer Prozess, darüber hinaus aber auch Ausdruck einer seelischen Gebärde, des seelischen Empfindungslebens und damit der Beziehung zwischen Mensch und Welt.

Die Umgangssprache ist reich an Hinweisen auf den Zusammenhang von Atmen und seelischem Erleben. So kann „dicke Luft" herrschen, „es verschlägt einem den Atem", der Roman ist von „atemberaubender Spannung", man kann einen „langen Atem" haben, es kann einem aber auch „der Atem ausgehen". Eine der tiefgreifendsten Antipathieäußerungen im zwischenmenschlichen Bereich ist es, wenn jemand sagt: „Ich kann eine Person nicht mehr riechen".

Jede Beziehungsstörung des Menschen drückt sich im Atmen aus. Darum kann jede Atemstörung auf eine gestörte Beziehung zwischen Mensch und Welt hindeuten. Wie unser Herzschlag hängt auch unsere Atmung unmittelbar mit dem Leben zusammen.

Eine Prägung des Seelenlebens vom Lungensystem aus zeigt sich oft in einer polaren Tendenz: Zum einen kann man etwas stark Zwingendes, Zwanghaftes, seelisch Verhärtendes, Unflexibles, Starres im Verhalten solcher Menschen, gerade auch bei chronisch-organisch lungenkranken Patienten, beobachten. Zum anderen zeigen die gleichen Menschen in ihrem innerseelischen Erleben, in Gefühlen, Wünschen, Sehnsüchten, Hoffnungen, Plänen und Fantasien eine ganz besondere Neigung zum Illusionären, zum Fantastischen. In den Dichtungen vieler Dichter (von Novalis über Franz Kafka, Christian Morgenstern, Klabund, Maxim Gorki, Paul Valéry, Marcel Proust, André Gide, Albert Camus bis zu Thomas Bernhard, die alle chronisch lungenkrank waren) ist das eindrucksvoll zu erleben.

Angst, Zwanghaftigkeit und illusionäre Fantasieflüchtigkeit, Anlehnungsbedürfnis und Selbstbehauptung sind die auffallenden polaren seelischen Qualitäten bei „Lungenmenschen", wenn das seelische Erleben stark von der Lunge geprägt wird, insbesondere bei chronisch Lungenkranken.

Die Polarität der Atmung im seelischen Erleben hat schon Johann Wolfgang Goethe (1749–1832) dichterisch zum Ausdruck gebracht:

Im Atemholen sind zweierlei Gnaden:
Die Luft einziehen, sich ihrer entladen;
Jenes bedrängt, dieses erfrischt;
So wunderbar ist das Leben gemischt.
Du danke Gott, wenn er dich preßt,
Und dank ihm, wenn er dich wieder entläßt.[22]

Im psychopathologischen Sinn sind hier konkret zu nennen: Zwanghaftes Verhalten bis zur anankastischen Persönlichkeit(-störung), Ängstlichkeit bis zur generalisierten Angststörung, Fantasie bis zur illusionären Realitätsflucht.

Die Polaritäten der Lungen:

Einatmung ——— Ausatmung
Sympathie ——— Antipathie
Fantasie, Illusion ——— Zwang
freudig, offen ——— bedrückt, verschlossen
Beziehungssehnsucht ——— Beziehungsangst

Temperament: melancholisch
Charakter: zwanghaft

Der „Lungentyp" neigt zum Melancholischen, er ist eher verschlossen, schwer, ordentlich, genau bis zwanghaft, fleißig, neigt zu Ängstlichkeit und Sorge und hat die Tendenz, sich in Illusionen zu flüchten.

Die Leber

Die Leber ist das Zentralorgan unseres Metabolismus. Unser Stoffwechsel hat zwei verschiedene Qualitäten: Er dient zum einen dem Aufbau und der Erhaltung unseres Körpers (Baustoffwechsel) und zum anderen der Gewinnung von Energie zu allen Körperaktivitäten (Energiestoffwechsel).

Dabei unterscheiden wir zwischen einem aufbauenden (energieverbrauchenden) Stoffwechsel (Anabolismus) und einem abbauenden (energiegewinnenden) Stoffwechsel (Katabolismus). Der aufbauende, anabole Stoffwechsel bildet aus einfachen Stoffbausteinen der Nahrung die komplexe körpereigene Substanz unseres Leibes; der abbauende, katabole Stoffwechsel gewinnt aus dem Abbau der Nahrungsstoffe die Energie für unser biologisch-physiologisches Leben und für die Aktivitäten unserer Biografie. Für diese beiden Seiten des Stoffwechsels arbeiten Galle und Leber zusammen: die Galle auf der Seite des Abbaus und der Energiegewinnung, die Leber auf der Seite des Aufbaus und des Energieverbrauchs.

Insofern entsprechen die beiden verschiedenen Qualitäten Kraft, Energie und Antrieb einerseits und Müdigkeit, Mattigkeit und Apathie andererseits den typischen Eigenschaften im Seelenleben, die aus einer Prägung durch die Leber entstehen. Dazu gehören auch die Eigenschaften der Empfindlichkeit (wir kennen die Redewendung „ihm ist eine Laus über die Leber gelaufen“ als Umschreibung einer besonderen Empfindlichkeit), der starken Lebensenergie, Vitalität, Antriebskraft, Leistungsbereitschaft, Ordentlichkeit, Zuverlässigkeit, Entscheidungsfähigkeit sowie des Fleißes und des Lebensgenusses. Aber auch die jeweils entgegengesetzten Qualitäten gehören dazu, d. h. Kraft-, Energie- und Antriebslosigkeit, wie sie sich in Müdigkeit, Mattigkeit und Apathie zeigen sowie in den Symptomen der Avitalität, Willensschwäche und Entscheidungsunfähigkeit, in einer Tendenz nachtragend zu sein sowie in Erinnerung „besseren Zeiten“ nachzuhängen und in der Lebensangst, im Sinne von sozialem Rückzug, Lebensverdruss bis zum Lebensüberdruss, der zu Lebensmüdigkeit führen kann.

Im psychiatrischen Sinn sehen wir hier wichtige Symptome der Depression, aber auch die hypomanischen Anzeichen des manisch-depressiven Krankseins.

Die Polaritäten der Leber:

heitere Stimmung ———— getrübte Stimmung
Antriebsfreude ———— Antriebshemmung
Entscheidungsfreude, Initiative ———— Entschlusslosigkeit
Empfindsamkeit ———— Trägheit
Willensstärke ———— Apathie

Temperament:	phlegmatisch
Charakter:	gemütvoll, gemütlich

Der „Lebertyp“ neigt zu einem phlegmatischen, langsam-gemütlichen Temperament, genießt gerne, ist sehr empfindsam-empfindlich aber auch einfühlsam. Er hat anhaltende

Ausdauer bis zur Trägheit, ist verlässlich, leistungsorientiert, kann Initiative zeigen, nachtragend, anhänglich, heiter und tüchtig sein.

Die Nieren

Die beiden Nieren erfüllen mehrere wichtige Funktionen im menschlichen Organismus. Sie leisten weit mehr als nur die Ausscheidung zu besorgen. Einscheidung und Ausscheidung, Entgiftung und Regulation von Wasserhaushalt, Blutdruck und Bildung von Hormonen, Enzymen (Erythropoetin zur Blutbildung), Renin und Angiotensin gehören zu ihren physiologischen Funktionen. Deshalb sind sie sehr gut durchblutet: 1.800 l Blut fließen täglich durch die Nieren.

Zu einem von den Nieren geprägten Seelenleben gehört alles stark Emotionale, Affektive, das mit Erregung, mit innerer Unruhe zusammenhängt, oft auch einhergehend mit ängstlichen, hypochondrischen oder depressiven Stimmungszuständen, besonders aber mit allen Erregungszuständen, gleich welcher temperaments- oder stimmungsmäßigen Färbung, also sowohl überschwänglich, freudig, emotional erregt, wie auch angstvoll geplagt, furchtsam unruhig, innerlich gejagt, depressiv, verzweifelt, agitiert oder triebhaft unbeherrscht sind die typischen Seelenzustände. Ebenso zählen auch die polaren pathologischen Zustände von Erregung und Erstarrung, Verkrampfung und Stupor zu der von der Niere ausgehenden Psychopathologie. Das Heftige, Emotionale, Triebhafte und Unbeherrschte ist Ausdruck des Nierensystems im Seelischen. Im Krankheitsfall sind es dann oft die unterdrückten Emotionen, die gestaute Energie unerfüllter, triebhafter Bedürfnisse, die schließlich zu Aggressionen und heftigen Ausbrüchen führen können.

Die Polaritäten der Nieren:

Einscheidung ———————— Ausscheidung
Insichsein ———————— Außersichsein
innere Stumpfheit ———————— äußere Erregbarkeit
Entspannung ———————— Anspannung
Erschlaffung ———————— Erregung
Stupor ———————— Agitiertheit, Erregungszustand

Temperament: sanguinisch
Charakter: emotional, kraftvoll dynamisch

Der „Nierentyp“ ist emotional betont, spontan, dynamisch, leicht erregbar, sanguinisch, vielseitig interessiert, aber nicht in die Tiefe gehend, leicht außer sich zu bringen, zu affektbetontem bis zu aggressivem Verhalten neigend.

Bei diesen angedeuteten psychologischen bis psychopathologischen Wirkungen aus den vier inneren Organen müssen wir unterscheiden, in welcher Intensität und Qualität diese Organkräfte in der Seele wirken und zum Erleben kommen.

Ich möchte die normale Wirkung aus den Organen im Seelenleben, die sich als Temperament, als seelische Eigenheiten oder Gewohnheiten äußern können, die Prägung seelischen Erlebens und Verhaltens nennen. Diese Prägung kann sich allerdings auch bis zu pathologischer Intensität steigern, indem wir dabei immer weniger Distanz und Ich-Kontrolle zu den Prägungseinflüssen haben, d.h. immer mehr davon bestimmt werden. Dies sehen wir beispielsweise bei den Anpassungs- und Belastungsstörungen oder bei neurotischen Störungen, z. B. Angst- oder Zwangsstörung, depressiver Störung und Dysthymie; auch manche Persönlichkeitsstörungen lassen sich hier einordnen.

Aus der *Prägung* entstehen also einerseits normalpsychologische seelische Temperamentseigenschaften oder Charakterzüge, die sich andererseits bis zum Pathologischen steigern können in Persönlichkeits-, Anpassungs- oder Belastungsstörungen bis hin zu neurotischen Erkrankungen.

Eine andere Qualität, die sich nicht nur in einer Steigerung der Intensität der normalen Prägung zeigt, sondern in einer ohne Krankheitseinsicht und ohne Reflexionsmöglichkeit auftretenden, sich autonom verhaltenden Projektion von Organbildekräften, die im bewussten, jetzt aber nicht mehr willentlich kontrollierbaren Seelenleben zum Ausdruck kommen, sehen wir in den psychotischen Wahrnehmungen und Erlebnissen, beispielsweise schizophrenen Psychosen.

Bei der *Prägung* manifestiert sich der normale Spiegelungsprozess an den inneren Organen, der sich auch bis ins Krankhafte steigern kann.

Bei der *Projektion* ist es das Misslingen der Metamorphose der Organbildekräfte aus den Organen, die sich in das Seelenleben *einmischen, autonom auftauchen* und den betroffenen Menschen stark beeinflussen, ohne dass er sich des Krankhaften bewusst ist. Diese *Projektion* ist Ausdruck einer psychotischen Erkrankung – im Unterschied zu den Neurosen bei zu starker Prägung.

Wir können sowohl bei den normalen psychologischen als auch bei den neurotischen und ebenso bei den psychotischen Symptomen aus ihren Eigenschaften und ihrer Dynamik die Zusammenhänge mit den Organen erkennen. Hieraus ergeben sich für die anthroposophische Psychiatrie Hinweise für eine medikamentöse Behandlung mit anthroposophischen Medikamenten sowie Hinweise für heileurythmische Übungen oder kunsttherapeutische Interventionen.

Psychotherapeutisch kann es Patienten mit neurotischen oder auch Persönlichkeitsstörungen helfen, wenn ihnen die Zusammenhänge nachvollziehbar deutlich gemacht werden. Dies kann zunächst zu einer Entlastung – aber nicht zu einer Entschuldigung – führen, denn bei der weiteren psychotherapeutischen Intervention ergibt sich, dass die nicht psychotischen Patienten durchaus über diese organischen Zusammenhänge mit ihrem seelischen Erleben und Verhalten reflektieren und sich auch distanzieren, wenn sie sich ihrer Ich-Fähigkeiten der Selbstgestaltung und -verantwortung in ihrer Art, ihr Leben zu führen, bewusst sind. Dafür gibt es angemessene psychotherapeutische Übungen [→ Kapitel IV.3].

Bei den Erkrankungen der Psychosen (schizophrene Psychosen, Manie, Bipolare Erkrankung und Depression mit psychotischen Symptomen) handelt es sich um Erkrankungen, die nicht primär psychotherapeutisch zu behandeln sind. Hier ist Psychotherapie unter Umständen als Begleittherapie zur Unterstützung des Patienten hilfreich.

1.2.3.3 Zusammenfassung

Vergleichen wir die wesentlichen Aspekte der drei genannten Entstehungswege von Krankheiten, so lässt sich feststellen, dass bei dem ersten Entstehungsweg die *Einwirkungen der Welterlebnisse* die aktuellen Möglichkeiten der *Bewältigung oder Integration in der Seele* des betreffenden Menschen übersteigt und infolgedessen seelische Erkrankungen entstehen können.

Bei dem zweiten Entstehungsweg ist feststellbar, dass die *innerseelischen Konflikte* dazu führen, dass der Mensch in einer konkreten Situation den *Anforderungen seiner Biografie*, seines *Schicksals* nicht gerecht werden kann.

Beim dritten Entstehungsweg sahen wir, dass es zwei Varianten gibt, Prägung und *Projektion* aus den *Bildekräften* eines der *inneren Organe*, die zu stark in das Seelenleben hinein wirken.

Ihrem Wesen nach sind die Seelenfähigkeiten, die bei seelischen Erkrankungen beeinträchtigt oder verändert erscheinen, leibfrei. Sie haben sich aus einer ursprünglichen Leibgebundenheit der Seinsdimensionen (physische, Lebens-, Seelen-, Ich-Organisation) zu Fähigkeiten entwickelt, die dem Wachbewusstsein zugänglich sind und vom Ich geführt und intentional angewendet werden.

Bei den seelischen Erkrankungen sind diese Qualitäten der Leibungebundenheit und der bewussten Ich-Führung der Seelenfähigkeiten vorübergehend eingeschränkt. Die Seelenfähigkeiten erscheinen in ihrem Auftreten wieder mehr leibgebunden und weniger einer wachbewussten Ich-Führung zugänglich, etwas mehr autonom, beispielsweise im Erleben einer unbegründeten Angst, einer nicht beherrschbaren depressiven Verstimmung oder sinnloser, aber nicht korrigierbarer Zwangsgedanken und Zwangshandlungen, im Erleben unbeherrschbarer, ungewollter Erinnerungsbilder oder auch real erscheinender Stimmen oder Wahngedanken. Bei allen diesen Beispielen sind bestimmte Seelenfähigkeiten so betroffen, dass sie sich (in Grenzen) selbständig, eigensinnig, autonom verhalten, unabhängig von den Absichten, Intentionen und Motiven des Menschen, der sie erlebt. Diese Veränderung von Seelenfähigkeiten und den entsprechenden Seelentätigkeiten, in denen sie sich zeigen, ist Ausdruck einer wieder aufgetretenen Leibgebundenheit. Dies kann selbst Ausdruck einer Regression der Seelenfähigkeiten zurück in die ursprüngliche Leiborientierung sein oder einer zu stark gewordenen Einwirkung physisch-leiblicher Kräfte in die Seele, speziell in bestimmte Seelenfähigkeiten, die dann beeinträchtigt oder verändert und autonom erscheinen.

Der Kern seelischer Erkrankungen scheint aus dieser Perspektive das Überhandnehmen von Einflüssen des Physisch-Lebendigen auf die Seele zu sein, die dadurch in ihren Fähigkeiten vorübergehend etwas von ihrer Leibfreiheit verliert.

Diese Dominanz des Einflusses der physisch-leiblichen Organisationen innerhalb der Seele über die seelisch-geistigen Organisationen wirkt sich auf den genannten drei Entstehungswegen seelischer Erkrankungen unterschiedlich aus:

Im ersten Weg der Entstehung aus der Begegnung mit der Welt prägen Einflüsse der physisch-lebendigen Organisationen die Wahrnehmung der Welt und infolgedessen auch die Kommunikationsmöglichkeiten mit und die Handlungen des Menschen in der Welt. Die seelischen Erkrankungen bringen dies zum Ausdruck. Hier treten vorzugsweise

Anpassungs- und Belastungsstörungen auf (früher reaktive Erkrankungen genannt), Stressfolgeerkrankungen, Erschöpfungssyndrome und Traumafolgestörungen.

Im zweiten Weg aus der Seele selbst schränken die Einflüsse der physisch-lebendigen Organisationen die Bewältigungsmöglichkeiten der Seele im Umgang mit den Lebens- und Schicksalsaufgaben ein, so dass diese vorübergehend nicht angemessen zu bewältigen sind. Seelische Krisen und Erkrankungen spiegeln diese Situation wider. Hier seien insbesondere genannt: seelische-biografische Krisen, Ängste, Phobien, Zwangserkrankungen, Dysthymie, Neurasthenie, dissoziative Erkrankungen, Persönlichkeitsstörungen und Depressionen.

Im dritten Weg aus dem Leib dominieren die Prägungen oder die Projektionen aus den Organen der physisch-lebendigen Organisationen die Seelenfähigkeiten in unterschiedlich starker Intensität und mit entsprechenden Auswirkungen. Es sind hier die infolge einer dominierenden *Prägung* auftretenden neurotischen Erkrankungen der verschiedenen Symptomgruppen zu nennen (Ängste, Phobien, Zwänge), die sich infolge einer dominierenden *Projektion* manifestierenden psychotischen Erkrankungen (schizophrene, manische, bipolare, schizoaffektive Psychosen) sowie alle psychotischen Phänomene bei anderen Erkrankungen.

Bei allen drei Entstehungswegen seelischer Erkrankungen verläuft das Überhandnehmen der physisch-lebendigen Kräfte in der Seele unbewusst. Die Seinsdimensionen des Physischen und des Lebendigen sind primär unbewusst, deshalb ist auch ihr Dominantwerden in der Seele ein zunächst unbewusster Vorgang, der erst in seinen Ergebnissen und Erscheinungsformen veränderter Seelenfähigkeiten/-tätigkeiten bewusst erlebt wird.

Es ist oft hilfreich für seelisch kranke Menschen, im Rahmen therapeutischer Gespräche und Interventionen über den Entstehungsweg einer seelischen Erkrankung Bescheid zu wissen, auch um dann mit therapeutischer Unterstützung zu erleben, dass sie in ihren Seelenfähigkeiten eine gesunde Leibfreiheit und Ich-Führung wiedererlangen können.

Unter psychotherapeutischem Gesichtspunkt wird deutlich, dass (außer den Psychosen) alle genannten seelischen Erkrankungen für eine Psychotherapie in Frage kommen, wobei diese innerhalb eines anthroposophischen Therapiekonzepts sowohl durch Medikamente der anthroposophischen Medizin als auch durch Kunsttherapien, Heileurythmie und therapeutische Pflegeanwendungen ergänzt werden kann. Bei psychotisch erkrankten Menschen lässt sich eine stützende Form der Anthroposophie-basierten Psychotherapie begleitend zu einer medikamentösen und sozialpsychiatrischen Behandlung sinnvoll anwenden.

2. Zum Verständnis (psycho-)somatischer Erkrankungen

2.1 Allgemeine anthropologische Grundlagen

Seelische Erkrankungen sind Erkrankungen, die in der Seele, d. h. an den Seelenfähigkeiten und -tätigkeiten erleb- und sichtbar werden. Psychosomatische Erkrankungen sind demgegenüber Erkrankungen, die am Leib (griech.: soma) oder seinen Organen auftreten, aber nicht rein körperlich begründet sind, sondern bei denen seelische (griech.: psychische) Faktoren bei Entstehung, Verlauf und Bewältigung eine Rolle spielen – im Unterschied zu rein somatischen Erkrankungen, die angeblich allein körperliche Ursachen haben sollen. Die anthroposophische Medizin hat hierzu eine eigene und radikale Interpretation: Alle somatischen, also am Leib oder in seinen Organen erscheinenden Erkrankungen sind psychosomatisch, weil seelische Faktoren bei Entstehung, Verlauf, Erleben und Bewältigung immer eine – jeweils unterschiedliche – Bedeutung haben.

Ist auch nur eine einzige Erkrankung vorstellbar, bei deren Entstehung oder Verlauf, bei ihrem Erleben oder ihrer Bewältigung die Seele des Kranken keine Rolle spielt? Wie ist das bei einer Grippe, einem Herzinfarkt oder einer Krebserkrankung?

Immer, das weiß die Medizin sehr genau[23], spielen psychische Faktoren eine Rolle, sei es bei der Entstehung einer Erkrankung, sei es bei ihrem Erleben, ihrem Verlauf oder ihrer Bewältigung im Lauf der Biografie. Tatsächlich finden wir bei allen Erkrankungen, wenn wir auf den ganzen Menschen schauen, nicht nur physische, sondern immer auch funktionelle, seelische, zwischenmenschliche und biografische Aspekte und Faktoren bei ihrer Entstehung, Erscheinung, Verlauf und Bewältigung. Die Alternative einer rein körperlichen oder psychosomatischen Erkrankung ist der Realität des Menschen nicht angemessen; sie ist falsch formuliert.

Erinnern wir uns an die anthropologischen Grundphänomene: Der Mensch ist beleibt, belebt, beseelt und begeistet. Es sind diese vier Seinsdimensionen, in denen sich immer – natürlich in jeweils anderen Gewichtungen – gesundes und krankes Leben und Erleben des Menschen manifestiert. So zeigt sich ein Herzinfarkt beispielsweise in Beschwerden in der linken Thoraxseite, vielleicht ausstrahlend in den linken Arm, mit Druckgefühl, Atemnot, Angst und Zukunftssorgen. Seine Entstehung wird mit dem Lebensstil des Betroffenen in Zusammenhang gebracht (Stress, Rauchen, Übergewicht, wenig Bewegung, eventuell falsche Ernährung sind die bekanntesten Risikofaktoren). Und bei seiner Bewältigung spielen neben den kardiologischen Akuttherapien im Rahmen der Rehabilitation auch psychosoziale Faktoren, körperliche Bewegung und der Lebensstil eine Rolle.

Oder betrachten wir eine Depression: Neben der niedergedrückten Stimmung mit Antriebslosigkeit und eventuell übertriebenen Sorgen kommen Appetitstörungen, Schlafstörungen, Kraftlosigkeit, Gewichtsverlust, Obstipation und oft körperliche Schmerzen, meist im Bereich des Rückens oder auch Kopfschmerzen hinzu. Wo ist hier eine scharfe Trennung zwischen Körper und Seele? Diese Trennung gibt es nicht. Die vier Seinsdimensionen der tatsächlich sehr verschiedenen Organisationen des Menschen sind in einer funktionellen, ganzheitlichen Einheit als Gesamtorganismus zusammengefasst.

Sie lassen sich nicht auseinander dividieren, sondern sind zu Lebzeiten unzertrennlich aber durchaus sehr flexibel in ihrem Zusammenwirken.

Allerdings müssen wir an diesem Punkt ergänzen, dass es noch eine weitere wesentliche Dimension des Menschseins gibt. Denn der Mensch ist ja nicht nur *für sich* da, sondern er ist auch *für andere* da, insofern er *in der Welt* ist. Gerade in der Medizin, und besonders in der Psychotherapie, dürfen wir diese Dimension des *In-der-Welt-Seins* des Menschen nicht übersehen. Diese Dimension des *Weltbezuges*, des *Psychosozialen*, des *Mitmenschlichen* hat in der Medizin und ganz besonders in der Psychiatrie, Psychosomatik und Psychotherapie eine wesentliche Bedeutung, wenn wir auf Krankheitsentstehung und Therapie schauen.

Ich möchte deshalb die Seinsdimensionen des Menschen hier erweitern und neu formulieren. Der Mensch ist:

I. *beleibt* – physische Dimension – Befund
II. *belebt* – Lebensdimension – Befinden
II. *beseelt* – seelische Dimension – Erleben
IV. *Mitmensch* – Weltbezug des Menschen, psychosoziale Dimension – Kommunikation
V. *begeistet* – geistige, spirituelle Dimension – innere Haltung.

In dieser anthropologischen Ordnung finden wir auch die vier Richtungen der modernen anthropologischen Forschung[24] wieder. In einer Anthropologie:

von unten:	Abgrenzung des Menschen vom Tier
von oben:	Abgrenzung des Menschen von einer Gottähnlichkeit oder einem rein geistigen Wesen
von innen:	der Mensch für sich als erlebendes Wesen mit einem subjektiven Innenleben
von außen:	der Mensch für andere als soziales Wesen mit einem Weltbezug (Mitwelt und Umwelt).

Dabei lassen sich die beiden ersten Dimensionen des Menschseins, Leiblichkeit und Lebendigkeit, problemlos zusammenfassen, so dass die vier zusammengefassten Seinsdimensionen des Menschseins in der Welt lauten: Der Mensch

I. lebt in seinem (belebten) Leib – Leib-Bezug
II. erlebt sich in seiner Seele – Seelen-Bezug
III. erlebt die Welt (seine Mitwelt und Umwelt) in seiner Seele – Welt-Bezug
IV. erkennt das Geistige in sich und in der Welt durch seinen Geist – Geist-Bezug.

Das Gebiet der Psychosomatik sollte nicht begrenzt werden auf somatoforme und funktionelle oder auf somatische Erkrankungen mit eindeutiger Psychogenese, wie z.B. die sogenannten Essstörungen Anorexie und Bulimie. Psychosomatik muss vielmehr als ein Denken und Handeln in der Medizin verstanden werden, das der Vielschichtigkeit der Erkrankungsphänomene und der Behandlungsmöglichkeiten wie auch der Bewältigungschancen des kranken Menschen Rechnung trägt und die Vielfältigkeit der Seinsdimensionen bei körperlich kranken Menschen berücksichtigt. Dies gilt selbstverständlich auch umgekehrt bei den seelischen Krankheiten, hier müssen ebenfalls alle Zusammenhänge mit den physisch-lebendigen Organisationen berücksichtigt werden. Dies zu tun, ist ein Schwerpunkt der anthroposophischen Psychiatrie.

2.2 Spezielle anthropologische Grundlagen

Warum erkrankt der Mensch?

Bei der Erörterung der seelischen Erkrankungen kamen wir zu dem Schluss, dass seelische Erkrankungen entstehen, wenn sich in der Seele Kräfte oder Qualitäten des Physisch-Lebendigen als dominant erweisen und die Fähigkeiten der Seele beeinträchtigen oder verändern, so dass der Mensch in seiner Beziehung zur Welt, zu sich selbst (Leib, Seele und Ich) und zu seinen Lebensaufgaben nicht mehr frei und selbstverantwortlich erleben, denken oder handeln kann.

Es ist also das Dominantwerden einer anderen Seinsdimension, konkret des Physisch-Lebendigen in der Seele, die sich den Eigenschaften der Seele nicht angemessen angepasst hat, sondern sich vorübergehend abweichend verändert und in Grenzen autonom verhält.

Liegt bei den psychosomatischen Erkrankungen etwas Vergleichbares vor?
Wenn wir ihre Pathogenese im weiteren Sinn (also alle körperlich erscheinenden Erkrankungen) anschauen, so lassen sich unterscheiden:

I. Erkrankungen durch Umwelteinflüsse: a) materieller Art durch Krankheitserreger, Nahrung, Gifte, Strahlung, Luftverschmutzung, Lärm etc. (Infektionskrankheiten, Vergiftungen, Unfälle, Verletzungen); b) immaterieller Art – durch Stress,
II. Erkrankungen durch mitmenschliche, psychosoziale oder innerseelische Einflüsse: Beziehungsstress, Konflikte, Enttäuschungen, seelische Verletzungen, Kränkungen, innere Probleme, biografische Krisen, ungelöste Konflikte, *ungelebtes* Leben,
III. Erkrankungen durch angeborene, vererbte, genetische Einflüsse, aus einer Anlage oder Veranlagung, Disposition, auch Abnutzungs- oder Alterungsprozesse,
IV. Erkrankungen durch unbekannte, ungeklärte Einflüsse.

Punkt IV müssen wir offen lassen. Punkt III verschiebt die Frage nach den ursächlichen Einflüssen auf die vorgeburtliche Zeit, die wir nicht beurteilen können. Punkt II sind seelische Einflüsse und Punkt I sind äußere Krankheitsursachen, von denen wir in den meisten Fällen wissen, dass ein solcher Faktor selten alleine eine Erkrankung verursacht. Meistens wirken mehrere Faktoren zusammen, z. B. der Lebensstil: Rauchen, wenig Bewegung, viel Stress am Arbeitsplatz, ungesunde Ernährung, Alkohol, Verkehrslärm in der Stadt, Stress beim Autofahren oder in öffentliche Verkehrsmitteln, Beziehungskonflikte etc. Wer hat nicht mehrere von diesen Alltagsfaktoren in seinem Leben? Und wie viele sind trotzdem die meiste Zeit ihres Lebens gesund? Ist es nicht eine größere Überraschung, dass so viele Menschen noch gesund sind[25], als dass einige krank werden? Warum erkranken also manche Menschen zu bestimmten Zeiten ihres Lebens?

Auch hier können wir schon vorläufig feststellen, dass es nicht der Leib oder das Leben selbst sind, aus denen die Krankheiten kommen; vielmehr sind es auch hier Einflüsse aus einer anderen Seinsdimension, die im Leib oder über den Leib oder seine Organe akut und vorübergehend oder anhaltend dominieren.

Welche Einflüsse sind es, die unter I. wirksam werden und zu Erkrankungen führen können?

Es sind Einflüsse aus der Welt unterschiedlichster Natur (materielle und immaterielle Einwirkungen), Ereignisse, Traumata, Erlebnisse und zwischenmenschliche Erfahrungen, die der Mensch verarbeiten, integrieren und bewältigen muss. Diese Arbeit ist sowohl eine physiologische wie eine psychologische, eine körperliche und eine mentale Leistung des Menschen in seiner Auseinandersetzung mit der Welt. Leib, Seele und Ich arbeiten „Hand in Hand" bei der Bewältigung jedweder Lebensereignisse und -erfahrungen. Das geschieht zum einen Teil als unbewusste biologisch-physiologische Leistung des leiblichen Organismus unter der Intention und Motivation bewusster und unbewusster Lebenseinstellungen, wie sie das Prinzip der Salutogenese von Aaron Antonovsky[26] (1923–1994) beschrieb. Gelingt dies dem Menschen, kann er seine individuellen Gesundungskräfte so weit aktivieren, dass er gesund bleibt, d.h. kränkende Einflüsse abwehrt (resilire, Resilienz[27]) oder überwindet. Zum anderen Teil sind hier aber auch bewusste Faktoren des Denkens, der Lebenseinstellung, der inneren Haltung dem Leben gegenüber am Werk.

Wir kommen daher zu dem Schluss, wie es auch das Salutogenese-Konzept beschreibt, dass diese inneren Faktoren, die zu einem guten Kohärenzgefühl führen und damit zu einer starken Gesundungskraft (salutogenetische Kompetenz), wesentlich zum Gesundsein und zum Gesundwerden beitragen.

Wenn einer oder mehrere dieser Faktoren geschwächt sind, also ein schwaches Kohärenzgefühl oder eine geringe Resilienz besteht, so kann das Gesundsein geschwächt werden und Erkrankung eintreten.

2.3 Was ist Gesundheit?

Was ist Gesundheit, worin besteht das Gesundsein, woran liegt es, dass es geschwächt oder auch gestärkt werden kann?

Gesundsein gibt es nur, wie der Heidelberger Philosoph Hans-Georg Gadamer (1900-2002) formulierte: *„in einem Horizont von Störung und Gefährdung"*.[28] In diesem Horizont gibt es aber auch Unterstützung und Förderung, und in einem solchen Horizont von polaren, störenden oder fördernden, kränkenden oder heilenden Einflüssen sucht der Mensch seine Gesundheit. Antonovsky formulierte diese Suche so: *„Welche Faktoren sind daran beteiligt, dass man seine Position auf dem Kontinuum (zwischen gesund und krank) zumindest beibehalten oder aber auf den gesunden Pol hin bewegen kann?"*[29]

Es sind die Faktoren des von Antonovsky eingeführten Kohärenzgefühls. Was ist Kohärenz? Es bedeutet so viel wie Zusammenhang und Stimmigkeit. Ein Kohärenzgefühl ist also eine Gefühl des Zusammenhangs, der Stimmigkeit – womit? Offensichtlich ist hier der Zusammenhang des Menschen mit sich, seinem Leben und der Welt gemeint.

In der Definition von Antonovsky ist dies so formuliert:

„Das Kohärenzgefühl (sense of coherence, SOC) ist eine globale Orientierung, die ausdrückt, in welchem Ausmaß man ein durchdringendes, andauerndes und dennoch dynamisches Gefühl des Vertrauens hat, dass

1. *die Stimuli, die sich im Verlauf des Lebens aus der inneren und äußeren Umgebung ergeben, strukturiert, vorhersehbar und erklärbar sind;*
2. *einem die Ressourcen zur Verfügung stehen, um den Anforderungen, die diese Stimuli stellen, zu begegnen;*
3. *diese Anforderungen Herausforderungen sind, die Anstrengung und Engagement lohnen.“*[30]

Diese drei Faktoren des für das Gesundsein oder -werden entscheidenden Kohärenzgefühls beschrieb Antonovsky als kognitive, kognitiv-emotionale und motivationale Elemente.[31] Es sind also in unserer Terminologie die Grundseelenfähigkeiten des Denkens, des Fühlens und des Wollens. Die Seelenfähigkeiten sind also in ihrer Tätigkeit und in ihrem Inhalt entscheidend für unsere Gesundheit. Denn aus ihnen gewinnt der Mensch für sich im Laufe seines Lebens eine „Einstellung“, eine innere Haltung dem Leben und seinen Ereignissen gegenüber. Aus unseren Haltungen, die sich im Lauf des Lebens wandeln können, formt und prägt sich unser Erleben, unser Bewerten und unser Verhalten. Aus den daran gemachten neuen Erfahrungen können wir unsere bisherigen Haltungen dann für uns bestätigen oder korrigieren. Auch wenn diese inneren Haltungen oft unbewusst und unreflektiert sind, so sind sie prinzipiell dem Wachbewusstsein zugänglich und reflektierbar. Dazu ist allerdings ein Moment der intentionalen Besinnung notwendig, eine Möglichkeit, für die eine psychotherapeutische Situation geradezu wie geschaffen erscheint.

Gesundheit ist also, so können wir vorläufig im Sinne des Salutogenese-Konzepts festhalten, das Ergebnis eines sich im Laufe des Lebens dynamisch entwickelnden Gefühls von Welt- und Selbstvertrauen, das zu einer erlebten Bedeutsamkeit, einer Sinnhaftigkeit von Zusammenhang und Stimmigkeit (Kohärenz) führt. Tatsächlich fragen wir ja mit Recht, ob sich ein Mensch gesund oder krank *„fühlt“*. Beides ist ein primär fühlendes Erleben. Befunde und Werte werden erst nachträglich dafür festgelegt.

„Wenn man Gesundheit in Wahrheit nicht messen kann, so eben deswegen, weil sie ein Zustand der inneren Angemessenheit und der Übereinstimmung mit sich selbst ist, die man nicht durch eine andere Kontrolle überbieten kann“.[32]

Kohärenz als Gesundheitsfaktor ist in diesem Sinn das Erleben von Angemessenheit und Übereinstimmung von mir selbst mit meinem Leben oder in einer bestimmten, konkreten Lebenssituation. Erkrankung kann jetzt verständlich werden als Ausdruck einer Unangemessenheit und Nicht-Übereinstimmung zwischen mir und einer bestimmten Lebenssituation. Jede Situation von Überforderung, von zu viel erlebtem Stress, Enttäuschung, Kränkung, Ausweglosigkeit, Erschöpfung u. a. ist so als Krankheitsursache verständlich und nachvollziehbar. Jede Bewältigung einer solchen Situation, die mir meine Gesundheit erhält, wird heute als Resilienz, als seelische Widerstandskraft gegen kränkende Stressoren bezeichnet.

Resilienz wird neuerdings ergebnisorientiert *„als die Aufrechterhaltung oder rasche Wiederherstellung der psychischen Gesundheit während und nach Stressexposition“*[33] verstanden.

„Weltweit erkranken jährlich ca. eine halbe Milliarde Menschen an einer psychischen Erkrankung. Ursache hierfür ist z. T. der Einfluss von Stressoren, wie Traumata, körperliche Erkrankungen, kritische Lebensereignisse oder wichtige Übergangsphasen im Leben. Trotz der hohen Prävalenz stressassoziierter Erkrankungen führen auch starke Stressoren nur bei wenigen Menschen zu dauerhaften psychischen Beeinträchtigungen. Psychische Resilienz stellt also kein seltenes Phänomen dar.“[34]

Vor dem Hintergrund zunehmender seelischer Erkrankungen und psychischer Belastungen sind neben, oder besser noch vor Psychotherapie Resilienz und Salutogenese wesentliche Elemente für ein gesundes Leben, zumal sie besser verfügbar sind als eine Psychotherapie, wenn wir uns auf die wirksamen Elemente in Resilienz und Salutogenese besinnen: Die eigenen Seelenfähigkeiten und ihre sinnstiftende Betätigung im Leben. Gesundheit ist mehr als ein Zustand, den ich mittels irgendwelcher Maßnahmen erreichen könnte; Gesundheit selbst scheint sich geradezu zu verbergen (Gadamer) in einer Art Wohlgefühl von Lebendigkeit. Sie kann aber auch erlebt und beobachtet werden in einer Fähigkeit, sich vertrauensvoll dem Leben zu stellen, so dass wir weltoffen, *„unternehmungsfreudig, erkenntnisoffen und selbstvergessen sind und selbst Strapazen und Anstrengungen kaum spüren – das ist Gesundheit.“*[35]

Wenn wir unsere Gesundheit in diesem Sinn erleben und verstehen, so kann sich daraus ein neues Krankheitsverständnis ergeben. Denn Krankheit lässt sich dann als eine Beeinträchtigung, eine Veränderung (Störung, Verminderung oder Steigerung) der genannten Fähigkeiten (Weltoffenheit, Unternehmensfreude/Freude etwas zu Tun, Erkenntnisoffenheit, und Selbstvergessenheit) erleben und beschreiben. Schauen wir auf seelische Erkrankungen, so sehen wir, dass diese Qualitäten, in je unterschiedlichem Ausmaß, betroffen sind: Die Weltoffenheit nimmt bei den meisten Erkrankungen ab (Ausnahme mit einer Steigerung: die manische Psychose), die Unternehmensfreude ist im Krankheitsfall verändert, meist vermindert, die Erkenntnisoffenheit, das Interesse an der Welt ändert sich bei allen Formen seelischen Krankseins (in polarer Weise bei manischer Psychose und Depression, aber auch bei Ängsten, Phobien, Zwängen, Traumafolgeerkrankungen u. a.), die Selbstvergessenheit ist in allen Fällen verändert, in der Form einer betonten Selbstbezogenheit oder eines gesteigerten Selbsterlebens, sei es seelisch oder körperlich, zum Beispiel im Schmerz.[36]

Die somatischen Erkrankungen lassen sich im Kontext der genannten Qualitäten nicht anders einordnen als die seelischen. Auch bei ihnen sind durch die Erfahrungen, die durch die Erkrankung gemacht werden, Weltoffenheit, Unternehmensfreude, Erkenntnisoffenheit und Selbstvergessenheit verändert. Entzündungen, Wucherungen, Organveränderungen, Funktionsstörungen, Schmerzen, Lähmungen, alles was körperliche Erkrankungen hervorrufen kann, führt zu mehr Selbsterleben, zu beeinträchtigter Welt- und Erkenntnisoffenheit und reduzierter Unternehmensfreude. Man denke nur an den harmlosen Zahnschmerz, wie er uns zurückwirft auf uns selbst, uns zu beeinträchtigen vermag in unseren Plänen. Wie viel gravierender ist es bei schwereren Erkrankungen: einem Herzinfarkt oder einer Krebserkrankung, aber schon ein grippaler Infekt ändert unsere Weltoffenheit, eine Migräne beeinträchtigt unsere Erkenntnisoffenheit und ein „Hexenschuss"/Rückenschmerz beeinflusst unsere Selbstvergessenheit.

„Diese wechselweise Abschattung lässt dann aber auch sehen, wie jedes körperliche Kranksein auch nachweisbare Einschränkungen im Hinblick auf das Psychische mit sich bringt; und wie die psychischen Störungen, direkt oder indirekt, das Körperliche in Mitleidenschaft ziehen, so dass man im Grunde nur vom Kranksein und nur vom Gesundsein des beseelten und begeisteten Leibes sprechen kann."[37]

Bei jeder Krankheit ändert sich unser Bezug zur Welt und zu uns selbst. Die Selbsterfahrung wird dominant, die Welt- und Erkenntnisoffenheit reduziert und die Unternehmensfreude beeinträchtigt. Krankheiten sind Selbsterfahrungen – leibhaftig[38] oder „seelenhaftig". Krankheit ist ein Urbild von Selbsterfahrung: Selbsterfahrung insofern, als der Mensch bei jedem körperlichen oder seelischen Krankheitserleben, bei allen Schmerzen und Leiden auf sich selbst zurückgeworfen wird. Der Kranke erlebt, fühlt, erleidet etwas, eine Störung, ein Schmerz, ein Unvermögen, eine Behinderung, eine Unfähigkeit an oder in sich. Das Bewusstsein jedes Menschen ist in der Krankheit auf den Menschen selbst bezogen – damit ist der Mensch weniger erkenntnisoffen und weltorientiert.

Im Falle einer körperlichen Erkrankung sind das Bewusstsein und die ganze Seinsorientierung auf den Leib bzw. ein bestimmtes Organ oder dessen Funktion gerichtet. Weltorientierung wird zur Leiborientierung, Erkenntnisoffenheit zu Schmerzgebundenheit, Selbstvergessensein zu – leidvoller – Selbsterfahrung. Und diese Selbsterfahrung ist leibhaftig.

Im Falle von seelischen Erkrankungen treten anstelle der leibhaften Selbsterfahrungen nun seelische Erfahrungen in den Vordergrund des Selbsterlebens: Die seelische Stimmung oder die Angst, die kreisenden Gedanken oder die Sorgen, die sich aufdrängenden Erinnerungen oder die Zwänge, die Schlafstörung oder die Antriebslosigkeit, die Erschöpfung oder die Unruhe. Auch dabei sind Welt- und Erkenntnisoffenheit, Unternehmensfreude und Selbstvergessenheit tiefgreifend verändert und beeinträchtigt.

Krankheit ist betonte, gesteigerte Selbsterfahrung, sei sie leibhaft an den Körper oder ein Organ gebunden, seelenhaft im seelischen Erleben, Denken und Handeln oder, wie wohl in vielen Fällen, gemischt in beiden Ebenen auftretend: Sie ist immer mehr oder weniger schmerzhaft und leidvoll und durch den geschilderten Charakter der Selbsterfahrung auch immer mit der Möglichkeit verbunden, etwas über sich und seine Beziehungen zur Welt zu erfahren.

2.4 Zum Erkrankungsweg psychosomatischer Erkrankungen

Aus dem bisher Dargestellten wurde deutlich, dass bei der Entstehung von Krankheit eine „Verschiebung" der Seinsdimensionen des Menschen stattfindet. Bei den somatischen Erkrankungen entspricht diese „Verschiebung" einem zu starken Eingreifen, einem Dominantwerden des Seelisch-Geistigen im Physisch-Leiblichen. Dies führt zu einer Beeinträchtigung, einer Störung der unbewussten vegetativen oder unwillkürlichen Organfunktionen im Organismus und in der Folge meist zu einem Mehr an Bewusstsein, einer Steigerung eines Leibbewusstseins, eines „Organbewusstseins", eines bewussten, meist schmerzhaften Gewahrwerdens eines Organs oder Körperteils oder dessen Funktion (Steigerung oder Verminderung). Dieses Zustarkwerden des Seelischen in der Dimension des Leiblichen bedeutet für das Seelenleben selbst, dass sich die Verschiebung, diese Regression[39] seelischer Fähigkeiten in organische Funktionen in einer Schwächung der Seelenfähigkeiten zeigen wird.

Wir kennen aus der allgemeinen Lebenserfahrung, dass es Situationen gibt, die so plötzlich kommen, so schrecklich, schockierend, peinlich, unangenehm und heftig sein können, dass es einem die Sprache verschlägt, man keine Worte hat, einem nichts einfällt. Trotzdem hat man dabei ein Erleben, ein Gefühl, doch das wird einem nicht bewusst, weil die Worte fehlen. Wenn man achtsam ist, spürt man vielleicht etwas Körperliches, ein Unwohlsein, etwas Unscharfes. Dann kommt vielleicht ein Gedanke, der „rettende Gedanke", oder man hat einen Impuls, macht eine „Übersprungshandlung" und entlastet sich scheinbar (vorübergehend) von dem belastenden Erleben, dem unaussprechlichen Gefühl. Je nach Art solcher Situationen und ob sie einmalig oder wiederholt erlebt werden, sind ihre späteren Auswirkungen sehr unterschiedlich.

2.4.1 Alexithymie

Kommt eine solche „Wortlosigkeit" für Gefühle nur in bestimmten Situationen vor, so ist das gewissermaßen „normal", muss aber nicht so sein und bleiben. Es gibt aber auch Menschen (in Deutschland sollen es 10% der Bevölkerung sein[40]), die dauerhaft darunter leiden, ihre Gefühle nicht zu spüren und anstelle von seelischen Empfindungen nur körperliche Veränderungen oder Befindlichkeitsstörungen wahrzunehmen, ohne einen Zusammenhang mit seelischem Erleben zu bemerken.

Dieses Phänomen, anstelle seelischer Gefühle körperliches Unwohlsein, Organfunktionsstörung oder Schmerzen zu spüren und keine Sprache, keine Ausdrucksmöglichkeiten, keine Worte für Gefühle zu haben, beschrieben 1973 erstmals die amerikanischen Forscher John Case Nemiah (1918-2009) und Peter Emanuel Sifneos (1920-2008) wissenschaftlich unter dem Fachbegriff der Alexithymie[41] (griechisch: Wortlosigkeit für Gefühle). Seitdem gilt die Alexithymie als ein Phänomen, das die Entstehung psychosomatischer Erkrankungen erklärt.

Ein Patientenbeispiel soll das verdeutlichen:
Eine 24-jährige schlanke und empfindliche junge Frau arbeitete als Uhrmacherin in einem kleinen Uhrmacherbetrieb. Die Lehrlinge und Gesellen saßen mit dem Meister zusammen in der Werkstatt und reparierten die Uhren. Bei dieser Gelegenheit gab der Meister täglich seine Meinung zu den tagespolitischen Ereignissen zum Besten – auf eine Art und Weise, die keinen Widerspruch und keine andere Meinung zuließ. Die junge Frau fühlte sich von diesem Verhalten ihres Chefs, von seinen Worten und Ansichten

so attackiert, persönlich in ihrer eigenen Meinung angegriffen und bedrängt, dass sie es kaum aushalten konnte. Aber sie hatte keine Möglichkeit für sich gefunden, sich von den Äußerungen ihres Chefs innerlich zu distanzieren oder dem Chef ihre eigene, abweichende Meinung darzulegen, ihm zu widersprechen und es unter Umständen auf eine Auseinandersetzung ankommen zu lassen. Es war ihr nicht einmal möglich, sich von den Äußerungen ihres Meisters innerlich abzugrenzen, ihn sozusagen reden zu lassen und gar nicht ernsthaft zuzuhören, sondern dabei ihr Eigenes zu denken. So hatten es ihre Kollegen gemacht. Ihr war das nicht möglich. Sie konnte sich nicht gegen die Äußerungen ihres Chefs abgrenzen, sich weder selbst behaupten noch auseinandersetzen. Die junge Frau erlebte diese Situation als eine seelische Kränkung und Verletzung, zeigte aber keine Zeichen von Kränkung oder Schwäche. Sie spürte, dass etwas mit ihr geschah, aber verstand es nicht, hatte keine Worte dafür. Später, in der Therapie bei mir, fand sie dann eine Beschreibung ihres damaligen Zustands: Sie fühlte sich täglich von ihrem Chef „vergewaltigt".

Dieses schwerwiegende und nicht aushaltbare Erleben konnte die junge Frau weder zeigen noch zugeben, sich selbst nicht eingestehen. Jetzt kamen erste körperliche Symptome, die sich als unbewusste psychosomatische Organsprache verstehen lassen, anstelle einer bewussten Wortsprache. Sie bekam jeden Tag, wenn der Meister mit seinen Ausführungen begann, Durchfall und musste die Toilette aufsuchen. Das Bedürfnis wurde jeden Tag dringlicher und häufiger. Damit war sie wenigstens zeitweise von den Bemerkungen des Meisters verschont, doch das war keine Lösung. Sie verstand auch nicht, was da mit ihr geschah, was das Organ ihr damit vielleicht sagen wollte und vermutete zunächst, sie habe einen Darminfekt. Es kam ihr kein Gedanke an einen Zusammenhang mit ihrer seelischen Situation des Sich-Ausgeliefert-Fühlens, den sie erst später klar erkannte. So wurde aus der primär seelischen (emotionalen) Diarrhoe langsam eine schwere Colitis ulcerosa. Mit dieser Diagnose kam sie dann in stationäre Behandlung. Mittlerweile hatte sie über 20 blutig-schleimige Durchfälle pro Tag, war schwer krank und massiv geschwächt.

2.4.2 Somatisierung

Wir können diesen Erkrankungsweg, der offenkundig aus einem seelischen Erleben entsteht, das in der Seele wegen seines unerträglichen Charakters nicht bewusst verarbeitet werden konnte und sich dann, auf dem Weg der Regression, des Zurückgehens des Seelischen in den Leib an einem Organ manifestiert hat, Somatisierung nennen.

Die Wortlosigkeit für ihr seelisches Erleben erscheint vielleicht nachvollziehbar, ist aber Ausdruck eines Mangels, ihr Gefühlsleben achtsam, wach und bewusst in der Seele halten und den Gefühlen Worte, d.h. einen Ausdruck geben zu können. Worte, Kommunikation über ihr Erleben hätten ihr geholfen, mit dieser Situation fertig zu werden. Die Wortlosigkeit bei ihrem heftigen, ursprünglich seelischen Erleben führte zu einer „Entlastung" der Seele durch die Organerkrankung. Das seelische Problem wurde „somatisiert", „verleiblicht", und damit unbewusst organisch manifestiert.

Steiner wies auf diesen Zusammenhang der Entstehung von körperlichen Erkrankungen aus mangelndem seelischen Erleben bereits 1924 hin, als eine allgemeine Voraussetzung organischer Erkrankungen: „*Das normale Leben des Menschen braucht die Möglichkeit, krank zu werden. Nur muss ein fortwährender Ausgleich stattfinden. Sehen Sie, das macht möglich, dass man überhaupt im Gefühlsleben des Menschen außerordentlich viel von dem sehen kann, wenn man richtig zu sehen vermag, was die Krankheitsprozesse darstellen. Man kann, wenn man solche Dinge beobachten kann, lange Zeit bevor die Krankheit physisch zu diagnostizieren ist, in dem nicht mehr recht Funktionieren des Gefühlslebens das Herankommen der Krankheit konstatieren. Die Krankheit ist nur ein abnormes Gefühlsleben des Menschen.*

Das Gefühlsleben bleibt im Seelischen, weil im Ätherischen fortwährend ein Ausgleich da ist. Sobald der Ausgleich nicht mehr statt findet, stößt das Gefühlsleben in den physischen Leib hinunter, verbindet sich mit dem Körper, sobald also das Gefühlsleben in das Organ hineinschießt, ist die Krankheit da.

Kann also der Mensch normalerweise das Gefühl in der Seele behalten, ist er gesund; kann er das nicht, schießt das Gefühl irgendwo in die Organe hinunter, so entsteht die Krankheit.“[42]

Dies ist ganz offensichtlich ein sehr radikal psychosomatischer Ansatz, den Steiner hier bereits zu Beginn des 20. Jahrhunderts vertrat. Wobei zu bedenken ist, dass er ein größeres und differenzierteres Verständnis von Seele und ihrem Zusammenwirken mit dem Leib hatte. Wesentlich ist bei dieser Beschreibung (psycho-)somatischer Erkrankung die Funktion des Ätherleibes, also der Lebensorganisation, der funktionellen Ebene, die einen Ausgleich herstellt zwischen dem (bewusstseinsfähigen) Gefühlsleben in der Seele und den unbewussten Organfunktionen des Leibes.

Gesundheit lässt sich also auf mindestens zwei Wegen erhalten oder wiederherstellen: Erstens durch einen achtsamen und bewussten Umgang mit den Gefühlen in der Seele, also indem man bewusst auf die Gefühle achtet, sie wahrnimmt und Worte dafür findet, sie kommuniziert oder in einer individuell angemessenen Form einen Ausdruck dafür findet (dafür ist eine entsprechende innere Haltung dem Leben, den Ereignissen und den eigenen Gefühlen gegenüber notwendig oder mindestens hilfreich) und zweitens durch die Pflege der (unbewussten) Lebenskräfte, beispielsweise in einer Pflege des Rhythmus im Tagesablauf, durch Stärkung rhythmischer Abläufe, z. B. Bewegung, Schlaf-Wach-Rhythmus und ähnlicher Dinge. Für beide Wege gibt es in der anthroposophischen Medizin viele therapeutische Möglichkeiten. Auf spezielle psychotherapeutische Interventionen kommen wir in späteren Kapiteln zu sprechen.

2.4.3 Zusammenfassung

Hatten wir bei den seelischen Erkrankungen bei allen drei beschriebenen Wegen gesehen, dass der Vorgang der Krankheitsentstehung von einer „Verschiebung“ der Seinsdimensionen ausgeht, bei den in der Seele sich manifestierenden Erkrankungen von einer Dominanz der physisch-lebendigen Dimension, so sehen wir bei den sich im oder am Leib manifestierenden Erkrankungen (somatisch und psychosomatisch) wieder eine

„Verschiebung", eine neue, veränderte Dominanz: Jetzt ist es die Seinsdimension des Seelisch-Geistigen, die sich zu stark (regrediert) im oder am Leib, in einem Organ abdrückt, anstatt sich bewusst in der Seele zu entfalten als Gefühle und ihnen nachfolgende Seelentätigkeiten (Gedanken, Worte, Handlungen, Verhaltensweisen, Reflexionen).

Dieses Verständnis von Krankheitsentstehung für die gesamte anthroposophische Medizin hatte Steiner in seinem letzten Vortrag für Ärzte und Medizinstudierende in einer sehr deutlichen Formulierung ausgedrückt: *„Das führt Sie auf die Regel: Physische Erkrankung ist das zu starke Geistigwerden des physischen Organismus oder seiner Teile* [...] *Nun beruhen alle sogenannten Geisteskrankheiten darauf, dass das Geistig-Seelische, der Astralleib und die Ich-Organisation die physische und ätherische Struktur annehmen. Darauf beruhen alle Geisteskrankheiten. So dass Sie sagen können: Physische Erkrankungen beruhen auf dem Geistigwerden des physischen Organismus oder seiner Teile; geistige Erkrankungen beruhen auf dem im physischen oder ätherischen Sinn Gestaltetwerden des Astralischen oder der Ich-Organisation oder einer ihrer Teile. – Das ist eine allgemeine Wahrheit, die außerordentlich leitend ist für die menschliche Erkenntnis."*[43]

3. Der psychotherapeutische Ansatz und Auftrag – wodurch wirkt Psychotherapie?

Es besteht offensichtlich ein Unterschied, ob ein seelisch oder körperlich Kranker eine Pharmako- oder eine Psychotherapie bekommt. Auch wenn beide das Befinden bessern und die Symptome einer vorliegenden Erkrankung lindern: Psychotherapie will und kann mehr.

3.1 Der psychotherapeutische Ansatz

Der psychotherapeutische Ansatz der verschiedenen Richtungen unterscheidet sich zum Teil deutlich.[44] So kann es beispielsweise um eine Veränderung des Verhaltens gehen, um ein Aufdecken unbewusster Konflikte, ein Bearbeiten inneren Erlebens, um entlastendes bildhaftes Erleben, Traumabewältigung, Rollenspiel, Gestalt-, Kunst- oder Körpertherapien. Dabei müssen diese Ansätze nicht alternativ sein, sondern können sich auch ergänzen.

„Psychotherapie heißen alle die Behandlungsmethoden, die auf die Seele oder den Körper mit Mitteln wirken, die über die Seele führen. Sie erfordern sämtlich die Mitwirkung des dafür bereiten Willens des Kranken."[45]

Die Anthroposophie-basierte Psychotherapie setzt am Leben des Patienten an und zielt auf Besserung, Linderung, Bewältigung oder Überwindung der Erkrankung, der Krise oder der seelischen Probleme durch eine bewusste Arbeit an der inneren Haltung. Die innere Haltung (innere Einstellung) ist der seelische Bereich, der sich einerseits aus Erfahrung, Erziehung und persönlicher Bildung herausbildet und der andererseits unsere Erfahrungen, unser Erleben und Verhalten prägt. Er ist unserer wachbewussten Reflexion und Ich-geführten Orientierung unmittelbar zugänglich, was durch spezifische therapeutische Reflexion und Interventionen der Anthroposophie-basierten Psychotherapie ermöglicht werden kann.

Was bedeutet es, *am Leben* anzusetzen?

Am Leben in einem erweiterten Begriff manifestieren sich Erkrankungen, hier entstehen sie, hier zeigen sie sich durch die Symptome, werden sie gespürt und erlebt, hier werden ihre Folgen sichtbar und hier kann Therapie und Bewältigung von Krankheit ansetzen.

Der hierfür sinnvollerweise zu erweiternde Begriff von Leben umfasst verschiedene Ebenen.

3.2 Zu den Ebenen des Lebens

Das Leben des Menschen manifestiert sich auf vier verschiedenen Ebenen:

Ebene des unbewussten biologisch-physiologischen Lebens des Leibes:
Hier kann sich Krankheit als morphologische Veränderung zeigen, als funktionelle Veränderung von Lebensprozessen, als Pathophysiologie oder Pathobiochemie.

Ebene des bewussten oder unterbewussten seelischen Er-Lebens:
Erkrankungen manifestieren sich hier in den vielfältigen Formen der Psychopathologie.

Ebene des weltoffenen Erlebens, des psycho-sozialen Lebens:
Hier können Erkrankungen in den mannigfaltigen Formen auffälligen Sozialverhaltens und sozialen Erlebens wie auch in besonderen Einstellungen, Interessen und Erwartungen dem Leben, der Welt gegenüber sichtbar werden.

Ebene des (potentiell Ich-)geführten Lebens, der Biografie:
Erkrankungen sind hier nicht sichtbar, wohl aber Krisen und Schicksalsereignisse, die zu Krankheiten werden oder sich als solche manifestieren können.

Krankheit kann sich aber nicht nur auf diesen Ebenen manifestieren, sondern sie geht auch von einer dieser Ebenen aus: Krankheit entsteht (aus den verschiedenen möglichen Ursachen oder Anlässen) in einer dieser Lebensebenen. Insofern sind diese Ebenen der Ausgangspunkt, der Ansatz für die Anthroposophie-basierte Psychotherapie.

Der erste therapeutische Schritt ist die Betrachtung des ganzen Beschwerdebildes des Patienten mit den Krankheitsphänomenen, die sich auf der Ebene des Leibes-Lebens oder der seelischen Ebene des Er-Lebens sowie auf der Ebene des weltoffenen Lebens und Erlebens zeigen. Als Zweites ist die Kenntnis der ganzen Geschichte der Krankheitsent-stehung von Bedeutung, der Gewinn von möglichst vielen Informationen über die Umstände, welche die Erkrankung entstehen ließen und eventuell verständlich machen. Der dritte Schritt ist die biografische Anamnese, die Zusammenschau der Erkrankung mit der Lebensgeschichte, dem gelebten wie dem ungelebten Leben, den Lebensereignissen und ihren Bewertungen, mit den Erwartungen oder Befürchtungen und den Gestaltungsmöglichkeiten der Zukunft.

Mit diesen drei ersten Schritten versuchen wir, so viel wie möglich und angemessen von den verschiedenen Lebenseinflüssen im Umfeld der Erkrankung kennen zu lernen. Dann schließt sich in weiteren Schritten (die in Kapitel V und VI dargestellt werden) die Reflexion der Entstehungsumstände, des persönlichen Erlebens und der Bewertungen und Befürchtungen des Patienten und deren bewusste Bearbeitung an.

Hier können, im Sinne von Klaus Grawe (1943-2005)[46], sowohl Aspekte der Problembewältigung als auch der Klärung im Vordergrund stehen, je nach Bedarf des Patienten. Darüber hinaus kommen auch spezifische Aspekte spiritueller Übung und Reflexion [→ Kapitel VI.3] in Betracht.

Der Weg der Anthroposophie-basierten Psychotherapie geht konkret von den verschiedenen Ebenen des Lebens aus, in denen Krankheit einerseits entsteht und sich andererseits manifestiert und führt zum wachen Bewusstsein, in dem Erleben, Bewertung, Klärung, Reflexion und Bewältigung sich ereignen und wieder zurück ins Leben führen.

Anthroposophie-basierte Psychotherapie will durch bewusste Reflexion der inneren Haltung des Patienten und ihrer Auswirkungen im Laufe des Lebens oder in einer vorliegenden Erkrankungs- oder Krisensituation dem aktuellen und dem zukünftigen Leben des Menschen dienen.

Es ist nicht genug, zu wissen,
man muß auch anwenden;
es ist nicht genug, zu wollen,
man muß auch tun.[47]

3.3 Der psychotherapeutische Auftrag

Bei einer vorliegenden Erkrankung ist der psychotherapeutische Auftrag ein anderer als ein medizinischer Auftrag. Er konzentriert sich nicht nur auf die *Behandlung* mit Linderung oder Besserung der Erkrankungsbeschwerden, sondern bietet auch Hilfe und Unterstützung bei der Deutung, Klärung und Bewältigung der Erkrankung und ihrer Zusammenhänge mit der Person und der Biografie des Kranken. Der psychotherapeutische Auftrag schließt neben der Behandlung der Erkrankung auch die Berücksichtigung und Förderung der seelisch-biografischen Entwicklung des Menschen mit ein. Damit ist allerdings ein Bereich angesprochen, der sehr entschieden die persönliche Freiheit und Selbstbestimmung des Menschen betrifft. Psychotherapie muss diese persönliche Freiheit und Selbstbestimmung immer berücksichtigen, ansprechen und sogar stärken.

„Psychotherapie lässt sich von anderen Behandlungsmethoden vor allem dadurch unterscheiden, dass sie sich psychologischer Mittel bedient, um ihre Behandlungsziele zu erreichen. Es ist ihr Vorgehen, nicht so sehr ihr Anwendungsbereich, durch den die Psychotherapie definiert wird.“[48]

Diese Unterscheidung reicht aber nicht, sie übersieht das Wesentliche. Denn Psychotherapie wendet sich mit ihren *psychischen Mitteln* direkt an die Seele, aus der diese psychischen Mittel stammen. Und die Seele ist es, in der das Ich des Menschen wach-bewusst Reflexion und Lebens-Führung übt, Orientierung und Lebens-Gestaltung gibt.

Der psychotherapeutische Auftrag, wie ihn die Anthroposophie-basierte Psychotherapie für sich versteht, besteht darin, mit seelischen Mitteln die Seele anzusprechen, an das Ich zu appellieren, seine individuelle geistige Lebensführungskraft zur Wirkung zu bringen.

„*Nun ist es in Wahrheit ein Urthema des Menschen, dass man sein Leben zu ‚führen' und sich zu fragen hat, wie man es führen soll.*"[49]

Damit ist der psychotherapeutische Auftrag immer ein doppelter: an den Psychotherapeuten *und* an den Patienten.

3.4 Wodurch wirkt Psychotherapie?

„*Die Frage nach der Wirkungsweise bzw. nach den Wirkfaktoren der Psychotherapie ist nicht neu. 1934 fragte L. Binswanger junge Schweizer Medizinstudenten, was sie von einem Vortrag über Psychotherapie in erster Linie erwarten würden. Die Antwort lautete: ‚Aufklärung darüber, wie Psychotherapie überhaupt wirken kann.*'"[50]

Es gibt darauf, je nach dem, wie Psychotherapie verstanden wird, verschiedene Antworten. Sicher ist man sich heute, dass der Faktor der therapeutischen Beziehung in jeder Psychotherapie eine wesentliche Bedeutung hat.

Psychotherapie ereignet sich immer in einer therapeutischen Beziehung; diese sollte – was nicht immer der Fall ist – von einer Begegnung[51] von Mensch zu Mensch, von Ich zu Ich[52] getragen sein. „*Alles wirkliche Leben ist Begegnung.*"[53]

„*Begegnungen, die persönliche Resonanzen schaffen, können als bewusste Leistung gelingen. Sie können auch – wie nicht selten – bewusst vermieden werden. Schließlich können dilettantische Begegnungen misslingen, wenn sie zu Misstrauen, Abneigung oder sogar zu Verachtung und Hass führen, so dass man auch von ‚Zergegnungen' sprechen könnte, das noch deutlicher ‚als die Wortschöpfung Martin Bubers Vergegnung' das Zerstörerische des Misslingens der Begegnung anzeigt. Gleiches gilt für Begegnungen, die nur ausnutzen wollen, aber auch für eine verlogene pseudo-persönliche Routine.* [...] *In diesem Sinn bleiben viele Arzt-Patienten-Beziehungen begegnungsfrei, wenn sie sich auf ‚Übergabe und Annahme eines menschlichen Organismus zwecks Reparatur einer Störung' beschränken*".[54]

Aus einer bewusst ermöglichten und gelingenden personalen Begegnung kann eine gute, vertrauensvolle und tragfähige therapeutische Beziehung entstehen und dann kann auch Psychotherapie erfolgreich gelingen, ist doch der Faktor Beziehung ein wesentlicher Wirkfaktor jeder wirksamen Psychotherapie.[55]

Was sollte sich im Rahmen einer psychotherapeutischen Behandlung ereignen? Wodurch geschieht Psychotherapie im Allgemeinen?

Sie geschieht zunächst durch Begegnung[56] und Beziehung, die sich wechselseitig ereignen. „*Beziehung ist Gegenseitigkeit*".[57] Es stehen sich Erwartungen und Professionalität gegenüber, Hilfe-Ersuchen und Hilfe-Anbieten, ebenso wie aktuelles Leiden und potentielles Können, um nur einige der Asymmetrien der Patienten-Therapeuten-Beziehung zu nennen.

Was erwarten Patienten von der Psychotherapie, genauer: von den Psychotherapeuten?

Sie wollen angenommen, verstanden, ernst genommen werden, wollen Mitgefühl, Empathie erleben. Sie erwarten, dass ihnen zugehört wird, dass der Therapeut in der Lage ist, sich in sie *hineinzuversetzen* und sie mit ihrer Erkrankung, ihrer Not, ihren Problemen, ihrem Leiden nicht allein gelassen werden, dass sie begleitet, vielleicht sogar *geführt* werden. Sie hoffen, dass jemand für sie da ist – dem sie vertrauen können und der Vertrauen in sie hat – und dass sie nicht nur Hilfe, sondern auch Hilfe zur Selbsthilfe bekommen.[58]

Dem gegenüber stehen Erwartungen, Absichten, Motive und Fähigkeiten auf Seiten der Therapeuten. Patienten brauchen eine Therapie-Motivation. Therapeuten haben eine therapeutische Motivation, eine Motivation, mit ihren Mitteln und Methoden zu helfen. In der Psychotherapie sind das psychische Mittel und lernbare Methoden von psychischen Interventionen.

Es gibt zwar keine allgemein verbindliche Definition, was Psychotherapie ist.[59] Die Kurzdefinition von Grawe: *„Psychotherapie ist durch die Anwendung psychologischer Beeinflussungsmethoden definiert"*[60] scheint mir etwas zu kurz gegriffen zu sein, dennoch zeigen mehrere vergleichende Studien[61], dass es allgemeine Wirkfaktoren jeder psychotherapeutischen Richtung gibt, die Lang als *Basisfaktoren für Heilerfolge* bezeichnet. Dies sind die therapeutischen Qualitäten, die als professionelle Fähigkeiten der Psychotherapeuten den Erwartungen der Patienten gegenüberstehen: Geduld, Empathie, Verständnis und Respekt. Damit sind also *allgemeine und unspezifische Wirkfaktoren von Psychotherapie* genannt. Diese Qualitäten freilich sollten in jeder guten menschlichen Beziehung zu finden sein. Das bedeutet im Grunde, dass jede gute menschliche Beziehung eine therapeutische Qualität besitzt und dass eine gute und spezifische Psychotherapie über diese genannten allgemeinen Qualitäten hinausführende haben sollte. Das kann eine besondere Interventionstechnik sein oder eine besondere Gesprächsführung, es können besondere Deutungen zur Klärung, spezifische Methoden des Ausdrucks oder der Bewältigung, spezifische therapeutische Übungen oder kann eine besondere therapeutische Haltung sein. Und es wird ein jeweils spezifisches Verständnis von Leib, Seele und Geist, von Gesund- und Kranksein, Therapie und Heilung sein, das als Grundlage einer Therapierichtung den Therapeuten ihre professionelle Sicherheit und den Patienten Vertrauen gibt.

In den meisten Fällen ereignet sich Psychotherapie im Gespräch oder mit Unterstützung von verbaler Kommunikation.

„In einer frühen, kaum bekannten Arbeit von 1890, betitelt ‚Psychische Behandlung (Seelenbehandlung)', definiert Freud diese Seelenbehandlung als Behandlung seelischer oder körperlicher Störungen mit Mitteln, die auf das Seelische des Menschen einwirken. ‚Ein solches Mittel', führt Freud weiter aus, ‚ist vor allem das Wort und Worte sind auch das wesentliche Handwerkszeug der Seelenbehandlung.' ‚Der Laie', fährt Freud fort, ‚wird es wohl schwer begreiflich finden, dass krankhafte Störungen des Leibes und der Seele

durch ,bloße' Worte des Arztes beseitigt werden sollen. Er wird meinen, man mute ihm zu, an Zauberei zu glauben."[62]

Es ist allerdings nicht das Wort allein, das in der Psychotherapie heilend wirken kann, immer ist das Wort, ist das Gespräch eingebettet in eine therapeutische Beziehung. Durch das Gespräch bildet sich Beziehung. Im psychotherapeutischen Gespräch können in der bereits angedeuteten Asymmetrie der Therapeut-Patient-Beziehung besondere Qualitäten gefragt sein: Es geht um Kommunikation und Interaktion, um Gespräch und Intervention, um Dasein, Präsenz und Vertrauen. Erst in einer Atmosphäre von gegenseitiger vertrauensvoller Partnerschaft kann zur Sprache kommen, was sich in der Sprache verbirgt, kann sich die „*heilbringende Kraft des Wortes*"[63] realisieren.

Psychotherapie wirkt also durch verschiedene Faktoren, wobei wir einen Hauptfaktor bis jetzt noch gar nicht genannt haben: Den Therapeuten selbst, seine Persönlichkeit.

„*Es versteht sich, dass die über 250 verschiedenen psychotherapeutischen Verfahren auf sehr viel weniger Prinzipien zurückgehen. Dazu kommt, dass neben den oft austauschbaren Methoden 50% der psychotherapeutischen Wirksamkeit dem Therapeuten als Person zuzuschreiben ist.*"[64]

Es gibt also einige psychotherapeutische Wirkfaktoren, die als Methode und System lehr- und lernbar sind – und es gibt den wesentlichen Faktor der Persönlichkeit, der nicht lehrbar ist. Aber natürlich ist Persönlichkeit nicht nur „Geschenk", sondern kann und sollte erworben werden, durch Erfahrung, Bildung, Schulung, Selbsterziehung, Entwicklung und Haltung, im therapeutischen Kontext speziell der Entwicklung einer therapeutischen Haltung, die wir später in Kapitel IV.3 ausführlich beschreiben werden, aber hier schon im Allgemeinen mit den Worten des Psychiaters und Philosophen Karl Jaspers (1883–1969) andeuten wollen:

„*Der Arzt ist weder Techniker noch Heiland, sondern Existenz für Existenz, vergängliches Menschenwesen mit dem anderen, in anderen und sich selbst die Würde und die Freiheit zum Sein bringend und als Maßstab anerkennend.*"[65]

„*Dann darf man fragen, ob nicht die ärztliche Persönlichkeit auf eine legitime Weise selber zu einer heilenden Kraft wird, ohne Zauberer oder Heiland sein zu müssen, ohne dass Suggestion, ohne dass irgendeine andere Täuschung vorliegt. Die Gegenwart einer Persönlichkeit, in ihrem Willen zum Helfen einen Augenblick ganz für den Kranken da, ist nicht nur unendlich wohltuend. Das Dasein eines vernünftigen Menschen mit der Kraft des Geistes und der überzeugenden Wirkung eines unbedingt gütigen Wesens weckt im anderen, und so auch im Kranken, unberechenbare Mächte des Vertrauens, des Lebenwollens, der Wahrhaftigkeit, ohne dass darüber ein Wort fällt. Was der Mensch dem Menschen sein kann, erschöpft sich nicht in Begreiflichkeiten.*"[66]

Anmerkungen

1 Hell, D.: Seelenhunger. Verlag Hans Huber Bern. Göttingen 2003. S. 18–21.

2 Jaspers, K.: Allgemeine Psychopathologie. Springer Verlag Berlin, Heidelberg, New York 1973. S. 259.

3 Tellenbach, H.: Psychiatrie als geistige Medizin. Verlag für angewandte Wissenschaften München 1987. S. 267.

4 Uexküll, T., Wesiack, W.: Integrierte Medizin als Gesamtkonzept der Heilkunde: ein bio-psycho-soziales Modell. In: Köhle, K. et al. (Hrsg.): Uexküll – Psychosomatische Medizin. Verlag Urban & Fischer München Jena 2003. Kap.1. Egger, J.W.: Das biopsychosoziale Krankheitsmodell – Grundzüge eines wissenschaftlich begründeten ganzheitlichen Verständnisses von Krankheit. Psychologische Medizin 2005; 16 (2). S. 3–12.

5 Steiner, R.: Votum zur Psychiatrie vom 26.03.1920 in: Ders.: Physiologisch-Therapeutisches auf Grundlage der Geisteswissenschaft (GA 314). Rudolf Steiner Verlag Dornach 1975. S. 262 ff.

6 Vgl. hierzu: Hell, D.: Seelenhunger. Verlag Hans Huber Bern, Göttingen 2003. S. 187 ff. Siehe dort weitere Literatur zur Scham.

7 Vgl. hierzu: Benedetti, G.: Der seelisch Leidende und seine Welt. Hippokrates Verlag Stuttgart / Kindler Verlag München 1974.

8 Maio, G. (Hrsg.): Abschaffung des Schicksals. Herder Verlag Freiburg/Breisgau Basel Wien 2015.

9 Vgl. hierzu: Steiner, R.: Grenzerlebnisse der Seele, Schreck, Scham, Zweifel und schreckvollste Verwirrung. Rudolf Steiner Verlag Dornach 2016. S. 82ff.

10 Treichler, M.: Was ist Wahn. In: Ders.: Sprechstunde Psychotherapie. Urachhaus Verlag Stuttgart 2007. S. 326ff.

11 Blankenburg, W.: Anthropologische Probleme des Wahns. In: Schulte, W., Tölle, R. (Hrsg.): Wahn. Thieme Verlag Stuttgart 1972. S. 35.

12 Vgl. hierzu: Steiner, R.: Menschenwerden, Weltenseele und Weltengeist (GA 205). Rudolf Steiner Verlag Dornach 2015. Besonders die Vorträge vom 01. und 02.07.1921. Holzapfel, W.: Im Kraftfeld der Organe. Verlag am Goetheanum Dornach 2000. Treichler, R.: Physische Organe und seelische Störungen. In: Husemann, F., Wolff, O. (Hrsg.): Das Bild des Menschen als Grundlage der Heilkunst. Band II/1. Verlag Freies Geistesleben Stuttgart 1978. S. 881 ff. Treichler, M.: Sprechstunde Psychotherapie. Urachhaus Verlag Stuttgart 2007. S. 118ff.

13 Steiner, R.: Votum zur Psychiatrie vom 26.03.1920. In: Ders.: Physiologisch-Therapeutisches auf Grundlage der Geisteswissenschaft (GA 314). Rudolf Steiner Verlag Dornach 1975. S. 262 ff.

14 Levinas, E.: De l'èvasion. Fata Morgana Paris 1982. Zit. nach: Hell, D.: Seelenhunger. Verlag Hans Huber Bern, Göttingen 2003. S. 192.

15 Steiner, R.: Der Christus-Impuls und die Entwickelung des Ich-Bewusstseins (GA 116). Rudolf Steiner Verlag Dornach 1982. 7. Vortrag vom 8.05 1910.

16 Hegel, G. W. F.: Phänomenologie des Geistes. Suhrkamp Verlag Frankfurt/Main 1975. S. 69.

17 Steiner, R.: Geisteswissenschaft und Medizin (GA 312). Rudolf Steiner Verlag Dornach 1961. S. 309.

18 Treichler, R.: Physische Organe und seelische Störungen. In: Husemann, F., Wolff, O. (Hrsg.): Das Bild des Menschen als Grundlage der Heilkunst. Band II/1. Verlag Freies Geistesleben Stuttgart 1978. S. 881–924.

19 Plato in dem sokratischen Dialog Charmides. In: Platon: Sämtliche Werke. Band I. Verlag Jakob Hegner Köln Olten 1969. S. 246 (II156e).

20 Aristoteles zit. nach: Schadewaldt, H.: Kardiologie in der Antike. In: Blümchen, G. (Hrsg.): Beiträge zur Geschichte der Kardiologie. Roderbirken Leichlingen 1978. S. 22.

21 Wolf, C.: Kindheitsmuster. Suhrkamp Verlag Frankfurt/Main 2007. S. 506.

22 Goethe, J. W.: West-östlicher Diwan. Reclam Frankfurt/Main 1999. Buch des Sängers.

23 Wirsching, M.: Psychosomatische Medizin. Verlag C. H. Beck München 1996. S. 103ff.

24 Blankenburg, W.: Was heißt anthropologische Psychiatrie? In: Kraus, A. (Hrsg.): Medizin im Wandel. Hüthig Verlag Heidelberg 1978. S. 15–28.

25 Gadamer, H.-G.: Über die Verborgenheit der Gesundheit. Suhrkamp Verlag Frankfurt/Main 1994. S. 133ff.

26 Antonovsky, A.: Salutogenese: Zur Entmystifizierung der Gesundheit. dgvt-Verlag Tübingen 1997.

27 Lieb, K., Kunzler A. M.: Resilienz. Nervenarzt 2018; 89. S. 745–746.

28 Gadamer, H.-G.: Über die Verborgenheit der Gesundheit. Suhrkamp Verlag Frankfurt/Main 1994. S. 142.

29 Antonovsky, A.: Salutogenese: Zur Entmystifizierung der Gesundheit. dgvt-Verlag Tübingen 1997. S. 30.

30 Ebd. S. 36.

31 Ebd. S. 34ff.

32 Gadamer, H.-G.: Über die Verborgenheit der Gesundheit. Suhrkamp Verlag Frankfurt/Main 1994. S. 138f.

33 Kleim, B., Kalisch, R.: Wer bleibt gesund? Zum Problem der Vorhersage von Resilienz. Nervenarzt 2018; 89. S. 754–758.

34 Kunzler, A. M. et al.: Aktuelle Konzepte der Resilienzforschung. Nervenarzt 2018; 89. S. 747–753.

35 Gadamer, H.-G.: Über die Verborgenheit der Gesundheit. Suhrkamp Verlag Frankfurt/Main 1994. S. 144.

36 Treichler, M.: Die Botschaft des Schmerzes. info3-Verlag Frankfurt/Main 2017.

37 Tellenbach, H.: Psychiatrie als geistige Medizin. Verlag für angewandte Wissenschaften München 1987. S. 152.

38 Wolf, C.: Leibhaftig. Luchterhand Verlag München 2003.

39 Bahnson, C. B.: Das Krebsproblem in psychosomatischer Dimension. In: Uexküll, T. v. (Hrsg.): Lehrbuch der Psychosomatischen Medizin. Verlag Urban & Schwarzenberg München Wien 1979. S. 685–695

40 ZEITonline: https://www.zeit.de/zeit-wissen/2006/02/Gefühllose (Abfrage vom 07.03.2019).

41 Bräutigam, W., Rad, M. v. (Hrsg.): Toward a Theory of Psychosomatic Disorders. Alexithymia – Pensee Operatoire, psychosomatisches Phänomen. Karger Verlag Basel 1977. Stephanos, S.: Das Konzept der pensee operatoire und das psychosomatische Phänomen. In: Uexküll, T. (Hrsg): Lehrbuch der Psychosomatischen Medizin. Verlag Urban & Schwarzenberg München 1977. Rad, M. v.: Alexithymie – eine Wiederkehr des Verdrängten. Psychotherapie, Psychosomatik, Medizinische Psychologie 2002; 11. S. 447ff. Brosig, B., Kupfer, J. P. et al.: Prävalenz und soziodemographische Prädiktoren der Alexithymie in Deutschland – Ergebnisse einer Repräsentativerhebung. Zeitschrift für Klinische Psychologie, Psychiatrie und Psychotherapie 2004; 52. S. 237–251. Weidenhammer, B.: Überlegungen zum Alexithymiebegriff: Psychischer Konflikt und sprachliches Verhalten. Ein Beitrag zur Phänomenologie. Zeitschrift für Psychosomatische Medizin und Psychotherapie 1986; 32. S. 60–65. Rad, M. v. (Hrsg.): Alexithymie. Empirische Untersuchungen zur Diagnostik und Therapie psychosomatisch Kranker. Springer Verlag Berlin 1983.

42 Steiner, R.: Meditative Betrachtungen und Anleitungen zur Vertiefung der Heilkunst (GA 316). Rudolf Steiner Verlag Dornach 1967. S. 34.

43 Ebd. S. 209f.

44 Verres, R.: Wirkfaktoren in der Verhaltenstherapie. In: Lang, H. (Hrsg.): Wirkfaktoren der Psychotherapie. Verlag Königshausen & Neumann Würzburg 1994. S. 139ff.

45 Jaspers, K.: Der Arzt im technischen Zeitalter. Piper Verlag München 1986. S. 70.

46 Grawe, K.: Psychotherapie im Wandel – Von der Konfession zur Profession. Hogrefe Verlag Göttingen 1994. S. 749ff.

47 Goethe, J. W.: Wilhelm Meisters Wanderjahre III. Buch aus Makariens Archiv Nr. 73. In: Ders.: Werke. Hamburger Ausgabe in 14 Bänden, Band 8. Verlag C. H. Beck München 1981. S. 471.

48 Grawe, K.: Psychotherapie im Wandel – Von der Konfession zur Profession. Hogrefe Verlag Göttingen 1994. S. 10.

49 Gadamer, H.-G.: Über die Verborgenheit der Gesundheit. Suhrkamp Verlag Frankfurt/Main 1994. S. 134.

50 Blankenburg, W.: Wirkfaktoren paradoxen Vorgehens in der Psychotherapie. In: Lang, H. (Hrsg.): Wirkfaktoren der Psychotherapie. Verlag Königshausen & Neumann Würzburg 1994. S. 122.

51 Lang, H.: Der Begriff der Begegnung in der Arzt-Patient-Beziehung. In: Ders.: Das Gespräch als Therapie. Suhrkamp Verlag Frankfurt/Main 2000. S. 74–86.

52 Martin Buber nennt es die „Ich-Du-Begegnung". Siehe Buber. M.: Das Dialogische Prinzip. Verlag Lambert Schneider Gerlingen 1994.

53 Ebd. S. 15.

54 Bochnik, H.-J., Oehl, W. (Hrsg.): Begegnungen mit psychisch Kranken. Verlag Wissenschaft und Praxis Sternenfels 2000. S. 9.

55 Grawe, K.: Psychotherapie im Wandel – Von der Konfession zur Profession. Hogrefe Verlag Göttingen 1994. S. 717f, 778f, 781f.

56 Bochnik, H.-J., Oehl, W. (Hrsg.): Begegnungen mit psychisch Kranken. Verlag Wissenschaft und Praxis Sternenfels 2000. Darin mehrere Beiträge zum Thema der Begegnung.

57 Buber, M.: Das Dialogische Prinzip. Verlag Lambert Schneider Gerlingen 1994. S. 19.

58 Vgl. hierzu: Blankenburg, W.: Empathie und Eingriff. In: Bochnik, H.-J., Oehl, W. (Hrsg.): Begegnungen mit psychisch Kranken. Verlag Wissenschaft und Praxis Sternenfels 2000. S. 291–304. Lang, H.: Beziehung und Gespräch als psychotherapeutische Wirkfaktoren. In: Lang, H. (Hrsg.): Wirkfaktoren der Psychotherapie. Verlag Königshausen & Neumann Würzburg 1994. S. 36–48.

59 Battegay, R. et al. (Hrsg.): Handwörterbuch der Psychiatrie. Enke Verlag Stuttgart 1992. S. 509ff.

60 Grawe, K.: Psychotherapie im Wandel. Von der Konfession zur Profession. Hogrefe Verlag Göttingen 1994. S. 17.

61 Zit. nach Lang, H. (Hrsg.): Wirkfaktoren der Psychotherapie. Verlag Königshausen & Neumann Würzburg 1994. S. 36–48.

62 Ebd. S. 1.

63 Zit. nach Lang, H.: Das Gespräch als Therapie. Suhrkamp Verlag Frankfurt/Main 2000. S. 121.

64 Bochnik, H.-J.: Ärztliche Begegnungen und die notleidende Kunst des ärztlichen Verhaltens. In: Bochnik, H.-J., Oehl, W. (Hrsg.): Begegnungen mit psychisch Kranken. Verlag Wissenschaft & Praxis Sternenfels 2000. S. 103.

65 Jaspers, K. zit. nach Schipperges, H.: Eines Medizinhistorikers Begegnung mit psychisch Kranken. In: Bochnik, H.-J., Oehl, W. (Hrsg.): Begegnungen mit psychisch Kranken. Verlag Wissenschaft & Praxis Sternenfels 2000. S. 61.

66 Jaspers, K.: Der Arzt im technischen Zeitalter. Piper Verlag München 1986. S. 18.

KAPITEL III

Die Entwicklung der Seele im Lebenslauf – Krisen – Chancen – Risiken – Erkrankungen

MARKUS TREICHLER

Inhalt

1. Der Lebenslauf und seine Gesetzmäßigkeiten

Mit dem Lebenslauf des Menschen hat es eine doppelte Bewandtnis: Einerseits ist er das individuellste, das der Mensch hat, mit dem er sich identifiziert, den kein zweiter Mensch mit ihm teilt. Andererseits gibt es in jedem Lebenslauf allgemeine Gesetzmäßigkeiten, die ganz unindividuell sind.

Bei der Betrachtung des Lebenslaufs kann man auf die allgemeinen Gesetzmäßigkeiten schauen oder auf die individuelle Gestaltung und Bewältigung der Biografie. Jeder Gesichtspunkt hat seine eigene Berechtigung. Wollen wir dem Lebenslauf eines Menschen gerecht werden, so müssen wir beide Aspekte zusammen betrachten, in ihren wechselseitigen Zusammenhängen und Beeinflussungen. Bei der Würdigung eines individuellen Schicksals kommt es weniger auf die allgemeinen Gesetzmäßigkeiten an, als vielmehr darauf, wie der Mensch seine Individualität innerhalb der allgemeinen Gesetze verwirklichen konnte. Anders ausgedrückt: Es kommt weniger darauf an, was das Leben aus einem Menschen „gemacht" hat, als vielmehr darauf, was der Mensch aus seinem Leben macht, innerhalb der allgemeinen Gesetzte jedes Lebenslaufs.

Da sind zunächst die Gesetze von Geburt und Tod, und dazwischen die gesetzmäßigen Schritte der körperlichen und der seelischen Entwicklung, die wir als biografische kennen. Die geistige Entwicklung des Menschen ist weit weniger von allgemeinen Gesetzen geprägt und mehr von der individuellen Gestaltung abhängig. Von dieser soll deshalb hier nicht die Rede sein.

Der Lebenslauf wird zur Biografie. Biografie ist die „Zeitgestalt"[1] des Menschen; damit sehen wir den Lebenslauf nicht nur als Geschehen, sondern als Gestalt. Das Geschehen führt zur Gestalt, die Gestalt ist das Ergebnis des Geschehens. Geschehen und Gestalt meinen immer ein Ganzes: Den ganzen Lauf des Lebens, den Lebenslauf von der Geburt bis zum Tod, ein Ganzes, das wir zu Lebzeiten nie überblicken, das wir wünschen, planen, ahnen können, dem wir unsere Energie und Kraft schenken, dem wir erkennend, staunend und gestaltend gegenüberstehen, mit dem wir uns lebenslang beschäftigen. Das ist die Lebensaufgabe und Chance jedes Menschen.

In diese persönliche Aufgabe und Lebenschance wirken die biografischen Gesetze hinein: nach der Geburt das körperliche Wachstum, die Entwicklung, die Reife, die Involution, das „Welken", der Tod.

Markante „Wegzeichen" sind in den ersten Lebensjahren die Entwicklung der Aufrichte (des aufrechten Gangs), des Gehens, des Sprechens und des Denkvermögens. Diese für den Menschen typischen und wesentlichen Entwicklungsschritte vollziehen sich bei allen Menschen in einem relativ engen Zeitrahmen der ersten drei Lebensjahre, mit einer gewissen Zeitvarianz. Der Zahnwechsel mit der Schulreife ist ein nächster wesentlicher Schritt. Hier taucht erstmals der Siebenjahresrhythmus auf, den die anthroposophische Biografik oft betont.

Dieser Siebenjahresrhythmus im Lebenslauf wird seit der griechischen Antike immer wieder erwähnt – und auch wieder vergessen. Solon von Athen (640 – 558 v. Chr.) beschrieb bereits diesen Rhythmus für die menschliche Entwicklung.[2] So beschrieb er die Jahrsiebte zwischen 21 und 42: *„Während des vierten (Jahrsiebts) gewinnt ein jeder die mächtigste Kraft; diese gewährt dem Mann Leistung und hohen Erfolg. Während des* *fünften sollte der Mann auf Vermählung bedacht sein, fortpflanzen sein Geschlecht für die zukünftige Zeit. Während des sechsten festigen sich die Kräfte des Geistes, nicht das Unmögliche mehr hat man als Ziel sich gesteckt.*“[3]

Es gibt allerdings auch andere Phaseneinteilungen in drei, vier, sieben oder zehn Lebensabschnitte, oft auch von unterschiedlicher Dauer.[4]

In der anthroposophischen Beschreibung des Lebenslaufes spielt der Siebenjahresrhythmus eine große Rolle. Allerdings ist er nicht der einzige Rhythmus im Lebenslauf, andere überindividuelle Rhythmen wirken ebenso in die Biografie herein wie die Planeten beim Siebenjahresrhythmus, so die Rhythmen der sogenannten Mondknoten mit einer Dauer von 18 Jahren, 7 Monaten und 9 Tagen.[5]

Der Siebenjahresrhythmus, in dem sich die menschliche Entwicklung im Lauf des Lebens vollzieht, stellt ein ideales Verhältnis dar, das in diesen Zeitabschnitten von genau sieben Jahren nur relativ selten in Erscheinung tritt. Häufig variieren die Phasenlängen um einige Jahre. Der Siebenjahresrhythmus innerhalb der Biografie ist eine Annäherung, der Rhythmus ist die Gesetzmäßigkeit, die Dauer, ob sieben oder mehr oder weniger Jahre, ist kulturell und individuell verschieden. Sieben Jahre stellen den idealen Ausgangswert dar, sie sind eine „Durchschnittszahl“[6], ein Richtwert, der unter verschiedenen Einflüssen variiert. So sehen wir in der Biografieforschung seit vielen Jahren,[7] wie sich die Phasen der körperlichen Entwicklung beschleunigen (Akzeleration), z. B. beim Zahnwechsel (heute zwischen dem 5. und 7. Lebensjahr) und der Pubertät (zwischen dem 11. und 14. Lebensjahr), während sich die Phasen der seelischen Entwicklung verlangsamen (Dezeleration), so dass sich beispielsweise die Krise der Lebensmitte, die sogenannte Midlife-Crisis, vom 35. Lebensjahr auf die Jahre zwischen 45 und 55 verschoben hat.[8] Wir sehen diese Zeitverschiebungen häufig in der seelischen Entwicklung im Erwachsenenalter,[9] gerade auch in Zusammenhang mit den seelischen Erkrankungen, die in typischen Lebensaltern auftreten.

Innerhalb individueller Varianten ereignen sich auch die Entwicklungsschritte des Erwachsenwerdens, der Lebensmitte, der Menopause, der Involution und des Altwerdens, der Altersreife. Auch wenn diese inneren Lebensereignisse in verschiedenen Altern auftreten, so sind sie doch typisch für die menschliche Entwicklung im Lebenslauf und entsprechen allgemeinen Gesetzmäßigkeiten in der Biografie. Auch bei ihnen wird deutlich, wie diese Gesetzmäßigkeiten sich in jeder Biografie individuell verwirklichen.

Die Gesetzmäßigkeiten der biologischen, der psychologischen und der geistigen Entwicklung, die wir zusammenfassend als die biografische Entwicklung des Menschen bezeichnen, vollziehen sich in Phasen innerhalb der Lebenszeit. Jede Lebensphase hat ihr eigenes Thema, das im Laufe der Zeit bearbeitet, entwickelt und zu einem Abschluss geführt werden will. In jeder Lebensphase ist es der individuelle Mensch, der darin lebt und sich verwirklicht.

Wir können in einem kursorischen Überblick die drei Phasen der Entwicklung unterscheiden: die primär leibliche Entwicklung im ersten Lebensabschnitt als Grundlage, die eigentliche seelische Entwicklung im zweiten, mittleren Lebensabschnitt, nach Abschluss der körperlichen Entwicklung als deren Metamorphose und die geistige Entwicklung im letzten Lebensabschnitt als Steigerung der vorangegangenen Entwicklungen.

Diese drei großen Lebensabschnitte, die, abhängig von der Gesamtlebenszeit, individuell sehr unterschiedlich lang sein und sich auch sehr verschieden entwickeln können, lassen sich noch einmal untergliedern in die eigentlichen, nun schon individuelleren Lebensphasen, in die aber auch wieder überindividuelle Einflüsse hineinwirken.

Es gibt im Lauf eines Lebens mehrere allgemein bekannte Entwicklungsschritte, die mit Krisen einher gehen können, so z. B. die Pubertät, das Erwachsenwerden mit 18 Jahren, eine Krise der Neuorientierung oder Umwertung alter Werte um das 30. Lebensjahr, die Midlife-Crisis, die Menopause, das Alter nach der Pensionierung. Zwischen diesen Stufen der seelischen Entwicklung gibt es weitere Besinnungsmomente über die eigenen Lebensziele, die sich in einem längeren Rhythmus darstellen, den sogenannten Mondknoten, der astronomischen Stellung von Sonne, Mond und Erde zueinander, wie sie bei der Geburt eines Menschen waren. Diese Konstellation wiederholt sich ungefähr alle 18,5 Jahre (astronomisch genau alle 18 Jahre, 7 Monate und 9 Tage (218 Tage), 2 Stunden und 22 Minuten, also mit 18,5, mit 37, mit 56-57 und mit 75 Jahren. In diesen Altern erleben wir, wie unsere bisherigen Lebensziele durch Ereignisse in Frage oder auf die Probe gestellt werden. Daraus kann Verunsicherung entstehen, aber auch die Chance, sich selbstbestimmt neu zu orientieren. Körperliche Erkrankungen oder Unfälle sind typische Ereignisse in diesen Lebensabschnitten. Im nächsten Kapitel werden das Beispiele verdeutlichen.

Die Mondknoten sind wichtige, oft einschneidende Ereignisse in einer Biografie, die uns die manchmal schmerzhafte, manchmal lebensgefährliche Gelegenheit bieten, unsere ursprünglichen Lebensziele noch einmal zu prüfen, zu überdenken und uns neu dafür oder dagegen zu entscheiden.

Wir können in der ärztlich-psychotherapeutischen Praxis viele Krisen, Unfälle und Erkrankungen in diesen Lebensaltern biografisch unter diesem Aspekt in einem neuen Licht verstehen und mit unseren Patienten besprechen. Wir erkennen im Lebenslauf biologische, psychologische, geistige und kosmologische Gesetzmäßigkeiten als wirksam, und immer kommt es im Wesentlichen nicht auf die Gesetze, sondern darauf an, wie der individuelle Mensch innerhalb dieser Gesetzmäßigkeiten seine eigenen Lebensziele, Aufgaben und Möglichkeiten lebt und verwirklicht. Krisen und Erkrankungen treten im Lebenslauf auf als Hindernisse und damit als Momente der möglichen Besinnung. Hindernisse auf dem glatten Weg eines Lebens lassen sich als Aufforderung verstehen, noch einmal einen Schritt zurück zu gehen, um neuen, besseren Anlauf zu nehmen, um das Hindernis zu bewältigen. Zu einem solchen Verständnis zu verhelfen, ist Auftrag der Psychotherapie.

Innerhalb der seelischen Entwicklung kommt neben äußeren Lebensereignissen, als „Entwicklungshelfer", auch inneren, dabei bewusst gesteuerten Entwicklungsschritten eine wesentliche Bedeutung zu. Diese markieren im Besonderen die Entwicklung der Seelenglieder in der Biografie.

2. Die Entwicklung der Seelenglieder im Lebenslauf

2.1 Zum Lebenslauf

Der Lebenslauf[10] des Menschen ist ein zeitliches Geschehen, das von verschiedenen inneren und äußeren Rhythmen, Einflüssen und Ereignissen und deren Bewältigung auf der Grundlage verschiedener (innerer und äußerer) Voraussetzungen geprägt wird. Er verläuft nicht linear von Tag zu Tag und von Jahr zu Jahr, sondern in unterschiedlichen Phasen. Jede Phase hat ihr eigenes Thema[11], das sich innerhalb der Phasenzeit entwickelt und zu einem Abschluss kommt. Dabei ist es in jeder Lebensphase der Mensch als Individualität, der sich darin lebt und erlebt, der seine Phasen prägt und sich von ihnen prägen lässt, der um sich weiß und den Verlauf jeder seiner Phasen selber verantwortet.[12]

In der Biografie des Menschen spielt die seelische Entwicklung eine wesentliche Rolle: Zum einen betrifft sie die wichtigen Jahre des selbstverantworteten und mündigen Lebens nach Kindheit und Jugend, zum anderen hat die sich im mittleren Teil des Lebens vollziehende seelische Entwicklung entscheidende Auswirkungen auf die Bewältigung des Lebens insgesamt.

Das Leben, das von jedem Menschen nicht nur gelebt, sondern auch *geführt* (Gadamer) und damit individuell bewältigt werden will, besteht ja nicht aus der Summe der Ereignisse oder *life events, die* uns widerfahren, sondern ist unser persönliches Schicksal, denn, das ist eine sehr alte Erkenntnis, die wir bereits bei Heraklit (520-460 v. Chr.) in seinem Fragment 119 lesen: *ethos anthropo daimon* (das Ethos, der bestimmte Charakter, den ein Mensch hat, sei für ihn der daimon),[13] was nach Wolfgang Schadewaldt (1900–1974) soviel heißt wie: *„jemand erleidet genau das, was er ist.“*[14] Diese Erkenntnis, die sich bis heute bestätigt, wenn auch nicht allgemein anerkannt, ist die große Herausforderung jedes Menschen in der Verantwortung seinem Leben gegenüber.

So lesen wir bei Jean Paul Sartre (1905–1980) in seinem großen Werk: *Das Sein und das Nichts: „was mir zustößt, stößt mir durch mich zu, und ich kann weder darüber bekümmert sein, noch mich dagegen auflehnen, noch mich damit abfinden. Übrigens, alles was mir zustößt, ist meins; darunter ist zuallererst zu verstehen, dass ich als Mensch immer auf der Höhe dessen bin, was mir zustößt.“*[15]

Was uns im Leben widerfährt ist also *Zufall* in dem Sinn, dass uns das *zufällt,* was uns betrifft, was zu uns gehört, weil wir es zu verantworten haben und verantworten, d.h. bewältigen können. Hier kommt die seelische Entwicklung ins Spiel, insofern wir durch unsere Entwicklung reifer und fähiger werden, das, was uns im Leben widerfährt, was uns begegnet, zu integrieren und damit umzugehen. Und wenn jemand daran scheitert, so gehört auch das zu ihm – im Sinne einer weiterbestehenden Aufgabe, für die er Hilfe und Unterstützung erwarten darf und bekommen sollte.

Die seelische Entwicklung ist das Ergebnis eines Zusammenspiels von Anstrengung und Geschenk, von Förderung und Beeinträchtigung, von Hindernis und Bewältigung. Damit ist sie ein persönliches Ereignis, von mir geprägt und mich prägend in meinem Leben.

Mit dem Begriff der *Seelenglieder* sind in der anthroposophischen Menschenkunde, Psychologie und Medizin die einzelnen seelischen Entwicklungsstufen gemeint, die sich im Laufe der Biografie in den verschiedenen Lebensphasen durch spezifische Metamorphoseschritte entwickeln.

Mit diesen Seelengliedern treten neue Fähigkeiten und Qualitäten in der individuellen Seele auf, die biografisch entwickelt und zum Teil errungen werden. Hier kann man an die *Emergenztheorie*[16] denken, die beispielsweise geistige Fähigkeiten wie Bewusstseinsprozesse des Menschen nicht mehr nur als Ergebnis oder Produkt von Körperprozessen erklärt[17], sondern als *naturgesetzlich bedingte Emergenzen des Gehirns*[18], deren Auftreten oder *Auftauchen* aber unerklärlich bleibt.

Hier erscheint mir die Erklärung durch das Prinzip der *Metamorphose* jedoch angemessener: Es findet eine *Umwandlung* einer Form oder eines Zustandes statt, ein *Gestaltwandel* bei dem die ursprüngliche Erscheinungsform sich teilweise oder vollkommen verändert, aber das *Wesen* bleibt erhalten und kann sich entsprechend auch wieder in einer *rückschreitenden Metamorphose*[19], die wir dann *Regression* nennen, zurückverwandeln in seine frühere, ursprüngliche Erscheinungsform (diese Variante der Metamorphose nannte bereits Goethe pathologisch). Das Prinzip der Metamorphose kennen wir beispielsweise aus der Botanik, der Geologie, Anatomie, Morphologie oder der Kunst. Die Physik spricht bei den Umwandlungen von Erscheinungsformen der Materie, die sie ebenfalls kennt, nicht von Metamorphose, sondern von den verschiedenen Aggregatzuständen: fest – flüssig – gasförmig.

Das Wesentliche bei dem Prinzip der Metamorphose ist die *geheime Verwandtschaft* der verschiedenen Erscheinungsformen (was bei den Aggregatzuständen ebenfalls zutrifft, aber bei der Emergenz nicht angenommen wird). Gerade dadurch aber lassen sich die unterschiedlichen Erscheinungsformen nachvollziehen.

Die Beschreibung dieser *Seelenglieder* stellt ein wesentliches und einmaliges Element in der anthroposophischen Psychologie dar. Ihre Berücksichtigung in Psychologie, Psychopathologie und Behandlung ist ein Charakteristikum anthroposophischer Psychotherapie und eine spezifische Erweiterung in der therapeutischen Arbeit. Anthroposophische psychotherapeutische Ansätze, die darauf verzichten oder dies nicht berücksichtigen, versäumen eine wesentliche Qualität und ein wertvolles Alleinstellungsmerkmal anthroposophischer Psychotherapie. Denn die Beschreibung von *Seelengliedern* als seelische Entwicklungsstufen im Laufe der Biografie hat in dieser Form keine andere psychologische oder psychotherapeutische Richtung, während hingegen andere, vor allem neuere therapeutische Richtungen beispielsweise achtsamkeitsbasierte und meditative Übungen anwenden.

Die Bezeichnung der einzelnen *Seelenglieder* richtet sich nach den typischen Qualitäten, die der Mensch als Thema einer Lebensphase entwickelt und bearbeitet. Hier ereignen sich in biografisch-chronologischer Folge zunächst in den zwanziger Jahren, nach Abschluss der leiblichen Reife, spontane, emotionale, von Sympathie oder Antipathie geprägte Erlebnis- und Verhaltensweisen, die wir, Rudolf Steiner (1861–1925) folgend[20], unter dem Begriff der *Empfindungsseele* zusammenfassen. Damit ist nicht gemeint, dass der Mensch erst mit diesem Entwicklungsschritt zu Empfindungen käme; empfinden kann ja schon das kleine Kind. Ähnliches gilt auch für die folgenden Seelenglieder. Es geht nicht darum, dass sich mit ihnen erst die entsprechenden Seelenfähigkeiten herausbilden würden; vielmehr erfahren die Seelenfähigkeiten mit der Entwicklung der speziellen Seelenglieder eine Steigerung im Sinne der Weltoffenheit, der Weltorientierung, wogegen sich die seelischen Fähigkeiten beim Kind und Jugendlichen noch überwiegend am leiblichen Erleben orientieren. Mit der Entwicklung der Seelenglieder werden die Seelenfähigkeiten zunehmend vom leiblichen Erleben unabhängig und weltoffen.

Nach der Entwicklung der Empfindungsseele schließt sich am Ende der zwanziger und in den dreißiger Jahren ein neues Thema an, das eine Umkehr in der Bewertung und Bedeutung der Lebensereignisse und Interessen markiert, indem nicht mehr emotionale und unüberlegt spontane Erlebnisse und Motive im Vordergrund stehen, sondern rationale Elemente, klare und kühle Überlegungen und Entscheidungen die Lebensgestaltung bestimmen. Diese Stufe der Seelenentwicklung wird *Verstandesseele* (oder Gemütsseele) genannt.[21]

Der nächste Entwicklungsschritt zeitigt eine weitere Errungenschaft in der biografischen Entwicklung der dreißiger bis Anfang der fünfziger Jahre: Es ist die Fähigkeit, Verstand und Gefühl zu verbinden, Welterleben und Selbsterleben in einem Zusammenhang zu berücksichtigen, aus wohlbedachter Einsicht sein Handeln zu bestimmen. Diese Seelenstufe nennt Steiner die *Bewusstseinsseele*. Mit diesem Schritt wird sich der Mensch seiner selbst und der Welt in ihrer wechselseitigen Beziehung bewusst.

„Diese drei Glieder sind im menschlichen Seelenleben zu unterscheiden. Sie dürfen aber in dieser menschlichen Seele nicht auseinanderfallen. Die menschliche Seele muss eine Einheit sein [...] *und es erscheint uns das Ich gleichsam als das Tätige, als der Akteur, der innerhalb unseres Seelenwesens auf den drei Seelengliedern spielt, wie ein Mensch spielt auf den Saiten eines Instruments. Und jene Harmonie oder Disharmonie, welche das Ich hervorbringt aus dem Zusammenspiel der drei Seelenglieder, ist das, was dem menschlichen Charakter zugrunde liegt.“*[22]

2.3 Die Entwicklung der Seelenglieder im Lebenslauf und ihre Bedeutung für die Psychotherapie

„So sehen wir, wie die Entwicklung geschieht. Die äußeren Glieder des Menschen, die er ohne sein Zutun erhalten hat, die gestaltet das Ich um.“[23]

Die hier genannten *äußeren Glieder des Menschen* sind die drei Leibesglieder oder *Wesensglieder*, der physische Leib als leibliche, der Ätherleib als lebendige und der Astralleib als seelische Seinsdimension. Diese Seinsdimensionen oder Wesensglieder bleiben im Lauf des Lebens nicht unverändert. Sie haben ihre spezifischen Aufgaben, insbesondere in den ersten beiden Lebensjahrzehnten bis zum Abschluss des Körperwachstums, um den Leib und seine Organe zu bilden und zur Funktionstüchtigkeit der Organe im Sinne des Gesamtorganismus zu führen und weiterhin für die gesunden physiologischen Funktionen des Organismus zu sorgen. Dann kann sich eine Metamorphose ereignen, die zu einem Gestalt- und Funktionswandel der ursprünglich leiborientierten Wesensglieder (Seinsdimensionen) führt.

„*Die menschliche Seele ist in einer Entwicklung begriffen, deren Ende und Ziel sie nicht zu jeder Zeit absehen kann. Dasjenige, was sich entwickelt hat, können wir zur Not vor uns hinstellen und können, wenn es vor uns steht, zufrieden sein damit, dass wir sagen: es hat sich aus irgend etwas anderem bis zum jetzigen Punkte heran entwickelt. Das können wir nicht sagen bei einem Wesen, wie die menschliche Seele es ist, die mitten in dieser Entwicklung darinnen steht, und die das Handelnde in dieser Entwicklung ist. Diese menschliche Seele muss fühlen, da sie sich bisher entwickelt hat, dass sie sich weiter entwickeln muss. Und sie muss sich als eine selbstbewusste Seele sagen: Wie kann ich nicht nur denken darüber, wie ich mich entwickelt habe, sondern auch, wie ich mich entwickeln werde?*“[24]

Die Seele lebt und zeigt sich in ihren Fähigkeiten; sie entwickelt weitere Fähigkeiten aus den Metamorphoseschritten im Lebenslauf und steigert diese Fähigkeiten weiterhin durch Übung im Laufe des Lebens.

Die Entwicklung der Seele geht vom Ich aus. Das Ich gibt die Richtung vor, die Orientierung, das Ziel und hat die metamorphotische Kraft, in der Seele geistige Fähigkeiten zu entwickeln. „*Die Seele, oder das in ihr aufleuchtend Ich, öffnet nach zwei Seiten hin seine Tore: nach der Seite des Körperlichen und nach derjenigen des Geistigen.*“[25]

Die Entwicklung der Seelenglieder erfolgt in biografischen Entwicklungsphasen, die aufeinander aufbauen. Das bedeutet, dass die zweite oder dritte Entwicklungsstufe nur dann gesund zu erreicht sind, wenn die vorherigen Stufen voll entwickelt sind. Weiterhin ist die Seelenentwicklung in dem Sinne aufeinander aufbauend, dass die vorherigen Stufen nicht „überwunden werden“, sondern weiterhin als Fähigkeiten erhalten sein müssen. Beispielsweise sollen Eigenschaften der Empfindungsseele nicht vernachlässigt oder ignoriert werden, wenn die Qualitäten der Verstandesseele oder der Bewusstseinsseele erreicht sind. Die Verstandesseele ist zwar polar zur Empfindungsseele – sie braucht aber den anderen Pol, um sich abzugrenzen. Die Bewusstseinsseele dagegen ist eine Synthese von Empfindungsseele und Verstandesseele auf einer neuen Ebene, bedarf also beider Seelenglieder, um vollgültig wirksam sein zu können. Wir haben also nur dann eine gesunde Seelenentwicklung, wenn wir letztlich alle drei Seelenglieder ausgebildet und ihre Qualitäten und Fähigkeiten zu unserer Verfügung haben, so dass das Ich mit ihnen „spielen“ , mit ihnen umgehen, sie in Tätigkeit versetzen kann. Die Seelenglieder sind kein Besitz, den man erreicht und dann hat, vielmehr sind sie Fähigkeiten der Seele, die nur insofern vorhanden sind, als sie das Ich einsetzt.

2.3.1 Die ersten biografischen Metamorphoseschritte

Die angedeutete biografische Metamorphose der (leiblichen, leiborientierten) Wesensglieder zu den Seelengliedern ist nicht die erste Metamorphose. Ihr gehen bereits Wandlungsschritte in den ersten drei Jahrsiebten oder zwei Jahrzehnten voraus.

Als erste Metamorphoseschritte (die in der Literatur meist noch nicht so benannt werden) erkennen wir die Entwicklung der zunächst noch sehr leibnahen seelischen

Fähigkeiten, von der Aufrichtekraft über das Gehen und die Psychomotorik zum Sprechen, Empfinden, Fühlen, Denken, Wollen und Handeln in den ersten drei Jahrsiebten, oder heute, infolge der Akzeleration der körperlichen Entwicklung, bis zum 18. Lebensjahr. Dann setzt die eigentliche, zunehmend leibfrei werdende und sich weltoffen zeigende seelische Entwicklung durch weitere Metamorphosen ein.

Diese Wandlungen des ersten Metamorphoseschritts geschehen vollkommen unbewusst und natürlich, d.h. ohne persönliche Intention oder Absicht. Es handelt sich bei diesen ersten Veränderungen um eine *funktionelle* Metamorphose des ursprünglich leiborientierten Zustands, d.h. die entsprechenden Wesensglieder bleiben erhalten und erfüllen auch weiterhin ihre verschiedenen leibgebundenen Funktionen, aber ein Teil ihrer Kräfte verwandelt sich in seelische Fähigkeiten. Damit zeigt sich das wesentliche Charakteristikum der Wesensglieder, dass sie ihrem Wesen nach nicht *nur physisch* oder *nur seelisch* sind, sondern eben *beides, sowohl als auch*: Sie haben die Fähigkeit, ihre Kräfte *leibgebunden* im physischen Organismus zu entfalten oder, eben nach ihrer Metamorphose, leibfrei der Seele zur Verfügung zu stellen, um hier die Seelenfähigkeiten zu entwickeln.

Erst nach dieser ersten funktionellen Metamorphose der Wesensgliedereigenschaften zu Seelenfähigkeiten kann sich die zweite Wandlung, die jetzt eine funktionelle und gestalthafte Metamorphose ist, ereignen. Jetzt entstehen wirklich neue Erscheinungsformen der vormals primär leiborientierten Wesensglieder zu endgültig leibfreien und weltoffenen Seelengliedern (deren weitere Entwicklung zu Geistgliedern hier nicht mehr behandelt wird).

2.3.2 Lebensthemen – Lebenskrisen – Chancen und Risiken

Jede Lebensepoche hat ein Thema, das zu bearbeiten, ein Entwicklungsziel, das zu erreichen ist. Bei den drei Epochen der Entwicklung der Seelenglieder treten in den einzelnen Phasen als Thema jeweils Grundfragen der Seelenentwicklung auf: Fragen, die für den individuellen Menschen in der jeweiligen Phase leitend sind. Wenn wir die Biografie als in Phasen gegliedert anschauen, so ist wichtig zu betonen, worauf Romano Guardini (1885–1968)[26] hinwies, dass es in jeder Phase der besondere individuelle Mensch ist, der sich entwickelt, der um sich weiß und der, bewusst oder unbewusst, seine Entwicklung führt. Der im Rahmen der allgemein geltenden biografischen Gesetzmäßigkeiten seine individuellen Themen sucht, seine persönliche Entwicklung gestaltet und sein eigenes Leben verantwortet.

Jeweils am Übergang von einer Phase zur nächsten, wenn ein Thema abgeschlossen sein sollte, weil neue Aufgaben und Möglichkeiten bevorstehen, liegen die Krisenzeiten eines Lebenslaufs. Ist das Lebensthema der zu Ende gehenden Phase abgeschlossen? Kann ich das Thema zufrieden ruhen lassen und mich den neuen Anforderungen zuwenden oder hänge ich noch an dem alten Thema, an unerledigten Aufgaben? Oder war ich vorschnell schon mit dem neuen Thema, mit neuen Dingen beschäftigt, ohne das alte richtig abgeschlossen zu haben? Oder war ich von anderem so absorbiert, dass ich mich auf die Themen meiner Lebensepoche nicht angemessen einlassen konnte? An solchen Übergängen in der Biografie zeigen sich die Krisenmomente, die als Lebenskrise, als Krise in Beziehungen oder im Beruf auftreten, aber auch häufig als Krankheiten in Erscheinung treten oder sich als Unfälle oder andere Schicksalsschläge ereignen.

Charakteristisch sind beispielsweise für die späte Adoleszenzphase zwischen 18 und 21 Jahren die gehäuft auftretenden psychischen Erkrankungen[27] wie die Erstmanifestationen von Depressionen, psychotischen Erkrankungen (Hebephrenie), Ängsten, Phobien, Drogenabusus, Bulimie, Depersonalisation und Derealisation. Diese Krise der späten Adoleszenz tritt als Identitäts-, als Erlebens- oder als Orientierungskrise auf. Es ist die Krise zu Beginn der Entwicklung der Empfindungsseele, wenn einerseits noch stark leiborientierte Empfindungen und Bedürfnisse vorhanden sind, andererseits eine neu entstehende Weltoffenheit durch Erlebnisse an der Welt (vornehmlich an Mitmenschen) sich enttäuschend, kränkend oder traumatisierend auswirken können.

„Der Mensch erlebt das, was ihm zukommt, nur in der Jugend in seiner ganzen Schärfe und Frische [...] *davon zehrt er sein Leben lang.*“[28]

Die nächste typische biografische Krise kann in der Zeit zwischen 28 und 30 Jahren erlebt werden, die eigentlich die gesündeste Zeit in der Biografie ist. Hier kann sich der Übergang von der emotional betonten Empfindungs- zur sachlich betonten Verstandesseele mit Fragen an das eigene Leben, an die zukünftigen Ziele als Beziehungs- oder berufliche Orientierungskrise, als Depression oder Unfall (Arbeits-, Verkehrsunfall) oder als psychosomatische Erkrankung manifestieren.[29] Sehr schön schildert diese biografische Krise Ingeborg Bachmann (1926–1973) in ihrer Erzählung *Das dreißigste Jahr*[30]*:*

„Wenn einer in sein dreißigstes Jahr geht, wird man nicht aufhören, ihn jung zu nennen. Er selber aber, obgleich er keine Veränderungen an sich entdecken kann, wird unsicher; ihm ist, als stünde es ihm nicht mehr zu, sich für jung auszugeben. Und eines Morgens wacht er auf, an einem Tag, den er vergessen wird, und liegt plötzlich da, ohne sich erheben zu können, getroffen von harten Lichtstrahlen und entblößt jeder Waffe und jeden Muts für den neuen Tag [...] *Denn bisher hat er einfach von einem Tag zum andern gelebt, hat jeden Tag etwas anderes versucht und ist ohne Arg gewesen. Er hat so viele Möglichkeiten für sich gesehen und er hat, zum Beispiel, gedacht, dass er alles möglich werden könne:* [...] *Nie hat er bedacht* [...] *Nichts hat er befürchtet. Jetzt weiß er, dass auch er in der Falle ist.* [...] *Ich, dieses Bündel aus Reflexen und einem gut erzogenen Willen, Ich ernährt vom Abfall aus Geschichte, Abfällen von Trieb und Instinkt, Ich mit einem Fuß in der Wildnis und dem anderen auf der Hauptstrasse zur ewigen Zivilisation. Ich undurchdringlich, aus allen Materialien gemischt, verfilzt, unlöslich und trotzdem auszulöschen durch einen Schlag auf den Hinterkopf. Zum Schweigen gebrachtes Ich aus Schweigen* [...]“.[31]

Es ist das Erwachen der Verstandesseele aus den Erlebnissen und Empfindungen der dominierenden Empfindungsseele.

Als nächste biografische Krise ist die Lebensmittekrise zu nennen, die früher mit 35 Jahren, jetzt zwischen 45 und 55 Jahren erlebt wird. Sie erscheint meist als eine typische Orientierungskrise mit vielen Fragen an die eigene Biografie, an das bisher Erreichte und an das noch Bevorstehende. Nicht selten wird daraus eine depressive oder eine schwere körperliche Erkrankung.

Grad in der Mitte unsrer Lebensreise
Befand ich mich in einem dunklen Walde,
Weil ich den rechten Weg verloren hatte,
Wie er gewesen, wäre schwer zu sagen.[32]

So beginnt Dante (1265–1321), quasi urbildhaft, die Schilderung seiner eigenen Krise der Lebensmitte.

In seinem Schauspiel *Biografie: Ein Spiel* lässt Max Frisch (1911–1991) einen Verhaltensforscher, gerade fünfzig geworden, sein Leben noch einmal an einem von ihm beliebig gewählten Zeitpunkt neu beginnen, nach dem Motto: *was wäre, wenn, und vor allem: was wäre, wenn nicht.* Gelingt es, mit der Erfahrung des Fünfzigjährigen, frühere Fehler nicht noch einmal zu machen? *„Ich weigere mich zu glauben, dass unsere Biografie, meine oder ihre, oder irgendeine, nicht anders ausgehen könnte. Vollkommen anders*".[33]

Das sind typische Fragen an die eigene Biografie in der Lebensmitte.

Neben den genannten Entwicklungsphasen, die heute individuell unterschiedlich lange dauern und biografische Krisen an ihren Übergängen hervorrufen können, gibt es noch überindividuelle kosmische Rhythmen im Lebenslauf, von denen die sogenannten *identischen Mondknoten* in der Biografie besonders wichtig sind.[34]

Die kosmologische Wiederholung der Geburtskonstellation ist wie ein Echo, eine Erinnerung an die Motive des Lebens, die sich an diesen Mondknoten, also in diesem Jahr des Mondknotens einstellen. Häufig treten an den Mondknoten besondere Ereignisse auf, um diese Besinnung zu ermöglichen, beispielsweise Unfälle, Erkrankungen oder Krisen. Der erste Mondknoten tritt entsprechend mit 18,7 Jahren ein, der zweite mit ca. 37, der dritte mit 56, der vierte mit 75 und der fünfte mit ca. 94 Jahren. Viele Biografien zeigen die Bedeutung dieser Mondknoten für den Menschen in der bewussten Gestaltung seines Lebens durch Krisen und Krankheiten.[35]

Ein Geschehen aus der Biografie von Hannah Arendt (1906–1975) möchte ich als Beispiel für ein Ereignis im Zusammenhang mit dem dritten Mondknoten anführen:

„Am 19. März 1962 ereignet sich auf einer Straße, die durch den New Yorker Central Park führt, ein Verkehrsunfall. Ein Taxi wird von einem Lastwagen gerammt. Auf dem Rücksitz des Taxis sitzt eine sechsundfünfzig jährige Frau, die bei dem Zusammenstoß schwer verletzt wird. Ihr Name ist Hannah Arendt, eine Jüdin mit amerikanischem Pass. [...] *Im Krankenwagen erwacht Hannah Arendt aus ihrer Ohnmacht. Ihr ist sofort klar, was passiert ist. Zuerst versucht sie, ihre Arme und Beine zu bewegen, um festzustellen, ob sie gelähmt ist. Dann überprüft sie ihr Gedächtnis, sehr sorgfältig, ein Jahrzehnt nach dem anderen* [...]

Hannah Arendt ist beruhigt. Sie hat keine Gedächtnislücken und gelähmt ist sie auch nicht. Aber sie ist in einem merkwürdigen Zustand, als ob sie zwischen Tod und Leben schweben würde. Noch lange Zeit später denkt sie fasziniert an jene Momente zurück. Ihrer Freundin Mary McCarthy schildert sie diese Erfahrung so: ‚Das Wichtigste war, dass ich einen flüchtigen Augenblick lang das Gefühl hatte, ich hätte es selbst in der Hand, zu entscheiden, ob ich leben oder sterben wolle. Und obwohl ich nicht dachte, dass der Tod etwas Schreckliches sei, habe ich doch auch gedacht, dass das Leben ganz schön sei und ich mich lieber dafür entscheide.'[36]

Dieses sensibel beschriebene Geschehen ereignete sich zur Zeit des dritten Mondknotens von Hannah Arendt und hat den typischen Charakter einer biografischen Entscheidungsfrage: *Was will ich? Was habe ich noch vor im Leben?* Jede Mondknoten-Krise knüpft an die Grundfrage der Inkarnation an: *Wofür lebe ich, wofür will ich leben?*

Die im Folgenden beschriebenen biografischen Epochen der mittleren Lebensjahre berücksichtigen ausschließlich die seelische Entwicklung. Damit ist die Entwicklung des Menschen nicht abgeschlossen; vielmehr schließt sich (zukünftig) die geistige, die wiederum in einem weiteren Metamorphoseschritt besteht, an die Entwicklung der Seelenglieder an.

2.3.3 Der zweite biografische Metamorphoseschritt

Die Wandlungen des zweiten Metamorphoseschritts ereignen sich biografisch im Laufe der Jahre zwischen dem 18. und 50. Lebensjahr (ursprünglich im 4., 5. und 6. Jahrsiebt). Sie beginnen noch „naturgegeben" und unbewusst, jetzt in umgekehrter Reihenfolge der Wesensglieder, anfangend mit der Seelenorganisation (Astralleib) und zum dritten Schritt, mit der Umwandlung der Kräfte der physischen Organisation hin, bewusster und eigenverantwortlich werdend. Dabei ist es immer das Ich, das die Metamorphoseschritte der Seinsdimensionen (Wesensglieder) veranlasst und prägt.

„Das Ich lebt in der Seele. Wenn auch die höchste Äußerung des „Ich" der Bewusstseinsseele angehört, so muss man doch sagen, dass dieses Ich von da ausstrahlend die ganze Seele erfüllt und durch die Seele seine Wirkung auf den Leib äußert. Und in dem Ich ist der Geist lebendig."[37]

2.3.4 Die Empfindungsseele

Die erste Metamorphose dieses Schritts ist die der Kräfte der seelischen Seinsdimension (des Astralleibes) zum ersten der drei Seelenglieder, der Empfindungsseele. Diese Metamorphose geschieht ursprünglich ab dem 4. Jahrsiebt (21. bis 28. Lebensjahr) bzw. infolge der allgemeinen Akzeleration der körperlichen Entwicklung heute schon ab dem 18. bis zum 30. Lebensjahr.

Der zweite Schritt vollzieht sich dann zwischen dem 28. und 30. und bis ungefähr zum 40. Lebensjahr (anstatt des 28. bis 35.) infolge der Verlangsamung (Dezeleration) der seelischen Entwicklung. Der dritte Schritt soll sich daran anschließen und kann sich bis zum 50. Lebensjahr (anstatt vom 35. bis 42.) hinaus ziehen.

Die Empfindungsseele ist das erste Glied in der biografischen Entwicklung der Seelenfähigkeiten. Sie entwickelt sich aus einer unbewussten Aktivität des Ich an der Umwandlung der Kräfte der seelischen Organisation (des Astralleibes). *„Und den Teil des astralischen Leibes, den das Ich unbewusst umgearbeitet hat, den wir also heute schon als* *umgewandelten astralischen Leib in uns tragen, den bezeichnen wir als das erste seelische Glied des Menschen, als die Empfindungsseele.*"[38]

Das noch sehr leibnahe Empfindungs- und Gefühlsleben des Astralleibes (der seelischen Organisation oder des Empfindungsleibes), das sich in der erwachenden Sexualität, in den dadurch ausgelösten Identitätsfragen in der Pubertät und in den Unsicherheiten und Unausgeglichenheiten um die Pubertätszeit zeigt, verändern sich meist ab dem 18. oder 21. Lebensjahr. Die Seele wird langsam frei von den leiblichen Veränderungen und hormonellen Vorgängen, sie öffnet sich zusehends der Welt gegenüber, mit neuem Interesse, mit Fragen und Wünschen, wie die eigenen Interessen und Fähigkeiten sich in der Welt verwirklichen lassen, was man machen, werden und wo man leben möchte, mit wem man zusammen sein und was man unternehmen möchte. In dieser Phase wirken die neuen Erfahrungen aus der Welt in die Seele hinein, die Seele ist offen – und damit auch verletzlich, verwund-, beeinfluss-, präg- und formbar – und dabei entwicklungsfähig. Die eigenen Wünsche, Bedürfnisse und Ziele wollen in den Begegnungen mit der Welt verwirklicht werden. Das führt zu Herausforderungen, die zu Krisen, Enttäuschungen oder Erfüllungen werden können.

In dieser Lebensepoche stehen die Empfindungen, Gefühle, Emotionen und Affekte, Leidenschaften und ideale Ziele berechtigt im Vordergrund. Es sind besonders in Polaritäten auftretende Gefühle wie Sympathie und Antipathie, Freude und Schmerz; Lust und Unlust bis zum Leid, Liebe und Hass, Anhänglichkeit und Selbstbehauptung, Symbiose und Abgrenzung, die das Seelenleben der Empfindungsseele prägen und bestimmen. Chaos und Krisen überwiegen vor Ordnung und Orientierung. Noch kaum Lebenserfahrung, wenig angeeignetes Wissen, aber viel Wille, viel Kraft, viel jugendlicher Enthusiasmus stehen sich gegenüber. Die jugendliche Begeisterung, die vielen Gefühle sollen sich erleben und ausleben dürfen und nicht zu früh eingegrenzt und beschränkt werden, um eine gesunde Entwicklung der Empfindungsseele zu unterstützen. An der eigenen Wandlung heftiger Gefühle im Lauf der Jahre, die sich aus den Erfahrungen des eigenen Seelenerlebens ergeben, kann das Ich des jungen Menschen reifen und in der Seele zunehmend Führung übernehmen.

So schildert Steiner beispielsweise den Zorn als einen Erzieher des Ich in der Empfindungsseele, um negative heftige Emotionen zu zähmen und zu einem reifen und starken, aber gelassenen Seelenleben zu kommen. Starke Gefühle lassen sich nur verwandeln, wenn man sie zunächst hat, zulässt und bewusst erlebt; werden sie von vornherein abgelehnt, vermieden oder verdrängt, so neigen sie dazu, ein Eigenleben zu entwickeln. An der Aufgabe wächst das Ich, nicht an der Vermeidung.

„*Was wir Empfindungsseele nennen, das kann da sein im Leben, ohne dass es viel vom Denken durchdrungen wird. Die Empfindungsseele ist zunächst dasjenige, was die äußeren Eindrücke auffängt. Sie ist dasjenige Glied der menschlichen Seele, welches die Wahrnehmungen der Sinne ins Innere hinein weiter schickt. Diese Empfindungsseele ist es auch, was dann aufsteigen lässt im Innern das, was sich als Lust- und Unlust-Gefühl, als innere Freude, als inneres Schmerzgefühl anschließt an das von außen Gebrachte und Beobachtete. Diese Empfindungsseele ist zunächst dasjenige, aus dem aufsteigen die Triebe und Instinkte und Leidenschaften und Affekte der menschlichen Natur.*"[39]

Bei der Entwicklung der Empfindungsseele sind es die heftigen Affekte, wie beispielsweise der Zorn, aber eben auch alle anderen starken Gefühle oder Affekte, die zu Erziehern der Seelenentwicklung werden, wenn das Ich sie mit der Zeit beherrscht und überwindet. Dabei entstehen auch Risiken, weil es meist zwei Möglichkeiten des Umgangs mit Affekten gibt. Aus dem Zorn kann beispielsweise einerseits ein gerechter, selbstloser Zorn werden – andererseits aber auch ein ganz selbstbezogener Zorn, den wir dann Wut nennen. Der gerechte Zorn führt zu Selbstlosigkeit; er hat nicht eigene Vorteile zum Ziel. Die Wut ist selbstbezogen, egoistisch, da sie eigene Bedürfnisse oder Vorteile als Motiv hat. Im Extrem sind beide Seiten einseitig. Dazwischen kann aus der Kraft eines berechtigten Zorns eine starke Durchsetzungskraft entstehen.

Da es bei diesen Entwicklungsschritten immer das Ich ist, von dem die Entwicklung ausgeht, so sind auch Gefahren für das Ich damit verbunden. Wenn das Ich seine Mitte nicht hält, so droht es bei den Entwicklungsschritten der Seelenglieder in polare Extreme abzugleiten.

Die erste Polarität sind die Extreme des *Selbstverlustes* und der *Selbstsucht.*

Selbstverlust bedeutet, „wirkungslos" durch sein Leben zu gehen und in der Welt zu „zerfließen", sich zu verlieren. Wir können hier an das Phänomen der Depersonalisation denken, aber auch an Ich-Störungen im Rahmen beginnender schizophrener Erkrankungen (Hebephrenie) oder an Depressionen mit Entscheidungsschwäche und Antriebsverlust, ebenso an Suchterkrankungen. Die genannten Leiden können sich auch alle in dieser Lebensphase manifestieren.

Selbstsucht bedeutet, in sich zu verhärten und zu einem sich vor der Welt verschließenden Egoismus zu kommen. Auch das kann sich im Rahmen von Suchterkrankungen zeigen, in narzisstischen oder anderen Persönlichkeitsstörungen.

Die biografischen Grundfragen der Entwicklung der Empfindungsseele lauten:

- Wie erlebe und empfinde ich die Welt und an der Welt mich selbst?
- Was empfinde ich an der Welt und wie fühle ich mich in der Begegnung mit dieser?

In Abgrenzung dazu war die Grundfrage des Empfindungsleibes (der leibnahen seelischen Organisation):

- Wie erlebe ich mich, was erlebe ich in mir, an mir?

2.3.5 Die Verstandesseele

Die *Verstandes- oder Gemütsseele* entwickelt sich im zweiten Metamorphoseschritt aus der unbewussten Arbeit des Ichs an den Kräften der Lebensorganisation (des Lebens- oder Ätherleibes). Auch diese bisher leiborientierten bzw. sich schon zu Vorstellungs- und Denkfähigkeiten in einem ersten Schritt verwandelten Lebensbildekräfte wandeln sich in diesem zweiten Metamorphoseschritt wiederum zu dem zweiten Seelenglied der Verstandesseele.[40]

Geht es bei der Entwicklung des Denkens, Vorstellens und Erinnerns zunächst darum, das Wahrgenommene zu erinnern, sich davon Vorstellungen zu machen und, wenn die Wahrnehmung nicht mehr gegeben ist, darüber nachzudenken, was angeregt wurde, Begriffe zu bilden, so geht es bei der Entwicklung der Verstandesseele um mehr. Zum Einen kann das Ich sich selbst die Inhalte des Nachdenkens geben, auch unabhängig von äußerer Wahrnehmung. Zum Anderen vermag das Ich auch etwas *vor*zudenken, was noch nicht geschehen, noch nicht faktisch geworden ist. Es kann also produktiv, erfinderisch, schöpferisch denken, zunächst in Gedanken hervorbringen und später daraus in der praktischen, materiellen Realität etwas Neues entstehen lassen. Im Sinne von Fantasieschöpfungen ist das dem Kind auch schon möglich; im Sinne von „wahrheitsgemäßen", fruchtbaren kreativen Leistungen zeigt es sich als eine Fähigkeit der Verstandesseele.

Die Verstandesseele charakterisiert sich auch dadurch, dass in ihr das Ich in der Seele stärker auftritt als bisher, und zwar insbesondere in einem klaren Denken, das in sich das Bedürfnis nach Wahrhaftigkeit hat.

„*Und in dieser Verstandes- oder Gemütsseele, die wir als das zweite Glied anführten, haben wir nicht zu suchen jenes unbestimmte Gefühl, das wie aus der Tiefe heraufsteigt, sondern das Gefühl, das sich allmählich von dem inneren Lichte des Denkens durchströmen lässt. Zugleich haben wir in dieser Verstandes- oder Gemütsseele dasjenige zu sehen, aus dem heraus allmählich erscheint das, was wir das menschliche Ich nennen; jenen Mittelpunkt in unserer Seele, welcher zum eigentlichen Selbste führen kann, der es möglich macht, dass wir die Eigenschaften unserer Seele von innen heraus läutern und reinigen und verarbeiten, so dass wir Herr und Leiter und Führer werden innerhalb unserer Willensimpulse, innerhalb unseres Gefühls- und Gedankenlebens.*"[41]

Auch bei der Entwicklung der Verstandesseele gibt es ein Moment, das zu ihrer Bildung anregt: Der Wahrheitssinn oder das Wahrheitsgefühl, das Streben nach Wahrheit. Während die Affekte dadurch zur Anregung der Empfindungsseele werden, dass das Ich sie im Lauf der Zeit beherrschen und überwinden lernt, regt das Streben nach Wahrheit die Verstandesseele dadurch an, dass die Seele sich dem Streben nach Wahrheit ganz hingibt. Nun unterschied Steiner zwei verschiedene Wahrheiten: Einerseits eine Wahrheit, die aus dem Nachdenken über das Vorhandene, das schon geschehen ist, die Welt der Tatsachen entsteht, andererseits eine ganz andere Art von Wahrheit, die sich an noch nicht Geschehenes richtet, nicht an die Welt der Tatsachen, sondern an die Welt der sinnvollen Möglichkeiten, der Potenzialitäten.

Die erste Wahrheit aus dem Nachdenken über Tatsachen ist einfach, denn sie ist in der Welt faktisch beweisbar. Die zweite Art der Wahrheit erscheint komplizierter, denn sie ist nicht faktisch beweisbar. Sie kann sich nur dadurch als wahr erweisen, dass sie fruchtbar wird im Leben, dass sie sich bewährt in der Welt. Goethe formulierte das in dem Satz: „*Was fruchtbar ist, allein ist wahr.*"[42] Diese Form der Wahrheit ist zunächst nicht zu beobachten, nicht mit Sinnen wahrzunehmen. Sie kann man nur im Innern der Seele erleben, vorausdenken, bis sie sich später bewährt, bewahrheitet, als fruchtbar erweist. Diese Fähigkeit, Wahrheit durch Nach- und auch durch Vordenken zu erkennen, ist eine wesentliche Fähigkeit der Verstandesseele. Es zeigt sich, dass die Verstandesseele mehr ist als nur Verstandestätigkeit oder Denken.

Die Anregung zur Verstandesseele ist das Wahrheitsstreben des Ichs in der Seele. Auch bei dieser Entwicklung gibt es wieder Risiken: Ein zu starkes Verharren im

Nachdenken kann dazu führen, ein *abstrakter Sonderling* zu werden, pedantisch, egoistisch und rechthaberisch. Dabei hängt man am fertig Vorhandenen, wird unflexibel, unwahrhaftig, zwanghaft. Das Vordenken dagegen regt produktives, schöpferisches Handeln und Kreativität an. Das allerdings kann zu Übermut, Überheblichkeit, Arroganz, Überaktionismus und Unbeherrschtheit führen. Bei diesem Entwicklungsschritt bestehen Gefahren für das Ich: Das Ich, das sich stark entwickeln und innerlich reich und schöpferisch werden soll, kann auch eine „*Kehrseite*" zeigen und zu eigen, zu egoistisch, selbstsüchtig und in sich verhärtet werden. Andererseits wird es, wenn es sich zu sehr zurücknimmt, womöglich zu schwach, „verliert sich im Leben" oder „versinkt in der Welt": „*Die Kehrseite dieser Entwicklung des Selbstes ist die Selbstsucht, der Egoismus. Ein zu schwaches Selbst verliert sich im Leben, versinkt sozusagen in die Außenwelt. Ein solches Selbst aber, das alles in sich hineingenießen, hineinbegehren und hineindenken und -brüten möchte, ein solches Ich verhärtet sich in Selbstsucht und Egoismus.*"[43]

Es kommt bei diesem Entwicklungsschritt sehr stark darauf an, die innere Mitte zu halten: „*Falls der Mensch nicht in der Lage ist, diesen Mittelpunkt in sich zu finden, ist er der Gefahr ausgesetzt, sich zu verlieren in einer falsch verstandenen Betätigung seines Ichs.*"[44]

„*Der Mensch würde durch diese Karikatur seiner Ich-Entwicklung zu gleicher Zeit verarmen. Selbstsucht verarmt und verödet den Menschen. So ist das Ich ein zweischneidiges Schwert, indem es arbeitet an den drei Seelengliedern. Es muss auf der einen Seite so arbeiten, dass es immer reicher und reicher wird, voller und voller sich gestaltet, dass es ein kräftiger Mittelpunkt wird, von dem viel ausstrahlen kann; aber es muss alles dasjenige, was es in sich aufnimmt, wiederum in Harmonie bringen mit dem, was in der Umgebung lebt. Es muss eben in demselben Maße, in dem es sich in sich hinein entwickelt, zu gleicher Zeit aus sich herausgehen, mit allem Dasein zusammenfließen. Es muss zu gleicher Zeit eine selbsteigene Wesenheit werden und auf der anderen Seite selbstlos werden.* [...] *Nur muss das Ich an jedem der drei Seelenglieder so arbeiten, dass nach diesen beiden Seiten hin der menschlichen Entwicklung Rechnung getragen wird.*"[45]

Die biografischen Grundfragen der Verstandes- oder Gemütsseele lauten:

- Wie verstehe ich die Welt, wie kann ich wahrhaftig in der Welt leben?
- Wie erkenne ich die Wahrhaftigkeit in der Welt? Wie erkenne ich die Ordnung der Welt und welche Gesetze in der Welt wirken?
- Wie kann ich mich wahrhaftig in der Welt verwirklichen?

2.3.6 Die Bewusstseinsseele

„*Der Kern des menschlichen Bewusstseins, also die Seele in der Seele, ist hier mit Bewusstseinsseele gemeint.*"[46]

Der dritte Metamorphoseschritt im Lebenslauf der seelischen Entwicklung geschieht nicht mehr so unbewusst und natürlich wie die vorherigen zwei Schritte. Jetzt ist eine bewusste Arbeit des Ichs gefordert, um die Kräfte der physischen Seinsdimension (des physischen Leibes) zu metamorphosieren. Die Kräfte des physischen Leibes im ersten

Jahrsiebt zeigten sich in Aufrichtekraft, im Stehen, im Gehen und in der Sprachentwicklung und offenbarten damit eine sehr starke unbewusste kindliche Willenstätigkeit. Diese Kräfte, die zurückgehen auf die Urkräfte des Physischen, die Schwerkraft, die Räumlichkeit und die Vergänglichkeit, sollen nun, im Alter von ca. 40 bis 50 Jahren (ursprünglich im 6. Jahrsiebt), verwandelt werden. Dafür gibt es wieder einen „Erzieher", eine Anregung in der Seele.

Die Umwandlung im ersten Metamorphoseschritt von Schwerkraft in Aufrichtekraft, von Räumlichkeit in Beweglichkeit, von Vergänglichkeit in Beständigkeit steigert sich im zweiten Schritt zu neuen Fähigkeiten und sie brauchen eine neue Anregung. Diese ist in zwei Qualitäten der Seele feststellbar, die wir schon durch die Erziehung im Kindesalter und später selbständig entwickeln: Einerseits durch die Liebe zu allem Neuen, Unbekannten und auch zu Unsichtbarem, andererseits in Hingebung zu allem Neuen, Unbekannten, Fremden dem wir begegnen. Dies sind zwei Fähigkeiten, die wir im alltäglichen Leben erfahren, beispielsweise wenn wir uns verlieben, wenn wir in Begeisterung etwas (oder jemand) Neues kennenlernen, wenn wir ein Gefühl der Verehrung entwickeln einer Persönlichkeit gegenüber, für die wir große Achtung und Wertschätzung empfinden. Liebe und Hingebung können sich im Sinne Steiners vereinigen zu einer Fähigkeit der Andacht (in jeder Hinsicht, religiös oder nicht religiös, im Gebet oder unabhängig davon). Andacht in diesem Sinn, als Vereinigung von Liebe und Ergebenheit (Hingebung) dem Unbekannten gegenüber, ist nun der „Erzieher", die Anregung, der Motor zur Entwicklung der Bewusstseinsseele.

Die neuen Fähigkeiten, die jetzt entstehen, sind wie eine Steigerung und Zusammenfassung der bisher in Empfindungs- und Verstandesseele erreichten Seelenfähigkeiten. Es sind *„geläuterte"* Affekte, Gefühle mit starker Kraft und klare Gedanken, Erkenntnisse über Leben und Welt. Aus einer metamorphosierten Aufrichtekraft und Standfestigkeit, aus Liebe und Ergebenheit (Andacht) dem Neuen und Unbekanntem gegenüber können sich jetzt durch die bewusste Arbeit des Ichs in der Ausbildung der Bewusstseinsseele neue Fähigkeiten zeigen.

Die Bewusstseinsseele kommt nur durch das Denken zur Entwicklung, indem sich einem klaren Denken einem Unbekannten, einem Unsichtbaren (auch einem Übersinnlichen) die Empfindung der Liebe und der Wille der Ergebenheit hinzufügen. Dadurch entsteht ein Wissen, bei dem das Ich des Erkennenden sich mit dem Gegenstand der Erkenntnis, dem Erkenntnisobjekt, so verbindet, dass ein Wesensverständnis aus der Begegnung entsteht, bei der sich das Ich in Selbstbewusstheit mit dem Anderen verbindet, sich nicht verliert, sondern weiß, dass es den in seiner Eigenart erkennt und die Beziehung zwischen beiden (zwischen Selbst und Welt) mitberücksichtigt. Dazu bedarf es der Qualität der Andacht mit einem positiven Selbstgefühl.

„Nur dadurch aber kann die Bewusstseinsseele zur Ausbildung kommen, dass der Mensch ein Denker wird; denn die Selbstbewusstseinsseele soll wissen, wissen von der Welt und von sich selbst."[47]

Die Qualitäten der Bewusstseinsseele liegen darin, starke Gefühle der Empfindungsseele („geläuterte" Affekte) und klare Gedanken der Verstandesseele unter einem neuen Gesichtspunkt zusammenzufassen: Ein gestalterischer wachbewusster Wille aus Ergebenheit (Hingebung) und einem starken Gefühl der Liebe, beides geführt von klarem

Denken und begleitet von einem positiven Selbstgefühl, machen die Qualitäten der Bewusstseinsseele aus.

Wer in der Bewusstseinsseele erlebt und fühlt, aus ihr denkt und mit ihr handelt, zeigt besondere Qualitäten und Fähigkeiten im Umgang mit Menschen und Lebensereignissen. Fühlt und handelt beispielsweise der Mensch in der Empfindungsseele spontan und emotional, nach Lust und Sympathie oder Antipathie, oft unüberlegt und irrational, denkt und entscheidet der Mensch aus der Verstandesseele überlegt, rational, bedächtig und immer nach den Gesichtspunkten was richtig oder falsch ist, so verhält sich der Mensch aus der Bewusstseinsseele besonnen, feinfühlig, wertschätzend, gefühl-, liebe-, respekt- und hingebungsvoll, mit klarem Denken und ohne die eigenen Ansichten oder Werte zu vergessen oder zu vernachlässigen.

Es erscheint klar, dass ein solches Verhalten anspruchsvoll ist und Übung sowie ein waches, klares, reflektiertes Bewusstsein von sich selbst und der jeweiligen Situation erfordert. Selbst und Welt begegnen sich im Selbstbewusstsein und ermöglichen als neues Erlebnis eine Wesenserkenntnis des Anderen (der Welt) in der Begegnung mit mir.

Die biografischen Grundfragen der Bewusstseinsseele lauten:

- Wie finde und erkenne ich ein angemessenes Verhältnis zwischen mir und der Welt?
- Wie lebe ich meinen Bezug zur Welt so, dass er der Welt und mir angemessen ist?
- Wie gestalte ich mein Bewusstsein von mir selbst, als reflektiertes Selbstbewusstsein, das Selbst und Welt umfasst?

Dabei zeigen sich wiederum Risiken, die auf dem Weg der Entwicklung der Bewusstseinsseele liegen:

Gehen wir mit zu viel Liebe, ohne Ich-geführtes klares Denken auf die Welt (einen Menschen, eine Idee) zu, so verfallen wir leicht der unkritischen Schwärmerei bis zu verschiedenen Formen des Aberglaubens, die langfristig zu einem Zustand „seelischen Schlafwandelns" führen können, d. h. zu einem unbewussten, nicht kontrollierbaren, mitunter gefährlichen Verhalten (z. B. Fanatismus). Die Liebe der Bewusstseinsseele muss von klarem Denken und starkem Willen geführt sein; sie darf auf keinen Fall zu einer Schwächung des eigene Selbstes führen, zu einer Anfechtung des Selbstgefühls, sonst gerät die Liebe in Gefahr des Ich-Verlustes. Die Ergebenheit oder Hingabe der Bewusstseinsseele der Welt (einem Menschen, einer Idee) gegenüber muss getragen sein von klarem Denken und Wissen, begleitet von einem positiven Selbstgefühl. Fehlt dieses klare Denken und Wissen, so führt dies wieder zu einem Selbstverlust mit einer „seelischen Ohnmacht", d. h. zu einem Zustand von Willenlosigkeit oder genauer zu einem Zustand von einem machtlosen Willen, der dann von anderen benutzt werden kann, zu einem Verhalten, das der betreffende Mensch gar nicht wünscht.

Für das Ich, das den Entwicklungsschritt zur Bewusstseinsseele vollziehen muss, bedeutet dies also eine doppelte und folgenschwere Gefahr des Selbstverlustes: Es entsteht ein machtloses, unbewusstes, fremdgesteuertes, willenloses Ich.

2.3.7 Zusammenfassung der Qualitäten der drei Seelenglieder

Zur Empfindungsseele

Der Mensch in der Phase der Empfindungsseele öffnet sich der Welt. Er will die Welt erleben und sich seinen Gefühlen, seiner Lust und Laune entsprechend in der Welt verwirklichen. In den vom Empfindungsleib geprägten Jahren zuvor erlebte er primär seinen Leib, das Leibgefühl an der Welt, als Stimulanz oder als Widerstand. Jetzt erlebt er die Welt in seiner Seele, anregend oder beängstigend, als Fördernis oder als Hindernis. Er lebt und liebt spontan, gefühlvoll, emotional, und so entscheidet er auch die anfallenden Lebensfragen, geht Beziehungen ein, kann Berufspläne beginnen, Reisen unternehmen. So entwickelt sich die Empfindungsseele.

Zur Verstandesseele

Der Mensch in der Phase der Verstandesseele, ab dem 28. oder 30. Lebensjahr, macht zunächst eine Krise durch, die zu einer „Umwertung aller Werte“ führt. Es zählen jetzt nicht mehr die „Gefühle von gestern“, die alten Vorlieben, Pläne, Beziehungen oder Wünsche. Andere Interessen entwickeln sich, neue Beziehungsqualitäten gelten, ganz andere Fragen drängen sich in den Vordergrund. Nicht mehr *was gefällt*, sondern *was richtig ist*, zählt jetzt. Keine nebulösen Gefühlsentscheidungen dominieren mehr das Leben, sondern klare Entscheidungen nach harten, nachvollziehbaren Kriterien: *Entweder – oder* ist das neue geltende Prinzip. Die Luft wird spürbar dünner und kälter. Es geht darum, was richtig ist; alles andere ist falsch. Dazwischen gibt es nichts.

Zur Bewusstseinsseele

Der Mensch in der Phase der Bewusstseinsseele hat bei dem biografischen Schritt, der sich heute meist um die Lebensmitte herum ereignet, wieder eine Krise durchgemacht: die Entwicklungskrise der Bewusstseinsseele, oft auch als Lebensmitte-Krise (Midlife-Crisis) bezeichnet. Jetzt findet der Mensch auf neuer Stufe zu sich selbst. Fragen nach dem eigenen Wesen kommen auf, nach dem Sinn des bisherigen Lebens und wie es weitergehen soll, beschäftigen oder belasten den Menschen in diesem Lebensabschnitt. Große Fragen, große Herausforderungen, große Krise: Infragestellung des bisherigen Lebensplans, Neuorientierung oder Bestätigung des Lebensziels mit neuer innerer Kraft? Das *Entweder-Oder-Prinzip* der Verstandesseele ist überwunden; die Möglichkeit des *Sowohl-Als-Auch* ist entdeckt. Der Horizont wird größer, der Umkreis weiter, der Sinn tiefer. Der Umgang mit Menschen, mit dem eigenen Leben verändert sich: Die Enge weitet sich, Großzügigkeit entsteht, Besonnenheit beginnt, Souveränität zeigt sich.

2.3.8 Zu Seelenfähigkeiten im Zusammenhang mit den Seelengliedern

Wichtige Seelenfähigkeiten wie Erinnern und Vergessen, Denken, Handeln, Lernen und, für die Psychotherapie besonders wichtig, Leiden und der Umgang mit Krankheit und Schmerz, verändern sich je nach der Seelenstufe, in der ein Mensch lebt oder eine Situation aktuell erlebt.[48]

Die Bewusstseinsseele gibt dem Menschen die Möglichkeit, seine Offenheit in der Erfahrung des Geistigen, insbesondere des Geistigen im Menschen immer weiter zu steigern. *„Vollendete Erfahrung ist nicht Vollendung des Wissen, sondern vollendete Offenheit für neue Erfahrung.“*[49]

An zwei Seelenqualitäten, zwei spezifischen seelischen Fähigkeiten, möchte ich beispielhaft zeigen, wie sich diese Fähigkeiten durch die Entwicklung von der Empfindungsseele über die Verstandesseele bis zur Bewusstseinsseele hin verwandeln.

2.3.8.1 Zu den Fähigkeiten des Erinnerns und Vergessens

Erinnern und Vergessen sind für die Psychotherapie besonders wichtig. Natürlich wissen wir, dass sich schon das Kind, lange bevor es eine Empfindungsseele ausgebildet hat, erinnern kann. Die Erinnerungsfähigkeit gründet in dem ersten Metamorphoseschritt der Bildekräfte der Lebensorganisation. Ebenso haben die im Folgenden zu besprechenden Fähigkeiten ihre Grundlage in dieser ersten Metamorphose der leibgebundenen zu leibfreien, seelisch verfügbaren Bildekräften. Die weitere Entwicklung dieser seelischen Bildekräfte verläuft zur Verstandesseele. Dazwischen liegt aber noch die erste Metamorphose der seelischen (astralischen) Organisation über den leibnahen Empfindungsleib zur weltoffenen gefühlsbetonten Empfindungsseele.

Die Fähigkeiten des Erinnerns und Vergessens zeigen sich in den drei Seelengliedern in unterschiedlichen Varianten.

Die Empfindungsseele zeigt die Qualität, in der Gegenwart zu erleben. Sie ist immer *gegenwärtig*, was sie erlebt und fühlt ist in ihr präsent, auch wenn es sich um lange zurückliegende Erlebnisse handelt. Das bedeutet, dass der Inhalt der Empfindungsseele immer im Hier und Jetzt ist. Die Erinnerungsqualität der Empfindungsseele ist dementsprechend ein *gegenwärtig empfindendes Erinnern*. Die Empfindungsseele kann insofern nur erinnern, was in ihr gefühlsmäßig angeregt wird; dann erinnert sie in der Qualität, dass es immer *wie ein gegenwärtiges Erleben* lebt. Das kann beispielsweise dazu führen, dass ich bei einer Erinnerung in der Empfindungsseele an ein lange zurückliegendes trauriges Ereignis in dem Moment des Erinnerns in Tränen ausbreche. Dann bin ich gewissermaßen ohne innere Distanz zu dem Ereignis. Die Empfindungsseele erinnert nicht bewusst und willkürlich, wann sie will, sie wird vielmehr angeregt durch äußere oder innerlich auftauchende Stimuli an ein früheres Geschehen. Vergessen kann die Empfindungsseele nur, solange keine auslösenden Stimuli an die Ereignisse da sind. Sie ist im Erinnern und Vergessen abhängig von den sie anregenden oder fehlenden Stimuli. Besonders auffällig zeigt sich das bei plötzlichen Einfällen oder Erinnerungen durch irgendwie ähnliche Wahrnehmungen oder bei den Triggern nach traumatischen Erlebnissen. Diese Erinnerungen der Empfindungsseele bieten einerseits Möglichkeiten für die Psychotherapie, andererseits auch Risiken der Provokation und Manipulation von Erinnerungen.

Erinnerungen der Empfindungsseele sind zunächst und so lange unbewusst, bis sie durch Stimuli „geweckt“ werden und ins Wachbewusstsein kommen. Was als Erlebtes in Erinnerung bleibt, wird mit Bedeutung versehen, d.h. *es hat* Bedeutung[50] für den sich daran Erinnernden. Diese Bedeutung, die ein Erlebtes in der Erinnerung hat, ist abhängig von verschiedenen Faktoren, unter anderem auch der Frage, mit welcher Seelenqualität die Erinnerung im Bewusstsein auftritt, also mit der Empfindungs-, der Verstandes- oder der Bewusstseinsseele.

In der Empfindungsseele wird das Erinnerte emotional aus der Situation des primären Erlebens wieder erlebt. Ein Ereignis, das im Kindesalter stattgefunden hat, wird also so aktualisiert, als ob es hier und jetzt geschähe, und die Empfindungsseele beurteilt und wertet emotional aus der – unbewussten – Erinnerung der Kindheitssituation, also z. B. aus einer großen Hilflosigkeit. Das kann therapeutisch wichtig sein, es birgt aber auch große Risiken.

Auch die psychotherapeutischen Phänomene der Übertragung und Gegenübertragung sind als Manifestationsformen der Empfindungsseele und ihrer gefühlsbetonten, unwillkürlichen und unbewussten Erinnerungsqualität zu verstehen. Sie ereignen sich nach meiner Erfahrung nur, wenn sich die psychotherapeutische Arbeit auf der Ebene der Empfindungsseele abspielt.

Die nur schwer zu kontrollierenden Übertragungsphänomene ziehen ihre oft überwältigende Kraft aus der Spontaneität, der Unwillkürlichkeit und Unbewusstheit ihres Entstehens, dem die Betroffenen ausgeliefert scheinen, solange das Erleben in der Empfindungsseele bleibt. Hier zeigt sich natürlich auch eine Verwandtschaft zu neurotischen Symptomen, die ihren seelischen „Ort" in der Empfindungsseele haben.

Die Erinnerungsfähigkeit der Verstandesseele ist demgegenüber von anderer Qualität. Die Verstandesseele erinnert sich bewusst und willkürlich. Sie erinnert sich an Fakten, Umstände, Qualitäten von Ereignissen und ihren Folgen; in ihr kann der Mensch sich diese Erinnerungen wach rufen – oder auch nicht. In der Verstandesseele kann ich eine Erinnerung bewusst nicht zulassen, d.h. sie abschieben, verdrängen, „vergessen". Das Vergessen in der Empfindungsseele ist dagegen ein unbewusster Vorgang zum seelischen Schutz vor unerträglichen Erinnerungen.

Die aus der Verstandesseele „vergessenen" Erinnerungen sind dann in der Empfindungsseele weiterhin vorhanden, aber eben nicht mehr willkürlich abrufbar, sondern nur unwillkürlich durch entsprechende Stimuli. Die Verstandesseele und die in ihr verfügbaren Seeleninhalte liegen dem Wachbewusstsein näher als die Inhalte der Empfindungsseele. Naturgemäß ist die Verstandesseele auch einer willkürlichen, bewussten, intentionalen Kontrolle stärker zugänglich.

Auf der Stufe der Bewusstseinsseele erfährt die Erinnerungsfähigkeit noch einmal eine Steigerung. Über das bewusste und willentliche Erinnern hinaus, das bereits die Verstandesseele bietet, kommt der Mensch jetzt in die Lage, neben all dem, an das er sich in der Verstandesseele erinnert, nun auch noch sich selbst als Erinnernden mit einzubeziehen: Sich selbst, wie er gewesen ist, wie er sich entwickelt hat und wie er werden könnte oder möchte. Es ist eine Stufe der Erinnerungsfähigkeit in der Bewusstseinsseele, die in Bezug auf das eigene Bewusstsein des erinnernden Menschen von der Vergangenheit durch die Gegenwart bis in die Zukunft reicht. Erinnerung in der Bewusstseinsseele bedeutet, Erinnertes (Objekt) und Erinnernden (Subjekt) gleichzeitig im Zusammenhang im Bewusstsein zu haben und aus diesem *jetzigen* Bewusstsein das vergangene Erinnerte aktuell neu zu beurteilen und zu bewerten. Damit eröffnen sich in der Psychotherapie (aus der Bewusstseinsseele) neue Möglichkeiten, Vergangenes nicht als unveränderlich, sondern als veränderbar zu bemerken und entsprechend zu „behandeln".

2.3.8.2 Zur Leidensfähigkeit

Es ist sicher ungewöhnlich, Leiden als eine Seelenfähigkeit zu bezeichnen, wird es doch meist als ein passives Erduldenmüssen verstanden. Mit Leidensfähigkeit als Seelenfähigkeit meine ich das Potential der Seele, mit den Umständen, die mir Leiden verursachen, also Schmerzen, eine Erkrankung, ein Konflikt, ein schweres Schicksalsereignis, mit solchen Geschehnissen und ihren Folgen mir selbst *und* dem Geschehnis gegenüber *angemessen und sinnvoll umzugehen.* Damit wird Leiden aus dem so häufig assoziierten Zusammenhang der Sinnlosigkeit („sinnloses Leiden") herausgenommen und es entsteht die individuelle Möglichkeit eines Sinnerlebens oder einer Sinnfindung. Gelingt es, im Umgang mit dem persönlichen Leiden (sei es allein oder mit Hilfe therapeutischer Unterstützung) eine Sinn erlebende Offenheit oder eine Sinn stiftende innere Haltung zu erreichen, so bezeichne ich dies als eine Fähigkeit im Leiden, eine Leidensfähigkeit.

Leiden ist ein Erleben in der Seele. Es kann daher auf allen verschiedenen Erlebensstufen der Seele stattfinden, von einer sehr leibnahen bis zu einer leibfernen, vollbewussten Stufe.

Das besonders stark leibbetonte seelische Leiden ist vor allem anderen der körperlich erlebte Schmerz (der ja trotz aller Körperlichkeit in der Seele, im Bewusstsein erlebt wird). Aber auch seelische Anspannung, zu viel Konzentration, ungelöste Probleme, unangenehme Gefühle wie Ärger, Niedergeschlagenheit oder (aktuell) unbewältigbare Ereignisse können körperlich unangenehm bis schmerzhaft erlebt werden. Dies geschieht im Sinne einer Regression des seelischen Erlebens aus der Empfindungsseele in den Empfindungsleib (die leibnahe seelische Organisation). Dabei drückt sich ein ursprünglich seelisches Gefühl oder Erleben als leibnahes Erleben, in *leibhaftem* Bewusstsein aus: Im Schmerz, den wir als körperliches Bewusstsein verstehen. Er ist ein in der Seele mit geringem Wachbewusstsein, aber um so stärkerem Leibgespür erlebtes Leiden, mithin ein Leiden, an dem Leidensfähigkeit noch zu entwickeln ist. Können wir doch auch dem Schmerz gegenüber eine Haltung entwickeln, in der wir nicht schon von vornherein eine negative Erwartung, eine ängstlich-phobische Haltung des Vermeidenwollens einnehmen, sondern uns eine Offenheit in der aktuellen Bewertung eines Schmerzes zugestehen.

„Wenn es dem Menschen jedoch gelingt, sich dem Schmerz gegenüber zu behaupten oder ihn gar zu überwinden, verschafft er sich durch ihn eine Horizonterweiterung, in der er den Wert der Existenz, den Genuss des Augenblicks erkennt. Alles hängt von der Bedeutung ab, die der Mensch dem Schmerz gibt."[51]

So sehr diese Aussage überraschen mag, so sehr lohnt es sich, sie im eigenen Leben wie in der therapeutischen Arbeit zu erproben. Denn *„aus therapeutischer Sicht gilt: die Bewertung und Deutung, die wir einem Schmerz geben, ist genau so wichtig und genau so wirksam, wie die Medikamente, die wir gegen ihn einnehmen."*[52] Es kommt in diesem Fall auf die innere Haltung an, die wir diesem Leidensphänomen gegenüber einnehmen.

Die Frage der inneren Haltung ist sehr stark eine Frage der Seelenenkonfiguration. Ein körperlich erlebter heftiger Schmerz kann uns, wenn wir ihn überwiegend leibhaft als körperliches Bewusstsein erleben, zu heftigen Reaktionen veranlassen: Wir jammern und schreien, verkrampfen unsere Muskulatur, verrenken unsere Glieder, stöhnen und wimmern. Es verschlägt uns die Sprache und raubt uns das Wachbewusstsein. All das sind Äußerungsformen des Empfindungsleibes, also der in den Leib versunkenen Seelenorganisation, die auf diesem Wege ihr waches Bewusstsein mehr und mehr aufgibt.

Jeder Schmerz, ob leiblich oder seelisch, wird entweder mehr leibnah oder mehr leibfrei erlebt (man denke beispielsweise an das anhaltende somatoforme Schmerzsyndrom[53] oder an die somatisierte/larvierte Depression). Wird ein Schmerz, sei er leiblich oder seelisch, weniger leibnah und auch etwas leibfrei, seelisch erlebt, so erkennen wir das Schmerzleiden in der Empfindungsseele an starken emotionalen Äußerungen: Zu dem Schmerz gesellen sich heftige Gefühle, wie beispielsweise Ärger, Wut, Angst oder Verzweiflung, die zum Ausdruck kommen. Weiterhin gewinnt der Schmerz oder das Leiden in der Empfindungsseele einen starken psychosozialen, zwischenmenschlichen Charakter, indem die Mitmenschen durch die starken Gefühlsäußerungen appellativ, empathisch angesprochen werden und sich zu Hilfsbereitschaft oder zu Abwehr veranlasst fühlen. Ein in der Empfindungsseele erlebtes Leiden lässt uns nicht kalt, es fordert uns heraus. Leiden, Schmerz und Angst können in der Empfindungsseele den Menschen so stark in Anspruch nehmen, dass er sich kaum oder gar nicht mehr davon zu distanzieren vermag, dass er – je nach Intensität – sich darin verliert, auflöst, dissoziiert, untergeht und deshalb dringend Hilfe benötigt – natürlich auch unter Beachtung der Faktoren, die zu einem solchen Schmerz- oder Leidenserleben geführt haben.

Schmerz und Leiden erlebt die Empfindungsseele wie *gegeben*, ohne eigene Verantwortung, wie von außen gekommen. Deshalb äußert der Patient auch die Erwartung, den Schmerz wieder *weggemacht* zu bekommen, möglichst ohne eigenes Zutun. Das macht eine psychotherapeutische Arbeit zunächst zu einer psychagogischen Aufgabe. Typische Äußerungen aus der Empfindungsseele sind: „ich kann nicht mehr“, „ich halte es nicht mehr aus“, „wie lange soll das noch so gehen“ oder „gibt es denn nicht endlich etwas das hilft?“. Dies sind Äußerungen des unverstandenen Leidens, der eigenen Hilflosigkeit und der Ungeduld.

Sehr anders erscheinen Schmerz und Leiden, wenn sie in der Verstandesseele erlebt werden: Jetzt treten anstelle des Leibhaften stärker die seelischen und bewusstseinswachen Qualitäten in den Vordergrund. Es sind nicht mehr die starken Gefühlsäußerungen, sondern Fragen, Erklärungsbedarf, Zweifel, Furcht, Unzufriedenheit über Unklarheit, Fragen nach dem Woher und Weshalb und dem Wie-richtig-zu-behandeln. Während sich das Leiden in der Empfindungsseele nach Linderung und Erlösung sehnte, sucht das der Verstandesseele nach Antworten, Erklärungen, nach dem Sinn und der richtigen Therapie.

Wiederum anders werden Schmerz und Leiden in der Bewusstseinsseele erlebt. Hier tritt der Zusammenhang zwischen Leiden und dem Menschen ins Wachbewusstsein und es stellt sich die Frage nach der eigenen Verantwortung, nach einer eventuellen persönlichen Schuld und nach dem biografischen Sinn des Leiden. Dieses Leiden wird nicht als sinnlos erlebt, vielleicht als eine Überforderung, möglicherweise aber auch als Herausforderung, die große Anstrengung lohnt. Entsprechend ist das Leiden der Bewusstseinsseele ein Suchen, Ringen und Kämpfen. Auch wenn sich keine Antworten ergeben: Der in der Bewusstseinsseele Leidende hat das Vertrauen erworben – oder gewinnt es im Rahmen einer Therapie –, dass jede Anstrengung wert- und sinnvoll ist.

Hoffnung ist eben nicht Optimismus
nicht die Überzeugung,
dass etwas gut ausgeht,
sondern die Gewissheit,
dass etwas einen Sinn hat
- ohne Rücksicht darauf,
wie es ausgeht.[54]

Entsprechend der Qualitäten von Leidenszuständen der drei Seelenglieder sind, wenn wir eine differenzierte Beobachtung und Beschreibung üben, auch unterschiedliche Anforderungen an eine Therapie gestellt.[55]

Ein Mensch kann, unabhängig von seinem biologischen und biografischen Alter, in einer Lebenssituation, sei es Krise, Krankheit oder zwischenmenschliches Leiden, sein persönliches Leiden in jeder Seelenstufe erleben. Am häufigsten allerdings „rutschen" die Betroffenen in einer Leidenssituation in die Empfindungsseele oder in den Empfindungsleib. Dafür spricht die Häufigkeit der funktionellen und psychosomatischen Erkrankungen.

Es kann ein therapeutisches Ziel sein, einem betroffenen Patienten den Weg zu einer ihm möglichen anderen Seelenstufe zu zeigen, die ihm die Bewältigung seiner Situation verbessert. In der Psychotherapie können wir es uns zum Ziel machen, unseren Patienten die Möglichkeit zu zeigen, in einer Situation des Leidens an einer Krise oder einer Erkrankung aus dem zunächst eingetretenen spontanen Leidenserlebnis zu einer anderen Seelenstufe überzugehen, die dem Betreffenden in seiner Situation angemessen und möglich bzw. erstrebenswert scheint.

2.3.9 Die Bedeutung des Ichs für die Entwicklung der Seelenglieder und für den menschlichen Charakter

Das Ich ist die aktive Kraft und das metamorphotische Prinzip für die Entwicklung der Seele. Dabei gibt es, wie dargestellt, in jeder Seelenentwicklungsstufe prägende Fragen für eine Lebensphase, in der sich eine bestimmte Seelenqualität entwickelt. Andererseits kennt das Ich auch „Erzieher", anregende, unterstützende Momente, um ein Seelenglied zur Entwicklung zu bringen:

„So sind Liebe und Ergebenheit die richtigen Führer hinauf zum Unbekannten, und die Erzieher der Seele aus der Verstandesseele zur Bewusstseinsseele. Erzieht die Überwindung des Zorns die Empfindungsseele, der Wahrheitssinn, das Wahrheitsstreben unsere Verstandesseele, so erzieht die Andacht unsere Bewusstseinsseele [...] *Diese Andacht muss aber von dem Gesichtspunkte eines das Licht des Denkens nicht scheuenden Selbstbewusstseins geleitet und geführt sein."*[56]

Zum menschlichen Charakter

„Und dass da das Ich hineinarbeitet und wie das Ich da arbeitet aus dem Wesen des Menschen heraus, sich in dem ausprägend, was es darlebt in der Welt, das ist es, was als der Charakter des Menschen herein tritt in diese Welt.“[57]

Die Wirksamkeit des Ichs in den Seelengliedern zeigt sich im Lauf der Biografie in den sich entwickelnden und reifer werdenden Möglichkeiten eines individuellen seelischen Erlebens und Verhaltens, in größer werdenden Möglichkeiten des Umgangs und der Bewältigung von Krisen, Erkrankungen und Schicksalserlebnissen und auch in offensichtlichen Charaktereigenschaften des Menschen.

So äußern sich positive Charaktereigenschaften auf der Stufe der Empfindungsseele, je nach ihrer geglückten oder noch nicht geglückten Entwicklung: Es sind die Charakterzüge der Begeisterungsfähigkeit, des Idealismus, der Orientierung am Schönen.

Auf der Stufe der Verstandesseele zeigen sich Eigenschaften von Mut und Initiativkraft – bei Eintreten der geschilderten Risiken für die Ich-Entwicklung kommen dagegen Unentschlossenheit und Feigheit zur Erscheinung. Im Zusammenhang mit der Bewusstseinsseele finden wir die Charaktereigenschaft eines weltoffenen und in Zusammenhängen denkenden Menschen – oder, im ungünstigen Fall, die Züge eines verschlossenen, in sich versperrten Charakters, der kein echtes Interesse und keine Offenheit der Welt gegenüber entwickelt.

Die Berücksichtigung der Entwicklung der Seelenglieder ist für eine anthroposophische Psychologie und Psychotherapie von allergrößter Bedeutung. Sie stellt eine einmalige und differenzierte Beschreibung der Seelenentwicklung dar und eröffnet besondere Möglichkeiten in der psychotherapeutischen Arbeit. Für eine Psychotherapie aus der Bewusstseinsseele bedeutet das für die Behandelnden, bestimmte Eigenschaften als therapeutische Qualitäten zu entwickeln, unabhängig von der eigenen Seelenentwicklung und dem biografischen Alter.

Diese therapeutischen Qualitäten aus der Bewusstseinsseele sind: Begeisterungsfähigkeit und Empathie aus der entwickelten Empfindungsseele, die Fähigkeit des produktiven Vordenkens mit Initiativkraft aus der Verstandesseele, Interesse und Weltoffenheit in der Begegnung mit Patienten (Anerkennung und Respekt), Liebe und Hingebung ihnen gegenüber (Andacht) mit klarem Denken und gesundem Selbstgefühl aus der Bewusstseinsseele.

In der therapeutischen Beziehung zu dem Patienten und in dem Bemühen um eine Wesenserkenntnis des Kranken in seiner Situation mit der Frage nach der Sinnhaftigkeit der Krankheit und der ihr angemessenen Aufgabe für die Therapie und für den Patienten selbst geben uns die Eigenschaften der Bewusstseinsseele wichtige Voraussetzungen.

Als Hintergrund helfen ein ganzheitliches Menschenbild und Seelenverständnis, wie es in der Anthroposophie beschrieben ist, und eine therapeutische Haltung des Vertrauens.[59]

Anmerkungen

1 Jaspers, K.: Allgemeine Psychopathologie. Springer Verlag Berlin Heidelberg New York 1973. S. 563.

2 Dinzelbacher, P. (Hrsg.): Europäische Mentalitätsgeschichte. Kröner Verlag Stuttgart 1993. S. 211f.

3 Zitiert nach ebd. S. 212.

4 Erikson, E. H.: Identität und Lebenszyklus. Suhrkamp Verlag Frankfurt/Main 2007.

5 Reiner, J.: Gesetzmäßigkeiten im Lebenslauf. In: Treichler, M. (Hrsg.): Biografie und Krankheit. Verlag Urachhaus Stuttgart 1995. S. 17–34.

6 Steiner, R.: Metamorphosen des Seelenlebens (GA 59). Rudolf Steiner Verlag Dornach 1972. S. 93.

7 Treichler, R.: Die Entwicklung der Seele im Lebenslauf. Verlag Freies Geistesleben Stuttgart 1995. Sheehy, G.: In der Mitte des Lebens. Kindler Verlag Berlin 1976.

8 Sheehy, G.: In der Mitte des Lebens. Kindler Verlag Berlin 1976.

9 Treichler, M. (Hrsg.): Biografie und Krankheit. Verlag Urachhaus Stuttgart 1995. S. 13ff, S. 35ff, S. 177ff.

10 Bühler, C.: Der Lebenslauf als psychologisches Problem. Verlag Peter Lang Bern, Frankfurt/Main 2006. Guardini, R.: Die Lebensalter. topos Verlag Liechtenstein 2016. Erikson, E. H.: Identität und Lebenszyklus. Suhrkamp Verlag Frankfurt/Main 2007. Rosenmayr, R. (Hrsg.): Die menschlichen Lebensalter. Piper Verlag München 1978. O'Neil, G. und G.: Der Lebenslauf. Verlag Freies Geistesleben Stuttgart 1990. Steiner, R.: Vom Lebenslauf des Menschen, Themen aus dem Gesamtwerk 4. Verlag Freies Geistesleben Stuttgart 1980.

11 Guardini, R.: Die Lebensalter. topos Verlag Liechtenstein 2016.

12 Ebd.

13 Zitiert nach Schadewaldt, W.: Die Anfänge der Philosophie bei den Griechen. Suhrkamp Verlag Frankfurt/Main 1978. S. 419.

14 Ebd.

15 Sartre, J.-P.: Das Sein und das Nichts. Rowohlt Verlag Reinbek 1993. S. 951 (Unterstreichung vom Verfasser).

16 Emergenz von lat. Emergere – auftauchen ist ein Begriff in der angelsächsischen Philosophie für das Auftauchen von neuen Qualitäten aus einer einfacheren Seinsstufe, die damit eine höhere Seinsstufe bilden. Vgl. dazu: "*This principle of emergence is as pervasive a philosophical foundation of the viewpoint of modern science as is reductionism.*" („*Dieses Prinzip der Emergenz ist eine ebenso alles durchdringende philosophische Grundlage moderner wissenschaftlicher Betrachtungsweise wie Reduktionismus.*" Anderson, P. W.: Physics: The Opening to Complexity. In: Proceedings of the National Academy of Sciences of the United States of America. 1995; 92 (15). S. 6653.

17 Roediger, E.: Wie könnte die Brücke zwischen der anthroposophischen und der konventionellen Psychotherapie aussehen? Der Merkurstab 2017; 70 (6). S. 466.

18 Meixner, U.: Die Seele als natürliche Instanz der Freiheit. In: Crone, K., Schnepf, R. (Hrsg.): Über die Seele. Suhrkamp Verlag Berlin 2010. S. 371.

19 Goethe, J. W.: Die Metamorphose der Pflanzen. In: Hamburger Ausgabe in 14 Bänden, Band 13. Verlag C. H. Beck München 1981. S. 64ff.

20 Steiner, R.: Theosophie (GA 9). Rudolf Steiner Verlag Dornach 1995. Kapitel IV: Leib, Seele und Geist.

21 Die Begriffe Verstandesseele und Gemütsseele werden von Steiner synonym gebraucht, meist verwendet er beide Begriffe, mit oder verbunden, aber nicht immer. Vgl. Steiner, R.: Theosophie (GA 9). Rudolf Steiner Verlag Dornach 1995 und ders.: Metamorphosen des Seelenlebens (GA 59). Rudolf Steiner Verlag Dornach 1972.

22 Steiner, R.: Metamorphosen des Seelenlebens (GA 59). Rudolf Steiner Verlag Dornach 1972. S. 81.

23 Ebd. S. 15.

24 Ebd. S. 61.

25 Steiner, R.: Theosophie (GA 9). Rudolf Steiner Verlag Dornach 1962. S. 39.

26 Vgl. hierzu: Guardini, R.: Die Lebensalter. topos Verlag Liechtenstein 2016.

27 Herpertz-Dahlmann, B., Bühren, K., Remschmidt, H.: Growing Up is Hard-mental Disorders in Adolescence. Deutsches Ärzteblatt International 2013; 110 (25). S. 432–440.

28 Hermann Hesse (1877–1962), zitiert nach ebd. S. 432.
29 Treichler, M.: Biografie und Krankheit. Verlag Urachhaus Stuttgart 1995. Ders.: Krankheiten und Krisen im Lebenslauf. Amthor Verlag Heidenheim 1999.
30 Bachmann, I.: Das dreißigste Jahr. Piper Verlag München 2002. S. 17ff.
31 Ebd. S. 17–25 (Unterstreichungen vom Verfasser).
32 Dante Alighieri: Die Göttliche Komödie. I. Teil: Die Hölle, 1. Gesang.
33 Frisch, M.: Biografie. Ein Spiel. Bibliothek Suhrkamp Verlag Frankfurt/Main 1985.
34 Reiner, J.: Gesetzmäßigkeiten im Lebenslauf. In: Treichler, M. (Hrsg.): Biografie und Krankheit. Verlag Urachhaus Stuttgart 1995. S. 17–34.
35 Als Beispiele seien hier nur folgende genannt: Goethe mit Krisen im 1., 2. und 4. Mondknoten, (vgl. Treichler, R.: Metamorphosen im Lebenslauf. Verlag am Goetheanum Dornach 1984); Frida Kahlo: 1. Mondknoten (vgl. Herrera, H.: Frida Kahlo. Ein leidenschaftliches Leben. Knaur Verlag München 2002); Hannah Arendt: 3. Mondknoten (vgl. Prinz, A.: Hannah Arendt oder die Liebe zur Welt. Insel Verlag Berlin 2013); Thomas Bernhard: 1. Mondknoten (vgl. Bernhard, T.: Der Atem – eine Entscheidung. Deutscher Taschenbuch Verlag München 1981).
36 Prinz, A.: Hannah Arendt oder die Liebe zur Welt. Insel Verlag Berlin 2013. S. 9f.
37 Steiner, R.: Metamorphosen des Seelenlebens (GA 59). Rudolf Steiner Verlag Dornach 1972. S. 38.
38 Ebd. S. 15.
39 Ebd. S. 61f.
40 Die Begriffe Verstandesseele und Gemütsseele werden von Steiner synonym gebraucht. Vgl. auch Kapitel III.2.2.
41 Steiner, R.: Metamorphosen des Seelenlebens (GA 59). Rudolf Steiner Verlag Dornach 1972. S. 62.
42 Goethe, J.W.: Vermächtnis. Hamburger Ausgabe in 14 Bänden, Band 1. Verlag C. H. Beck München 1981. S. 369f.
43 Steiner, R.: Metamorphosen des Seelenlebens (GA 59). Rudolf Steiner Verlag Dornach 1972. S. 62.
44 Ebd. S. 31.
45 Ebd. S. 20.
46 Steiner, R: Theosophie (GA 9). Rudolf Steiner Verlag Dornach 1962. S. 35.
47 Steiner, R.: Metamorphosen des Seelenlebens (GA 59). Rudolf Steiner Verlag Dornach 1972. S. 63.
48 Treichler, M.: Psychotherapie aus der Bewusstseinsseele – was können wir darunter verstehen? In: Dekkers-Appel, H., Dekkers, A. (Hrsg.): Psychotherapie und der Kampf um das Menschsein. Ansätze zu einer anthroposophischen Psychotherapie. Verlag am Goetheanum Dornach 2001. S. 33–57.
49 Gadamer, H-G.: Gesammelte Werke, Band 2. Verlag Mohr Siebeck Tübingen 1999. S. 271.
50 Ebd. Band 1. S. 72f.
51 Le Breton, D.: Schmerz. diaphanes Verlag Zürich Berlin 2003. S. 16.
52 Treichler, M.: Die Botschaft des Schmerzes. Info3 Verlag Frankfurt/Main 2017. S. 44.
53 Treichler, M.: Somatoforme Schmerzsyndrome. Der Merkurstab 2008; 61 (5). S. 458–468.
54 Vaclav Havel (1936–2011), tschechischer Schriftsteller und Politiker.
55 Treichler, M.: Psychotherapie aus der Bewusstseinsseele – was können wir darunter verstehen? In: Dekkers-Appel, H., Dekkers, A. (Hrsg.): Psychotherapie und der Kampf um das Menschsein. Ansätze zu einer anthroposophischen Psychotherapie. Verlag am Goetheanum Dornach 2001. S. 33–57.
56 Steiner, R.: Metamorphosen des Seelenlebens (GA 59). Rudolf Steiner Verlag Dornach 1972. S. 76f.
57 Ebd. S. 89.
58 Treichler, M.: Von der therapeutischen Haltung. Der Merkurstab 2011; 64 (6). S. 528–533.

KAPITEL IV

Grundelemente der Anthroposophie-basierten Psychotherapie

MARKUS TREICHLER

Inhalt

1. Der psychotherapeutische Auftrag

Der psychotherapeutische Auftrag ist nicht in allem identisch mit dem ärztlichen Auftrag. Dieser bezieht sich in erster Linie auf Diagnose und Behandlung von Erkrankungen und Beschwerden, das heißt auf Erkennen und Heilen bzw. Linderung, Unterstützung, Rehabilitierung und Vorbeugung (Prävention) von Erkrankungen, deren Folgen und Komplikationen.

Der psychotherapeutische Auftrag setzt nach der Diagnose andere Schwerpunkte: Es geht nicht nur und primär um Linderung oder Besserung der krankheitsbedingten Symptome und Beschwerden, schon gar nicht um das „Wegmachen" von Symptomen. Es geht auch um Anleitung, Unterstützung und Begleitung beim Erkennen von Zusammenhängen der Erkrankung und bei der Bewältigung von Krisen- oder Krankheitszuständen, Entwicklungsbeeinträchtigungen oder anderen belastenden Problemen. Gelingen diese psychotherapeutischen Interventionen, so werden sich im Verlauf der Therapie Linderung und Besserung der Beschwerden, Heilung oder ein gelingender Umgang mit der Erkrankung oder Krise einstellen. Ebenso können Prävention und Rehabilitation dadurch unterstützt werden. Unterstützung sowie Begleitung im Dienst der Erkenntnis und der Bewusstwerdung des kranken Menschen und der entsprechenden Veränderungen in Erleben und Verhalten und insbesondere in den Bewertungen von Ereignissen und Situationen sind wesentliche Aspekte des psychotherapeutischen Auftrags.

Psychotherapie erfordert dementsprechend eine andere therapeutische Haltung und Herangehensweise als eine primär ärztliche. Psychotherapeuten sind nicht „Behandler" im ursprünglichen Sinn, sie handeln nicht im klassischen Sinn, sondern sie bereiten vor oder ermöglichen neue Handlungsmöglichkeiten des Patienten durch Erkenntnis- und Bewusstseinsarbeit. Gesundheit im psychotherapeutischen Sinn ist nicht Beschwerdefreiheit, sondern die Fähigkeit, sein Leben in (aus Sicht des Patienten) sinnvoller Weise zu führen. Den Weg und die Entwicklung dahin zu fördern ist Teil des psychotherapeutischen Auftrags.

Dazu gehört eine Berücksichtigung der individuellen Seelenfähigkeiten der Patienten, ihrer seelischen Entwicklung und Lebensziele. Die wesentlichen Elemente für einen solchen psychotherapeutischen Weg sind: die therapeutische Begegnung und Beziehung, das psychotherapeutische Gespräch und die therapeutische Haltung.

Anthroposophie-basierte Psychotherapie ist Therapie der Seele mit psychischen Mitteln, Therapie der Seelenfähigkeiten des Kranken mit Hilfe der Seelenfähigkeiten des Therapeuten. Sie wendet sich an die Seele und an das Ich in der Seele und kann über die Seele den Leib erreichen und über das Ich das Leben der Patienten, ihr biologisches und ihr biografisches Sein. Dies geschieht über das Wachbewusstsein, geht aber immer vom Leben aus: von dem erkrankten physiologischen oder psychologischen oder von dem gekränkten zwischenmenschlichen oder biografischen Leben des Menschen.

Anthroposophie-basierte Psychotherapie schult den Blick auf den Menschen, auf sein Befinden, seine Beschwerden und Symptome, auf Leib und Leben, auf das Erleben und Verhalten, auf die Haltungen, Werte und Ziele. Sie sieht den Menschen in seinen Zusammenhängen: in seinen Beziehungen, seinen persönlichen und Arbeitsverhältnissen, seinen Bedürfnissen und Interessen, Möglichkeiten und Grenzen. Sie erblickt ihn in seiner Biografie, mit Vergangenheit, Gegenwart und Zukunft und beachtet seine persönlichen Bedeutungen, Wertsetzungen und seine Sinnhaftigkeit.

Diese Zusammenhänge können im Verlauf einer Anthroposophie-basierten Psychotherapie zur Sprache kommen. Die Sprache lässt im lebendigen Gespräch erlebte Einsicht entstehen. Wesentlich hierfür sind Begegnung und Beziehung, das Gespräch und die therapeutische Haltung.

2. Begegnung und Beziehung

„Alles wirkliche Leben ist Begegnung."[1] Dieser Satz Martin Bubers (1878–1965) verweist auf die wesentliche und alltägliche Bedeutung von Begegnung. Was geschieht bei diesem Vorgang?

Einer phänomenologischen Betrachtung erschließt sich das Phänomen der Begegnung als ein komplexes Geschehen: Es ist ein wechselseitiger Prozess unterschiedlicher Bewegungen. Begegnung bedeutet, einem Anderen zu begegnen, das heißt das Aufeinanderzugehen von zwei Menschen und den jeweils Anderen wahrnehmen, dabei aber auch gleichzeitig gegenwärtig sein bei sich. Für eine echte Begegnung reicht bloßes Wahrnehmen nicht, es gehört auch Anerkennen dazu.

Aufeinander zugehen, den Anderen wahrnehmen und seine Person anerkennen: Das sind die drei Komponenten der zwischenmenschlichen Begegnung.

Der ersten Komponente, dem ersten Schritt, liegt eine intentionale Bewegung zugrunde: das Zugehen auf den Anderen. Die zweite Komponente ist ein Innehalten: das Wahrnehmen des Anderen. In der dritten Komponente liegt eine Steigerung: Ich anerkenne den Anderen als „ebenbürtig", als ebenso „personhaft" wie mich selbst.

Diese Beschreibung macht zweierlei deutlich: Erstens wirkt Begegnung als kompliziertes Geschehen. Zweitens scheint sie großenteils unbewusst zu geschehen, denn wir machen uns diese Schritte kaum bewusst, beispielsweise wenn wir auf der Straße einem Menschen begegnen, aber auch bei Patientenbegegnungen im Sprechzimmer. *„Da findet etwas wie ein sehr komplizierter Prozess statt, wenn wir den anderen wahrnehmen."*[2] Und diese Vorgänge *„gehen natürlich alle unterbewusst vor sich"*[3]. So ist es nicht verwunderlich, wenn in einem solchen Begegnungsprozess einerseits viel verschlafen wird, andererseits aber auch viel misslingen kann. Tatsächlich sind gelungene und bewusst erlebte Begegnungen, die als beglückend und bereichernd erlebt werden, eher die Seltenheit. Häufiger sind die „verschlafenen" oder misslingenden Begegnungen.

Ein Misslingen der ersten Komponente zeigt sich im Aneinandervorbeigehen (statt Aufeinanderzugehen) und lässt sich als „Entgegnung" im Sinne einer entgangenen Begegnung verstehen. Wenn die zweite Komponente misslingt, kommt es anstelle der Wahrnehmung zu einem Übersehen des Anderen. Diese Variante kann man als „Vergegnung"[4] bezeichnen. Schließlich kann ein Misslingen der dritten und wesentlichsten Komponente als Ignorieren der anderen Person, als „Zergegnung"[5] erlebt und beschrieben werden.

Nun ist der Akt der Begegnung noch komplizierter als bisher angedeutet: Denn in den Vorgängen des Wahrnehmens und des Anerkennens vollzieht sich, vollkommen unbewusst, ein wechselseitiger, in sich polarer Vorgang der Hinwendung zum Anderen und der Rückwendung vom Anderen weg, zu mir selbst. In der Zuwendung können Anteilnahme und Interesse liegen, das Bedürfnis, den Anderen verstehen zu wollen. In der Rückwendung liegt das Bedürfnis und die Notwendigkeit, sich selbst zu vergewissern, sich nicht im Anderen zu verlieren, in diesem nicht aufzugehen. Beide Bewegungen sind essentiell für eine Begegnung: den jeweils Anderen zu sehen, zu erkennen, ohne sich selbst zu verlieren, ohne sich aufzugeben. Es ist ein unbewusster innerseelischer Kampf in der Auseinandersetzung mit dem jeweils Anderen und der gleichzeitigen Selbstbehauptung.

Der Akt meines Anerkennens des Anderen und umgekehrt, der Akt meines Anerkanntwerdens durch den Anderen, sind existenziell notwendig für den Menschen. Georg Wilhelm Friedrich Hegel (1770–1831) beschrieb das prägnant und klar: Das Selbstbewusstsein *„ist nur als ein Anerkanntes."*[6]

„Das Selbstbewusstsein ist zunächst einfaches Fürsichsein, sichselbstgleich durch das Ausschließen alles anderen aus sich; sein Wesen und absoluter Gegenstand ist ihm Ich".[7]

Hegel beschrieb diesen notwendigen Kampf der Begegnung in der Anerkennung und dem Anerkanntwerden der *„Selbstbewusstsein(e)"* als einen Kampf auf Leben und Tod: *„Das Verhältnis beider Selbstbewusstsein(e) ist also so bestimmt, dass sie sich selbst und einander durch den Kampf auf Leben und Tod bewähren. – Sie müssen in diesen Kampf gehen, denn sie müssen die Gewissheit ihrer selbst, für sich zu sein, zur Wahrheit an dem Anderen und an ihnen selbst erheben.*[8]

Für Hegel war es notwendig, dass dieser unbewusste innerseelische Kampf der Selbstbewusstsein(e) in der Begegnung gelingt, dass Anerkennen und Anerkanntwerden sich gegenseitig bedingen und erhalten. Im unmittelbaren Selbstbewusstsein ist das Ich. Es wird erfahrbar als eigenes Ich ebenso wie als das Ich des Anderen.

Bei Jean-Paul Sartre (1905–1980) waren das menschliche Zusammensein, Begegnung und Beziehung, grundsätzlich *„zum Scheitern verurteilt"*[9]. Den Vorgang der Begegnung mit dem Anderen und der Beziehungen zwischen Menschen beschrieb Sartre ebenfalls als einen Kampf: *„Alles, was für mich gilt, gilt auch für den Andern. Während ich versuche, mich vom Zugriff des Andern zu befreien, versucht der Andere, sich von meinem zu befreien; während ich danach trachte, den Andern zu unterwerfen, trachtet der Andere danach, mich zu unterwerfen. Es handelt sich hier keineswegs um einseitige Beziehungen zu einem Objekt-an-sich, sondern um gegenseitige und veränderliche Beziehungen.* [...] *Der Konflikt ist der ursprüngliche Sinn des Für-Andere-seins."*[10]

Dieser Konflikt war bei Sartre primär ein zwischenmenschlicher: *„Die Hölle, das sind die anderen."*[11] Er resultiert einerseits aus der Unmöglichkeit einer Lösung zwischen Unterwerfung und Befreiung im Wechselspiel der Begegnung, andererseits auch aus der Unaufrichtigkeit (La mauvaise foi) sich selbst wie auch den anderen gegenüber. So blieb für Sartre der Konflikt das Wesen der zwischenmenschlichen Beziehung.

Für Martin Buber waren Begegnung und Beziehung Grundelemente des Menschseins. Auch für ihn gehörten Wahrnehmung und Anerkennung des Anderen in der Begegnung zur Entwicklung des eigenen Ich: *„Der Mensch wird am Du zum Ich."*[12] Für

Buber war es das Gespräch, der Dialog zwischen Ich und Du, der die zwischenmenschliche Begegnung kennzeichnet und ihr die Chance des Gelingens gibt. *„Die Sphäre des Zwischenmenschlichen ist die des Einander-gegenüber; ihre Entfaltung nennen wir das Dialogische."* [13] In der Begegnung, die durch das Gespräch gestaltet wird und bei dem es auf das Anerkennen und Verstehen des Gegenübers ankommt, sah Buber Aufgabe und Chance zwischenmenschlicher Beziehung und personaler Vergegenwärtigung. *„Eines Menschen innewerden heißt also im besonderen seine Ganzheit als vom Geist bestimmte Person wahrnehmen, die dynamische Mitte wahrnehmen, die all seiner Äußerung, Handlung und Haltung das erfassbare Zeichen der Einzigartigkeit aufprägt."* [14] Dies ist möglich, wenn ich den Anderen nicht zum Objekt mache, sondern *„wenn ich zu dem andern elementar in Beziehung trete, wenn er mir also Gegenwart wird."* [15] Dies nannte Buber die *„personale Vergegenwärtigung"* im Sinne einer gelingenden Begegnung.

Rudolf Steiner (1861–1925) beschrieb den Konflikt und dessen bewusste Lösung als wesentliche Elemente zwischenmenschlicher Begegnungen. Doch dieser Konflikt ist primär ein innerseelischer und wird erst in Folge einer ungeeigneten Bearbeitung oder Lösung zur psychosozialen Spannung. Es ist der Konflikt zwischen den sozialen und den antisozialen Impulsen oder Trieben im Menschen. Wobei Steiner mit Trieb nichts *„Animalisches"* oder *„instinktives, bloß unbewusstes"* meint, sondern, *„wenn wir von sozialen Trieben sprechen, wir meinen: Wir stehen im Bewusstseinszeitalter, und der Trieb will eben ins Bewusstsein herauf."* [16]

Aber zunächst sind diese Triebe noch unterbewusst im Menschen wirksam: *„Die Dinge, die ich bespreche, gehen natürlich alle unterbewusst vor sich."* [17] Mit diesen sich widersprechenden Trieben sind nicht Sympathie und Antipathie gemeint, sondern die oben bereits angedeuteten polaren Tendenzen von Zuwendung zum Verstehen des Anderen und Rückwendung zur Selbstvergewisserung. Diese innerseelischen Tendenzen sind die Auswirkung der sozialen und antisozialen Triebe im Menschen, die sich ganz notwendig und natürlich im Menschen gegenüberstehen und zu dem innerseelischen (meist unbewussten) Konflikt führen zwischen Hingebung an den Anderen oder Selbstbesinnung.

Es ist deutlich, dass es hier nicht um ein Entweder-oder gehen kann, sondern um ein ausgeglichenes Sowohl-als-auch, in einem rhythmischen Wechsel. *„Sehen Sie, ein Gegenüberstehen von Mensch zu Mensch ist seiner Wirklichkeit nach etwas recht kompliziertes!* [...] *was geschieht in der Gesamtwirklichkeit, wenn ein Mensch dem andern gegenübersteht? – Da geschieht nichts Geringeres, als dass eine gewisse Kraft wirkt von Mensch zu Mensch hinüber."* [18]

„So dass Sie, wenn Sie einem Menschen gegenüberstehen, immer in folgenden Konflikten drinnenstehen: Dadurch, dass Sie ihm gegenüberstehen, entwickelt sich in Ihnen immer die Tendenz, zu schlafen, das Verhältnis im Schlafe zu ihm zu erleben; dadurch, dass Sie nicht aufgehen dürfen im Schlafen, dass Sie nicht versinken dürfen im Schlafen, regt sich in Ihnen die Gegenkraft, sich wachzuhalten. Das spielt sich immer ab im Verkehr von Mensch zu Mensch: Tendenz zum Einschlafen, Tendenz, sich wachzuhalten. Tendenz sich wachzuhalten ist aber antisozial in diesem Fall, Behauptung der eigenen Individualität, der eigenen Persönlichkeit gegenüber der sozialen Struktur in der Gesellschaft. Einfach indem wir Mensch unter Menschen sind, pendelt unser inneres Seelenleben zwischen Sozialem und Antisozialem hin und her." [19]

Diese innerseelische Situation drückt sich im sozialen, im zwischenmenschlichen Zusammenleben vielfach aus: in den ubiquitären zwischenmenschlichen Konflikten sowie in den psychosozial bedingten Kränkungen und Krankheiten.

„Da findet etwas wie ein sehr komplizierter Prozeß statt, wenn wir den anderen wahrnehmen. Wir stehen ihm gegenüber: er nimmt gewissermaßen unsere Aufmerksamkeit in Anspruch und schläfert uns für einen ganz kurzen Augenblick ein. Er hypnotisiert uns, er schläfert uns ein für einen Augenblick. Unser Menschheitsgefühl wird dadurch tatsächlich für einen ganz kurzen Augenblick wie in Schlaf versetzt. Wir wehren uns dagegen und machen unsere Persönlichkeit geltend. Das ist nun wie der Pendelausschlag: Schlafen in dem anderen, Aufwachen in uns selbst, wiederum dadurch Schlafen in dem anderen, Aufwachen in uns selbst. Und dieser komplizierte Prozeß des Hin- und Herpendelns zwischen dem Einschlafen in dem anderen und Aufwachen in uns selbst, der findet in uns statt, wenn wir dem anderen gegenüberstehen. Das ist ein Vorgang in unserem Wollen. Wir nehmen ihn nur nicht wahr, weil wir unser Wollen gar nicht wahrnehmen.

Aber dieses fortwährende Hin- und Hervibrieren, das findet statt, wie es in meiner ‚Philosophie der Freiheit' beschrieben ist. Sehen Sie, in diesem Vibrieren zwischen dem Einschlafen in dem anderen und Aufwachen in uns selbst haben Sie das Urelement, gewissermaßen das Atom des sozialen Zusammenlebens der Menschen. Das ist das Urelement desjenigen, was soziales Leben von Mensch zu Mensch ist."[20]

Der Konflikt gehört also zum Menschen und zum normalen zwischenmenschlichen Verhältnis dazu, und es ist nicht die Aufgabe, diesen Konflikt um jeden Preis zu vermeiden, sondern nur ihn zu lösen, indem wir die gegensätzlichen Tendenzen ausgleichen – und dies kann nur intentional und bewusst geschehen. Damit berühren wir ein wesentliches Element therapeutischer Arbeit: die therapeutische Begegnung.

Die therapeutische Begegnung

Die therapeutische Begegnung ist ein Sonderfall einer zwischenmenschlichen Begegnung. Sie zeigt vor allem drei Besonderheiten. Sie muss:

I. bewusst gewollt,
II. aktiv gestaltet,
III. reflektiert sein.

Eine Begegnung ist ein situatives, im Moment sich ereignendes Geschehen: Sie braucht nicht viel Zeit, sie benötigt Präsenz, Geistesgegenwart. Begegnung braucht Gelegenheit und Gegenwart. Sie kann zu Beginn wie im weiteren Verlauf wiederholter Zusammentreffen geschehen. Begegnung kann am Beginn einer therapeutischen Beziehung stehen, aber auch im Verlauf einer Therapie zur Vertiefung der therapeutischen Beziehung beitragen.

Begegnung ersetzt nicht eine therapeutische Beziehung, sie ist die Möglichkeit, in der Beziehung zu einer besonderen Qualität und Tiefe zu kommen. Beziehungen, in deren Verlauf keine Begegnungen in oben beschriebenem Sinn erfolgen, bleiben in einer gewissen Oberflächlichkeit. Das Erleben, von Ich zu Ich wahrgenommen zu werden, das Gefühl einer ichhaften Präsenz, einer echten Geistesgegenwart fehlt dann in solchen Beziehungen. Dies wird unter Umständen vermisst und auch von beiden Seiten schmerzhaft erlebt.

Wie lässt sich eine therapeutische Begegnung als Quelle oder Vertiefung einer therapeutischen Beziehung herbeiführen?

I. Die Begegnung bewusst zu wollen bedeutet, auf den Anderen zuzugehen. Um ihn emotional, intellektuell und motivational zu verstehen, bedeutet das mit ihm zu gehen, ihn zu begleiten.

II. Die Begegnung bewusst zu gestalten bedeutet, den Anderen wahrzunehmen und anzuerkennen, mit Empathie, Respekt, Würde, Interesse, Verständniswille und Vertrauen. Aus dem Aufeinanderzugehen und Begleiten kann sich ein Abholen entwickeln, begleitet von einem Hin-hören auf den Anderen, wenn der Patient eine neue Orientierung anstrebt oder für die Bewältigung notwendig ist.

III. Die Begegnung zu reflektieren bedeutet, sich auf die eigene Geistesgegenwart zu besinnen, Präsenz zu schulen, die Qualitäten der Begegnung zu spüren, keine voreiligen Urteile zu fällen, Offenheit zu entwickeln und zu pflegen, eine therapeutische Haltung zu entwickeln [→ Kapitel IV.5].

3. Die Beziehung

Der Begriff Beziehung ist heute allgegenwärtig, sowohl im Alltag wie im psychotherapeutischen Kontext.

Was geschieht bei einer Be-ziehung? Einer phänomenologischen Betrachtung zeigt sich das Phänomen der Beziehung als ein wechselseitiges Geschehen zwischen zwei oder mehreren Menschen, die in ein Miteinander kommen oder sich bereits in einem Prozess des „Miteinander" oder auch des „Gegeneinander" befinden.

Im Miteinander *be-ziehen* sich die Partner aufeinander. Dadurch kann etwas Gemeinsames entstehen.

Im Gegeneinander *ziehen* die Partner aneinander. Dadurch entsteht Spannung, möglicherweise bis zum Zerreißen. Es sind die misslingenden Formen einer Beziehung, die wir „Ge-ziehung" oder „Ver-ziehung" und im schlimmsten Fall „Zer-ziehung" nennen können.

Sartre sah als Grundqualität der Beziehung den Konflikt: „*Das Wesen der Beziehung zwischen Bewußtseinen ist nicht das Mitsein, sondern der Konflikt.*"[21] Im glückenden Fall einer Beziehung reicht das bloße *sich aufeinander beziehen* aber nicht aus; es gehört noch eine weitere Fähigkeit dazu, nämlich das *miteinander ins Gespräch kommen.* Erst dann kann eine Be-ziehung gelingen, kann aus dem Sich-Aufeinander-Beziehen auch ein wechselseitiges Verstehen und Verständigen werden. Um fruchtbar miteinander ins Gespräch zu kommen, müssen sich Sprechen und Zuhören ergänzen, Aufmerksamkeit und Hinwendung, Wachsamkeit und Geistesgegenwart gepflegt werden. Eine Beziehung braucht Zeit sich entwickeln zu können, sie braucht Pflege um wachsen und Motivation um gelingen zu können.

Für die therapeutische Beziehung bedarf es wieder einer bewussten Steigerung der normalen Beziehungsqualität. Es ist vor allem die der Therapiesituation eigene Asymmetrie bewusst zu bedenken und zu bewältigen.

Die Asymmetrie in der Beziehung zwischen Patient und Therapeut liegt primär darin, dass der Patient Hilfe sucht, weil er sich in einer krankheitsbedingten Not-Situation befindet, während der Therapeut dazu professionelle Hilfe anbietet und sich in einer sicheren Position befindet. Der Patient hat sein Leiden, seine Erkrankung – der Therapeut hat sein Wissen und seine Professionalität. Es ist eine extreme Asymmetrie, die allerdings vom Therapeuten bewältigt werden kann und gestaltet werden muss in dem Sinn, dass daraus keine Abhängigkeit oder Unterlegenheit entsteht, sondern eine über dieser Asymmetrie stehende Partnerschaftlichkeit. Dies setzt Entgegenkommen des Therapeuten voraus und die genannten Qualitäten in der Begegnungsgestaltung.

Für eine gelingende therapeutische Beziehung bedarf es spezifischer Qualitäten, die gelernt und geübt werden können, denn die therapeutische Beziehung ist wiederum ein Sonderfall einer Beziehungsgestaltung, die nur durch bewusste Handhabung gelingt.

3.1 Begegnung und Beziehung – Anerkennung

Das Verhältnis des Menschen zur Welt – und damit auch zu seinen Mitmenschen – ereignet sich in einem Horizont von Distanz und Beziehung.[22] Um Distanz überwinden und in Beziehung treten zu können, brauchen wir Begegnungsfähigkeit. Begegnen heißt, den eigenen Standort verlassen zu können, auf den anderen zuzugehen, auf ihn einzugehen, ihn zu sehen und zu hören, ihn wahrzunehmen, wie er ist. Begegnen ist immer ein Schritt auf den anderen zu. Wie wir beim Gehen für einen Moment unseren festen Stand aufgeben, ohne unser Gleichgewicht und unsere Haltung zu verlieren und dann wieder unseren Stand finden, aber einen Schritt weiter sind, so kann sich auch Begegnung vollziehen: in einem rhythmischen Wechsel von mir zum anderen hin – und wieder zu mir zurück, in den anderen eintauchend und wieder zu sich selbst kommend und dabei zu erleben, wie sich Verwandlung einstellen, eine Horizonterweiterung ereignen kann. Im anderen sich selbst und in sich den anderen sehen und dies auch dem Gegenüber ermöglichen, im Sinne einer anerkennenden, wechselseitigen offenen Begegnung. So findet echte Begegnung und wahre Erkenntnis in der Begegnung statt, allerdings unter einer wesentlichen Voraussetzung: *„Kenne ich mein Verhältnis zu mir selbst und zur Außenwelt, so heiß ich's Wahrheit. Und so kann jeder seine eigene Wahrheit haben, und es ist doch immer dieselbige."*[23] Selbst und Welt, Ich und Du sind vom gleichen Geist erfüllt, so dass sie sich erkennen, entsprechend dem alten Grundsatz: „Gleiches wird nur durch Gleiches erkannt." So ist Menschen- und Welterkenntnis möglich.

Erkennt der Mensch sich selbst:
Wird ihm das Selbst zur Welt;
Erkennt der Mensch die Welt:
Wird ihm die Welt zum Selbst. [24]

Nehmen wir diese Aussagen von Johann Wolfgang von Goethe (1749–1832) und Rudolf Steiner ernst im Hinblick auf unsere Begegnungen mit Mitmenschen, so verlangt uns das eine große Fähigkeit der wechselseitigen Anerkennung ab, die freilich einer therapeutischen Haltung zugute kommen kann. Dabei sollten wir Anerkennung nicht mit Toleranz verwechseln: *„Toleranz sollte eigentlich nur eine vorübergehende Gesinnung sein: sie muß zur Anerkennung führen. Dulden heißt beleidigen."*[25] (Toleranz von lat. tolerare = dulden, ertragen).

„Beziehung vollzieht sich im Gespräch."[26] Begegnung braucht Da-Sein, Anblick, Berührung (im doppelten Sinn des Wortes: leiblich und seelisch) und Gespräch. Im-Gespräch-Sein bedeutet in Wort und Antwort zu sein, hören und gehört zu werden, wie auch Im-Anblick-Sein sehen und gesehen werden bedeutet. Das Ziel ist wechselseitige Anerkennung, denn nur in diesem Prozess kann sich das Selbst des Menschen wirklich konstituieren und entwickeln.[27]

Bei Paul Celan (1920–1970) heißt es: *„Ich bin du, wenn ich ich bin."*[28]

Das Selbst des Menschen gründet sich auf Begegnung und Anerkennung. Gelingt uns dies in einer therapeutischen Beziehung, so ist das wesentlich für die Therapie.

Es liegt vielleicht nahe, bei diesem Wechselverhältnis an einen Spiegelungsprozess zu denken, wie er neuerdings durch die Entdeckung der sogenannten „Spiegelneurone"[29] beschrieben wurde. Damit ist möglicherweise auf biologischer Ebene erklärbar, was als psychologischer Vorgang schon lange bekannt ist und von Philosophen wie Hegel und Steiner[30] klar erkannt und beschrieben wurde. Da es sich bei diesem „Spiegelungsprozess" tatsächlich um einen seelisch-geistigen Vorgang in der zwischenmenschlichen Begegnung und Beziehung handelt, den wir nicht unsere Spiegelungsneurone „machen lassen", sondern den wir als bewusste Menschen selbstbewusst und intentional vollbringen (und damit unsere „Spiegelneurone" erst ausbilden), scheint eine philosophische und psychologische Darstellung dem Wesen dieses im Grund spirituellen Anerkennungsvorganges mehr zu entsprechen, als sich dabei auf eine neuronale Leistung zu verlassen, die es ohne unsere Ich-Leistung gar nicht gäbe. Mit Sicherheit ist diese Form von zwischenmenschlicher Anerkennung im Sinne des beschriebenen Vorgangs der Selbst-Konstituierung von Ich und Du etwas anderes als Empathie. Diese ergänzt eine therapeutische Beziehung und Haltung.

3.2 Die therapeutische Beziehung

Die therapeutische Beziehung als spezifische Sonderform einer Beziehung stellt einige Voraussetzungen, die teilweise unbewusst erfüllt, aber auch bewusst bedacht und gestaltet werden sollten.

Aus dem bisher Dargestellten ergeben sich vier Voraussetzungen für eine gute, gelingende und vertrauensvolle therapeutische Beziehung:

I. Begegnung
II. Gespräch
III. Besinnung
IV. Haltung

I. Begegnung

Gelingend ist eine Begegnung dann, wenn ein Aufeinanderzugehen und ein sich wechselseitiges, anerkennendes Wahrnehmen stattfindet. Begegnung braucht Gelegenheit und gemeinsame Gegenwart. Dagegen ist ein aneinander Vorbeigehen oder ein gegenseitiges Aufeinandertreffen schwierig für eine echte Begegnung; ebenso hinderlich ist es, zu sehen ohne wahr-zunehmen, den anderen zu ignorieren statt Anerkennung zu zeigen. Diese misslingenden Varianten führen zu „Entgegnung", „Vergegnung" oder „Zergegnung" anstelle einer echten Begegnung.

II. Gespräch

Wichtig ist ebenfalls, miteinander ins Gespräch zu kommen, wechselseitig hinhören zu können, auch beim Anderen sein zu können ohne sich zu verlieren; ein fruchtbares Sich-Verändern-Lassen. Ein Gespräch braucht Ort und Zeit, Bereitschaft und Motivation.

Misslingend ist vielleicht ein oberflächlicher „Small-Talk", jeder bleibt bei sich, kein wirkliches Zuhören entsteht, kein echtes Interesse besteht; oder es ist ein Beharren auf der je eigenen Position, ein Austausch von Argumenten ohne das echte Bedürfnis, den Anderen verstehen zu wollen.

III. Besinnung

Damit ist gemeint, dass Therapeuten vor und nach einer therapeutischen Begegnung bewusst an ihre Patienten denken, sich ihrer besinnen, die letzte Begegnung reflektieren bzw. das nächste Treffen vorausdenken. Nicht gemeint ist damit, die Probleme der Patienten „mit nach Hause" zu nehmen, nicht loslassen zu können. Im Gegenteil gehört zu einem angemessenen Loslassen ein richtiges Abschließen, ein gedankliches Beschließen der letzten Begegnung im Bewusstsein, um die nächste Begegnung vordenken zu können. Diese beiden gedanklichen Vorgänge sind hier mit Besinnung gemeint: Reflektieren und Vordenken. Die Patienten sollten auch außerhalb der Therapiezeiten nicht ganz aus dem Bewusstsein verloren werden, sondern es ist wichtig, gezielt Zeit und Intention für sie zu haben. War bei der *Begegnung* die Bewegung des Aufeinander-Zu-*Gehens* wichtig und beim *Gespräch* die Bewegung des Ins-Gespräch-*Kommens*, so können wir bei der Besinnung ein beim Anderen *Angekommen*-Sein als wesentlich erleben. Besinnung braucht ein Bewusstsein von der Wirksamkeit der Gedanken und der inneren Einstellung, der eigenen Haltung.

Im Misslingen dieser Qualität gibt es zwei verschiedene Varianten: zum einen, dass wir nicht loskommen von der Begegnung, dass wir zur Unzeit, ungewollt daran denken müssen und zum anderen, dass wir die Begegnung sogleich vergessen, keine Gedanken mehr daran haben, sie also sprichwörtlich „aus den Augen, aus dem Sinn" verlieren.

IV. Haltung

Die therapeutische Haltung ist eine spezifische Herausforderung an die innere Einstellung, die emotionale Einstimmung und die intentionale kognitive und motivationale Vorbereitung, ein spezifisches Sich-Einlassen auf die kommenden und anwesenden und dagewesenen Patienten.

Gelingt diese therapeutische Haltung in dem hier von uns dargestellten Sinn, so zeigt sie sich in einem Zurücknehmen des eigenen Willens. Nicht das Ziel des Therapeuten gilt, sondern das Ziel des Patienten. Sie zeigt sich in einem Vertrauen des Therapeuten in den Patienten, in seinen Weg, sein Schicksal, bei dem wir Begleiter sind, vielleicht „Reiseführer" in dem Sinn, dass wir uns professionell in dem zu bereisenden Gebiet der Krankheitsbewältigung auskennen, auf die Risiken und Gefahren aufmerksam machen und beistehen bei der Bewältigung von Krisen und Klippen.

„Dass der Patient ernst genommen und verstanden sein will, sollte immer das erste sein. Es gilt, dem Patienten zuzuhören und zu versuchen, sich in seine Situation hineinzuversetzen, nicht etwa in welche Sprache auch immer das, was da wahrzunehmen ist, zu übersetzen, sei es nun zu übersetzen in eine Begrifflichkeit, die aus Einsichten in gewisse Funktionszusammenhänge resultiert; übersetzt in eine psychoanalytische Sprache: die das, was vom Patienten gesagt wird, zu deuten weiß, sondern, dass das erste vielmehr ein Übersetzen zum Patienten, dass man versuchen muss, ihn zu erreichen, womöglich in sein Boot mit einzusteigen; d. h. dass er nicht sich selbst überlassen bleibt, sich nicht – das gilt vor allem für schizophrene Patienten – allein gelassen fühlt, sondern spürt, da ist jemand, der mit da ist, der hört, dem gegenüber er sich öffnen kann."[31]

Hier wäre von mir nur noch zu ergänzen: und dass der Patient Vertrauen erfährt, Vertrauen in seine Person und sein Schicksal.

Diese therapeutische Haltung braucht Profession, Intention und Motivation.

Im misslingenden Fall setzt der Therapeut seine (gutgemeinten) therapeutischen Ziele in den Vordergrund, beschneidet die Autonomie des Patienten, gibt Ratschläge, anstatt auf den Patienten hin zu hören und ihn so anzunehmen, wie er ist. Der Therapeut erfährt dann Enttäuschung, Frustration oder Ärger, wenn der Patient die therapeutischen Ratschläge ignoriert oder die gutgemeinten Ziele nicht übernimmt. Auch wenn die Ratschläge und die Ziele richtig sein mögen: Solange sie von dem Therapeuten gesagt und nicht vom Patienten selbst erlebt werden, sind sie dem Menschen und der jeweiligen Situation nicht angemessen.

Werden diese vier Voraussetzungen im Rahmen einer Psychotherapie erfüllt, so gelingt eine vertrauensvolle therapeutische Beziehung. Es ist eine Doppelbewegung von der Begegnung über das Gespräch mit dem Patienten einerseits und von der Haltung und der Besinnung des Therapeuten andererseits auf die gemeinsame therapeutische Beziehung zu.

Begegnung ⟶ Gespräch ⟶ **Beziehung** ⟵ Besinnung ⟵ Haltung

Die therapeutische Beziehung steht somit im Zentrum der Psychotherapie – aber ihre Gestaltung und ihr Gelingen sind abhängig von den vier Voraussetzungen und ihrer Erfüllung.

Die therapeutische Beziehung braucht Ort und Zeit für Begegnung und Gespräch, braucht Intention und Motivation für Besinnung und Haltung sowie Mitgefühl und Akzeptanz des Patienten. Sie ist nicht Mittel zur Therapie, sondern Ergebnis und Erfüllung der therapeutischen Voraussetzungen und Bemühungen in Begegnung – Gespräch – Besinnung und Haltung des Therapeuten.

Es sind fünf wesentliche Wirkfaktoren der Anthroposophie-basierten Psychotherapie, die im Folgenden [→ auch Kapitel IX] näher beschrieben werden. In einer gelingenden Psychotherapie wirken sie alle zusammen im Sinne einer Komposition zwischen Patient und Therapeut. Im Weiteren werden die beiden wichtigen therapeutischen Faktoren der Anthroposophie-basierten Psychotherapie, das Gespräch und die therapeutische Haltung, ausführlich dargestellt.

4. Sprache und Gespräch

Sprache und Gespräch sind für unsere Psychotherapie von zentraler Bedeutung. Das gilt auch für andere Psychotherapie-Richtungen. So schrieb beispielsweise Sigmund Freud (1856–1939) im Jahre 1890 zur Charakterisierung seiner damaligen psychotherapeutischen Methode – aus der sich die später erst so genannte Psychoanalyse entwickelte – für die Behandlung seelischer oder körperlicher Störungen, sie basiere auf *„Mitteln, die auf das Seelische im Menschen einwirken."*[32] *„Ein solches Mittel ist vor allem das Wort, und Worte sind auch das wesentliche Handwerkszeug der Seelenbehandlung."*[33] Entsprechend bezeichneten die Patienten diese Form der Behandlung, bei der die Symptome der Kranken *„wegerzählt"*[34] wurden, als „Sprachkur".

Allerdings ist das Verständnis von Sprache in den verschiedenen Psychotherapie-Richtungen different. Deshalb möchte ich das für die Anthroposophie-basierte Psychotherapie wesentliche Verständnis von Sprache und Gespräch ausführlicher darstellen, um die zentrale Stellung zu verdeutlichen.

Im Allgemeinen versteht man Sprache als ein Medium der Kommunikation, und so wird es auch in der Psychotherapie eingesetzt. Die *„heilbringende Kraft des Wortes"*[35], wie es Hans-Georg Gadamer (1900-2002) nannte, ist dagegen nicht nur durch seine kommunikative Funktion zu erklären. *„Auf alle Fälle ist im Bereich der Medizin das Gespräch keine bloße Einleitung und Vorbereitung der Behandlung. Es ist bereits Behandlung und geht in die weitere Behandlung ein, die zur Heilung führen soll."*[36]

Wir können uns fragen, was denn Sprache ist, wenn sie solche Möglichkeiten zur Heilung besitzt. Sprache lebt im Sprechen und das Sprechen lebt wesentlich im Gespräch. Und das Gespräch lebt in Sprechen *und* Hören.

Nun ist ein Gespräch und insbesondere ein therapeutisches Gespräch immer ein sehr persönliches und subjektives Geschehen. Das ist ein Grundproblem für jeden naturwissenschaftlichen Ansatz in der Medizin; für die Psychotherapie ist es ein entscheidender Faktor. *„Das Ideal der naturwissenschaftlichen Medizin ist die objektive Prüfung der Wirksamkeit einer therapeutischen Aktion, ihres Effektes. Nehmen wir das Beispiel der Herzinsuffizienz. Nach Stellung der Diagnose wird ein Digitalispräparat gegeben. Der Erfolg kann klinisch durch das Verschwinden der Symptome, der Nykturie und der Ödeme und durch die Veränderung des EKG demonstriert werden. Damit ist die Ursache-Wirkungs-Beziehung objektiv bewiesen. Dieser Effekt tritt mehr oder weniger bei richtiger Diagnose und richtiger Indikationsstellung bei allen Patienten in gleicher Weise auf. Man geht von der Vorstellung aus, dass der Effekt vom Arzt und von der persönlichen Beziehung zwischen Arzt und Patient weitgehend unabhängig ist. Wir wissen heute, dass* *dies ein Ideal ist, das nicht erreicht werden kann. Der subjektive Faktor spielt mehr oder weniger in jede auch noch so objektive Therapie hinein. Dies haben vor allem die großen Heidelberger Kliniker von Krehl, Siebeck und von Weizsäcker nachgewiesen.*

Dass er, der subjektive Faktor, in der Psychotherapie zum entscheidenden Faktor wird, ist Folge der Methode, ist ihr immanent, weil es kein anderes Therapeutikum gibt, als das Wort des Arztes und seine Präsenz."[37]

Die Psychotherapie lebt also einerseits vom Wort, von der Sprache und andererseits von der Präsenz des Therapeuten. Diese beiden Faktoren werden wir noch eingehender zu beschreiben haben. Doch kommen wir zunächst zur Sprache.

Ich möchte mit einigen Thesen beginnen, die deutlich machen sollen, dass es bei der Sprache um mehr geht, als nur um ein Medium der Kommunikation.

4.1 Über die Sprache

Thesen

I. Die Sprache ist mehr als nur ein Medium zur Kommunikation.
II. Das eigentliche Element der Sprache ist das Gespräch.
III. Ein Gespräch wird nicht durch bestimmte Techniken zur Therapie, sondern durch eine besondere Haltung.
VI. Als Ursache psychosomatischer und psychoneurotischer Erkrankungen lassen sich zwei verschiedene Formen von „Sprachstörungen" beschreiben.

Es gibt eine beeindruckend präzise Definition vom Wesen des Menschen, die wir bei Aristoteles (384-322 v. Chr.) finden. Er sagte, der Mensch sei das Lebewesen, das den *Logos* habe. Seine weiteren Ausführungen machen deutlich, dass er mit *Logos* neben Vernunft und Denken insbesondere die Sprache meinte. So beschrieb er den auf den *Logos* zurück zu führenden Unterschied zwischen Mensch und Tier folgendermaßen: „*Nun ist der Mensch unter allen Lebewesen allein im Besitz der Sprache, während die Stimme, das Organ für Äußerungen von Lust und Unlust auch den Tieren zu eigen ist. Nur so weit ist die Natur bei ihnen gegangen, dass sie Lust- und Unlustempfindungen haben und diese einander mitteilen können. Allein dem Menschen ist aber darüber hinaus der Logos gegeben, einander offenbar zu machen, was nützlich und was schädlich ist, und damit auch, was recht und unrecht ist. Denn das ist die Eigentümlichkeit des Menschen im Verhältnis zu den Tieren, dass er allein ein Gefühl für den Unterschied von Gut und Böse, von Recht und Unrecht hat.*"[38]

Dies alles verdankt der Mensch dem Umstand, dass er den *Logos* hat, also Sprache und Vernunft als Ausdruck geistiger Fähigkeiten. Dieses Vermögen gibt dem Menschen aber noch wesentlich mehr als nur Denken und Sprechen. Denn Schädliches und Unschädliches zu erkennen, bezieht sich offensichtlich auf die kommenden Auswirkungen eines Gegebenen und nicht auf das unmittelbar Gegenwärtige, also vielmehr auf etwas Zukünftiges, das erst eintreten wird. Der Mensch hat also mit dem *Logos*, mit der Sprache auch einen Sinn für das Zukünftige als Begabung. Denn „*durch die Sprache kann der Mensch Nicht-Gegenwärtiges offenbar machen*".[39] Mir scheint, diese Fähigkeit der Sprache, Nicht-Gegenwärtiges, sei es vergangen oder zukünftig, und Unsichtbares offenbar machen zu können, so dass es auch ein anderer Mensch vor sich sieht und erkennt, ist eine wesentliche Qualität der Sprache, derer wir uns im Alltag oft unreflektiert bedienen und die wir besonders in der Therapie bewusst handhaben. Dieser Hinweis macht schon deutlich, dass Sprache zweifellos unserer Kommunikation dient, aber ebenso zweifelsfrei weit darüber hinaus reicht. Sie ist mehr als ein Medium der Kommunikation, oder besser: Sie ist im eigentlichen Sinn überhaupt kein Medium, denn es ist die Eigenschaft eines Mediums, dass wir es benützen können oder auch nicht. Aber so, wie wir nicht nicht-kommunizieren können (denn jedes scheinbare Nicht-kommunizieren ist ja immer auch eine Form einer negativen Kommunikation), so können wir auch nicht nicht-sprechen, insofern, wie wir alle wissen, auch unser Schweigen sehr beredt und vielsagend sein kann. Selbst ein schweigendes Einverständnis setzt ja immer ein vorhergegangenes sprachliches Verstehen voraus. Sprache ist also kein Medium, auf das wir zugunsten eines anderen verzichten könnten. Sie ist vergleichbar mit dem Atmen: Wir müssen atmen, wir können unseren Atem etwas variieren, aber wir können nicht beschließen, dass wir nicht mehr atmen. Wie wir das Atmen zum Leben brauchen, so brauchen wir die Sprache zum Verstehen. Die Sprache ist die menschliche Erscheinungsweise des Verstehens. Alles Verstehen ist ursprünglich sprachlich. In diesem Sinn beschrieb Platon (428/7–348/7 v. Chr.) das Denken als ein "*inneres Gespräch der Seele mit sich selbst*"[40]. Die Sprache bildet also die Grundlage des menschlichen Denkens und Verstehens, des Erkennens, der Kommunikation, des menschlichen Miteinander-Seins überhaupt. Die Sprache ist ein tragendes Element des Menschseins in dem Sinn, dass sich der Mensch seines Seins bewusst ist, dass er dem Sein gegenüber mit Verständnis begegnet, das Sein selbst versteht. In diesem Sinn konnte der Philosoph Hans-Georg Gadamer sagen: „*So ist die Sprache die wahrhafte Mitte des menschlichen Seins.*"[41] Wilhelm von Humboldt (1767–1835) schrieb in seinem bedeutenden Werk über die Sprache bereits Ähnliches: „*Die Sprache* [...] *ist das Organ des inneren Seins, dies Sein selbst, wie es nach und nach zur inneren Erkenntnis und zur Äußerung gelangt.*"[42]

Dabei gehört es zur Großartigkeit wie zur Schwierigkeit der Verständigung durch die Sprache, dass sie eindeutig und vieldeutig, konkret und umfassend zugleich ist, dass ihre von uns benützten Begriffe immer größer, immer vielsagender sind, als wir sie in unseren Vorstellungen konkret denken. In dieser Vielgestaltigkeit und in den grenzenlosen Möglichkeiten, die uns die Sprache eröffnet, liegt vielleicht auch eine Bedeutung der Zeile aus Friedrich Hölderlins (1770–1843) Gedicht *Im Walde*: „*der Güter gefährlichstes, die Sprache, dem Menschen gegeben*".

Inwiefern kann Sprache gefährlich sein? Ich möchte drei Ebenen der Gefährlichkeit unterscheiden, die auch in therapeutischen Zusammenhängen relevant sind.

I. Die Gefährlichkeit dessen, was gesagt wird, denn es kann wahr oder falsch sein, gut oder schlecht, kränkend, verletzend oder heilend. Das bedeutet, es ist in die Freiheit und Verantwortung des Menschen gegeben, mit der Sprache so umzugehen, wie es ihm beliebt. Darin liegen zweifellos Chancen, Risiken und Gefahren.

II. Die Gefährlichkeit dessen, was nicht gesagt, also verschwiegen wird, obwohl es gesagt werden könnte oder sogar gesagt werden sollte, also beispielsweise wenn eine wichtige Wahrheit oder ein Tatbestand verschwiegen oder unterdrückt wird.

III. Die Gefährlichkeit, dass das, was gesagt wurde, auch verstanden und missverstanden werden kann. Denn, was zur Sprache kommt, lässt sich unterschiedlich verstehen und deuten. Dadurch erweitert sich der Grad an Verantwortung der Menschen im sprachlichen Umgang untereinander.

Es ist eine Besonderheit des gesprochenen Wortes, dass es, wenn es ausgesprochen ist, nicht mehr dem Sprecher gehört, sondern dem Hörer. „Was ich gehört habe, gehört mir!" – in dieser Aussage zeigt sich ein überraschender Doppelsinn des Wörtchens „gehört", der sich auf Hören und Besitzen bezieht. Es ist eine allgemeine Erfahrung, auf die wir im Leben immer wieder stoßen. Durch die Wirkung eines falschen Wortes scheiterten schon Beziehungen, mussten Politiker zurücktreten, sind nicht wieder gut zu machende Folgen entstanden. Dies beschreibt sehr eindringlich ein Gedicht von Hilde Domin (1909-2006):

Unaufhaltsam

Das eigene Wort,
wer holt es zurück, das lebendige
eben noch unausgesprochene
Wort?
Wo das Wort vorbeifliegt
verdorren Gräser,
werden die Blätter gelb
fällt Schnee.
Ein Vogel käme dir wieder.
Nicht dein Wort,
das eben noch ungesagte
in deinen Mund.
Du schickst andere Worte
hinterdrein,
Worte mit bunten, weichen Federn.
Das Wort ist schneller,
das schwarze Wort.
Es kommt immer an,
es hört nicht auf, an-
zu kommen.
Besser ein Messer als ein Wort.
Ein Messer kann stumpf sein.
Ein Messer trifft oft
am Herzen vorbei.
Nicht das Wort.

Am Ende ist das Wort,
immer
am Ende
das Wort.[43]

Die Gefährlichkeit der Sprache ist also sehr real und allgegenwärtig in unserem Leben. Jeder Mensch weiß aus eigener Erfahrung, dass Worte auch kränken können. Dies hat Mascha Kaléko (1907–1975) in einem Gedicht sehr schön ausgedrückt:

Kleine Auseinandersetzung

Du hast mir nur ein kleines Wort gesagt,
Und Worte kann man leider nicht radieren.
Nun geht das kleine Wort mit mir spazieren
Und nagt ...

So ein paar kleine Silben können kränken.
- Ob dies das letzte Wort gewesen ist?[44]

Es scheint angemessen, mit der Sprache achtsam und bewusst umzugehen. Sprechen ist aber weit mehr als Kommunizieren, als Informationen auszutauschen oder etwas zur Sprache zu bringen. Sprechen ist Erfahren und Verstehen der Welt.

„*Wir wachsen auf, wir lernen die Welt kennen, wir lernen die Menschen kennen und am Ende uns selbst, indem wir sprechen lernen. Sprechen lernen heißt nicht: zur Bezeichnung der uns vertrauten und bekannten Welt in den Gebrauch eines schon vorhandenen Werkzeugs eingeführt werden, sondern es heißt, die Vertrautheit und Erkenntnis der Welt selbst, und wie sie uns begegnet, erwerben.*“[45]

Die Sprache ist das Element in dem wir als Menschen leben, wenn wir verstehen, wenn wir Vertrautheit und Erkenntnis von der Welt und von uns selbst erwerben, wenn wir das Unsichtbare erkennen, das sich in der Sprache offenbart, und wenn wir einen Sinn für das Zukünftige entwickeln.

„*Aristoteles hat den Vorrang des Sehens darin gesehen, dass es die meisten Unterschiede sichtbar macht, nämlich das Ganze der sichtbaren Welt. Aber Aristoteles hat an anderer Stelle hervorbehoben, wer höre, höre damit noch etwas mehr, nämlich auch das Unsichtbare und alles, was man denken kann – weil es die Sprache gibt. Das ist nicht nur die Welt, die man sehen kann, es ist das Universum, was man zu verstehen sucht.*“[46]

Die Sprache gibt uns einen Raum, einen „Sprachraum“, in dem wir uns als Menschen bewegen, wenn wir denken, erkennen, verstehen und sprechen, mit uns oder mit anderen im Gespräch sind, also auch, wenn wir hören, lesen oder überlegen. Sie ist das Element des *Logos*, des Geistes, der sich in uns inkarniert hat. Die Sprache ist die „Formkraft des Menschen“, wie der griechische Philosoph Isokrates (436-338 v. Chr.), ein Schüler von Sokrates (469–399 v. Chr.), es formuliert hat.

Wilhelm von Humboldt schrieb: „*Die Sprache ist das bildende Organ der Gedanken.*“[47] Weiter heißt es in dessen berühmter Schrift *Über die Verschiedenheit des menschlichen*

Sprachbaues und ihren Einfluss auf die geistige Entwicklung des Menschengeschlechts: „Die Sprache, in ihrem wirklichen Wesen aufgefasst ist etwas beständig und in jedem Augenblick Vorübergehendes. [...] Ihre wahre Definition kann daher nur eine genetische sein. Sie ist nämlich die sich ewig wiederholende Arbeit des Geistes, den artikulierten Laut zum Ausdruck des Gedanken fähig zu machen", und weiter schrieb er: „*Wenn in der Seele wahrhaft das Gefühl erwacht, dass die Sprache nicht bloß ein Austauschungsmittel zu gegenseitigem Verständnis, sondern eine wahre Welt ist, welche der Geist zwischen sich und die Gegenstände durch die innere Arbeit seiner Kraft setzen muss, so ist sie auf dem wahren Wege, immer mehr in ihr zu finden und in sie zu legen.*"[48]

Georg Wilhelm Friedrich Hegel (1770–1831) nannte die Sprache: „*das Element, worin der erfüllende Sinn selbst vorhanden ist.*"[49]

Rudolf Steiner formulierte es folgendermaßen: „*Die Sprache, das Lauthafte, hat aus der tierischen Gestalt die menschliche Gestalt geschaffen; sie hat den Menschen erst zum eigentlichen Menschen gemacht.*"[50] Und bei Martin Heidegger (1889–1976) heißt es: „*Die Sprache ist nicht nur ein Werkzeug, das der Mensch neben vielen anderen auch besitzt, sondern die Sprache gewährt überhaupt erst die Möglichkeit, inmitten der Offenheit von Seiendem zu stehen.*"[51]

Die Sprache ist also weit mehr, als nur ein Mittel zur Kommunikation; sie ist das Umgreifende der Weltvertrautheit und der Selbsterfahrung, sie ist nicht nur Mittel zur Verständigung, sondern Grundlage alles Verstehens, von Welt und Selbst; sie ist Formkraft und Ausdruckskraft des Menschen.

Die Sprache lebt, sie lebt im Sprechen: in Wort und Antwort, in Sprechen und Hören, in Anwesenheit und Aufmerksamkeit, in Artikulation (Formkraft) und Geistesgegenwart. Das Lebenselement der Sprache ist das Gespräch.

4.2 Über das Gespräch

Das Element in dem die Sprache lebt, ist das Gespräch.

Ein Gespräch lebt von Sprechen und Hören, genauer: von Zuhören, besser: von Hinhören. Dabei ist ein aktives Hören[52] gemeint, ein Hören, bei dem der Hörende sich nicht nur auf das Gehörte, sondern auch auf den Sprechenden einlässt, ihn in möglichst vielen Aspekten seiner Anwesenheit wahrnimmt, sowohl körperlich wie emotional, kognitiv wie motivational, dabei empathisch, verständnisvoll, respektvoll und in personaler Akzeptanz des Anderen. Das bedeutet nicht Zustimmung zum Inhalt des Gehörten, sondern vor allem die Bereitschaft und Offenheit, ja das Interesse, den Andern hören und als Mensch verstehen zu wollen. Dann erleben wir im Gespräch eine Erweiterung und Bereicherung unseres eigenen Horizonts.

Der Dichter und Philosoph Albert Camus (1913–1965) beschrieb das Gespräch mit den schönen Worten: „*Das echte Gespräch bedeutet: aus dem Ich heraustreten und an die Tür des Du klopfen.*" Dazu passt ein weiterer Satz Gadamers: „*Denn die geistige Realität der Sprache ist die des Pneuma, des Geistes, der Ich und Du eint.*"[53]

„Sprache ist überhaupt nur was sie ist, wo sie Gespräch ist, wo Frage und Antwort einander tauschen“, so beschrieb Gadamer den Zusammenhang von Sprache und Gespräch.[54]

Im Gespräch findet Begegnung statt, bildet sich eine Beziehung und ereignet sich ein Austausch zwischen Ich und Du. In einem echten Gespräch öffnen wir uns unserem Gegenüber, lassen uns auf ihn ein, gehen mit ihm in seinen Gedanken mit, indem wir seinen Worten lauschen und verlassen damit unseren eigenen Standpunkt, denn ohne diesen Schritt kommt es zu keinem wirklichen Verstehen des anderen. Freilich bewegen wir uns dann wieder zu unserem Standort zurück, um uns unserer eigenen Haltung zu vergewissern, die wir anschließend wieder in Bewegung bringen, in einem rhythmischen Wechsel. Dabei muss keiner der an dem Gespräch Beteiligten die Führung des Gesprächs übernehmen; vielmehr führt das Gespräch selbst und lässt auf diese Weise Neues und Überraschendes entstehen, so dass jeder der an dem Gespräch Beteiligten verändert, ja bereichert aus dem Gespräch hervorgeht.

Ein solches ideales Gespräch hat nichts zu tun mit Diskussionen oder gar Verhandlungen, bei denen jeder nur versucht, seine Position zu vertreten oder zu verteidigen und den oder die anderen „auszustechen“. Bei solchen „unechten“ Gesprächsformen fehlt die Motivation verstehen zu wollen, es gibt gerade keine Offenheit, die ein echtes Gespräch kennzeichnet und es gibt kein Mitgehen mit dem anderen. Jeder bleibt bei sich, in dem eigenen beschränkten Horizont gefangen. Eine Entwicklung und Erweiterung findet nicht statt.

Das therapeutische Gespräch ist eine Sonderform des Gesprächs, die im Folgenden dargestellt werden soll.

4.3 Das Gespräch als Therapie – Psychotherapie

Das therapeutische Gespräch nimmt unter den vielgestaltigen Gesprächsvariationen eine Sonderstellung ein. Es besteht dabei eine auffallende Asymmetrie: Auf der einen Seite befindet sich der hilfesuchende, leidende Patient – auf der anderen Seite der professionelle und für das Gespräch bezahlte Therapeut.

Krankheit, Not, Leiden, Orientierungslosigkeit, Hilfebedürftigkeit, Verzweiflung, existenzielle Betroffenheit auf der Seite der Patienten stehen Professionalität, Wissen, Gesprächstechniken, Erfahrung, Empathie und Distanz auf der Seite der Therapeuten gegenüber. Entscheidend ist, dass es trotz dieser Asymmetrie zu einer personalen Begegnung zwischen Ich und Du kommt und zu einer partnerschaftlichen Gesprächsbeziehung „auf Augenhöhe“, die wir eine therapeutische Beziehung nennen.

Wie kann dies möglich werden?

Aus meiner Erfahrung gelingt dies nicht in erster Linie durch bestimmte Techniken der Gesprächsführung, sondern durch eine besondere therapeutische Haltung, die nicht nur professionell geprägt und bestimmt ist, sondern vor allem menschlich. Von einem Therapeuten müssen einige Qualitäten erwartet werden, die ein Gespräch zu einem therapeutischen Gespräch machen. Dazu gehört die Bereitschaft, den Patienten so anzunehmen, wie er ist, ohne Wenn und Aber, ihn in Respekt und Würde in seiner

Existenz ernst zu nehmen und zu akzeptieren, auf ihn hin zu hören, was er sagen will, ihm mit Mitgefühl/Empathie zu begegnen und ihn so zu verstehen, dass er sich selbst verstanden fühlt.

Damit sind zunächst die in allen Psychotherapien wirksamen Faktoren umschrieben: Geduld, Empathie, Verständnis und Respekt.[55] Das sind gewissermaßen die Basis-Wirkelemente von Psychotherapie. Durch sie kann sich im Laufe eines oder mehrerer Gespräche eine therapeutische Beziehung bilden: „*Beziehung vollzieht sich im Gespräch.*"[56]

Beim Patienten ereignet sich durch ein solches Gespräch Entlastung, Abstand oder erträgliche Nähe, Entdramatisierung seiner Erinnerungen und seines Erlebens. Ein wiederholtes Betrachten der kränkenden oder traumatischen Vergangenheit kann möglich werden, ohne ihn erneut zu belasten. Abstand, Klärung, neue Sichtweisen auf Vergangenes und damit eine neue Deutung, eine neue Bewertung der Vergangenheit werden möglich und neue Chancen des Verstehens und des Handelns oder Verhaltens lassen sich entwickeln. Andere Orientierungs- und Gestaltungsmöglichkeiten werden in einer neuen Freiheit aus „erlebter Einsicht" möglich.

Hippokrates von Kos (460–370 v. Chr.) brachte dies auf den Punkt mit dem Satz: „*Wofür du Worte hast, darüber bist du schon hinweg.*"

Etwas poetischer, aber im selben Sinn beschrieb es William Shakespeare (1564–1616)[57] in *Macbeth*:

Gib Worte deinem Schmerz,
Gram, der nicht spricht,
presst das beladene Herz,
bis dass es bricht.

Über diese befreiende und Bewältigung ermöglichende Wirkung der Sprache hinaus ereignet sich eine Horizonterweiterung für den Patienten durch die Begegnung mit dem Therapeuten, durch dessen „Mitgehen" (Gadamer) und durch das Erlebnis der Sprache im Gespräch. Denn was sich dabei einstellen kann, ist mehr als Inhalt, Information, Mitgefühl oder Verstehen. Es ist das Teilhaftig-Werden des *Logos*, des Geistigen in der Sprache, das in einem neuen Horizont der Selbsterfahrung erlebbar wird. Es findet durch die Sprache, durch das Sprechen eine „innere Kommunikation", ein „inneres Gespräch" statt, zwischen Vergangenem und Zukünftigem in der aktuellen Gegenwärtigkeit des Menschen, ganz wie es schon Aristoteles formulierte: Es ist der Sinn für das Zukünftige und das Hören und damit das Verstehen- und Erkennen-Können des Unsichtbaren aber doch Wirklichen für den Menschen, das ihm die Sprache gibt, als ihren *Logos*.

Voraussetzung dafür sind nicht bestimmte Gesprächstechniken, sondern ist eine besondere therapeutische Haltung. Was ist damit gemeint?

Mit Haltung ist eine innere Grundeinstellung gemeint, von der aus der Therapeut mit seinem Patient in Begegnung kommt, ins Gespräch geht, Beziehung bildet und therapeutisch tätig wird. Eine Haltung ist kein Wissen und kein Können; vielmehr ist sie eine Seinsweise, ein Bewusstsein, ein Wirklich- und Wirksamwerden eines gelebten Menschenbildes. Dann wird alles Gelernte und Angeeignete für die eigene Professionalität zu einem „Gesamtwissen“, wie es Steiner im letzten Vortrag des Pastoral-Medizinischen Kurses nannte: *„Aber das ist das Wesen des Gesamtwissens, dass man mit seiner gesamten menschlichen Haltung weiterkommt.“*[58]

Eine auf solche Art entwickelte, aus einem spirituellen Menschenbild erwachsene therapeutisch Haltung ermöglicht eine therapeutische Wirksamkeit, die durch psychotherapeutische Techniken allein nicht zu erreichen ist. Ein tragendes Menschenbild, Geistesgegenwart und Vertrauen in die Sinnhaftigkeit allen Geschehens sind notwendige Grundbausteine. *„Was da zwischen Arzt und Patient spielt, das ist die Wachsamkeit, die Aufgabe und Möglichkeit des Menschen ist, die Fähigkeit, die Situation des Augenblicks und den einem im Augenblick begegnenden Menschen richtig aufzunehmen und ihm zu entsprechen.“*[59] Dann kann die *„heilende Kraft des Wortes“*[60] wirksam werden.

Ich möchte die von mir gemeinte besondere Haltung der „therapeutischen Präsenz“ in vier Schritten hier nur kurz charakterisieren[61] [ausführlicher dazu → Kapitel IV.5]:

- Den Patienten in seiner Situation mit Anteilnahme und Respekt annehmen, ohne Einschränkungen und Vorbehalte: *annehmende, anerkennende Präsenz,*
- zum Patienten mit Empathie/Mitgefühl und Geduld in Beziehung gehen: *empathische, mitfühlende Präsenz,*
- dem Patienten mit Interesse und Verständnis begegnen: *verstehende Präsenz,*
- den Patienten mit Vertrauen begleiten, Vertrauen in den Patienten und seinen Weg und Vertrauen in den eigenen Heilerwillen (Heilermut), der sich im Patienten zu dessen eigener Heilkraft verwandeln kann: *vertrauende Präsenz.*

In diesen Qualitäten meiner Haltung der „therapeutischen Präsenz“, die in jeder Begegnung mit dem Patienten spürbar werden kann, den Gang eines therapeutischen Gesprächs prägt, den Verlauf der therapeutische Beziehung gestaltet und die Zeit zwischen den Therapie-Terminen in Gedanken und Anteilnahme (Besinnung) mit der Intention des Heilerwillens überbrückt, liegen wesentliche Wirkfaktoren der Therapie.

Die vier in der Haltung der therapeutischen Präsenz abgebildeten Ebenen sind:

- die annehmende, anerkennende Akzeptanz
- die therapeutische Beziehung
- die personale Begegnung
- die vertrauensvolle Begleitung.

Zu diesen genannten Qualitäten der therapeutischen Haltung kommen selbstverständlich noch weitere spezifische Wirkfaktoren der Anthroposophie-basierten Psychotherapie.

Natürlich ist die hier andeutungsweise beschriebene psychotherapeutische Haltung der Präsenz nicht die Psychotherapie selbst. Vielmehr stellt sie eine wesentliche und wirksame Grundbedingung dar für die eigentliche Psychotherapie. Die psychotherapeutische

Haltung der Präsenz ist gewissermaßen der Raum, in dem sich zwischen Patient und Therapeut die individuelle Psychotherapie ereignet.

Zunächst folgt eine Gegenüberstellung von drei grundverschiedenen Gesprächssituationen.

Freundschaftliches Gespräch – Ärztliches Gespräch – Psychotherapeutisches Gespräch: eine Gegenüberstellung

Zur Unterscheidung von freundschaftlichem, ärztlichem und psychotherapeutischem Gespräch seien die typischen Charakteristika zusammengefasst, was die verschiedenen Möglichkeiten und Grenzen deutlich macht.

Freundschaftliches Gespräch

Ein freundschaftliches Gespräch dient der Pflege einer bestehenden Beziehung, es ist geprägt von Interesse, Zuneigung, Sympathie, Verständnis (so weit die Situation dem „gesunden Menschenverstand" zugänglich ist), Bereitschaft, für den anderen etwas zu tun, ihm etwas abzunehmen, ihm einen Rat zu geben, eine Richtung zu weisen, bei Entscheidungen aktiv zu helfen, vielleicht sogar, sie zu beeinflussen oder abzunehmen, mindestens Unterstützung und Begleitung anzubieten, geprägt von partnerschaftlichem Mittragen. Unter Umständen entstehen bei einem solchen Gespräch verschiedene Emotionen, neben Zustimmung, Zufriedenheit oder Freude auch Ungeduld, Unverständnis, Aggressionen, Enttäuschung und Wut. Das ist im Rahmen eines freundschaftlichen Gesprächs nichts Außergewöhnliches.

Ärztliches Gespräch

Das ärztliche Gespräch findet im Rahmen einer ärztliche Beratung oder Behandlung statt. Es kann diagnostische, anamnestische oder therapeutische Ziele und Motive haben und wird immer aus professioneller Erfahrung und mit medizinischem Fachwissen geführt. Dabei geht es auch um die ärztlich-mitmenschliche Begleitung der Patienten, dann hat das Gespräch mehr beziehungspflegenden Charakter. Das typische ärztliche Gespräch ist geprägt von Autorität und Fachwissen wie auch von Empathie und Distanz. Fachkundiger Rat kann mit der Ankündigung von positiven oder negativen Folgen gekoppelt sein und wird auch von Patienten mit Recht erwartet. Es kann eventuell auch mit der Ablehnung weiterer Verantwortung des Arztes bei Nicht-Befolgen des professionellen Ratschlags verbunden sein.

Psychotherapeutisches Gespräch

Das psychotherapeutische Gespräch sollte, wie der Name schon sagt, immer ein therapeutisches Motiv und Ziel haben, auch wenn es, vor allem zu Beginn einer Therapie, berechtigterweise auch diagnostische Ziele haben kann und sogar haben muss. Die Indikation für ein psychotherapeutisches Gespräch ist nicht nur bei psychischen Erkrankungen gegeben, sondern auch bei körperlichen zur Mitbehandlung oder zur Unterstützung bei deren Bewältigung; dies gilt ebenso bei allen Krisensituationen sowie bei Problemen der Bewältigung von Lebenssituationen. Voraussetzung dafür ist eine Bereitschaft der Patienten zu einem solchen Gespräch, im Weiteren dann eine Motivation der Patienten für die Fortführung derselben.

Psychotherapeutische Gespräche bilden die therapeutische Beziehung, die geprägt sein soll von Empathie, Anteilnahme, Respekt und Zuwendung, sowie von Verständnis und Vertrauen. Sie soll die Autonomie und Selbstverantwortung der Patienten achten. Diese Gespräche dienen der Psychotherapie. Im Rahmen einer Therapie sollten keine Ratschläge gegeben (anders als beim ärztlichen Gespräch) und keine Entscheidungen abgenommen werden; es sollen aber gemeinsam Orientierungsmöglichkeiten entwickelt, der Entscheidungshorizont erweitert, gemeinsam die Situation der Patienten reflektiert sowie nach Zusammenhängen mit der Persönlichkeit (Eigenschaften, Verhaltensmustern, innere Haltung) und der Biografie gefragt werden. Konflikte sollen aufgedeckt, angesprochen und bearbeitet werden und es gilt vor allem, die persönlichen Ressourcen der Patienten zu beachten und zu unterstützen.

Dabei ist es notwendig, auf das Krankheitsverständnis und die Therapieerwartungen oder -ziele der Patienten konkret und verständnisvoll einzugehen. Dies ist oft eine der schwerwiegenden Unterlassungen oder Versäumnisse von Therapierichtungen[62] und Therapeuten, die zu einem ungünstigen Therapieverlauf und -ergebnis beitragen. Ein therapeutisches Gespräch soll den Patienten Zeit lassen für freie Entscheidung aus dem Zusammenhang des Ganzen; ein solches Gespräch vermittelt Kraft und Vertrauen, so dass Patienten ihre eigene Richtung und ihre eigenen Ziele finden.

4.4 Thesen zu Ursachen psychosomatischer und psychoneurotischer Erkrankungen

Bei der Pathogenese von psychischen und psychosomatischen Erkrankungen können wir von einer Beeinträchtigung des Ausdrucks- oder des Sprachvermögens in Bezug auf bewusstes oder unbewusstes seelisches Erleben, insbesondere von Gefühlen sprechen. Der als „psychosomatisches Urphänomen" bezeichnete Begriff der *Alexithymie* deutet darauf hin: Er meint eine „Wortlosigkeit für Gefühle", eine situative oder habituelle, eine vorübergehende oder bleibende, zur Persönlichkeit gehörende Unfähigkeit, seine Gefühle wahrzunehmen und auszudrücken. Wir kennen dieses Phänomen bei überraschenden Ereignissen, wir sagen dann: „es hat mir die Sprache verschlagen" oder „da fehlen mir die Worte". Wir beobachten das Phänomen auch bei akuten, belastenden Konfliktsituationen, wenn aus Enttäuschung oder Verärgerung ein Verstummen eintritt. Ebenso kennen wir es bei lang anhaltenden zwischenmenschlichen Konflikten, wenn nicht mehr miteinander geredet wird (auch bei Mobbing kann es eintreten). Und es ist im Zusammenhang mit traumatischen Erlebnissen anzutreffen, die die Ausdrucksmöglichkeit übersteigen und die Betroffenen wortlos machen.

In den allermeisten Fällen sind es unangenehme, so genannte negative Gefühle oder Affekte, die sich nicht ausdrücken oder wahrnehmen lassen. Im günstigsten Fall werden solche Erlebnisse vergessen. Wenn diese Gefühle oder Affekte aber besonders stark waren, so bleibt die Ausdruckslosigkeit nicht folgenlos: Die Gefühle, die Affekte regredieren dann im Sinne einer Somatisierung und führen zu somatischen Symptomen.

Therapie bedeutet dann in diesem Sinn: Sprache, Ausdrucksmöglichkeiten, Worte wieder zu gewinnen, um das eigene seelische Erleben, Erinnerungen, Gefühle, Affekte zur Sprache kommen zu lassen, um dadurch das Erlebte und bisher Unbewältigte ins Bewusstsein zu bringen und zu bearbeiten und zu bewältigen. Hier ist an den zuvor zitierten Satz von Hippokrates zu erinnern: *„Wofür du Worte hast, darüber bist du schon hinweg."* Sprache, Worte, Ausdrucksmöglichkeiten im weitesten Sinn ermöglichen es, Gefühle, Stimmungen, Erinnerungen, Erlebtes, das bisher unbewältigt und belastend war, bewusst mitzunehmen in die eigene Lebensgeschichte.

In der Psychosomatik ist dieses Phänomen der Wortlosigkeit für Erlebtes, insbesondere für Gefühle, unter dem Begriff der „Alexithymie" seit 1973 durch Peter Emanuel Sifneos (1920-2008) u. a. bekannt und als „Psychosomatisches Phänomen" beschrieben.[63] Interessanterweise beschrieb Steiner dieses Phänomen bereits 1924 in den folgenden Worten:

„Das normale Leben des Menschen braucht die Möglichkeit, krank zu werden. Nur muss ein fortwährender Ausgleich stattfinden. Sehen Sie, das macht möglich, dass man überhaupt im Gefühlsleben des Menschen außerordentlich viel von dem sehen kann, wenn man richtig zu sehen vermag, was die Krankheitsprozesse darstellen. Man kann, wenn man solche Dinge beobachten kann, lange Zeit bevor die Krankheit physisch zu diagnostizieren ist, in dem nicht mehr recht Funktionieren des Gefühlslebens das Herankommen der Krankheit konstatieren. Die Krankheit ist nur ein abnormes Gefühlsleben des Menschen. Das Gefühlsleben bleibt im Seelischen, weil im Ätherischen fortwährend ein Ausgleich da ist. Sobald der Ausgleich nicht mehr stattfindet, stößt das Gefühlsleben in den physischen Leib hinunter, verbindet sich mit dem Körper, sobald also das Gefühlsleben in das Organ hineinschießt, ist die Krankheit da. Kann also der Mensch normalerweise das Gefühl in der Seele behalten, ist er gesund; kann er das nicht, schießt das Gefühl irgendwo in die Organe hinunter, so entsteht die Krankheit."[64]

Ein Gefühl in der Seele zu behalten bedeutet, es als Gefühl wahrzunehmen und ihm einen seelischen Ausdruck zu geben, sei es als Wort, Bild, Bewegung oder in Fantasie. Je stärker ein Gefühl ist, desto schwerer fällt der natürliche Ausgleich durch das Ätherische und um so mehr verlangt es nach einem seelischen Ausdruck, um bewältigbar zu werden. Findet der Mensch in einer bestimmten Situation keine Worte für seine Gefühle, oder hat er keine Gelegenheit, diese zur Sprache zu bringen, so drückt sich das Gefühl im Körper ab; es führt über die Somatisierung zur somatischen Erkrankung.

In einer solchen Form von „Sprachlosigkeit" für Gefühle liegt also eine Ursache für körperlich erscheinende Krankheiten, die wir mit Recht „psychosomatisch" nennen. Gelingt es, den ätherischen Ausgleich zu stärken, z. B. mit Medikamenten oder äußeren, pflegerischen Anwendungen, so lässt sich die Erkrankung erfolgreich behandeln. Eine andere Möglichkeit der Therapie besteht darin, das organisch gewordene Gefühl wieder in die Seele zu heben, es dort wahrzunehmen, wo es hingehört, und ihm hier einen angemessenen Ausdruck zu geben, also beispielsweise Worte dafür zu finden, d. h. die Wortlosigkeit (Alexithymie) zu überwinden. Dies ist der Ansatz der psychosomatischen, psychotherapeutischen Medizin, auch im anthroposophischen Verständnis. Hier liegen auch besondere Möglichkeiten der verschiedenen Kunsttherapien: in der Seele neue Ausdrucksmöglichkeiten zu entwickeln.

In allen Fällen der psychotherapeutischen Behandlung geht es um ein Bewusstwerdenlassen, ein Bewusstmachen des Erlebten, der organisch-unbewussten, krankmachenden Gefühle. Es ist der Weg vom Leben zum Bewusstsein, den die Therapie geht.[65] Im Fall der medikamentösen Therapie erscheint es für den Patienten un-bewusst, im Fall der Psychotherapie ist es für ihn wach-bewusst. Die Therapie dient dem (biografischen) Leben durch ein Bewusstsein, das (wieder) einen leibfreien Horizont eröffnet.

Auch wenn Bewusstmachung nicht schon automatisch Bewältigung bedeutet, so ist sie doch eine unverzichtbare Voraussetzung dafür. Gedankliche, sprachliche oder auch vorsprachliche Äußerungsmöglichkeiten für die Erlebnisse zur Verfügung zu haben, heißt Bewältigungsmöglichkeiten zu entwickeln. Insofern ist jede Chance, für ein unbewältigtes Erlebnis Sprache (d. h. Ausdrucksmöglichkeit in welcher Form auch immer) zu finden, ein therapeutischer Ansatz. Dies kann nicht nur in einem professionell therapeutischen Kontext geschehen, sondern auch in einer guten freundschaftlichen Beziehung oder mit sich selbst allein, zum Beispiel in Form von Tagebuchschreiben oder Briefschreiben an sich selbst.

Bei den psychoneurotischen Erkrankungen liegt nun eine andere Form von „Sprachstörung“ vor: Neurotische Patienten haben oft eine reiche Ausdrucksmöglichkeit für ihr seelisches Erleben, ihnen scheinen keine Worte zu fehlen. Allerdings zeigen eben auch sie eine Art von Wortlosigkeit im Seelischen, und zwar für ihren, meist unbewussten, Konflikt, der Anlass für die psychische Erkrankung ist. Diese psychisch kranken, neurotischen Patienten mit beispielsweise Angst-, Zwangs- oder anderen Neurosen können sehr viel über ihr seelisches Erleben und ihre psychischen Symptome sprechen, was eben den psychosomatischen Patienten nicht möglich ist. Nur fehlt den neurotischen Patienten die Sprache für ihren innerseelischen Konflikt, für den eigenen Anteil an ihren Symptomen. Hier kann ein psychotherapeutischer Ansatz darin liegen, Unbewusstes aufzudecken, ins Bewusstsein zu holen und ihm Sprache zu geben, um es so zu bearbeiten, Unbewusstes in den Sprachraum des Bewusstseins zu heben, um es zu verstehen.

Bei der Entstehung psychischer und psychosomatischer Erkrankungen können wir somit eine Beeinträchtigung des Ausdrucksvermögens, also des Sprachvermögens im weiteren Sinn, in Bezug auf bewusstes oder unbewusstes seelisches Erleben beschreiben. Therapie bedeutet in diesem Sinn: Sprache, Ausdrucksmöglichkeiten, Worte wieder zu gewinnen, um das eigene seelische Erleben, seien es Erinnerungen, Gefühle, Affekte, Erlebtes oder eigene Handlungen, wieder zur Sprache kommen zu lassen, um es dadurch in Bewusstsein und Freiheit zu bearbeiten und zu bewältigen. So wird es möglich, Erlebtes, das bisher unbewältigt und belastend war, bewusst mitzunehmen in die eigene Lebensgeschichte, in der es jetzt möglicherweise eine neue Bedeutung bekommt.

Ein Patientenbeispiel

Biografische Anamnese

Der Patient kommt nach einem ambulanten Vorgespräch zur stationären Behandlung in unsere Abteilung. Diagnostisch liegt eine emotional instabile Persönlichkeitsstörung vom Borderline-Typ vor sowie eine mittelschwere rezidivierende depressive Episode und ein Zustand nach HIV-Infektion und Erkrankung, Erstdiagnose 2003. Zur jetzigen stationären Psychotherapie entschloss sich der Patient wegen einer aktuellen, ihn sehr belastenden Konfliktsituation.

Herr N. berichtet, sich seit einem halben Jahr in einer akuten Lebenskrise zu befinden: Er sei seit neun Jahren verheiratet und habe seit einem halben Jahr eine Affäre mit einer anderen Frau. Seitdem fühle er sich innerlich zerrissen und gerate immer wieder in Spannungszustände, die er selbst nicht mehr beherrschen könne. Er fühle sich nicht in der Lage, den Konflikt selbst zu lösen, reagiere in den Spannungszuständen mit selbstverletzendem Verhalten, bei denen er sich schneidet, den Kopf gegen Wände oder Türen schlägt oder exzessiv Sport treibt, beispielsweise „Joggen bis zum Zusammenbruch". Diese Form der Spannungsregulation mit selbstverletzendem Verhalten kenne er seit seiner Kindheit. Diese beschreibt er als schwierig mit zahlreichen gewalttätigen Übergriffen von Seiten seines cholerischen Vaters, mit massiven Entwertungen sowie emotionaler Vernachlässigung. Seine Mutter erlebte er als hilflos, ebenfalls schlagend und intrigierend. Er hatte noch zwei deutlich ältere Schwestern, die auch unter den Eltern litten. Er habe viele Demütigungen erlebt, als Kind von den Eltern, auch von seinen Schwestern und später von den Freunden und Ehemännern seiner Geschwister, die ihn aufzogen, er sei zu dick, zu doof und hässlich. Zwischen den Eltern hatte es viel Streit gegeben, mit Prügeleien und Vergewaltigungen seiner Mutter. Er selbst sei entweder das Ergebnis einer Vergewaltigung seiner Mutter durch seinen Vater oder eines Seitensprungs seiner Mutter mit einem „italienischen Gastarbeiter", wie man damals noch sagte. Seit seinem 9. Lebensjahr waren die Eltern getrennt; als er zwölf war, kam es zur Scheidung. Er war zunächst bei der Mutter, wollte dann selbst zum Vater und blieb bei ihm, bis zu dessen Tod. Ab dem 16. Lebensjahr lebte er die meiste Zeit allerdings bei seinen wechselnden Freundinnen. Er war sportlich aktiv, schwänzte viel die Schule, von der er dann auch „geflogen" ist, so dass er kein Abitur machen durfte. Zwischen dem 19. und 20. Lebensjahr unternahm er zwei Suizidversuche aus Liebeskummer. Schon damals, so bemerkt er im Rückblick, konnte er sich schwer lösen. Nachträglich gelang es ihm, das Fachabitur zu machen. In dieser Zeit begann der Konsum diverser Drogen. Wenn er bei seinem Vater war, so sei es für ihn „die Hölle" gewesen, mit Demütigungen und Schlägen. Trotzdem hatte er seinen Vater geliebt und verehrt; er konnte sich nicht von ihm lösen. Nach dem Fachabitur machte er Zivildienst und anschließend eine Ausbildung zum Industriekaufmann. Dabei lernte er seine spätere Frau kennen. Die Beziehung sei „immer problematisch" gewesen. Nach der Ausbildung begann er ein BWL-Studium; nachts fuhr er Taxi. Es war eine wilde Zeit mit Drogenkonsum und bisexuellen Kontakten. Damals hatte er sich mit HIV infiziert, aber erst Jahre später wurde die Diagnose gestellt. Er war schwer an AIDS erkrankt und hatte mehrere stationäre Behandlungen, die ihm schließlich das Leben retteten. In Kenntnis seiner schweren Erkrankung hatten er und seine langjährige Freundin dann geheiratet. Seine Frau hatte ihn wesentlich unterstützt bei seinem Prozess der Gesundung und HIV-Bewältigung. Während er aus gesundheitlichen Gründen nicht regelmäßig berufstätig sein konnte, war seine Frau beruflich sehr erfolgreich und unterstützte ihn auch finanziell. Der inzwischen aufgetretene Konflikt durch die heimliche Beziehung zu einer anderen Frau aktualisierte seine schon früher vorhandenen Schwierigkeiten: seine Angst vor Ablösung und Trennung, seine Verlassenheitsängste, seine Willens- und Entscheidungsschwäche, seine hohen Ansprüche an sich mit gleichzeitigen Versagensängsten, sein Gefühl, sich aus Konflikten, aus Entscheidungssituationen, die er immer als Beengungen erlebte, nur durch Selbstverletzungen befreien zu können. Dann trete eine „angenehme Leere" ein, die er immer sucht, wenn er sich hilflos und überfordert fühlt. Bei diesen Selbstverletzungen verliert er jede Kontrolle über sich und hat in diesen Situationen kein Schmerzempfinden. Danach ist er sofort wieder bei sich und kann wieder normal kommunizieren und sich angemessen verhalten, so als sei nichts gewesen. In der aktuellen Konfliktsituation hatten sich die Gefühle von Hilflosigkeit, Entscheidungsunfähigkeit und Überforderung und in der Folge die Selbstverletzungen massiv gesteigert. Sein selbst formuliertes Therapieziel war, seine Entscheidungsunfähigkeit zu überwinden und den Konflikt zu lösen.

Psychotherapeutischer Verlauf

In den psychotherapeutischen Gesprächen zeigte sich Herr N. unter starkem Leidensdruck sehr motiviert und eloquent, von neurasthenischer Konstitution, ganz auf seinen Entscheidungskonflikt fixiert: „Mich nicht entscheiden können ist ein Lebensthema von mir". Vor dem Hintergrund seiner biografischen Anamnese begannen wir einerseits, die Umstände seines aktuellen Konflikts zu reflektieren, andererseits, seine Persönlichkeit mit den seelischen Stärken und Schwächen uns gemeinsam vor Augen zu führen und Zusammenhänge mit seinen Problemen zu erkennen. Dabei kamen die Erfahrungen des Patienten in der therapeutischen Sprachgestaltung während des stationären Aufenthalts unterstützend hinzu: Er erlebte sich selbst, befreit und unbeeinflusst von gewohnten Erwartungen und Zwängen des Lebens, nur mit sich selber konfrontiert. So spürte er, dass er sich „schöner werden fühlte" durch die therapeutische Sprachgestaltung. In unseren Gesprächen konnte er langsam seine Ängste ebenso wie seine Sehnsüchte und Wünsche zulassen und benennen, wofür er vorher keine Worte hatte: seine Sehnsucht nach Anerkennung und seine Ängste zu versagen, sein fehlendes Selbstvertrauen und sein ebenso fehlendes Vertrauen in andere Menschen, sein mangelndes Selbstwertgefühl und seine überhöhten Ansprüche, seine tiefe Unsicherheit und seine Eloquenz, die es ihm leicht machte, immer eine Rolle zu spielen, mit der er sich nie identifizierte. Er entwickelte während des nur vierwöchigen Aufenthaltes keine Lösung oder Entscheidung seines Ehekonflikts – das hatten wir schon zu Beginn der Therapie so vereinbart – aber er gewann durch die Erfahrungen in den Therapien neue Selbsterfahrungen, Selbstbegegnungen und ein positives Selbstwertgefühl, sowohl in der therapeutischen Sprachgestaltung wie auch in der Reflexion seines Lebens und seiner Ziele. Er gewann mehr Vertrauen zu sich selbst. In Bezug auf den aktuellen Konflikt erkannte er seine ihm bisher nicht bewussten Persönlichkeitsanteile und gab seinen vorher immer hinter ängstlichen Überlegungen und

Eloquenz versteckten Gefühlen eine Sprache. Es war bemerkenswert, wie er seine Sprachlosigkeit in Bezug auf seine innere seelische Not, seine Ängste, hinter einer auffallenden Eloquenz vor sich und anderen verbergen konnte. Es gelang ihm in der Frage, wie er mit seinem Konflikt umgehen könne, eine neue innere Haltung zu entwickeln: Er wollte sein Versteckspiel aufgeben und seine Gefühle und seine Ambitendenzen offen mit beiden Frauen ansprechen, seine geheimen Ängste und Wünsche aussprechen und Vertrauen entwickeln.

Eine solche therapeutische Arbeit braucht Raum, Zeit, eine vertrauensvolle therapeutische Beziehung und eine besondere therapeutische Haltung, um Sprache für das bisher Unsagbare und Kränkende entstehen zu lassen.

Im Allgemeinen ist es das Ziel jeder aufdeckenden und bewusstmachenden Psychotherapieform, für das Kränkende, Verletzende, Traumatische, Verdrängte, Unbewusste und das Unbewältigte Ausdrucksmöglichkeiten zu finden (auch präverbale, gestalterische, bildnerische, künstlerische, musikalische oder tänzerische Ausdrucksformen ebnen in diesem Sinn den Weg zur Sprache und lassen Verstehen möglich werden). So kann auf verschiedenen therapeutischen Wegen letztendlich das noch nicht Bewältigte und Krankmachende „zur Sprache" kommen, mitteilbar und verstehbar werden; dann wird auch Bewältigung möglich.

„Denn hier ist die Unfähigkeit zum Gespräch geradezu die Ausgangslage, von der aus sich die Wiedererlernung des Gesprächs als der Vorgang der Heilung selber darstellt. [...] *Das Besondere am psychoanalytischen Heilgespräch ist nun, dass es die Unfähigkeit zum Gespräch, die hier die eigentümliche Krankheit ausmacht, auf keine andere Weise zu heilen unternimmt, als durch das Gespräch."*[66]

So erweist sich auch im therapeutischen Kontext der radikale Satz Gadamers als wegweisend: *„Sein, das verstanden werden kann, ist Sprache."*[67]

5. Die therapeutische Haltung

Die therapeutische Haltung[68] ist eine Sonderform von Haltung. Sie bezieht sich ausschließlich auf eine professionelle Tätigkeit, die im Rahmen einer therapeutischen Beziehung und mit einem therapeutischen Motiv und Ziel ausgeübt wird. Sie erfordert von den Therapeuten eine entsprechende Reflexion ihrer angestrebten Tätigkeit und des zu gestaltenden Settings (Raum, Zeit, Situation), wie auch des therapeutischen Auftrags und der je eigenen Möglichkeiten und Grenzen.

5.1 Stufen medizinisch-therapeutischen Handelns

Ärztlich-therapeutisches Handeln lässt sich auf verschiedenen Stufen oder „Sinnebenen"[69] beschreiben. Es gibt: die direkt am physischen Leib und seinen Organen ansetzende operative Therapie, des Weiteren die Physiotherapie, Balneotherapie und die Pflegetherapien, die diätetische und die medikamentöse Therapie auf der Ebene der

Lebensprozesse, der Organfunktionen und des Befindens, die Kunsttherapien und die Heileurythmie für den bewusst empfindenden, erlebenden und sich aktiv am Heilungsprozess beteiligenden Menschen, die Psychotherapie für den bewusst erlebenden, denkenden und verstehenden Menschen.

Den Leib können wir durch medizinische Behandlung unterstützen, stärken, manchmal sogar „reparieren".

Das Leben beeinflussen und regulieren wir mit therapeutischen Maßnahmen.

Die Seele, das psychische Erleben und Empfinden, können wir therapeutisch ebenfalls stärken, unterstützen, fördern und begleiten – manchmal auch beeinflussen (manipulieren); darin liegen Risiken einer Psychotherapie.

An den freien menschliche Geist, das Ich, das reflektierende Selbstbewusstsein können wir nur appellieren; wir sprechen den Menschen in seinem gesunden Ich an, begegnen ihm in Freiheit und dienen seiner selbstbestimmten Entwicklung, indem wir ihn respektvoll begleiten. Auf dieser Stufe therapeutischen Handelns hilft keine noch so differenzierte Technik, hier ist die therapeutische Haltung gefordert.

5.2 Grenzen medizinisch-therapeutischen Handelns

Wenn ein Chirurg an einem Organ operieren will, sei es einen Tumor zu entfernen, eine Stenose zu öffnen, Verwachsungen zu lösen, einen Knochenbruch zu „reparieren" oder ein krankes Organ zu entfernen, so wird er sich nicht nur am anatomischen Befund orientieren, sondern immer auch an den Zusammenhängen des Organs mit dem ganzen Organismus und an Alter und Allgemeinzustand des Patienten. So sehr diese operative Therapie technisch-kausal orientiert sein mag – sie hat ihre Grenze an der nächst höheren Stufe des Menschen: Das Leben als Ganzes bildet die natürliche Grenze für jedes operative Handeln.

Bei der diätetischen und der medikamentösen Therapie, wenn Diätempfehlungen gegeben oder Medikamente verordnet werden, um auf Lebensprozesse einzuwirken, Organfunktionen zu regulieren, Vitalparameter zu beeinflussen oder das Befinden des Patienten zu verbessern, findet auch diese therapeutische Stufe immer ihre natürliche Grenze, nämlich darin, dass der Mensch nicht nur einen lebenden und „funktionierenden" Leib hat, sonder auch eine empfindende und erlebende Seele. Deshalb wollen unsere Patienten selbst entscheiden, ob sie ein bestimmtes Medikament einnehmen oder nicht. Diese Entscheidung muss nicht rational begründet sein, sie ist emotional und irrational, weil sie Ausdruck der empfindenden, fühlenden Seele ist. Deshalb ist sie allerdings nicht weniger berechtigt und ernst zu nehmen. Wir kennen dieses Phänomen in der Medizin unter dem Namen Compliance, also der Zusammenarbeit des Patienten im Sinne des Arztes, z.B. bei der Verordnung und Einnahme von Medikamenten. Dies ist die Grenze aller an Lebens- und Organprozessen ansetzenden Therapieangebote. Wir sollten dieses Phänomen nicht beklagen, sonder als natürliche Grenze dieser ärztlich-therapeutische Stufe anerkennen, respektieren und berücksichtigen.

Oft haben unsere Patienten auch den verständlichen und berechtigten Wunsch, sich nicht nur passiv mit Medikamenten behandeln zu lassen, sondern sich selbst aktiv in ihren Gesundungsprozess einzubringen. Dies führt zur nächsten therapeutischen Ebene.

In der anthroposophischen Medizin haben wir auf dieser Stufe der aktiven Therapien die Kunsttherapien[70] (das plastisch-therapeutische Gestalten, die Maltherapie, die Musiktherapie und die therapeutische Sprachgestaltung) und die Heileurythmie. Hier wird der Patient in seinem bewussten seelischen Erleben angesprochen, und zwar mit Leib und Seele: Es werden Gefühle wach, Bilder, Erinnerungen, Wünsche und Möglichkeiten zeigen sich, werden wahr- und angenommen. In einer Kunsttherapie ereignet sich immer eine Selbstbegegnung des Patienten. Er sieht sich oder etwas von sich in seinem Bild, in seiner Plastik, er hört sich im Musizieren oder im Sprechen und erlebt plötzlich in der Seele: Das bin ich, das ist ein Teil von mir, das gehört zu mir – und: Ich kann es verändern, es ist nicht unverrückbar. Denn gleichzeitig wird der Patient auch in seinem Gestaltungs- oder Bewegungswillen angeregt, er entdeckt spielerisch kreativ neue Möglichkeiten oder er wird durch eine kunsttherapeutische Intervention dazu angeregt und gefördert. Es ist durchaus ähnlich wie bei Künstlern: *„Der moderne Künstler ist weit weniger Schöpfer als Entdecker von Ungesehenem, ja Erfinder von noch nie Dagewesenem, das wie durch ihn hindurch einrückt in die Wirklichkeit des Seins.*“[71]

Kunst, und diese Qualität kann auch Kunsttherapie zeigen, bietet die Möglichkeit zu Überwindung und Bewältigung der Vergangenheit, sie bietet die Chancen zum Auffinden und Gestalten der Zukunft in der Gegenwart. Aber auch die Kunsttherapien und die Heileurythmie haben ihre Grenzen. Diese verlaufen dort, wo der Mensch nicht nur erlebende und aktive Seele ist, sondern darüber hinaus auch denkende, erkennende und verstehende Seele sein will. Das ist der Übergang zur nächsten therapeutischen Stufe.

Die Psychotherapie spricht den verständigen und erkennenden Menschen an, den Menschen, der Fragen hat und nach Antworten sucht, der Einsicht anstrebt in Zusammenhänge seiner Biografie, der Zweifel hat und sich mit seinem Wesen reflektierend beschäftigen will, der nach dem Sinn sucht und nicht nach Ratschlägen. Aber auch diese therapeutische Stufe hat ihre Grenze. Sie liegt dort, wo der Mensch nicht nur fragender und erkennender ist, sondern auch sein Leben Tag für Tag gestalten und bewältigen will, in der Art, dass er Freude, Sinn und Befriedigung erlebt. An diesem Punkt endet Therapie, hier muss und kann Therapie ins Leben führen, in ein „neues“ Leben einmünden und dem Leben dienen, mit einem neuen Bewusst-Sein. *„Therapie führt das Leben hinein ins Bewusstsein.*“[72] Ein solches, durch Therapie neu errungenes Bewusst-Sein erweitert den Horizont des Lebens.

Neben den benannten natürlichen Grenzen der einzelnen Stufen ärztlich-therapeutischen Handelns, die in der Natur des Menschen, in seinem Wesen begründet sind, soll noch eine weitere, eine allgemeine Grenze im ärztlichen Umgang mit kranken Menschen erwähnt werden: Diese Grenze tritt dort auf, wo es nicht um die Behandlung eines Organbefundes, einer Funktionsstörung, eines beeinträchtigten Befindens geht, sondern um den kranken Menschen selbst. Sie findet sich dort, wo es um seine Einmaligkeit, seine Persönlichkeit geht, um sein individuelles Erleben, seine persönliche Haltung zu seiner Erkrankung und seine Selbstbestimmung und nicht um „einen Fall von ...“. Es ist eine generelle Grenze der wissenschaftlichen Medizin, wo ärztliches Handeln zur

Heilkunst werden kann und soll. Hierzu schrieb der 91-jährige Heidelberger Philosoph Hans-Georg Gadamer: „*Es wäre begrüßenswert, wenn man sich der Unterschiede bewusst würde, die zwischen wissenschaftlicher Medizin und eigentlicher Heilkunst bestehen. Letztlich ist es der Unterschied, der zwischen dem Wissen der Dinge im allgemeinen und den konkreten Anwendungen dieses Wissens auf den einmaligen Fall besteht.* [...] *Offenkundig lässt sich das eine, das Wissen im allgemeinen, lernen, das andere lässt sich nicht lernen, sondern muß durch eigene Erfahrung und durch eigene Urteilsbildung langsam reifen.*"[73]

Auf diese Weise bildet sich aus dem summarischen Einzelwissen der medizinischen Wissenschaften im Allgemeinen langsam ein „Gesamtwissen", welches zu einem Menschenbild führt, aus dem sich eine therapeutische Haltung entwickelt und reift.[74]

5.3 Von der therapeutischen Haltung

„*Der Psychiater hat es als Arzt immer mit dem Ganzen einer menschlichen Existenz zu tun. Dieses Ganze – dasjenige, was uns in der unmittelbaren Begegnung mit dem Patienten beeindruckt, aber auch dasjenige, woraufhin wir therapieren – ist außerordentlich komplex und daher wissenschaftlich nur schwer angehbar.*"[75]

Hier spätestens beginnt die Medizin nicht mehr nur Wissenschaft oder gar nur Naturwissenschaft zu sein, sondern Heilkunst zu werden. Die moderne Naturwissenschaft untersucht nicht die Natur, wie sie ist, sondern immer unter ihren eigenen Fragestellungen. Und dementsprechend fallen die Antworten aus. „*Das Erkennen mit wissenschaftlichen Methoden ist unter den allgemeinen Satz zu bringen: Alles Erkennen ist Auslegung.*"[76] Deutlich drastischer formuliert diesen Umstand Gadamer: „*Durch die moderne Wissenschaft wird die Natur mit Hilfe des Experiments zu Antworten gezwungen. Die Natur wird gleichsam gefoltert.*"[77] Wir brauchen als Ärzte und Therapeuten also notwendigerweise eine nicht nur der Wissenschaft verpflichtete Haltung unseren Patienten gegenüber. Ich will versuchen, eine solche therapeutische Haltung aus meiner psychotherapeutischen Berufserfahrung zu charakterisieren.

Haltung ist dasjenige, an dem man sich halten kann, das einem Halt gibt und von dem aus man sich bewegen kann, ohne seinen Halt zu verlieren [zum Begriff Haltung ausführlicher → Kapitel V]. Für den Menschen ist seine charakteristische Körper-Haltung die *Aufrechte.* Die Aufrechte ist seine Haltung, auch wenn er sitzt, wenn er geht, sogar wenn er liegt oder sich bückt; die Aufrechte bleibt seine Körperhaltung, in Ruhe oder in Bewegung, denn er kehrt immer zu ihr zurück, auch wenn er sie vorübergehend verlässt und eine andere Haltung einnimmt oder sich bewegt. Die aufrechte Körperhaltung ermöglicht dem Menschen seinen Gang, seine Umsicht, Sprache und Denken.[78] Sie prägt ihn in seinem Wesen.

Die therapeutische Haltung ist die *Präsenz.*[79] Präsenz bedeutet Anwesenheit, bewusst wahrgenommene Gegenwärtigkeit, oder, in einem Wort von Emmanuel Levinas (1906–1995), „Mit-Gegenwärtigkeit"[80]. Diese therapeutische Haltung der *Präsenz* ist es, woraus ich therapiere, ist dasjenige, das mir Halt gibt, das mir aber auch Bewegungsmöglichkeit schafft, ohne mein Gleichgewicht zu verlieren. Sie ist dasjenige, zu dem ich immer wieder zurück komme und wo ich Ruhe finde, wenn ich meinen Ort verlassen hatte. Meine *Präsenz* ist aber auch dasjenige, womit ich in Begegnung gehe, in Beziehung trete und therapiere. Die Haltung der *Präsenz* ist für mich ein wesentliches therapeutisches Prinzip.

Ich möchte vier Grundformen der *Präsenz* als Charakteristika einer spirituellen therapeutischen Haltung beschreiben:

I. Eine vorurteilsfrei *annehmende, anerkennende Präsenz.* Es ist eine geistesgegenwärtige Anwesenheit, eine „unmittelbare Mit-Gegenwärtigkeit" mit dem Kranken, dem notleidenden Mitmenschen, dem Hilfesuchenden, die es ihm ermöglichen soll, seine Not, sein Leiden zu zeigen und auszusprechen. Es ist eine Form der Anwesenheit, die sich zur Verfügung stellt, die nichts fordert, aber gibt: Gelegenheit gibt so zu sein, wie der Patient in seinem Leiden gerade ist, ohne Wenn und Aber, ohne Einschränkung oder Erwartung an ihn. Eine solche *anerkennende Präsenz* hat nichts mit „Laissez faire" zu tun oder mit Gleichgültigkeit, sie ist nicht Toleranz oder Duldung, sondern wirkliches Annehmen und Anerkennen. *„Der Arzt ist weder Techniker noch Heiland, sondern Existenz für Existenz, vergängliches Menschenwesen mit dem Anderen, im Anderen und in sich selbst die Würde und die Freiheit zum Sein bringend und als Maßstab anerkennend."*[81] Es ist eine Haltung, wie sie aus der Bewusstseinsseele gebildet wird. Die Bewusstseinsseele gibt dem Menschen die Möglichkeit, seine Offenheit in der Erfahrung, insbesondere in der Erfahrung des Geistigen im anderen Menschen, in der Begegnung von Mensch zu Mensch zu entwickeln und zu steigern. *„Vollendete Erfahrung ist nicht Vollendung des Wissens, sondern vollendete Offenheit für neue Erfahrung."*[82] In diesem Sinn lässt sich auch der Begriff der Andacht bei Steiner[83] verstehen als Entwicklungsmoment der Bewusstseinsseele durch die Fähigkeit der Liebe und der Ergebenheit dem Unbekannten, dem Übersinnlichen, dem Geistigen gegenüber. Im Erleben einer solchen Haltung beim Therapeuten kann der Patient sich verstanden und angenommen fühlen in dem, was er sagt, mehr noch in dem, wie er ist.[84] Darin liegt schon eine erste therapeutische Wirksamkeit und Grundlage einer guten therapeutischen Beziehung.

II. Die zweite Grundform der therapeutischen Präsenz ist die *empathische*,[85] die *mitfühlende Präsenz.* Sie ist nicht einfach eine Folge unserer „Spiegelneurone", sondern wir sind es jeweils als Person, die sich der organischen Grundlage und Möglichkeit einer Organfunktion bedient oder auch nicht bedient. Es ist jeweils eine bewusste oder unbewusste Entscheidung, ob wir in einer konkreten mitmenschlichen Situation mitfühlend sein wollen oder nicht. Denn wir können auch anders. Ob wir mitfühlend sind, ist eine Frage unserer inneren Haltung und sollte eine bewusste Entscheidung sein, auf jeden Fall in einem therapeutischen Kontext. *Mitfühlende Präsenz* in der Begegnung mit Patienten bedeutet, die Asymmetrie zu überwinden, die in der Beziehung zwischen Patient und Arzt/Therapeut besteht infolge der gravierenden Ungleichheit im Leiden des Kranken an seiner Krankheit einerseits und andererseits im Aufgefordertsein des Arztes/Therapeuten, zur Bewältigung oder Überwindung dieses Leidens beizutragen. Dies soll durch die

Begegnungsqualität der *mitfühlenden Präsenz* gelingen. Mitfühlen im Sinne von Empathie ist nicht Mitleiden und nicht, sich in Sympathie mit dem Patienten zu identifizieren. Mitgefühl ist das Mitgehen im Fühlen mit dem Anderen, ein Mitschwingen, eine liebevolle Anwesenheit, ein fühlendes Verstehen der Gefühle und der Situation des Anderen. Es erweitert die erste Form der *anerkennenden Präsenz* um das fühlende Mitgehen, das Mitfühlen. „*Auf Liebe kann es zurückgeführt werden, wenn wir einfache psychische Faktoren in Bewegung setzen* [...] *So sehen wir, dass wir deshalb, weil das Seelische im Grundwesen Liebe ist, mit psychischen Heilfaktoren eingreifen können.*“[86] Wir können durchaus sagen: Alles Heilen hat seinen Grund in der Liebe zum Menschen. Das Gefäß, die Verwirklichungsform der Liebe im therapeutischen Vorgang, ist die *mitfühlende Präsenz* und das mitfühlende Wort.

III. Eine weitere Form der therapeutischen Präsenz ist die *verstehende Präsenz*. Verstehen bedeutet Mitgehen mit dem Anderen, sich in dessen Erleben, Fühlen, Denken und Wollen einlassen, sich in das Selbst des Anderen hineinbewegen. Denn Verstehen heißt, das *Selbst* des Anderen verstehen, nicht nur die Worte des Anderen hören und ihren Inhalt aufnehmen, sondern im Sinne eines *aktiven Hinhörens* vernehmen, welches Wesen sich durch die Sprache ausdrückt, was zur Sprache kommen will. Hier bedarf es der Aufmerksamkeit und Achtsamkeit, Wachsamkeit und Geistes-Gegenwart in der menschlichen Begegnung, die ein echtes Gespräch ermöglicht. „*Was da zwischen Arzt und Patient spielt, ist Wachsamkeit. Die Aufgabe und Möglichkeit des Menschen ist, die Fähigkeit, die Situation des Augenblicks und den einem im Augenblick begegnenden Menschen aufzunehmen und ihm zu entsprechen.*“[87] In einem solchen hermeneutischen Verstehensprozess eines therapeutischen Gesprächs in *verstehender Präsenz* ereignet sich ein wechselseitiges und gemeinsames Hingehen zu einem neuen, erweiterten Sinnhorizont. Kranksein, Leiden und Sinnzweifel, kränkende oder traumatische Erlebnisse der Vergangenheit sind nicht mehr unveränderlich, sondern sie erscheinen im Lichte des neuen Horizonts in einer neu zu bestimmenden Wertigkeit, in einer neuen und neu selbst zu bestimmenden Bedeutung für das Leben des Patienten. Der kranke Mensch erlebt sich durch den therapeutischen Schritt der *verstehenden Präsenz* in einem inneren Wandlungsprozess, den er selbst gestalten kann. Er ist weder seiner Vergangenheit, noch seiner Krankheit ausgeliefert; die Zukunft, das Auf-ihn-zu-Kommende ist nicht notwendigerweise eine Fortsetzung der Vergangenheit. Die Gegenwart ist der Ort der Besinnung und Orientierung um die eigene Richtung zu finden bzw. zu bestimmen. In einem solchen Sinnhorizont von Gefährdung und Gestaltung bekommt Krankheit einen klaren Stellenwert im Leben: Sie ist Herausforderung, die verstanden und bewältigt werden will.

IV. Die anspruchsvollste Form der therapeutischen Präsenz ist die *vertrauende Präsenz*. Damit ist nicht jenes Vertrauen gemeint, welches der Patient seinem Arzt/Therapeuten gegenüber hat, dass dieser ihn versteht und ihn richtig behandelt. Vielmehr meine ich damit ein Vertrauen, das der Arzt/Therapeut in seine Patienten hat. Was ist damit gemeint?

Wenn ich meinen therapeutischen Auftrag so verstehe, dass Heilung bedeutet, dem Kranken zu ermöglichen, entsprechend seinen eigenen Entwicklungsimpulsen zu leben, und die Erkrankung auf diesem Weg für den Patienten eine Anrede, eine Aufforderung oder auch eine Herausforderung darstellt, so kann ich als Arzt/Therapeut eventuell auf Hindernisse auf diesem Weg aufmerksam machen. Ich unterstütze den Patienten, indem ich durch meine Behandlung/Therapie Krankheitssymptome lindere und dem Patienten damit wieder mehr Gestaltungsmöglichkeiten gebe, und ich unterstütze ihn, indem ich mit ihm Besinnungsarbeit leiste, seinen biografischen Ort und Auftrag der Erkrankung zu verstehen. Aber ich kann weder den Weg vorgeben noch das Ziel und den Patienten auch nicht auf den Weg bringen, wenn er noch Zeit braucht, sich selbst unsicher ist oder Zweifel an der Richtung hat. Hier brauchen wir therapeutische Geduld, aber das allein reicht nicht. Der Kranke benötigt mehr, wenn er wieder heil werden will. Er braucht mein Vertrauen in seinen Weg, seine Kraft, seine Möglichkeiten, sein Selbst. *Anerkennende Präsenz, mitfühlende Präsenz* und *verstehende Präsenz* sind notwendige Vorstufen für die jetzt erforderliche *vertrauende Präsenz*, durch welche ich dem Patienten zu erleben gebe, dass ich an ihn und seine Möglichkeiten glaube, ihm vertraue, dass er seinen ihm angemessenen Weg finden wird. Das Instrument dafür ist mein Wille, der in meiner therapeutischen Haltung eine Umkehr erfährt: Nicht ich bin es, der etwas will; nicht ich sage dem Patienten, was er wollen soll. Ich schenke vertrauensvoll meinen Willen als Kraft dem Patienten. Das ist dasjenige, das die Griechen *pistis,* Hingabe, Willenshingabe nannten. Es ist eine *vertrauende*, eine *hingebende Präsenz*, eine *sich zur Verfügung stellende Präsenz.* Es ist eine selbstlose Willensumkehr, wie sie Steiner mit dem Begriff des „Heilerwillen" umschrieben hatte: Es geht nicht um den Inhalt des Willens des Arztes oder des Therapeuten, sondern um die Kraft des gesunden „Heilerwillens", die ich dem Kranken zur Verfügung stelle, indem ich meinen Willen in Vertrauen hingebe. *„Nur dadurch, dass wir das Grundelement, das, was für den Griechen pistis (Glaube, Vertrauen, Überzeugung) ist, die Hingabe, die Willenshingabe handhaben, können wir ein bisschen ahnen, was es eigentlich bedeutet, Medizin zu christianisieren.*"[88] Diese Haltung der Hingabe unseres therapeutischen Willens an unsere Patienten in der vertrauenden Präsenz als dem wesentlichen Element der therapeutischen Haltung können wir als einen wirksamen therapeutischen Faktor erkennen und handhaben.

Anmerkungen

1 Buber, M.: Das Dialogische Prinzip. Verlag Lambert Schneider Heidelberg 1977. S. 15.
2 Steiner, R.: Soziales Verständnis aus geisteswissenschaftlicher Erkenntnis (GA 191). Rudolf Steiner Verlag Dornach 1983. S. 171.
3 Steiner, R.: Die soziale Grundforderung unserer Zeit. In geänderter Zeitlage (GA 186). Rudolf Steiner Verlag Dornach 1990. S. 163.
4 Buber, M. zitiert nach: Blankenburg, W.: Empathie und Eingriff. In: Bochnik, H.-J., Oehl, W. (Hrsg.): Begegnungen mit psychisch Kranken – Gelingen und Verfehlen der Personenorientierung. Verlag Wissenschaft und Praxis Sternenfels Berlin 2000. S. 291.
5 Bochnik, H.-J.: Ärztliche Begegnungen und die notleidende Kunst des ärztlichen Verhaltens. In: Ebd. S. 97ff.
6 Hegel, G. W. F.: Phänomenologie des Geistes. Suhrkamp Verlag Frankfurt/Main 1975. S. 145.
7 Ebd. S. 147f.
8 Ebd. S. 149.
9 Kampits, P.: Jean-Paul Sartre. Verlag C. H. Beck München 2004. S. 66. Sartre, J.-P.: Das Sein und das Nichts. Rowohlt Verlag Reinbek 1993. S. 637.
10 Sartre, J.-P.: Das Sein und das Nichts. Rowohlt Verlag Reinbek 1993. S. 638.
11 Sartre, J.-P.: Bei geschlossenen Türen. In: Die Dramen. Rowohlt Verlag Reinbek 1965. S. 42.
12 Buber, M.: Das Dialogische Prinzip. Verlag Lambert Schneider Heidelberg 1997. S. 32.
13 Ebd. S. 276.
14 Ebd. S. 284.
15 Ebd.
16 Steiner, R.: Die soziale Grundforderung unserer Zeit. In geänderter Zeitlage (GA 186). Rudolf Steiner Verlag Dornach 1990. S. 160.
17 Ebd. S. 163.
18 Ebd. S. 161.
19 Ebd. S. 163.
20 Steiner, R.: Soziales Verständnis aus geisteswissenschaftlicher Erkenntnis (GA 191). Rudolf Steiner Verlag Dornach 1983. S. 171. Vgl. dazu: Steiner, R.: Philosophie der Freiheit (GA 4). Rudolf Steiner Verlag Dornach 1995. S. 258.
21 Sartre, J.-P.: Das Sein und das Nichts. Rowohlt Verlag Reinbek 1993. S. 747.
22 Vgl. Buber, M.: Urdistanz und Beziehung. Verlag Lambert Schneider Heidelberg 1960.
23 Goethe, J. W.: Maximen und Reflexionen. In: Werke. Hamburger Ausgabe in 14 Bänden, Band 12. Verlag C. H. Beck München 1981. S. 514, Nr. 1060.
24 Steiner, R.: Wahrspruchworte (GA 40). Rudolf Steiner Verlag Dornach 1975. S. 236.
25 Goethe, J. W.: Maximen und Reflexionen. In: Werke. Hamburger Ausgabe in 14 Bänden, Band 12. Verlag C. H. Beck München 1981. S. 385, Nr. 151.
26 Lang, H.: Das Gespräch als Therapie. Suhrkamp Verlag Frankfurt/Main 2000. S. 115.
27 Hegel, G. W. F.: Phänomenologie des Geistes. Suhrkamp Verlag Frankfurt/Main 1975. S. 137ff.
28 Aus: Paul Celan, Lob der Ferne (1948).
29 Rizzolatti, G.; Sinigaglia, C.: Empathie und Spiegelneurone. Die biologische Basis des Mitgefühls. Suhrkamp Verlag Frankfurt/Main 2008. Bauer, J.: Warum ich fühle, was du fühlst. Piper Verlag München 2008.
30 Hegel, G. W. F.: Phänomenologie des Geistes. Steiner, R.: Das gespiegelte Ich: Der Bologna-Vortrag. Die psychologischen Grundlagen der Anthroposophie. Rudolf Steiner Verlag Dornach 2010.
31 Blankenburg, W.: Empathie und Eingriff. In: Bochnik, H.-J., Oehl, W. (Hrsg.): Begegnungen mit psychisch Kranken – Gelingen und Verfehlen der Personenorientierung. Verlag Wissenschaft und Praxis Sternenfels Berlin 2000. S. 303.
32 Lang, H. (Hrsg.): Wirkfaktoren der Psychotherapie. Verlag Königshausen & Neumann Würzburg 1994. S. 1.
33 Freud, S.: Psychische Behandlung (Seelenbehandlung) 1890, zitiert nach ebd.

34 Ebd.

35 Gadamer, H.-G.: Über die Verborgenheit der Gesundheit. Suhrkamp Verlag Frankfurt/Main 1994. S. 173.

36 Ebd. S. 162.

37 Cremerius, J.: Wodurch wirkt Psychotherapie? In: Lang, H. (Hrsg.): Wirkfaktoren der Psychotherapie. Verlag Königshausen & Neumann Würzburg 1994. S. 15.

38 Aristoteles, Politik I 1253 a 9 ff. Deutscher Taschenbuch Verlag München 2011. S. 50ff.

39 Gadamer, H.-G.: Mensch und Sprache. In: Ders.: Gesammelte Werke, Band 2. Verlag Mohr Siebeck Tübingen 1999. S. 146f.

40 Platon, zitiert nach: Ebd. S. 184.

41 Ebd. S. 154.

42 Humboldt, W. v.: Über die Verschiedenheit des menschlichen Sprachbaues und ihren Einfluss auf die geistige Entwicklung des Menschengeschlechts. In: Ders.: Schriften zur Sprache. Reclam Verlag Stuttgart 1973. S. 31.

43 Domin, H.: Landen dürfen. Gesammelte Gedichte,. Fischer Verlag Frankfurt/Main 1999. S. 229.

44 Kaléko, M.: Das lyrische Stenogrammheft. Rowohlt Verlag Reinbek 1993. S. 55.

45 Gadamer, H.-G.: Mensch und Sprache. In: Ders.: Gesammelte Werke, Band 2. Verlag Mohr Siebeck Tübingen 1999. S. 149.

46 Gadamer, H.-G.: Hermeneutische Entwürfe. Verlag Mohr Siebeck Tübingen 2000. S. 48f.

47 Humboldt, W. v.: Über die Verschiedenheit des menschlichen Sprachbaues und ihren Einfluss auf die geistige Entwicklung des Menschengeschlechts. In: Ders.: Schriften zur Sprache. Reclam Verlag Stuttgart 1973. S. 45.

48 Humboldt, W. v., zitiert nach: Heidegger, M.: Unterwegs zur Sprache. Verlag Klett-Cotta Stuttgart 2007. S. 247f

49 Hegel, G. W. F.: Phänomenologie des Geistes. Suhrkamp Verlag Frankfurt/Main 1975. S. 518.

50 Steiner, R.: Die Geheimnisse der biblischen Schöpfungsgeschichte (GA 122). Rudolf Steiner Verlag Dornach 1984. 3. Vortrag.

51 Heidegger, M.: Hölderlin und das Wesen der Dichtung. Zitiert nach: Lang, H.: Das Gespräch als Therapie. Suhrkamp Verlag Frankfurt/Main 2000. S. 32.

52 Vgl. hierzu: Rogers, C. R.: Die nicht-direktive Beratung. Counseling and Psychotherapy. Fischer Verlag Frankfurt/Main 1985.

53 Gadamer, H.-G.: Mensch und Sprache. In: Ders.: Gesammelte Werke, Band 2. Verlag Mohr Siebeck Tübingen 1993, S. 151.

54 Gadamer, H.-G.: Über die Verborgenheit der Gesundheit. Suhrkamp Verlag Frankfurt/Main 1994. S. 161.

55 Lang, H.: Beziehung und Gespräch als psychotherapeutische Wirkfaktoren. In: Ders. (Hrsg.): Wirkfaktoren der Psychotherapie. Verlag Königshausen & Neumann Würzburg 1994. S. 36ff.

56 Lang, H.: Das Gespräch als Therapie. Suhrkamp Verlag Frankfurt/Main 2000. S. 115.

57 Shakespeare, W.: Macbeth. 4. Aufzug, 3. Szene.

58 Steiner, R.: Das Zusammenwirken von Ärzten und Seelsorgern. Pastoralmedizinischer Kurs (GA 318). Rudolf Steiner Verlag Dornach 1990. S. 160.

59 Gadamer, H.-G.: Über die Verborgenheit der Gesundheit. Suhrkamp Verlag Frankfurt/Main 1994. S. 173.

60 Ebd.

61 Treichler, M.: Von der therapeutischen Haltung. Merkurstab 2012; 65 (6). S. 528–533.

62 Vgl. Grawe, K.: Potential und Grenzen störungsspezifischer Behandlungen. Vortrag vom 24.04.2002 im Rahmen der 52. Lindauer Psychotherapiewochen 2002. https://www.lptw.de/archiv/vortrag/2002/grawe-klaus-potential-und-grenzen-stoerungsspezifischer-behandlungen-lindauer-psychotherapiewochen2002.pdf (Abfrage November 2018).

63 Bräutigam, W., Rad, M. v. (Hrsg.): Toward a theory of psychosomatic disorders. Alexithymia – pensee operatoire, psychosomatisches Phänomen. Basel Verlag Karger 1977. Stephanos, S.: Das Konzept der pensee operatoire und das psychosomatische Phänomen. In: Uexküll, T. (Hrsg.): Lehrbuch der Psychosomatischen Medizin. Verlag Urban & Schwarzenberg München 1977. Rad, M. v.: Alexithymie – eine Wiederkehr des Verdrängten. Psychotherapie Psychosomatik Medizinische Psychologie 2002; 11. S. 447 ff.

64 Steiner, R.: Meditative Betrachtungen und Anleitungen zur Vertiefung der Heilkunst (GA 316). Rudolf Steiner Verlag Dornach 1967. S. 34.

65 Vgl. hierzu: Steiner, R.: Das Zusammenwirken von Ärzten und Seelsorgern. Pastoralmedizinischer Kurs (GA 318). Rudolf Steiner Verlag Dornach 1973. 1. Vortrag, S. 17ff.

66 Gadamer, H.-G.: Hermeneutik II. Wahrheit und Methode. Gesammelte Werke, Band 2. Verlag Mohr Siebeck Tübingen 1993. S. 213.

67 Gadamer, H.-G.: Hermeneutik I. Wahrheit und Methode. Gesammelte Werke, Band 1. Verlag Mohr Siebeck Tübingen 1990. S. 478.

68 Treichler, M.: Von der therapeutischen Haltung. Merkurstab 2012; 65 (6). S. 528–533.

69 Jaspers, K.: Der Arzt im technischen Zeitalter. Piper Verlag München 1986. S. 84ff.

70 Treichler, M.: Mensch – Kunst – Therapie. Anthropologische, medizinische und therapeutische Grundlagen der Kunsttherapien. Verlag Urachhaus Stuttgart 1996.

71 Gadamer, H.-G.: Die Seinsvalenz des Bildes. In: Wahrheit und Methode I. Gesammelte Werke, Band 1. Verlag Mohr Siebeck Tübingen 1990. S. 139ff.

72 Steiner, R.: Das Zusammenwirken von Ärzten und Seelsorgern. Pastoralmedizinischer Kurs (GA 318). Rudolf Steiner Verlag Dornach 1973. S. 17.

73 Gadamer, H.-G.: Über die Verborgenheit der Gesundheit. Suhrkamp Verlag Frankfurt/Main 1994. S. 133f

74 Steiner, R.: Das Zusammenwirken von Ärzten und Seelsorgern. Pastoralmedizinischer Kurs (GA 318). Rudolf Steiner Verlag Dornach 1973. S. 160.

75 Blankenburg, W.: Grundsätzliches zur Konzeption einer anthropologischen Proportion. In: Ders.: Psychopathologie des Unscheinbaren. Parodos Verlag Berlin 2007. S. 119.

76 Jaspers, K.: Die Unabhängigkeit des philosophierenden Menschen. Deutscher Taschenbuch Verlag München 1997. S. 67.

77 Gadamer, H.-G.: Über die Verborgenheit der Gesundheit. Suhrkamp Verlag Frankfurt/Main 1994. S. 135.

78 Schindewolf, O. H.: Phylogenie und Anthropologie aus paläontologischer Sicht. In: Gadamer, H.-G., Vogler, P. (Hrsg.): Neue Anthropologie. Thieme Verlag Stuttgart 1972. Band 1, S. 230ff. Goerttler, K.: Morphologische Sonderstellung des Menschen im Reich der Lebensformen auf der Erde. In: Ebd. Band 2, S. 215ff. Plessner, H.: Der Mensch als Lebewesen. In: Rocek, R., Schatz, O. (Hrsg.): Philosophische Anthropologie heute. Verlag C. H. Beck München 1972. S. 51ff.

79 Treichler, M.: Psychotherapeutische Behandlung einer Patientin mit Anorexia nervosa, Depression und posttraumatischer Belastungsstörung. In: Reiner, J. (Hrsg.): In der Nacht sind wir zwei Menschen. Verlag Freies Geistesleben Stuttgart 2012. S. 303ff.

80 Levinas, zitiert nach: Gottschlich, M.: Medizin und Mitgefühl. Böhlau Verlag Wien, Köln, Weimar 2007. S. 108.

81 Jaspers, K., zitiert nach: Gottschlich, M.: Medizin und Mitgefühl. Böhlau Verlag Wien, Köln, Weimar 2007. S. 152.

82 Gadamer, H.-G.: Wahrheit und Methode. Gesammelte Werke, Band 2. Verlag Mohr Siebeck Tübingen 1993. S. 271.

83 Steiner, R.: Mission der Andacht. In: Metamorphosen des Seelenlebens (GA 59). Rudolf Steiner Verlag Dornach 1997.

84 Vgl. das „Fallbeispiel“ von J. Reiner: Können Sie mir bitte meine Diagnose sagen? In: Reiner, J. (Hrsg.): In der Nacht sind wir zwei Menschen. Verlag Freies Geistesleben Stuttgart 2012. S. 498.

85 Lang, H.: Das Gespräch als Therapie. Suhrkamp Verlag Frankfurt/Main 2000. S. 215.

86 Steiner, R.: Offenbarungen des Karma (GA 120). Rudolf Steiner Verlag Dornach 1976. S. 195f.

87 Gadamer, H.-G.: Über die Verborgenheit der Gesundheit. Suhrkamp Verlag Frankfurt/Main 1994. S. 173.

88 Kienle, G.: Christentum und Medizin. Verlag Urachhaus Stuttgart 1986. S. 71.

KAPITEL V

Psychotherapie aus der Bewusstseinsseele I – Eine Psychotherapie der inneren Haltung

MARKUS TREICHLER

Inhalt

1. Was bedeutet Psychotherapie aus der Bewusstseinsseele – eine Psychotherapie der inneren Haltung

„Die Psychologie muss aus der Bewusstseinsseele heraus neu begründet werden. Die Psychologie sollte aber keine neue Theorie, sondern eine spirituelle Betätigung werden."[1]

Für Psychologie können wir hier getrost Psychotherapie setzen, denn im Kontext dieses Zitats ging es Steiner um eine therapeutische Psychologie, um die seelische Behandlung. In den ersten Jahrzehnten des 20. Jahrhunderts war der Begriff Psychotherapie noch nicht üblich. Auch Sigmund Freud (1856–1939) und Carl Gustav Jung (1875–1961) nannten ihre Therapiemethoden damals noch nicht Psychotherapie sondern Tiefenpsychologie oder analytische Psychologie.[2]

Psychotherapie aus der Bewusstseinsseele als eine spirituelle Betätigung neu zu begründen war die damalige Aufforderung Steiners. Das ist das Hauptmotiv und die Basis für die hier vorliegende Konzeption einer Anthroposophie-basierten Psychotherapie, die sich konkret als eine Psychotherapie aus der Bewusstseinsseele versteht. Und eine solche wird hier als eine Psychotherapie der inneren Haltung vorgestellt.

Psychotherapie aus der Bewusstseinsseele ist unter verschiedenen Aspekten zu sehen[3]: einem historischen Aspekt, (Zeitalter der Bewusstseinsseele), den individuell-biografischen Aspekten der Seelenentwicklung von Patienten und Therapeuten und dem methodischen Aspekt der Psychotherapie. Allein dieser sei hier skizziert: Psychotherapie aus der Bewusstseinsseele bedeutet in inhaltlicher und methodischer Hinsicht, folgende Aspekte zu berücksichtigen:

I. Psychotherapie als eine Bewusstseinsaufgabe zu verstehen: *„Seelenwissenschaft wird eine Bewußtseinsfrage werden."*[4]

II. Die Bewusstseinsseele bezieht sich auf die Fähigkeit, Weltbewusstsein und Selbstbewusstsein in der Seele zu reflektieren[5]: *„Denn die Selbstbewusstseinsseele soll wissen, wissen von der Welt und von sich selbst."*[6]

III. Der sich selbst reflektierende Mensch kann sich in seiner Seelenhaltung zu sich selbst wie auch zur Welt bewusst sein. Das bedeutet seine innere Haltung zu reflektieren, sich ihrer bewusst zu werden in ihren unterschiedlichen Qualitäten und dabei Offenheit im Denken, im Wollen und im Gefühl zu pflegen, ohne sich dabei zu verlieren: *„So sehen wir, dass wir etwas brauchen zur Selbsterziehung des Ichs, das da immer mehr und mehr in die Bewusstseinsseele hinaufführt, welches Leiter der Seele ist bei Erziehung der Bewusstseinsseele, allem unbekannten Physischen und unbekannten Übersinnlichen gegenüber: Andacht*[7]*, zusammengesetzt aus Liebe und Ergebenheit."*[8] *„So kann der Wille entwickeln die Ergebenheit in das Unbekannte, das Gefühl kann entwickeln die Liebe zum Unbekannten; und wenn sich beide vereinigen, Ergebenheit des Willens in das Unbekannte und Liebe zu diesem Unbekannten, dann entsteht durch ihre Vereinigung dasjenige, was wir im wahren Sinne des Wortes Andacht nennen. Und wenn Andacht die Vereinigung ist, die Durchdringung ist, die gegenseitige Befruchtung ist von Liebe zum Unbekannten und Ergebenheit in das Unbekannte, dann wird diese Andacht sein der vereinigte Anstoß, der uns hineinführen kann in dieses Unbekannte, damit das Denken sich* *seiner bemächtigen kann. So wird Andacht zum Erzieher der Bewusstseinsseele.*“[9] *„Diese Andacht muss aber von dem Gesichtspunkte eines das Licht des Denkens nicht scheuenden Selbstbewusstseins geleitet und geführt sein.* [...] *Es muss mit der Pflege der Andacht die Pflege eines gesunden Selbstgefühls einhergehen.*“[10]

Es ist hier eine Offenheit der bewussten Seele gemeint, die in psychotherapeutischem Kontext in der Begegnung mit dem anderen Menschen, dem Hilfesuchenden, geübt werden kann und uns dann bereit und fähig macht, den Anderen nicht nur anzunehmen, sondern ihn auch in seinem „heilen“ Wesen wahr-zu-nehmen und ihn in seinem gesunden Ich-Wesen anzusprechen, jenseits aller vielleicht vorliegenden Pathologie. Das ist die Offenheit für neue Erfahrung, zu der die Bewusstseinsseele fähig macht.

„Vollendete Erfahrung ist nicht Vollendung des Wissens, sondern vollendete Offenheit für neue Erfahrung:“[11]

Damit seien in Kürze die methodischen Schritte einer Psychotherapie aus der Bewusstseinsseele angedeutet, die nicht als Theorie zu nehmen sind, sondern als „spirituelle Betätigung“, also im Sinne einer methodischen Schulung [→ Kapitel VIII].

Aus den drei methodischen Schritten der Bewusstseinsseele ergibt sich die Aufgabe, die psychotherapeutische Arbeit an das Zentrum der Seele zu richten, an den Kern des menschlichen Bewusstseins, an die Bewusstseinsseele. *„Der Kern des menschlichen Bewusstseins, also die Seele in der Seele, ist hier mit Bewusstseinsseele gemeint*“.[12]

Eine besondere Qualität der Bewusstseinsseele liegt in der Fähigkeit zur Reflexion [→ Kapitel I.3]. Das eröffnet wichtige Wege der psychotherapeutischen Arbeit mit Patienten, und es weist auf den Seelenbereich hin, der sich durch bewusste Reflexion beeinflussen und verändern lässt und dann wiederum bewusst intendierte Folgen für das seelische Erleben und Verhalten haben kann: die innere Seelen-Haltung.

Haltung ist eine wesentliche Qualität des menschlichen Daseins – und ein zentraler Begriff der Anthroposophie-basierten Psychotherapie.

Was ist mit Haltung gemeint?

2. Zur Haltung

„Das Besondere der lebendigen Gestalten ist deren Innerlichkeit. Darunter verstehen wir die Übersetzung der Ergebnisse der morphologischen Forschung aller Dimensionen in die Formensprache einer Sphäre, welche jenseits der visuellen Anschauung liegt. Menschliche Lebensformen scheinen in ihren Grundlagen bestimmt von der ästhetischen Grundfunktion der geistigen Haltung.“[13]

Versuchen wir zunächst, uns mit einer Beschreibung den Phänomenen zu nähern, wo und wie uns im Leben Haltung begegnet.

Haltung erleben wir zunächst an uns selbst und jedem unserer Mitmenschen in der *Körperhaltung*. Der Mensch ist charakterisiert durch die aufrechte Körperhaltung.[14] Sie hat wesentliche und entscheidende Bedeutung für grundlegende und typisch menschliche Fähigkeiten und Eigenschaften: den aufrechten Gang, die dadurch gewonnene Handlungsfreiheit der Hände, die freie Umsicht mit weitem Gesichtsfeld in die Umwelt, die Sprache infolge der mit der Aufrechte zusammenhängenden Stellung des Kehlkopfes und das Denken infolge der spezifischen Lage und Entwicklung des Gehirns, die von der aufrechten Körperhaltung abhängig ist und die die Bildung des menschlichen Gehirns zu seinen spezifischen Fähigkeiten prägt.[15] Weiterhin kennen wir aber auch *Haltung* in anderen inhaltlichen Zusammenhängen: Wir kennen *Gewohnheitshaltungen*, eine *innere Haltung*[16], eine *Charakterhaltung*, ebenso eine *Geisteshaltung*, aber wir kennen auch *Fehlhaltungen* und *Schonhaltungen*.

Zu den *Gewohnheitshaltungen* gehören die aus Gewohnheit eingenommenen, nicht mehr reflektierten Haltungen, die zu *unbewussten Einstellungen*[17] geworden sind. (Beispielsweise positive oder kritische Einstellungen bzw. Vorurteile gegenüber Ausländern)

Zu den *inneren Haltungen* (teilweise auch als *Charakterhaltung* beschrieben[18]) gehören alle intentionalen und bewussten Haltungen, die ein Mensch sich selbst oder jemandem oder etwas in der Welt gegenüber einnimmt. (Beispielsweise eine positive oder eine skeptische Einstellung gegenüber Bio-Produkten.)

Zu den *Geisteshaltungen* zählen religiöse Glaubenshaltungen, weltanschauliche, philosophische, künstlerische, politische oder gesellschaftliche Überzeugungen und Meinungen, die den Menschen selbst als Orientierung dienen.

Gewohnheitshaltungen oder *innere Einstellungen* führen meist unbewusst und unmittelbar zu einem entsprechenden Verhalten, durch das sie sich äußern und zeigen. Solche Einstellungen können sich unbewusst, unreflektiert und zum Teil spontan auf Grund von Stimmungen oder neuen Informationen ändern, sie können aber auch als Vorurteile sehr beständig und kaum veränderbar erscheinen.

Die hier genannten Geisteshaltungen, die in der Regel einmal bewusst gesucht und angenommen wurden, im weiteren aber nicht mehr immer aufs Neue zu reflektieren sind, können zu *inneren Einstellungen* führen, die dann unbewusst wirken und das Erleben und Verhalten bestimmen. Insbesondere bei religiösen, politischen und weltanschaulich geprägten Einstellungen bemerken wir, wie sie häufig unmittelbar zu Verhaltensweisen führen, die nicht mehr kritisch reflektiert oder befragt sondern gewohnheitsmäßig werden.

Haltungen sind der bewussten und kritischen Reflexion näher und leichter zugänglich als Einstellungen. Haltungen sind prinzipiell, auch wenn sie nicht in jedem Moment reflektiert werden, bewusstseinsfähig und der Reflexion zugänglich. Von der Haltung aus lassen sich daher auch Einstellungen über die bewusste Reflexion wieder korrigieren, was bei den Einstellungen selbst und direkt oft nur schwer möglich ist (man denke an die Schwierigkeit, Vorurteile aufzulösen).

Otto Friedrich Bollnow (1903–1991) beschrieb Haltung als *„eine von innen her selbst geprägte Form“*[19], die der Mensch sich gibt. Im Gegensatz zu den Stimmungen oder Gestimmtheiten, denen gegenüber wir uns oft ausgeliefert oder hinein-„geworfen“ vorfinden, *„verkörpert die Haltung diejenige der Freiheit, in der der Mensch sein eigenes Dasein verantwortlich in die Hand nimmt.“*[20] *„Überall bezeichnet die Haltung die Art, wie der Mensch sich hält.“*[21] Mit der Betonung des *Sich*-Haltens kommt *„das freie Verhältnis zu sich selbst zum Ausdruck.“*[22] Haltung bezieht sich also in doppelter Weise auf die Bezogenheiten des Menschen: Einerseits in seinen vielfältigen Bezügen zur Welt und andererseits in seinen Bezügen zu sich selbst. *„Haltung setzt immer Selbstbewusstsein* *und damit den Abstand, die Spannung zur Welt voraus*",[23] das bedeutet eine bewusste, eine spannungsvolle Beziehung zur Welt, in der wir unser jeweiliges Verhältnis zu ihr wie auch zu uns selbst bewusst gestalten können.

2.1 Haltung als Sich-Halten

Haltung (griech. héxis, das Haben, die Beschaffenheit, der Zustand, von échein = haben) bedeutet seit Aristoteles (384–322 v. Chr.)[24] immer Haltung der Wahl, das meint: bewusst und frei zu wählen, wie ich mich halte, was an meinem Ver-Halten einerseits der jeweiligen Situation *angemessen* ist und andererseits, was mit mir selbst in *Übereinstimmung* ist. Angemessenheit (in Bezug auf die Welt) und Übereinstimmung (in Bezug auf mich selbst) sind die beiden wesentlichen Qualitäten, durch die *Haltung* charakterisiert ist.

Dabei ist in der Betonung der Wahl, im aristotelischen Sinn die *hexis prohairetiké (die vorausschauende Wahl, oder der wählende Vorgriff*[25]*)* das Element der *Freiheit zur Wahl* und der Möglichkeit der individuellen Entscheidung (Wahl) in einer gegebenen Situation von charakteristischer Bedeutung für den Menschen.

Haltung geht also dem Verhalten voraus. „*Jede Haltung leitet als eine übergreifende Gesamtformung das einzelne Verhalten des Menschen.*"[26] Sie steht aber auch in einem doppelten Wechselverhältnis zum seelischen Erleben: Einerseits wird Haltung durch Erleben geprägt, andererseits wird aber auch Erleben durch die persönliche Haltung geprägt und bewertet und damit in seinen Folgen für den Menschen bestimmt.

„*Eine Haltung ist ein Selbstverhältnis, in dem man Emotions- und Handlungsdispositionen gestaltet, sodass man dem eigenen Weltbezug in bestimmten Hinsichten eine gewisse, relativ stabile Ausrichtung gibt. Dabei ist noch zu erwähnen, dass diese Gestaltung (oder gehaltene Gestalt) auch nicht unbedingt bewusst oder kognitiv-rational ist. Einerseits kann man Haltungen über Überzeugungen steuern. Doch das muss nicht so sein. Man kann sie sich auch intuitiv und einfach in einer gewissen gelebten Praxis angeeignet haben, und sich der dazugehörigen Überzeugungen und Wertvorstellungen erst bewusst werden, wenn die Haltung einmal in Frage gestellt und herausgefordert wird. Haltungen als individuelle, aber ebenso zwischenmenschlich teilbare, relativ stabile Weltbezugnahmen prägen und strukturieren die Weise, wie man in der Welt insgesamt und in bestimmten Zusammenhängen im Einzelnen lebt.*"[27]

Haltung hat offensichtlich zu tun mit dem Lebensstil des Menschen, wird im jeweiligen individuellen Lebensstil sichtbar. Sie ist eine Form menschlicher Seinsweisen, „*in denen sich der Mensch wollend und vorsätzlich hält.*"[28] Da in jeder Situation die Entscheidung für eine bestimmte Handlung, für ein bestimmtes Verhalten neu getroffen werden kann, kommt der Haltung, die dem Handeln und Verhalten vorausgeht, immer eine aktive, bewegliche, veränderbare, dynamische Kraft zu.[29] Dasselbe gilt auch für das Verhältnis zum seelischen Erleben: auch hierbei erweist sich die Haltung als eine aktive, dynamische und bewegliche Fähigkeit, Erleben immer wieder neu zu bewerten und damit sich auch auf Vergangenes, auf Erinnerungen innerlich neu einzustellen und sie in ihrer Bedeutung und Wirksamkeit für Gegenwart und Zukunft neu zu justieren.

Haltung ist die aus der Freiheit gewonnene Form des persönlichen Lebensvollzugs.[30]

„Das heißt menschliches Leben realisiert, differenziert und konkretisiert sich in Haltungen. Diese Umsetzungen und Vollzüge von Haltungen werden auch als Lebensführung, Ausbildung von Persönlichkeit oder Individuierung verstanden.“[31]

Daraus wird die zentrale Bedeutung von *Haltung* innerhalb des Seelenlebens, des zwischenmenschlichen Lebens und der Biografie deutlich. Bereits Aristoteles hat in diesem Sinn der Haltung (hexis) eine besondere Bedeutung zuerkannt in dem von ihm beschriebenen Dreiklang des Seelenlebens von Anlage, Erleben und Haltung.[32] Bei Haltung geht es um ein inneres Selbstverhältnis zu den eigenen Gefühlen, in Einklang mit vernünftigem Denken, woraus eine verantwortliche Entscheidung getroffen werden kann, die sich in konkretem Verhalten zeigt. Haltung geht also über *Ver*-halten hinaus, bezieht in der Wahl der Entscheidung die gegebene Situation ebenso ein, wie die je eigenen Möglichkeiten und zeigt darin die Aufgabe und Chance zu einer freien Wahl des *Sich Ver-Haltens* in Angemessenheit der Situation und in Übereinstimmung mit sich selbst. Solche Haltungen der Angemessenheit und der Übereinstimmung im Leben zu finden und aus ihnen zu leben, ist immer wieder anzustreben und durch Reflexion zu erneuern. Es kann auch Thema und Ziel einer psychotherapeutischen Arbeit an der Haltung sein.

Haltung ist ein (mehr oder weniger) bewusstes Selbstverhältnis des Menschen zu sich selbst, zu Mitmenschen, zur Welt, zur Frage der Sinnhaftigkeit des Daseins. Es gehört zum Wesen des Menschen, dass dieses Verhältnis ein verinnerlichtes Verhältnis ist, also ein Verhältnis, das in der Seele bewusst erlebt und reflektiert werden kann. Damit ist es Ausdruck der Subjektivität, der Individualität des Menschen und nicht mit naturwissenschaftlichen, objektivierbaren Methoden erfassbar. Es greift darüber hinaus, es transzendiert allgemeine naturwissenschaftliche Objektivierbarkeit und ist damit der menschlichen Erfahrung, dem Miterleben, der Empathie, dem mitmenschlichen Verstehen zugänglich, nicht aber der objektiven naturwissenschaftlichen Erklärbarkeit. Haltung als bewusstes Selbstverhältnis des Menschen zu den Elementen des menschlichen Daseins überhaupt ist ein Urphänomen; sie auf biologische, naturwissenschaftliche, materialistische Bedingungen zu reduzieren, ist eine Fehlinterpretation,[33] die ihrem Wesen und ihrer Bedeutung nicht gerecht wird.

2.2 Haltungsvarianten

Fehlhaltungen und *Schonhaltungen* sind jeweils krankheitsbedingte unbewusst eingenommene Haltungen (meist Körperhaltungen, aber auch seelische Gewohnheitshaltungen, beispielsweise bei Phobien und Zwangserkrankungen) um Schmerzen, Ängste oder andere Einschränkungen zu vermeiden. Sie sind meist zunächst nicht reflektiert, lassen sich aber nach einer kritischen Reflexion bei Bedarf bewusst verändern oder durch Übungsbehandlung einer Änderung zuführen.

Haltung zeigt sich in jeder Beziehung als ein vielschichtiges Phänomen, wie schon die (unvollständige) obige Aufzählung der verschiedenen Zusammenhänge von Haltung illustriert. Sie hat, wie bereits an der Körperhaltung ersichtlich, mit dem ganzen Menschen zu tun; so auch die innere Haltung und die Geisteshaltung. Sie werden als „Grundhaltungen" verstanden, auf die man sich berufen kann, an denen man sich orientieren will und die insofern nicht leichtfertig aufgegeben werden können. Schließlich ist es die Haupteigenschaft und wesentlichste Qualität der Haltungen, dass sie Halt geben.

Haltung ist immer das, was Halt gibt, worin wir Halt suchen und finden, woran wir uns halten können. Dabei ist es kein fremder Halt, den wir von außen bekommen, an dem wir uns festhalten wie an einem Griff oder Geländer. Haltung gibt Halt, ist aber nicht zum Festhalten geeignet. Der Halt einer Haltung erlaubt Bewegung, Veränderung, Weiterkommen, ohne Haltverlust, wie die Körperhaltung uns jeden Schritt erlaubt, jede Variation unserer Ausgangshaltung ermöglicht, ohne unsere Haltung und unser Gleichgewicht dadurch zu verlieren.

Unsere Haltung gibt uns Halt; aus unserer Haltung heraus bewerten wir (zum Teil unbewusst) unser Erleben; aus unserer Haltung entwickelt sich (oft unbewusst) unser Verhalten. So ist unsere innere Haltung das Zentrum unseres Erlebens und Verhaltens. Von der Haltung aus werden unser Erleben und Verhalten beeinflusst: bewertet, geprägt, orientiert, geformt. Das kann jeweils bewusst oder unbewusst geschehen. Der Vorgang ist aber prinzipiell bewusstseinsfähig. Diese Form von Bewusstmachung und anschließend möglich werdende bewusste Haltungsveränderung oder Haltungsbestätigung ist Möglichkeit und Ziel einer Psychotherapie der inneren Haltung, der Anthroposophie-basierten Psychotherapie.

Ohne eine *Haltung* wären wir *haltlos*. Haltlosigkeit erleben wir immer als einen Verlust, ja als eine existenzielle Gefährdung; dagegen erfahren wir durch eine Haltung das Gefühl des *Gehalten-Seins*, weshalb wir manchmal um eine *Haltung ringen* müssen, manchmal uns bemühen, und des öfteren von anderen erwarten, dass sie *Haltung zeigen*, weil wir oftmals, gerade in der Politik, eine *klare Haltung* vermissen. Haltung ist also, wie auch diese wenigen Beispiele zeigen, ein vielschichtiges menschliches Phänomen. Und es zeigt sich, dass Haltung kein partielles Randphänomen des Menschen ist, vielmehr erweist sie sich als eine zentrale Qualität und Fähigkeit, die den ganzen Menschen betrifft. Denn jede Haltung, die diesen Namen verdient, beinhaltet sowohl kognitive wie voluntative und auch emotionale Elemente, also Denken, Wollen und Fühlen, ebenso aber auch Wahrnehmungsfähigkeit und Bewegung (Beweglichkeit).

„Haltungen sind daher nicht nur wesentlich dafür, wie wir uns denkend und handelnd begegnen, sondern auch wie wir fühlen, mit Gefühlen umgehen und als Fühlende in eine Gemeinschaft eingebettet sind."[34] Haltung ist sowohl eine individuelle Fähigkeit des *Sich-Haltens* (im persönlichen Denken, Fühlen, Wollen, im Erleben zur Welt und zu sich selbst wie auch zu einer Sinnhaftigkeit) als auch eine zwischenmenschliche Möglichkeit des *Sich Ver-Haltens* zu Mitwelt und Umwelt.

„Was also auffällt, ist, dass Haltung ganz verschiedene Bereiche nicht nur berührt, sondern miteinander in Resonanz versetzt: das Mentale, das Sinnliche, das Politische, das

Körper-Leibliche und auch das Emotionale.“[35] Haltung umfasst also mehrere Dimensionen des Menschseins und des menschlichen Zusammenlebens. Denn wir leben als Menschen immer in Bezügen, in Beziehungen, und zu diesen Bezügen und Beziehungen suchen und brauchen wir eine Haltung, um uns nicht haltlos zu fühlen. Wir benötigen eine Haltung, um uns in der Welt zu orientieren und unsere Zusammenhänge und Bezüge zu ordnen. *„Haltung kann* [...] *als ein multiperspcktivischer Grundbegriff menschlicher (Selbst)-Reflexion und des Verstehens fruchtbar gemacht werden“.*[36]

2.4 Haltung in Bezügen und Beziehungen

Haltung bedeutet, zu etwas oder jemandem in der Welt *in Bezug zu tr*eten, in Beziehung zu kommen, in einen Zusammenhang zu gelangen. Sie ist immer Haltung zu etwas oder zu jemandem. Insofern ist sie nie beziehungslos, sondern immer bezogen und immer auf die Welt oder auf sich selbst gerichtet. Der Mensch lebt immer in Bezügen und in Beziehungen und damit ist auch immer nach seiner Haltung gefragt. Das meint, wie der Mensch zur Welt und zu sich selbst „steht“.

Haltung ist aber gerade kein „Standpunkt“, von dem aus man die Welt betrachtet, sondern die innere Fähigkeit, *sich* in Ruhe wie in Bewegung, in Bezug zu sich selbst wie in Beziehung zu Mitwelt und Umwelt *halten* zu können, nicht *haltlos* zu werden, sich nicht zu verlieren. Insofern hat sie immer mit Orientierung zu tun: im Raum, in Bezügen zu Sachen und in Beziehungen zu Menschen, in der Welt, zu sich selbst, im Leben, im Schicksal, in der Seele, im Geist.

Unsere Haltung zu den verschiedenen Bezügen (Welt, Selbst, Sinn) realisieren wir primär durch unsere grundlegenden Seelenfähigkeiten (Denken, Wollen, Fühlen); daraus ergeben sich verschiedene Komponenten der Haltung. Sie ist nicht Standpunkt sondern Fähigkeit, nicht fest sondern beweglich, nicht starr sondern dynamisch. Sie ist die Synthese aus Halt und Bewegung, die sich im Laufe der Biografie aus Erfahrungen entwickelt, aus Einsichten verändert und an der Sinnhaftigkeit orientiert, immer mit dem Anspruch der Angemessenheit für die jeweilige konkrete Situation und in Übereinstimmung mit mir selbst.

Die je eigene Haltung ist der persönliche und individuelle Halt, den die Person in sich selbst zu ihrer Verfügung hat. Sie bildet sich in der Seele aus den vom Ich geführten Seelenfähigkeiten des Denkens, des Wollens und des Fühlens und zwar jeweils in Bezug zur Welt (Mitwelt und Umwelt), zu uns selbst und zum Sinn, dem Geistigen in der Welt, der Sinnhaftigkeit. Diese Bezüge existieren immer, auch wenn sie nicht explizit bedacht, geäußert oder berücksichtigt werden, auch dann, wenn sie ausdrücklich verneint, geleugnet oder ignoriert werden. Dann besteht eben ein negativer Bezug, der sich in der Haltung ausdrückt. In solchen Fällen können wir von einem Mangel oder einem Defizit in der Haltung sprechen, wenn in dieser bei den verschiedenen Komponenten (s. u.) ein Ungleichgewicht, eine einseitige Dominanz oder ein Mangel zu beobachten ist.

2.5 Haltung und seelische Entwicklung

Die Entwicklung der in Kapitel III.2 geschilderten Seelenglieder, der Empfindungsseele, der Verstandesseele und der Bewusstseinsseele, beschreibt keine Seelenzustände, die nacheinander durchzumachen wären und mit dem nächsten Schritt verloren gingen, sondern Entwicklungsschritte, die nacheinander vollzogen werden und dann jede von ihnen dem Menschen als Fähigkeit zur Verfügung stehen. So können wir die Empfindungsseele als die Fähigkeit eines weltoffenen, weltinteressierten, emotional-empfindungsmäßig betonten Seelenlebens beschreiben. Die nächste Stufe der Verstandesseele entspricht einer Seelenfähigkeit des erkenntnisoffenen, wahrheitsinteressierten, rational-kritischen Weltbezuges. Die Stufe der Bewusstseinsseele wird dann zur Fähigkeit eines gefühlvollen, klardenkenden und bewusst intentional gestalteten Weltbezugs unter Berücksichtigung von Selbst und Welt in der jeweiligen Begegnung.

Was also als jeweilige innere Haltung eines Menschen erkennbar wird, ist eine in der Biografie sich dynamisch entwickelnde und sich verändernde Fähigkeit des Selbst- und Weltbezuges des Menschen, die in ihrer jeweiligen Erscheinungsform auch Ausdruck eines Seelengliedes, einer Seelenentwicklungsfähigkeit ist. Wenn die Fähigkeit der Bewusstseinsseele ein Bewusstsein von sich selbst und von der Welt in jeweils gegenseitiger Angemessenheit ist, so zeigt sich eine innere Haltung aus der Bewusstseinsseele in einer konkreten Situation sowohl in der Angemessenheit gegenüber der Welt (d. i. die jeweilige Situation) als auch in Übereinstimmung mit sich selbst. Unter psychotherapeutischem Aspekt ergibt sich hier die Möglichkeit, in einer konkreten Lebenssituation eines Menschen, seine aktuelle innere Haltungsfähigkeit dieser Situation gegenüber mit ihm gemeinsam zu reflektieren und gegebenenfalls Veränderungsmöglichkeiten aufzuzeigen bzw. zu entwickeln. Darin liegt ein spezifischer Ansatz der Anthroposophiebasierten Psychotherapie.

2.6 Haltung und ihre Komponenten

Wir sind im Leben immer in Bezügen zu Ereignissen, zu Situationen oder Dingen der Welt wie auch in Beziehungen zu Menschen und Lebewesen allgemein. Immer ist in unseren Bezügen und Beziehungen unsere innere Haltung gefragt, sei es uns bewusst oder nicht. Diese Haltung kann sich gewohnheitsmäßig einstellen, sie kann herausgefordert oder hinterfragt werden. Wir können unsere Haltung bei Bedarf reflektieren und dann korrigieren, ändern oder bestätigen oder uns selbst in Frage stellen, wenn wir keine angemessene Haltung als Antwort auf die Herausforderungen unseres Lebens finden. Insofern sind Haltung und die Reflexion unserer Haltungen in kritischen Situationen, wie es Probleme, Krisen und Erkrankungen sein können, ein zentrales Thema zur Bewältigung unseres Lebens und zu einer gesunden und sinnvollen Lebensgestaltung.

In der Körperhaltung sind wir bezogen auf den uns umgebenden Raum. Wir orientieren uns in diesem dreidimensionalen Raum und können (in den meisten Fällen allein, in komplexeren Situationen mit Hilfe) unsere Körperhaltung immer wieder finden und einnehmen, wenn wir sie verändert oder verloren haben. Dabei zeigen wir aufgrund unserer menschlichen Haltung der Aufrechte bestimmte Fähigkeiten, die wir auch zur Verfügung haben, wenn wir die aufrechte Körperhaltung vorübergehend oder auch dauerhaft nicht einnehmen, aus welchen Gründen auch immer.

In unserer *inneren Haltung* sind wir bezogen auf die Welt (auf unsere Mitmenschen, Mitwelt, und auf die Ereignisse und Dinge der Welt, Umwelt, Lebenswelt, Arbeitswelt, Werkwelt), auf uns selbst, unser Ich und auf die Sinnhaftigkeit im Leben, das Geistige in der Welt, die Spiritualität.

Jede Haltung ist differenziert und setzt sich aus verschiedenen Komponenten zusammen: Zunächst sind in jeder Haltung prägend wirksam die drei Grundfähigkeiten der Seele, Denken, Wollen und Fühlen (das kognitive, das voluntative und das emotionale Element der Seele). Diese drei Elemente oder grundlegenden Seelenfähigkeiten sind, je nach Persönlichkeit, unterschiedlich wirksam in der Bildung einer Haltung. Diese Seelenfähigkeiten sind jedem Menschen gegeben, sie stehen zur Verfügung, können eingesetzt, gepflegt und weiterentwickelt oder unbeachtet, ignoriert oder „vergessen" werden. Je nachdem wirken sie sich anders in der Haltungsbildung aus. Die weiteren Komponenten sind die Bezüge, zu denen wir eine Haltung finden und bilden: die Welt (Mitwelt und Umwelt, Werkwelt), wir selbst, und die Sinnhaftigkeit (das Geistige) in Welt und Mensch.

Die innere Haltung lässt sich dementsprechend nach der Ausprägung von Denken, Wollen und Fühlen, sowie nach der Ausprägung des Weltbezugs, des Selbstbezugs und des Sinnbezugs erleben und beschreiben.

Zu den Komponenten

Fassen wir diese verschiedenen Qualitäten unserer Haltung zusammen, so ergeben sich die sechs Komponenten unserer inneren Haltung:

I. in Bezug zur Welt, weltbezogen
II. in Bezug zum Selbst (d.h. zu uns selbst), selbstbezogen
III. in Bezug zum Sinn, zur Sinnhaftigkeit, dem Geistigen, sinnbezogen
IV. in Bezug zum Denken, kognitiv
V. in Bezug zum Wollen, voluntativ
VI. in Bezug zum Fühlen, emotional.

I. Zum Weltbezug:

Der Mensch ist in der Welt, und er ist nicht alleine in der Welt. Immer ist er umgeben von Mitwelt, Umwelt, Lebenswelt, Werkwelt. Immer ist der Mensch deshalb auf „seine" Welt bezogen. Er tritt in Beziehung zu ihr, zu den Menschen, den Dingen, den Ereignissen „seiner" Welt. Wir versuchen als Menschen unsere Welt zu verstehen, unsere Bezüge und Beziehungen zu gestalten. Dafür machen wir uns ein Bild von unserer Welt. Unser Verhältnis zur Welt ist eingespannt in einen Horizont von Weltangst und Weltvertrauen, von Weltzuwendung und Weltabwendung, Weltsucht oder Weltflucht. Um in der Welt zu leben, um die Tendenzen zur Weltangst oder Weltflucht zu bestehen oder zu überwinden, um Weltvertrauen aufzubauen, brauchen wir notwendig eine Weltanschauung, die uns allerdings auch vor der Gegentendenz einer Weltsucht oder Weltabhängigkeit bewahrt und uns in die Lage versetzt, unser Weltverhältnis so zu leben und zu gestalten, dass wir uns in der Welt zurechtfinden. Das schließt einen erlebbaren, mindestens erahnbaren, wenn schon nicht immer klar erkennbaren Sinn unseres Lebens und Daseins ein. Ohne mindestens eine Ahnung von Sinn, besser ein Grundvertrauen in Sinnhaftigkeit der Welt und des Lebens, könnten wir kein Weltvertrauen entwickeln und ohne Weltvertrauen würde der Mensch in Verzweiflung fallen. Das Gefühl von Sinnlosigkeit führt zu Verzweiflung, die Lebensmüdigkeit zur Folge haben kann. Das Vertrauen in die Sinnhaftigkeit ist lebensnotwendig – im wahren Wortsinn. Dies alles charakterisiert den gemeinten Weltbezug.

II. Zum Selbstbezug:

Wir sind in der Welt, aber wir können nicht immer nur „draußen" sein; wir brauchen auch das „Innen", unseren eigenen seelischen Innenraum. Da fühlen wir uns selbst, da sind wir bei uns. Auch hier sind wir in einem Horizont von Polaritäten: Wir erleben uns zwischen Selbstsicherheit und Selbstverlorenheit, zwischen Selbstwert und Selbstunwert, zwischen Selbstbezogenheit und Selbstlosigkeit, bis hin zu Selbstsucht und Selbstverlust. Wir haben und brauchen ein Selbsterleben, ein Selbstgefühl, sei es positiv oder negativ. Wir sind in Beziehung zu uns selbst, ob wir dies bewusst erleben oder „verschlafen", ob wir es bewusst reflektieren oder ob es uns „nur" unbewusst begleitet. Dementsprechend können wir unseren Bezug zu uns selbst gestalten und pflegen oder vernachlässigen bis zur Selbstignoranz oder Selbstaufgabe. Zu diesem Selbstbezug gehört auch unser Selbstbild, unser Selbstverständnis, unser Selbstverhältnis. Wir verhalten uns zur Welt und wir verhalten uns zu uns selbst. Angemessenheit und Übereinstimmung sind hier die Orientierungsgrößen. In unserem Befinden, in Wohlbefinden oder Missbefinden, in Gesundsein oder Kranksein, in Zufriedenheit oder Unzufriedenheit. In unserem Lebensgefühl spiegeln sich die gelingenden oder misslingenden Verwirklichungen unseres Selbstverhältnisses in Beziehung zum Weltverhältnis. In der Psychotherapie ist das Selbstverhältnis unserer Patienten oft ein wichtiger Schlüssel.

Für die Entwicklung der Qualitäten der Bewusstseinsseele ist ein „gutes Selbstgefühl" eine Voraussetzung.

III. Zum Sinnbezug:

Der individuelle Bezug zum Sinn, zur Sinnhaftigkeit oder zum Geist, zur Spiritualität, ist der wesentliche Faktor in unserem Dasein. Würde uns, würde einem Menschen der Bezug zum Sinn vollkommen fehlen, so könnten wir unser Leben nicht führen. Der Mensch würde sich aus Verzweiflung über die Sinnlosigkeit ins Unglück stürzen. Die Möglichkeit, besser: die Wahrscheinlichkeit von Sinnhaftigkeit in unserem Leben gibt uns das notwendige Minimalvertrauen, unser Leben wenigstens zu versuchen.

Je bewusster und konkreter wir das Vertrauen in die Sinnhaftigkeit haben und erleben, desto engagierter sind wir bereit, Probleme, Schwierigkeiten, Krisen, Krankheiten und Schicksalsschläge als Herausforderungen zu betrachten und uns für deren Bewältigung anzustrengen und Hilfe anzunehmen. Der Sinnbezug, oder unser Bezug zum Geistigen, zu einer Spiritualität, ist eigentlich kein von den anderen Komponenten getrennter Bereich, sondern mit Weltbezug, Weltbild und Selbstbezug, Selbstbild eng zusammenhängend und in und mit ihnen wirksam. Aber er kann – sinnvollerweise – besonders und bewusst gepflegt werden.

IV. Zum Denken:

Denken dient dem Erkennen und Verstehen der Welt, wie auch von uns selbst. Denken vollzieht sich im Innenraum der welt- und geistoffenen Seele des Menschen. Im Denken, im Bilden von Gedanken, hat der Mensch in seiner Seele Anschluss an die geistige Welt der objektiven Gedanken, der Ideen, die nach Platon (ca. 428-348 v. Chr.) im reinen Denken, der *Theorie*, geschaut werden können, normalerweise aber im Menschen zu „seinen" subjektiven Gedanken, Vorstellungen und Begriffen werden. Allgemein gültige Begriffe sind nur denkbar, weil sie unabhängig vom Menschen in der geistigen Welt existieren. Wir lassen uns im Denken überwiegend von Wahrnehmungen anregen. Darauf hat besonders Immanuel Kant (1724–1804) in seiner *Kritik der reinen Vernunft* hingewiesen[37]. Allerdings ist hier zu betonen, dass es nicht ausschließlich sinnliche Wahrnehmung sein und dass die Wahrnehmung nicht zwangsläufig von außen kommen muss, sondern es kann sich ebenso um innere Wahrnehmung handeln. Denken ist Verarbeiten von Wahrnehmungen, ebenso von Erinnerungen, Begriffen und Gedanken; Denken ist Bilden von Gedanken, das Haben von Gedanken und der Umgang mit Gedanken. Insofern setzt Denken immer schon voraus, dass es Gedanken gibt, da der Mensch sie nicht aus dem Nichts schafft und sie nicht so subjektiv sind, dass sich nicht ganz verschiedene Menschen mit und über ihre verschiedenen Gedanken verständigen können. Im Denken sind Aktivität und Passivität vorhanden: Man kann „sich Gedanken machen", aber man kann sich auch „Gedanken hingeben". Denken setzt waches Bewusstsein voraus und meistens auch Aufmerksamkeit und Konzentration. Es ist zunächst praereflexiv, d.h. ich muss mir nicht extra bewusst machen, dass *ich* denke; dieses Bewusstsein geht automatisch immer nebenher. Das Denken selbst kann aber auch reflektiert werden, ebenso wie der Denkende und das Bedachte oder Gedachte. „*1. Das Wesen des Denkens besteht in Reflexionen, d.h. im Unterscheiden des Denkenden vom Gedachten. 2. Um zu reflektieren, muss der Geist in seiner fortschreitenden Tätigkeit einen Augenblick stillstehn, das eben Vorgestellte in eine Einheit fassen, und auf diese Weise, als Gegenstand, sich selbst entgegenstellen.*"[38] Das Denken kann auf äußere oder innere „Gegenstände" oder Themen gerichtet sein, auf Sinnliches oder Nichtsinnliches, auf Konkretes oder Allgemeines. Es kann auf die Welt gerichtet sein oder auf das eigene Ich. Wenn ich denke, dann denke ich mit meinem Ich in der Seele mit den leibfreien, metamorphosierten Bildekräften. Ich kann auf diese Weise denken, was ich will; Gedanken sind frei. Ich kann mit meinem Willen meine Gedanken führen und „machen", wie ich es für richtig halte. Ich kann aber auch meinen Gedanken „freien Lauf" lassen, mich assoziativ dem Gedankenstrom hingeben, der sich in mir bilden will, ohne mein bewusstes Zutun. Beim konzentrierten Denken ist das Ich der Führer der Gedanken; beim assoziativen Denken ist es das Unbewusste der Seele. Denken stellt sich ein, wenn wir der Welt oder uns selbst wachbewusst begegnen. Wir können das Denken meist nicht vermeiden. Aber das Denken ist nicht allein: Es wird geführt oder bewusst ungeführt zugelassen vom Wollen und stets begleitet vom Fühlen.

V. Zum Wollen:

Das Wollen ist schwer zu greifen. Wollen ist noch nicht Tun oder Handeln und es ist nicht mehr „nur" Denken, sich etwas Ausdenken oder etwas Vornehmen. Dem Wollen gehen verschiedene Stadien der Vorbereitung voraus, die sich nach ihrer inneren Kraft zur Verwirklichung differenzieren in Wunsch, Vorsatz, Entschluss. Vor jeder Handlung steht ein (mehr oder weniger bewusst gefasster) Entschluss, d. h. eine Entscheidung, dieses tun zu wollen und jenes nicht. Zwischen Entschluss und Handlung bewegt sich das Wollen. Es ist für das Wachbewusstsein nicht greifbar. Es schläft. Es bewegt die Glieder zu der beschlossenen Handlung. Unsere Entschlüsse sollten wir bewusst treffen, unsere Handlungen bewusst ausführen. Unser Wollen bleibt im Verborgenen: Wie kommt es zu den notwendigen Bewegungen, die meine Entschlüsse in Handlung und damit in Wirklichkeit umsetzen? Wollen ist „ein Urphänomen".[39] Der Wille bringt mit seiner für unser Wachbewusstsein verborgenen, vitalen Kraft den Entschluss durch Bewegung zur Wirklichkeit. Wollen will Wirklichkeit werden, Wollen will zur Tat kommen. Es folgt Zielen, die uns bewusst sein, die wir uns bewusst machen können, aber nicht in jedem Fall tatsächlich auch bewusst gemacht haben; d. h. oft sind sie uns nicht klar im Bewusstsein. Dann wissen wir zwar, *was* wir tun, *wie* wir uns verhalten, wir wissen aber nicht genau, *warum* so und nicht anders. Wollen kann vom Denken geführt und bestimmt sein, dann führt es zu vernünftigen Handlungen, wie wir sagen. Es kann aber auch der Wille unser Denken bestimmen, dann denken wir nach unserem Plan, im Sinne unserer Absicht. So argumentieren wir im Interesse unserer Ziele. Das Wollen kann aber auch vom Fühlen beherrscht sein, dann handeln wir emotional oder auch affektiv, wenn keine gedankliche Kontrolle dazwischen stattfindet. Das Wollen ist also eng mit Denken und Fühlen verbunden. Trotzdem ist es eigenständig. Nur selten gelingt es, dass unser Wollen die Gefühle leitet. Das Wollen ist vornehmlich auf die Welt gerichtet, indem es auf Verwirklichung in der Welt ausgeht. Im Wollen lebt unser Ich unbewusst im Leib, in einer Form von Energie, die uns zur Verwirklichung unseres Lebens, unserer Aufgaben und unserer Ziele dient und uns ermöglicht, aber auch frei lässt, wir selbst zu sein.

VI. Zum Fühlen:

Das Fühlen ist eine „sich einstellende" Antwort auf Wahrnehmungen aus der Welt oder aus mir selbst. Es ist, ähnlich wie das Denken, sowohl weltoffen und weltinteressiert als auch selbstoffen und selbstinteressiert. Ich kann *mich* fühlen, wie es *mir* geht, und ich kann *mit*fühlen, wie es einem anderen geht. Meine Gefühle können aus der Welt oder aus mir selbst angeregt werden. Immer sind es *meine* Gefühle, auch das Mitgefühl. Damit sagen die Gefühle immer etwas über mich aus, der die Gefühle hat, und erst in zweiter Linie auch noch etwas über den Anlass oder die Ursache der Gefühlsentstehung. Gefühle haben immer Anlässe, auch wenn sie oft im Unbewussten liegen. Sie sind Ausdruck unseres seelischen Innenraums, entstehen meist unbewusst, werden dann bewusst erlebt und können immer auch reflektiert werden in Bezug auf ihre Anlässe, wie auch in Bezug auf ihre Auswirkungen in mir oder in der Welt. Das Fühlen und die Gefühle haben eine andere Erkenntnisqualität der Welt oder von mir selbst als das Denken und die Gedanken. Es drückt sich im Fühlen und in Gefühlen mehr von der Individualität des Fühlenden aus und es verrät uns auch mehr von der Individualität des Mitmenschen, wenn wir Mitgefühl entwickeln. Fühlen und Gefühle streben nicht nach Objektivität; sie haben ihren Reiz und Wert in der Besonderheit des Spontanen und Persönlichen.

„Als Wahrnehmung und Begriff stellt sich uns die Wirklichkeit, als Vorstellung die subjektive Repräsentation dieser Wirklichkeit dar. [...] *Wir begnügen uns aber nicht damit, die Wahrnehmung mit Hilfe des Denkens auf den Begriff zu beziehen, sondern wir beziehen sie auch auf unsere besondere Subjektivität, auf unser individuelles Ich. Der Ausdruck dieses individuellen Bezuges ist das Gefühl, das sich als Lust oder Unlust auslebt.*"[40]

Gefühle sind im Erleben immer schon wertend und werden vom Fühlenden wiederum bewertet, je nachdem, wie sie sich *anfühlen*. Diese Bewertung lässt sich bewusst vollziehen oder nachträglich reflektieren; damit ergeben sich bewusste regulierende Möglichkeiten, damit wir uns unseren Gefühlen nicht „hilflos ausgeliefert fühlen" müssen. Es lohnt sich, Gefühle auf ihre Anlässe und auf ihre Wirkungen in uns (und in der Welt) zu befragen. Sie können für uns zu einem wertvollen Erkenntnisinstrument werden.

Aus diesen sechs Komponenten, in jeweils unterschiedlichen Gewichtungen, bilden wir unsere inneren Haltungen.

Die innere Haltung ist nicht Anlass oder Ursache von Erkrankungen, sie hat allerdings Einfluss auf Entstehung, Verlauf und vor allem auf die Umgangs- bzw. Bewältigungsmöglichkeiten von Erkrankungen. Insofern ist sie wichtiger „Ansprechpartner" in der Psychotherapie. Schließlich geht die innere Haltung jeweils dem Erleben wie vor allem dem Verhalten voraus und kann deshalb, bei bewusster Reflexion der aktuellen inneren Haltung, prägenden Einfluss auf das seelische Erleben und Verhalten und auf die Bewertung des Erlebten haben. Auf diesem Weg der bewussten Reflexion und Arbeit an der inneren Haltung entwickeln die Patienten neue, angemessene Copingstrategien, Umgangs- und Bewältigungsmöglichkeiten.

Die angedeuteten Zusammenhänge von Haltungskomponenten mit Erkrankungen sollen lediglich auf mögliche bzw. naheliegende Tendenzen hinweisen, die bei der Pathogenese bzw. bei der Salutogenese und der Therapie berücksichtigt werden können.

Unsere inneren Haltungen sind stabil, sie geben uns Halt und wir verlassen uns gern auf sie. Sie sind aber nicht unveränderlich, sondern beweglich und können, so wie sie von uns von innen gebildet werden, auch wieder umgebildet, korrigiert, angepasst werden. Alles das geschieht in den für die Persönlichkeit zulässigen Grenzen, so dass Angemessenheit mit der Welt und Übereinstimmung mit sich selbst in Sinnhaftigkeit erlebt werden können. Erst dann kann eine Haltung nachhaltig Halt geben.

Haltung:
Sie hält sich – in Bewegung – Sie bewegt sich – in Ruhe – Sie ruht – in sich.

2.7 Haltung aus dem Ich

Haltung gewinnen wir einerseits aus der Tätigkeit der von unserem Ich geführten Seelenfähigkeiten, andererseits aus den – ebenso vom Ich gelebten – Bezogenheiten zu uns selbst, zur Welt und zum Geist (zur Sinnhaftigkeit). Haltung ist entsprechend eine

Leistung, die wir bewusst oder unbewusst vollbringen (dabei aber stets bewusstseinsfähig), immer in und aus einem Wechselverhältnis zu uns selbst, zur Welt und zu einer nie ganz zu erfassenden, weil alles umgreifenden Sinnhaftigkeit, ohne deren (oft unausgesprochene) Grundannahme wir uns nicht die Mühe machen müssten, über unsere Verhältnisse in der Welt und zu uns selbst nachzudenken und sie – möglichst sinnvoll, oder vernünftig – zu gestalten.

„*Die Vernunft ist Geist, indem die Gewissheit, alle Realität zu sein, zur Wahrheit erhoben und sie sich ihrer selbst als ihrer Welt und der Welt als ihrer selbst bewusst ist.*"[41] Insofern bedingen sich vernünftigerweise Weltbezogenheit oder Welterkenntnis und Selbstbezogenheit oder Selbsterkenntnis wechselseitig durch einen erkennenden und sich seiner selbst bewussten Geist, den wir, jeder für sich, als Ich bezeichnen und personifizieren. Mit *Ich* ist der menschliche Geist gemeint, der sich in jedem Menschen individuell realisiert. „*Die Dialektik des Ich zeigt sich aber vor allem im Weltverhältnis. Ich ist zunächst und zumeist der auf die welthaften Objekte bezogene ganze Mensch. Aber das Ich kann sich differenzierend auch auf sich selbst richten, seinen Körper, seine Gefühle, sein Wollen und sein Denken reflektieren ...*"[42]

Damit sind tatsächlich aus der Erfahrung des Ich heraus die Qualitäten der Haltung angesprochen: Zunächst die Körperhaltung, sodann die Komponenten der inneren Haltung: das Denken, das Wollen, die Gefühle, die Weltbezogenheit, die Selbstbezogenheit und die Geistbezogenheit in der sinnstiftenden reflektierenden Tätigkeit des Ich. Haltung ist dementsprechend immer eine Ich-Leistung. Sowohl die Körperhaltung der Aufrechte als auch jede bewusste (reflektierte) innere Haltung. Das sowohl sich seiner selbst als auch der Welt gegenüber bewusste Ich, das sich nicht nur lebt, sondern dieses Leben auch bewusst führen, d. h. reflektieren und gestalten kann, zeigt sich in seinen Haltungen und dies immer in dem angesprochenen Doppelverhältnis aus der Ich-Identität von Welt- und Selbstbewusstsein in Weltoffenheit und Selbstverantwortung.

In vier ähnlichen Sprüchen hat Steiner das Verhältnis von Selbst und Welt in der Erkenntnis des Ich, das vor ihm im deutschen Idealismus durchdacht worden war[43], ausgesprochen[44]:

Erkenne dich selbst.
Erkenne die Welt an deinem Innern.
Erkenne dich im Strome der Welt.

Erkennt der Mensch sich selbst:
Wird ihm das Selbst zur Welt;
Erkennt der Mensch die Welt:
Wird ihm die Welt zum Selbst.

Erkenne dich selbst,
Und du findest die Geheimnisse der Welt.
Beschaue die Welt,
und du findest die Geheimnisse des Selbst.

Willst du die Welt erkennen:
Blicke zuerst ins eigene Herz;
Willst du dich selbst erkennen:
Blicke richtig ins Weltenall.

In jeder Haltung können die verschiedenen Komponenten in unterschiedlicher Dominanz oder Subdominanz, Stärke oder Schwäche zueinander in Erleben und Verhalten wirksam und erlebbar werden. Jedes *Verhalten* verweist auf einen *Sich-Ver-Haltenden,* der sich aus einem inneren Erleben und aus einer inneren Haltung heraus *ver-hält.* Insofern ist es folgerichtig, wenn das Erleben aus der Haltung bewertet und das Verhalten vom (so oder so bewerteten) Erleben veranlasst oder geprägt wird und beide, Erleben und Verhalten, nicht nur kausal aus der Vergangenheit als *Re-Aktion* bestimmbar sind, sondern genauso aus der Zukunft und für die Zukunft, aus einer freien Entscheidung, die in der *individuellen Haltung* ihren Grund hat, getroffen werden können. Durch eine – nach einer entsprechenden Selbstreflexion – selbst zu bestimmende Haltung kann der Mensch in einer konkreten Lebenssituation seinen Umgang mit einer Situation sich selbst erleichtern oder erschweren, allein oder mit Unterstützung seine Bewältigungsmöglichkeiten aktivieren, steigern, erweitern. Das sind konkrete Aufgaben und Ziele einer Psychotherapie der inneren Haltung.

Einige Beispiele aus meiner psychotherapeutischen Arbeit sollen das verdeutlichen.

2.8 Patientenbeispiele

Patientenbeispiel 1

Eine 22-jährige Studentin kommt wegen einer PTBS (Posttraumatischen Belastungsstörung) in stationäre Behandlung. Sie ist mittelgroß, lange blonde Haare, etwas rundlicher Typ, leicht übergewichtig.

Ihre Symptome sind Ängstlichkeit, Schreckhaftigkeit, Selbstunsicherheit, Neigung zu depressiven Stimmungen, Schlafstörungen mit Alpträumen. Sie stammt aus einer sehr kirchlich-religiös geprägten badischen Familie. Nach dem Abitur war sie für ein Jahr in einem arabisch-muslimischen Land bei einer Missionarsfamilie als Au-pair-Mädchen. In dieser Familie wurde sie in ihrer Entwicklung eingeengt, unterdrückt, seelisch misshandelt und gequält, vom Vater der Familie, aber auch von den älteren Kindern, die nur wenig jünger waren als sie selbst. Sie hatte keinerlei Freiheiten, wegen der Situation des Landes, aber auch innerhalb der Familie wegen Einstellung und Verhalten der Eltern und der Kinder, für die das Mädchen nicht mehr als eine rechtlose Sklavin war.

Das Mädchen war von einem melancholisch-passiven Temperament, bereit zu leiden, sich nicht zu wehren, alles zu ertragen. So erwartete es auch ihre bigotte Mutter von ihr. Nach der Rückkehr nach Deutschland war sie traumatisiert; sie kam mit der völlig anderen Situation hier nicht mehr zurecht. Sie brauchte ein Jahr der Eingewöhnung, bis sie sich zutraute, mit einem Studium zu beginnen. Schließlich begann sie in Heidelberg Pädagogik zu studieren.

Als sie eines Tages auf der gegenüberliegenden Straßenseite den ältesten Sohn jener Familie aus ihrer Au-pair-Zeit sah, der sie damals gequält hatte, überkam sie eine furchtbare Angst und Panik. Sie fühlte sich nicht mehr sicher in Heidelberg. Dieser Junge konnte ihr jetzt überall immer wieder begegnen, auf der Straße, in der Mensa, vielleicht sogar in einer Vorlesung. Von diesem Tag an traute sie sich nicht mehr aus ihrer Wohnung im Studentenwohnheim. Sie litt unter Schlafstörungen, Alpträumen, Ängsten, plötzlichen Panikattacken, Schreckhaftigkeit und sie vermied es, in die Uni oder auch nur in die Stadt zu gehen. Sie fuhr zu ihren Eltern nach Hause, von dort zu einem Arzt, dann schließlich, nachdem es sich nicht gebessert hatte, in die Klinik.

Die Ausgangssituation: eine junge Frau Anfang 20, in der Seelenentwicklungsstufe der Empfindungsseele, traumatisiert, mit Ängsten und Vermeidungsverhalten.

Sie hatte zu ihrem Schutz eine innere Schon-Haltung entwickelt. Diese zeigte im Hinblick auf die Komponenten der Haltung folgende Situation: Im Denken relativ schwach, unkonzentriert, unsicher, keine klaren, distanzierenden Gedanken, schwach ausgeprägte Urteilsfähigkeit; im Wollen schwach, wenig Entschlusskraft, keine Tatkraft, gering ausgeprägte Willenskraft im Urteilen und Handeln; im Fühlen betont aber nicht geführt, keine positiven Gefühle, überflutet und ausgeliefert in Angst und Panikgefühlen, starke, beherrschende Gefühle der Selbstunsicherheit; gut ausgeprägter Weltbezug, allerdings in der Richtung der Anpassung und des Recht-Machen-Wollens, sich an anderen orientieren, bei sehr schwach entwickeltem Selbstbezug, wenig Selbstgefühl, sehr wenig Selbstvertrauen, geringem Selbstwertgefühl, Gefühlen von Selbstunsicherheit; noch wenig entwickelter Sinnbezug, keine Spiritualität.

Insofern sind ihre zunächst vorhandenen Möglichkeiten, mit der aktuellen Situation umzugehen, eingeschränkt durch Angst, Unsicherheit und wenig Selbstvertrauen, sie hat eine Sehnsucht nach Halt, nach einem Erleben von Verstandenwerden und Geborgenheit, das sie bisher in ihrem Leben zu wenig erlebt, erfahren und besonders bei den Eltern vermisst hatte.

Meine therapeutische Bemühung ging dahin, ihre Möglichkeiten des Erlebens, des Verhaltens und vor allem des Bewertens als erwachsener Mensch von 22 Jahren hier und heute durch Besinnung auf ihre innere Haltung zu erweitern, ihr dabei (ohne schulmedizinische Medikamente) zur Bewältigung ihres Traumas und ihrer Ängste zu verhelfen, so dass sie weiter studieren könnte, und zwar ohne Studienortwechsel. Das war auch ihr eigener Wunsch.

Im Vordergrund standen für sie ihre Ängste vor einer erneuten Begegnung mit dem gefürchteten Jungen. Wie würde sie reagieren, wenn sie ihm plötzlich wieder begegnete? Wie könnte sie denn reagieren? Wie sich verhalten? Welche Varianten gab es denn überhaupt? Wie wollte sie denn auf diesen Jungen reagieren, so dass es angemessen und in Übereinstimmung mit ihr selbst wäre?

Wir haben in Gesprächen und in Rollenspielen verschiedene Varianten der Begegnung ausprobiert. Immer, wenn sie sich nicht wohl gefühlt hatte mit einer Variante, versuchten wir zu klären, woran das lag. So kamen wir zur Frage *ihrer inneren Haltung* der Situation einer Begegnung mit dem Jungen gegenüber. Was lebte in ihr, das die Angst hervorrief? Die Erinnerung? Die Angst vor einer Wiederholung oder Fortsetzung der Quälerei durch den Jungen? Ihre eigene Unsicherheit? Eine Mischung von allem?

Ihr Aufenthalt bei dieser deutschen Familie in dem arabisch-muslimischen Land lag drei Jahre zurück. Es war eine dunkle Zeit in ihrem Leben; sie wollte sich nicht mehr daran erinnern. Sie hatte alle Erinnerungsstücke, Fotos, Tagebuch und vor allem die Burka, die sie in dem streng muslimischen Land bei Verlassen des Hauses (das nur in männlicher Begleitung für sie erlaubt war) tragen musste, in einem Koffer verschlossen aufbewahrt, den sie seitdem nie mehr angerührt hatte. Sie wollte nicht an diese Zeit erinnert werden. Es war die Zeit ihrer Traumatisierung. Sie wollte sie vergessen. Durch die Fast-Begegnung mit dem Jungen war alles wieder hereingebrochen.

Sie war motiviert und bereit, an ihren Erinnerungen an diese Zeit, an ihren traumatischen Erlebnissen sowie an ihrer *Haltung* hier und heute zu arbeiten; sie wollte ihre Ängste überwinden und weiter studieren.

Nach ihrer ersten spontanen Reaktion des Weglaufens hatte sie in der Therapie zunächst eine wütende, aggressive Variante versucht, mit einer Ohrfeige und Beschimpfung ... damit fühlte sie sich aber nicht gut. Ihm immer nur aus dem Weg gehen wollte sie auch nicht. Ein ernstes Gespräch über sein Verhalten damals und wie sie es erlebt hatte, was es mit ihr gemacht hatte, damit er die Gelegenheit habe, sich zu entschuldigen, hätte ihr gefallen – unter der Voraussetzung, dass er sich auch darauf einlassen würde. Das schien ihr aber doch sehr unwahrscheinlich und dann wieder riskant für sie. Ihn zu einem Gespräch bitten, in Gegenwart einer dritten, sie unterstützenden Person, wäre eventuell eine Möglichkeit gewesen, hätte sie aber wieder abhängig gemacht von seiner Bereitwilligkeit mitzumachen. Immer wieder erlebte sie sich bei den verschiedenen Varianten ihres Verhaltens abhängig von seiner Reaktion; das war ihr verständlicherweise sehr unangenehm. Es war für sie nicht akzeptabel. Schließlich kam sie zu der *inneren Haltung*, dass sie sich frei fühlen wollte von ihm und eine innere Stärke in sich entwickeln konnte, dass sie sich sagte, sie strafe ihn mit völliger Verachtung und Nicht-Beachtung, wenn sie ihm wieder einmal begegnen sollte. Erst mit dieser neu gewonnenen inneren Haltung hatte sie ihre Angst und Unsicherheit verloren. Sie fuhr übers Wochenende nach Heidelberg, ging durch die Stadt, ohne Angst, mit dem inneren Gefühl, sie sei stark genug und werde ihn anschauen, ihn nicht beachten und an ihm vorbeigehen, ohne auf ein eventuelles Ansprechen von ihm zu reagieren.

Nach zweimaliger Erprobung und ambulanter Weiterbetreuung konnte sie mit innerer Stärke in die Fortsetzung ihres Studiums entlassen werden. Es war ihr auch möglich, die Erinnerungsstücke aus der Zeit anzuschauen und sich dabei nicht mehr klein und schwach und gedemütigt zu fühlen. Sie war selbstsicher geworden.

Patientenbeispiel 2

Ein 44-jähriger Mann, groß, schlank, elegant, sehr wohlhabender Unternehmer, verheiratet und eine kleine Tochter. Er kam zur stationären Behandlung wegen einer Agoraphobie mit Panikattacken mit besonderer Betonung von Herzangst. Die Krankheitsgeschichte ging schon über zwei Jahre, ist stetig schlechter geworden, mit immer häufigeren Panikattacken und immer kleiner werdendem Radius seiner Aktivitäten, bis er schließlich sein Haus nur noch zu Arztbesuchen verlassen konnte. Er hatte einen ungelösten Konflikt mit seiner Frau, den er aus seinem Bewusstsein verdrängt, aber nicht bewältigt hatte. An den Konflikt habe er sich gewöhnt und meinte, nicht mehr darunter zu leiden. Aber die Herzängste und Panikattacken, die Angst vor jedem Schritt alleine aus dem Haus, das machte ihm, dem erfolgreichen Unternehmer, sein Leben nicht mehr lebenswert. Er war voller Verzweiflung; alle internistisch-kardiologischen Untersuchungen und Behandlungen hatten zu keiner Besserung geführt. Er wusste nicht mehr weiter.

Auch in der Klinik war es ihm unvorstellbar, das Haus zu einem Spaziergang zu verlassen. In dieser akuten Situation wandte ich mich therapeutisch, dem dringenden Wunsch des Patienten entsprechend, zuerst der Phobie und den Panikattacken zu, um den Ehekonflikt später anzugehen. Ich versuchte, seine aktuellen Möglichkeiten aus seiner innere Schonhaltung kennen zu lernen: Er war Erfolg gewöhnt, tüchtig aber nicht ehrgeizig, er war sensibel und weich, liebte seine kleine Tochter über alles, machte sich nichts aus gesellschaftlichen Empfängen und Verpflichtungen, ganz im Gegensatz zu seiner Frau, deren erstes Interesse Empfänge waren und die ihre Tochter gern einem Kindermädchen überließ, um selbst frei zu sein. Er dagegen spielte lieber mit seiner Tochter, als zu Empfängen zu gehen und sich dort zu langweilen. Er scheute Konflikte und Auseinandersetzungen mit seiner Frau, zog sich lieber zurück. Seine Möglichkeiten waren ganz offensichtlich begrenzt, durch seine phobischen Ängste allerdings noch erheblich mehr eingeschränkt. Aber der erzwungene Rückzug durch die Phobie war dann schließlich doch nicht mehr zu ertragen für ihn.

Die Komponenten seiner Haltung schienen mir folgendes Bild zu zeigen: Im Denken rational betont, klar, analytisch und distanziert; im Wollen und Handeln tüchtig aber mit wenig Eigeninitiative; im Fühlen betont weich und sensibel, mit einer Sehnsucht nach Geborgenheit. Im Weltbezug in beruflicher Hinsicht stark und aktiv, im privaten Bereich empfindsam, passiv und verletzlich; im Selbstbezug nach außen „offiziell" stark und souverän, nach innen aber weich und sehr schutzbedürftig, im Verborgenen selbstunsicher; im Sinnbezug auf Anerkennung, innere Werte und Familie orientiert, keine Spiritualität.

Er selbst formulierte seine Motivation dahingehend, dass er seine Kraft, sein Leben wieder selbst sinnvoll zu führen, ohne Einengung, wieder zurückgewinnen wollte.

In den Gesprächen zeigte sich, dass er selbst seine emotionale Sensibilität, seine „Weichheit", seine Familienorientierung, seine Sehnsucht nach innerer, auch familiärer Geborgenheit höher und für sich und sein Leben wichtiger bewertete als seine berufliche Position und geschäftliche Erfolge. Diese Reflexion und Bewusstmachung seiner inneren Haltung, die er nicht in Richtung auf weniger Sensibilität und mehr Härte verändern wollte, sondern zu der er sich bewusst entschied, verhalf ihm, sich innerlich klar zu werden, wie er sich in dem Konflikt mit seiner Frau, den er jahrelang verdrängt und zu vermeiden versucht hatte, jetzt verhalten wolle. Parallel dazu entwickelten wir in unseren Gesprächen auch eine neue innere Haltungsmöglichkeit seinen phobischen Ängsten und Panikattacken gegenüber. Er konnte infolge meiner therapeutischen Interventionen im Gespräch um die Bedeutung und Bewertung seiner Ängste (die eine Botschaft für ihn enthalten, die zu entschlüsseln ist) eine neue innere Haltung dazu herausbilden, die zu einer inneren Stärke, einer Ich-Stärke führte, durch die er seine Erwartungsängste bei Verlassen des Hauses, seine Todesängste, Infarktängste überwinden konnte. Er hatte die Botschaft seiner Angst verstanden: Er wollte so sein, wie er sich fühlte und nicht immer die Rolle des erfolgreichen Geschäftsmannes spielen. Indem er sich das zutraute, aus innerer Haltung, gewann er die Kraft, keine Angst vor der Angst zu haben. Er hatte für sich einen gestärkten Selbstbezug und einen persönlichen Sinnbezug gewonnen. Schließlich trennte er sich von seiner Frau und ließ sich das Sorgerecht zusprechen, das er auch bekam.

Patientenbeispiel 3

Ein sehr schlanker, sportlicher Mann von Mitte dreißig kommt zum ersten Gespräch in die Sprechstunde. „Gefühlstechnisch ist mein Niveau unter null", so beginnt der Patient das Gespräch. Er wurde von seiner Paartherapeutin zu mir geschickt, nachdem seine Freundin ihn nach sechsjähriger Beziehung verlassen hatte und er dadurch in eine heftige Krise gekommen war. Der junge Mann ist von Beruf IT-Berater, beruflich sehr engagiert und erfolgreich; er betont sehr schnell, dass er verstehen könne, dass seine Freundin ihn wegen seines „gefühlstechnischen Niveaus" und einiger Fehler verlassen habe. Er habe zum Beispiel nie über seine Gefühle sprechen können. Weiterhin berichtete er sehr eloquent über verschiedene Versäumnisse seinerseits in der Beziehung. Das wolle er jetzt alles wieder gut und rückgängig machen. Er schicke seiner Freundin zu jedem „Monatstag" (das Datum, an dem sie sich kennengelernt hatten) Blumen per Fleurop, er schreibe ihr SMS und Emails, er schreibe ihr von seinen Fehlern und verspricht ihr, in Zukunft alles besser zu machen. Aber er schreibe ihr kein Wort von seinen Gefühlen. Auch bei mir spricht er nicht von Gefühlen. Dabei geht es ihm sichtbar schlecht: gedrückte Stimmung, Schlafstörungen, Appetitlosigkeit, Zukunftssorgen, Verspannungen. Er leidet, aber er leidet unter der Entscheidung seiner Freundin, nicht unter seiner Stimmung, meint er selber. Er sieht alles ganz klar und möchte deshalb die Entscheidung seiner Freundin rückgängig machen. Denn schließlich weiß er, dass er und sie die richtigen zusammen sind. Unglücklicherweise hat seine Freundin inzwischen (die Trennung ist sechs Monate her) eine neue Beziehung. Damit kommt er gar nicht zurecht. Er leidet noch mehr.

Ich hatte folgenden Eindruck von seiner inneren Haltungskomposition:

Im Denken ganz offensichtlich sehr stark betont, klare Gedanken und Einsichten, was richtig ist und was nicht; keine Zweifel; biografisch deutlich in der

Entwicklungsphase der Verstandesseele, die er in vollen Zügen zeigt, unter starker Vernachlässigung der (nie richtig entwickelten) Empfindungsseele; entsprechend ist er im Fühlen, in Gefühlen, wie er selbst auch klar erkennt, sehr schwach, spürt seine Gefühle nicht in seiner Seele, spürt körperliche Beeinträchtigungen und sieht vor allem die Anlässe seines Missbefindens in dem Verhalten seiner Freundin, was sein schlechtes Befinden noch steigert – schließlich müsste die Freundin ihre (falsche) Entscheidung nur korrigieren, dann ginge es ihm wieder gut. Er weiß also die Lösung, hat aber leider wenig Einfluss darauf. Das treibt seinen Leidenszustand noch weiter um. Im Wollen ist er von rationalen Entscheidungen geprägt und entsprechend auch stark in seinem persönlichen Durchsetzungsvermögen.

Im Weltbezug wirkt er schwach interessiert und nicht offen für neue Erfahrungen. Dominiert wird der Weltbezug von seinem Selbstbezug. Dieser ist stark betont, unbeirrbar und zunächst ohne Selbstzweifel gewesen. Dies beginnt in der aktuellen Krise zu „bröckeln". Im Sinnbezug ist er – im Laufe der Therapie – bereit, offen und aufmerksam zu werden, Fragen zuzulassen.

Diese Bereitschaft und Fähigkeit, die er mitbrachte ohne sie bisher selbst beachtet zu haben, machten es ihm möglich, aus der Krise sehr viel für sich und seine Lebenseinstellung zu lernen und letztendlich von der Krise für sich und sein Leben zu gewinnen. Die Freundin kam nicht wieder zu ihm zurück – aber er kam in seiner inneren Haltung ein wesentliches Stück weiter, zu mehr Achtsamkeit für seine Gefühle und die Gefühle anderer, für mehr Weltoffenheit und für Offenheit in Bezug auf Sinnzusammenhänge. Die psychotherapeutische Arbeit war hier vorzugsweise eine Arbeit an den verschiedenen Qualitäten der inneren Haltung.

Patientenbeispiel 4

Eine 23-jährige junge Frau, die eine schwierige Kindheit hatte, überschattet vom Streit der Eltern, schließlich die Trennung der Eltern und weiterhin Streit zwischen ihnen. Sie stand dazwischen, wurde von beiden Elternteilen benutzt, dem jeweils anderen zu misstrauen und ihm zu schaden. Ihr fünf Jahre jüngerer Bruder lebte mit ihr bei der Mutter, er war, was man so nennt, „ein schwieriges Kind", er hatte es in dieser Elternkonstellation auch nicht leicht und litt im Stillen, während die größere Schwester sich entschloss, bei der Mutter auszuziehen und sich in der Stadt ein Zimmer zu nehmen. Das tat sie um sich zu schützen, hatte dabei aber ein „schlechtes Gewissen", weil sie ihren Bruder zurückgelassen hatte. Sie sorgte sich um ihn, so gut sie konnte, neben ihrer Ausbildung, sie besuchte ihn regelmäßig. Sie versuchte ständig, zwischen ihren Eltern zu vermitteln, auch, damit der Bruder nicht so viel Streit und gegenseitiges Beschimpfen am Telefon mit anhören sollte. Ihre Vermittlungsversuche blieben allerdings erfolglos. Als sie 20 Jahre alt war und ihr Bruder 15, sie war mit ihrer Ausbildung bald danach fertig, starb der Bruder durch Suizid. Sie ist tief getroffen und hat große Schuldgefühle.

Bei der Beerdigung des Bruders musste sie miterleben, wie sich ihre Eltern auch am Grab des Sohnes stritten. Sie ging unglücklich allein nach Hause und schrieb in ihr Tagebuch. Sie schrieb, wie das Wetter bei der Beerdigung war, wie viele Blumen am Sarg abgelegt wurden, wer alles da war. Kein Wort von ihrer Trauer, kein

Wort von ihrem Schmerz, von ihrer Verzweiflung oder ihrer Wut über die Eltern. Kein Ausdruck ihrer Gefühle, keine Gefühle. Nur Äußerlichkeiten. Dabei war sie verzweifelt, schockiert, im wahrsten Sinn des Wortes: wortlos. Sie konnte ihre Gefühle nicht erleben, nicht zulassen, geschweige denn in Worte fassen. Ihre tiefe seelische Kränkung, ihre Verzweiflung gruben sich unbewusst in ihren Leib ein, in ihr Lebensgefühl, in ihren Lebens-Appetit. Sie begann zu fasten, nahm an Gewicht ab, fraß dann im Gegenzug Unmengen in sich hinein und erbrach wieder alles. Sie begann exzessiv Sport zu treiben, magerte sichtbar ab. Jeder sah ihr an, dass es ihr schlecht ging. Aber sie sprach nicht darüber. Nach drei Jahren Krankheitszeit kam sie in meine stationäre Behandlung. Sie hatte eine Mischform aus Anorexie und Bulimie entwickelt, eine sogenannte Bulimarexie. Im Laufe der Therapie schrieb sie rückblickend in ihr Tagebuch: „Wenn ich verzweifelt bin, wenn ich mich selbst hasse, weil ich nichts wert bin, dann kann ich nur über mein Essverhalten (mein Fasten) beweisen, dass ich mich doch noch im Griff habe."

In ihrer Haltung erscheint mir folgendes Bild der Patientin: Im Denken unauffällig, aber nur geringe Distanzierungsmöglichkeit bei geringer analytischer Fähigkeit; im Wollen zu empathisch, sich überfordernd, aufopfernd; im Fühlen stark empathisch, mitleidend, zunächst noch mit intaktem Gefühl ihrer eigenen Bedürfnisse, durch den Tod des Bruders im Fühlen vollkommen überfordert, Wortlosigkeit im Fühlen bei starker Verzweiflung; im Weltbezug offen und interessiert, stark harmoniebedürftig, Streben nach Anerkennung; im Selbstbezug bei geringem Selbstwertgefühl Tendenz sich zu überfordern, sich zu kritisieren bis sich selbst zu verachten; im Sinnbezug suchend, ohne bisher Orientierung gefunden zu haben.

Ziel und Schwerpunkt der Psychotherapie war es, wieder Zugang und Ausdrucksmöglichkeit für ihre Gefühle zurück zu gewinnen, ihre Gefühle annehmen und als sinnvoll und berechtigt erleben zu können, ihr Selbstwertgefühl zu entwickeln und zu stärken und sich wieder offen zu erleben für Lebenspläne und Ziele.

Der Versuch von Patientinnen mit Essstörungen, das eigene Selbstwertgefühl über das kontrollierte Essverhalten und die Figur des physischen Körpers, durch Fasten zu steuern, ist ein missglückender Versuch, die Seele auszublenden und durch den Körper, den im Aussehen nach Maß, Zahl und Gewicht kontrollierten Körper zu ersetzen. Im weiteren Verlauf der Therapie sagte sie: „Eigentlich ist mir mein Charakter viel wichtiger als mein Aussehen und mein Gewicht – aber ich kann noch nicht anders."

Im Verlauf der stationären Behandlung, sie erhielt zusätzlich zur Psychotherapie auch Kunsttherapie und Heileurythmie, konnte sie positive Selbsterfahrungen machen, auch und gerade an und mit ihrem Leib, unabhängig vom Gewicht. Sie spürte ihre innere Leere und ihren Hunger nach Gefühlen, nach Zuwendung und nach geistigen Inhalten. Die Patientin entschloss sich, in ihrem Leben noch einmal neu anzufangen, indem sie ihre bisherige Tätigkeit in der Werbebranche kündigte und ein Studium beginnen wollte. Vor allem aber wollte sie mehr auf ihre inneren Werte und Gefühle achten. Im Lauf der Therapie sagte sie: „Ich möchte lernen, mehr meine Gefühle wahrzunehmen und auf sie zu hören!"

Gerade bei diesem Schritt können die anthroposophischen Kunsttherapien die beste Hilfe leisten, noch besser als nur Worte, denn wir machen immer wieder die Erfahrung: wo Worte fehlen, sprechen Bilder.

Die Patientin konnte aus und mit diesen neuen Erfahrungen zu einer neuen Selbsterfahrung kommen, ein neues Selbstwertgefühl entwickeln und aus einer neuen inneren Haltung sich zutrauen, ihr Leben in anderer Weise in die Hand zu nehmen. Sie begann ihr Studium in einer anderen Stadt und schrieb mir Briefe, die ihren Weg reflektierten.

Patientenbeispiel 5

Ein 36-jähriger Mann, massiv übergewichtig und mit extrem hohen Blutdruckwerten, glücklich verheiratet und mit einem zweijährigem Sohn in einem Dorf auf der Schwäbischen Alb zuhause, hat sich erfolgreich in einer großen Automobilfirma hochgearbeitet. Er wurde für seine guten beruflichen Leistungen damit belohnt, dass er eine führende Position in einer Filiale des Betriebs in einer ostdeutschen Großstadt bekam, das heißt, er musste seine Familie verlassen und sah sie nur noch am Wochenende. Er übernahm diese Aufgabe für zunächst zwei Jahre und stürzte sich mit unvorstellbarem Engagement in seine Arbeit, die dortige Filiale zu sanieren. Er arbeitete täglich 14–16 Stunden, den Samstag noch halb, fuhr dann nach Hause zur Familie mit einer mehrstündigen Autofahrt und in der Nacht von Sonntag auf Montag zurück, so dass er Montag früh wieder pünktlich bei der Arbeit war.

Diese Position war mit einem guten Gehalt verbunden und der junge Mann, der sehr an seiner Familie, der Frau und dem kleinem Sohn hing, entschied sich für diese Stelle fernab seiner Familie, um dadurch schneller die hohen Schulden, die sie auf dem Haus hatten, ablösen zu können. Die Sanierung der Filiale gestaltete sich schwieriger und langwieriger als erwartet, aus den zwei Jahren wurden drei und es war noch kein Ende abzusehen. Nach zweieinhalb Jahren entwickelte der Mann massive Kopfschmerzen und Schlafstörungen bei extrem hohen Blutdruckwerten und weder der Blutdruck noch die Kopfschmerzen oder die Schlafstörungen ließen sich durch ambulante medikamentöse Behandlung bessern. Schließlich schrieb sein behandelnder Arzt ihn krank. Drei Monate war er arbeitsunfähig ohne Besserung seiner Beschwerden, trotz massiver Medikamenteneinnahme. In diesem Stadium kam er in stationäre psychosomatische Behandlung zu mir. Im Laufe der Psychotherapie wurde für ihn selbst deutlich, dass nicht der enorme Stress in krank gemacht hatte, sondern er sich selbst, indem er sich zu einer Haltung gezwungen hatte, die er in folgende Worte zusammenfasste: „*Ich* wollte immer Höchstleistung bringen – ich wollte immer alles perfekt machen – ich wollte mich durchbeißen, komme was da wolle; aufgeben wäre verlieren – niemals ... ich wollte meinen materiellen Lebensstandard mit dem neugebauten Haus unbedingt halten – und woanders würde ich nicht soviel verdienen ...!“ Und bei dieser Einstellung meinte er noch allen Ernstes, in seinen persönlichen Werten habe die Familie oberste Priorität.

Diese Diskrepanz, dieser offensichtliche innere Widerspruch und seine Parole „ich muss mich da durchbeißen“ haben ihn schließlich krank gemacht, haben Übergewicht und Verkrampfung, Bluthochdruck, Kopfschmerzen und Schlaflosigkeit und schließlich seine Verzweiflung produziert, haben also gewissermaßen seinen innerseelischen Widerspruch zwischen Familie und materiellem Lebensstandard, zwischen liebevollem Vater und Ehemann und unnachgiebigem Schaffer und „Durchsetzer“ im Betrieb, zwischen weichem Kern und harter Schale, zwischen Familienorientierung und Leistungsorientierung in eine unlösbare Überforderung gebracht, so dass seine Seele sich offensichtlich nicht mehr anders zu helfen wusste, als die eigene seelische Sorge und Verzweiflung als Wunde, nicht blutende aber schmerzende, im Körper auszudrücken, als Bluthochdruck, als Spannungskopfschmerz, Übergewicht und Schlaflosigkeit. Die selbstauferlegte Überforderung, alles durchhalten und perfekt machen zu wollen, drückte sich schließlich in der verzweifelten Körpersprache aus, dass er aus dem Inneren heraus schier geplatzt wäre.

Seine innere Haltung sah ich in dem Bild einer stetigen Überforderung einerseits, die er sich selbst auferlegte, und in einer unaufrichtigen Selbsteinschätzung andererseits.

Im Denken war er offensichtlich scharf analytisch, wenn es um betriebliche Belange ging; im Wollen hatte er seine Vorstellungen, denen er gerecht werden wollte, allerdings unter unaufrichtigen Voraussetzungen; im Fühlen schien er deutlich unterentwickelt; im Weltbezug war seine Leistungsorientierung überdeutlich; im Selbstbezug war sein geringes Selbstwertgefühl, das sich nur aus Leistung, beruflichem Erfolg und materiellem Wohlstand speiste, unübersehbar und ebenso nicht wirklich tragfähig; zu einem Sinnbezug hatte er keinen Zugang.

Es war in der Psychotherapie sehr schwer für ihn, einen reflektierten Zugang zu seiner Lebenssituation zu finden. Er vertraute primär auf eine medikamentöse Lösung seiner Beschwerden. Schließlich gelang ihm aber dennoch eine anfängliche Reflexion seiner inneren Vorsätze und sich zu fragen, ob diese ihm wirklich seinen erhofften Ertrag eingebracht haben.

Patientenbeispiel 6

Ein 17-jähriges Mädchen mit schönen langen blonden Haaren hatte sich in einen etwas älteren Jungen aus dem gleichen Ort verliebt. Er war bereits in Ausbildung, während sie noch zur Schule ging, und er spielte im örtlichen Fußballverein mit. Am kommenden Sonntag war ein wichtiges Fußballspiel und das Mädchen wollte mit ihrer Freundin gerne dabei sein, um den Jungen spielen zu sehen. Eigentlich sollte sie an diesem Sonntag mit ihrer Freundin Mathe lernen, für eine Klassenarbeit am Montag. Aber das Spiel und die Gelegenheit, dabei den Jungen zu sehen und danach noch zu treffen, war verlockender. So ging sie mit ihrer Freundin auf den Fußballplatz; sie waren schon früh dort, sahen die Spieler noch beim Training und sie verabredete sich mit dem Jungen auf ein Treffen nach dem Spiel in der Vereinsgaststätte. Das Spiel war nicht aufregend, aber zum Glück gewann die richtige Mannschaft und sie war stolz, dass „ihr“ Junge die zwei siegreichen

Tore geschossen hatte. Sie hatte das Gefühl, dass auch er an ihr Gefallen hatte. Im Vereinslokal wurde der Torschütze kräftig gefeiert und sie war stolz, dass sie ihn schon ein bisschen kannte und mit ihm noch verabredet war. Der Junge legte den Arm um ihre Schulter und drückte sie an sich. Hier ist es so stickig, sagte er, lass uns an die frische Luft gehen; auf dem Weg hinaus schob er sie aber in die inzwischen leere Umkleidekabine. Dort, in der dunklen Kabine ging alles sehr schnell: Er bedrängte sie, legte sie auf den Boden, versuchte sie auszuziehen und zu vergewaltigen. Es ging alles so schnell, dass sie gar nicht wusste, wie ihr geschah. Sie konnte nur stammeln, ohne sich richtig zu wehren. Vor dem Spiel, beim Training, hatte er ihr stolz und angeberisch erzählt, sie solle nur aufpassen, was er mit dem Ball machen werde, er habe Hunger auf Tore. Jetzt lag er schwitzend über ihr und sagte, er habe Hunger nach ihr.

Mit ihrer ganzen Kraft konnte sie sich noch unter ihm befreien, aus der engen Umkleidekabine heraus, Bluse und Rock wieder richten, ihre Freundin holen und direkt nach Hause gehen. Kein Wort zur Freundin, kein Wort zuhause. Aber beim Duschen und Zubettgehen fasste sie einen festen Vorsatz: Ich werde jemand, der nie Hunger hat; nie wieder Hunger.

Jahre später war sie mit einer Anorexie bei mir in Therapie.

Im Erscheinungsbild ihrer inneren Haltung erlebte ich sie im Denken sachlich interesselos; im Wollen kontrolliert und nüchtern, wenig Initiative; im Fühlen Sehnsucht, Hoffnung und Angst in innerem Widerstreit; im Weltbezug wenig Offenheit, viel Lethargie; im Selbstbezug kein Vertrauen, viel Selbstkritik, Enttäuschung, Wut, Ärger über sich selbst; im Sinnbezug Fragen über Fragen.

Eine psychotherapeutische Arbeit zur Überwindung ihrer Anorexie, ihrer „Appetitlosigkeit am Leben" aus der Enttäuschung und Traumatisierung, eine Bewegung in ihrer inneren Haltung zu erreichen, war eine langwährende lohnende Aufgabe, die sie letztlich zu einer Bewältigung hinführte, mit einem angemessenen Selbstvertrauen in ihre Persönlichkeit. Dabei lag der Schwerpunkt der Psychotherapie nicht so sehr auf der Reflexion, als vielmehr auf dem seelischen Erleben, vor allem in einer tragenden und vertrauensvollen therapeutischen Beziehung.

Die Beschreibungen der Haltungen sollen lediglich als Beispiele dienen. Es kommt nicht darauf an, wie ich als Therapeut die Haltung meiner Patienten erlebe und beschreibe; entscheidend ist alleine, wie der Patient selbst seine Haltung erlebt, eventuell auch beschreibt, wie er sie versteht und vor allem, ob er sie als hilfreich erfährt in der Bewältigung seiner Lebenssituationen oder eher als hemmend. Die therapeutische Frage ist dann, ob der Patient Bewegung in seine Haltung bringen möchte, ob er sich Veränderung vorstellen kann und wünscht, und in welche Richtung diese eventuell gehen kann. Hierbei freilassend therapeutisch unterstützend mitzuwirken, sehe ich als Aufgabe und Ziel einer Psychotherapie der inneren Haltung.

Bei der psychotherapeutischen Arbeit geht es um Reflexion und Bewusstwerdung der Haltung, aber auch um das Erleben von Beziehungsqualitäten, von Tragfähigkeit und Vertrauen; um das Erleben der eigenen Ressourcen und Möglichkeiten in den Gesprächen, um die persönlichen Pläne, Wünsche und Ziele und um ein sprachliches

Überdenken und Ordnen der Erfahrungen, um ein Integrieren der Vergangenheit und ein intentionales Entwerfen, ein beginnendes Gestalten der Zukunft; um ein bewusstes „Ankommen" im Hier und Jetzt, von dem aus die eigene Zukunft „unverbaut" beginnen kann. Dazu dient eher ein unstrukturiertes, nicht klar vorgegebenes Gespräch, ein offen geführter Austausch, bei dem sich Patient und Therapeut leiten lassen von der Intention eines gemeinsamen Weges zu einem Ziel, das der Patient vielleicht schon formulieren kann, vielleicht auch nur ahnt, oder zu dem er selbst noch auf dem Weg ist. Und genau dafür verdient er das volle Vertrauen des Therapeuten.

Bei den therapeutischen Interventionen gilt in der Regel der Gesichtspunkt, die Patienten dort abzuholen, wo sie sich befinden und auf einem ihnen möglichen Weg zu einem ihnen möglichen und für sie erstrebenswerten Ziel zu begleiten, mit der Kraft des vom Therapeuten zur Verfügung gestellten Willens. Dabei kommt der Haltung des Therapeuten, der therapeutischen Haltung der Präsenz, eine wesentliche Bedeutung zu.

2.9 Haltung in Zusammenhang mit Erleben und Verhalten

Versuchen wir die innere Haltung als Ausdruck von integrierender und ordnender Ich-Leistung innerhalb der Seele in Bezug zu den Grundfähigkeiten der Seele und in Richtung der Bezüge des Menschen zu Welt, Selbst und Geist (Sinn) in der Seele zu „verorten", d.h. ihr ihren „Platz" zuzuweisen, so bemerken wir ihre zentrale Stellung innerhalb des Seelenlebens.

Von der Haltung als einer von innen her selbst geprägten Form, die mir Halt und Bewegungsmöglichkeit gibt, die mir Freiheit und Gestaltungsmöglichkeit in den Bezügen und Beziehungen meines Daseins erlaubt, geht mein Verhalten aus, das ich in den Bezügen nach innen wie nach außen zeige. Aber das Verhalten wiederum folgt meinem inneren Erleben, das mich zu meinem Verhalten bewegt. Beiden geht in der Seele die Haltung voraus, aus der Erleben und Verhalten bewusst oder unbewusst (dabei aber prinzipiell bewusstseinsfähig) entstehen, bewertet und geprägt oder auch gesteuert, mindestens willentlich beeinflusst werden können. Damit erkennen wir die innere Haltung als „Mitte" in der Seele, als, weil dem Bewusstsein zugänglich, zentralen „Ansprechpartner" für jeweils eigene Modifikations- oder Veränderungswünsche im Seelenleben. In der inneren Haltung liegt das bewusst reflektierbare Zentrum für Einsichten und Veränderungen und für psychotherapeutische Interventionen im Sinne eines Appells an die bewusste integrierende und ordnende Ich-Leistung innerhalb der Seele, die Entscheidendes beitragen kann zur Bewältigung biografischer Herausforderungen, seelischer Krisen, Erkrankungen oder zwischenmenschlicher Probleme.

Verhalten ←——	**Erleben** ←——	**Haltung** ←——	**Konstitution**
zeigt sich, offenbart, es verrät	prägt unbewusst/ bewusst	in 6 Komponenten ermöglicht, begründet, prägt	begründet, prägt, bestimmt

Das Erleben ist die unsichtbare Innenseite der Seele, die sich zeigt und ausdrückt in sichtbarem seelischen Verhalten oder in körperlichen Funktionsänderungen und Symptomen.

Verhalten ist die sichtbare Außenseite der Seele in Raum und Zeit, in den zwischenmenschlichen Beziehungen. Es ist der äußerlich sichtbare Ausdruck der Seele im Handeln, im Tun oder Lassen, das von Erleben geprägt wird. Immer ist *Verhalten* Ausdruck des *sich-her-haltenden* Menschen, der sich in seiner Haltung bewusst oder unbewusst *ge-halten* oder *halt-los* erlebt.

Haltung ist Ausdruck des Ich in Leib und Seele und im Lebensstil eines Lebenslaufs. Charakter ist Ausdruck des Ich in der Seele und den Seelengliedern.

Konstitution (wie sie hier gemeint ist) ist Ausdruck von Leib, Seele und Ich als Ganzheit.

Haltung lässt sich verändern, kann sich metamorphosieren und eingeübt werden. In der Haltung ist das Ich unmittelbar tätig und wirksam in allen Bezogenheiten und Verwirklichungen der Seele und des Lebens.

3. Haltung und eine Psychotherapie aus der Bewusstseinsseele

Wenn wir die Zusammensetzung der Haltung aus den sechs divergenten und divergierenden, sich ergänzenden aber auch widersprechenden heterogenen Komponenten berücksichtigen, so wird es nicht überraschen, vielmehr natürlich erscheinen, wenn es bei der Bemühung um Bildung einer Haltung zu Ambitendenzen, Brüchen, Unsicherheiten und Widersprüchen kommt. Und es zeigt die große Integrationsleistung, die das Ich in der Seele vollbringt, wenn der Mensch eine ihn tragende und ihm Halt gebende Haltung findet und formt. Für diese schwierige Integrationsleistung des Ich, für die notwendige Reflexion der eigenen Haltung, für eine Bewegung, Veränderung oder Neubildung von Haltung mit dem Ziel der Angemessenheit (mit der konkreten Situation) und der Übereinstimmung (mit dem betreffenden Menschen selbst) kann eine therapeutische Unterstützung hilfreich, manchmal notwendig sein. Dies ist das Ziel und die besondere Möglichkeit der Anthroposophie-basierten Psychotherapie.

Da die innere Haltung dem seelischen Erleben wie auch dem Verhalten vorausgeht und beide bewusst beeinflussen, formen und prägen kann, so liegt in der bewussten therapeutischen Arbeit an der inneren Haltung eine große Chance für den Patienten, sein seelisches Erleben (Gedanken, Stimmungen, Gefühle, Absichten) und sein Verhalten (zu Menschen und in Situationen) aus eigener Einsicht und innerer Erfahrung selbstbewusst neu zu gestalten. Der Therapeut ist dabei etwa wie ein „Katalysator" oder wie ein „Reisebegleiter" oder „Geburtshelfer" zu verstehen, der bei dem Vorgang der Reflexion, der Suche, Findung und Formung (Geburt) einer Haltung tatsächlich eine mäeutische (zur Geburt verhelfende) Funktion erfüllt.

Es ist eine besondere Fähigkeit der Bewusstseinsseele, Selbstbewusstsein und Weltbewusstsein, also Selbstbezug und Weltbezug im Bewusstsein der Sinnhaftigkeit zu berücksichtigen und zu reflektieren, mit klaren Gedanken, mit Herzenswärme und Willensstärke, mit Hingabefähigkeit und bei gutem Selbstgefühl. Daraus ergibt sich die

Möglichkeit, Haltung zu erkennen, zu reflektieren und zu bewegen, um neuen Halt, neue Sicherheit in der Haltung zu finden. Diese Schritte sind insbesondere dann nötig und hilfreich, wenn eine Krisen-, Krankheits- oder besondere Problemsituation als Herausforderung vorliegt, die nicht so einfach zu bewältigen ist, mithin in einer Situation, in der eine Psychotherapie indiziert scheint.

Jetzt können im Sinne dieser Anthroposophie-basierten Psychotherapie geschulte Therapeuten aus der methodischen Entwicklung der Fähigkeiten der Bewusstseinsseele und aus der beschriebenen therapeutischen Haltung mit ihren Patienten deren innere Haltung bewusst berücksichtigen, erkennen und reflektieren sowie Bewegung, Veränderung oder Bestätigung und neuen Halt in einer (dem Patienten und seiner Situation) angemessenen Haltung im Rahmen der psychotherapeutischen Arbeit unterstützen. Diese findet immer unter der Berücksichtigung der freien Entscheidung und Selbstverantwortung der Patienten statt. Psychotherapie der inneren Haltung ist Psychotherapie aus den Qualitäten der Bewusstseinsseele, die zu entwickeln zur Schulung innerhalb der Anthroposophie-basierten Psychotherapie gehört.

4. Haltung und Spiritualität

Die beschriebenen Komponenten von Haltung haben nicht nur den offensichtlichen Bezug zum Seelenleben und zum In-der-Welt-Sein des Menschen, sondern sie zeigen auch einen konkreten Bezug zu dem anthroposophisch spirituellen Schulungsweg[45]. Hier gibt es die sogenannten sechs „Nebenübungen" bzw. „Eigenschaften" oder Basisübungen. Auf deren Zusammenhang und Übungsempfehlungen soll hier nicht eingegangen werden [→ Kapitel VII], sondern es werden hier lediglich die Entsprechungen mit den Haltungskomponenten aufgezeigt. Darüber hinaus gibt es eine weitere Korrespondenz der sechs Übungen mit einem ursprünglich zur Eurythmie gegebenen Spruch von R. Steiner: *„Ich denke die Rede"*, dessen sechs Zeilen wiederum eine Entsprechung mit den Haltungskomponenten zeigen.

Zunächst zu den sechs Übungen:

Die erste Übung bezieht sich auf die bewusste und kontrollierte Führung der Gedanken, mit dem Ziel, sich in seinen Gedanken nicht ablenken zu lassen, sondern das zu denken, was man selbst in diesem Moment denken will.

Die zweite Übung betrifft die Initiative des Willens, die Kontrolle der Handlungen. Man soll sich bemühen, in sein Wollen und Handeln Folgerichtigkeit zu bringen. Das bedeutet auch, das zu tun, was man sich vorgenommen hat.

Die dritte Übung befasst sich mit der bewussten Führung der Gefühle, mit „Gleichmut", innerer Ruhe oder Gelassenheit. Diese Qualitäten erlauben, sich nicht von Gefühlen oder Stimmungen überwältigen zu lassen, ihnen nicht unwillkürlichen, d. h. unkontrollierten Ausdruck zu geben, sondern vielmehr achtsam mit den erlebten Gefühlen und Stimmungen umzugehen und ihnen einen adäquaten Ausdruck zu verleihen, angemessen und in Übereinstimmung mit sich. Dadurch kann man so weit kommen, dass man seine Gefühle und Stimmungen führt.

Die vierte Übung hat Positivität zum Ziel: Man soll hierbei aber nicht alles nur positiv sehen, Schlechtes für gut ausgeben oder Lüge für wahr; es ist auch nicht Kritiklosigkeit gemeint gegenüber den Ereignissen des Lebens, sondern man soll sich durch das Schlechte, die Lüge, nicht abbringen lassen, auch das Gute und Wahre zu sehen. Die Meinungen anderer Menschen soll man nicht nur von seinem eigenen Standpunkt aus sehen, sondern man „sucht sich in die Lage des anderen zu versetzen."[46]

Die fünfte Übung arbeitet auf Unbefangenheit hin: Unbefangenheit, Offenheit, Vertrauen gegenüber neuen Erfahrungen, nicht an alten, früheren Erfahrungen festzuhalten, sondern offen und empfänglich zu sein, durch neue Erfahrungen oder Ansichten seine bisherigen Urteile und Ansichten zu überprüfen und bereit zu sein zu lernen und sich zu berichtigen.

Die sechste Übung lässt sich mit verschiedenen Begriffen charakterisieren: „Lebensgleichgewicht" in der Seele im Sinne einer inneren Ausgeglichenheit, aber auch Beharrlichkeit und „Richtungssicherheit" in der Seele bei der Verfolgung geistiger Ziele.

Der Text des Spruches „Ich denke die Rede"[47]:

I. Ich denke die Rede
II. Ich rede
III. Ich habe geredet
IV. Ich suche mich im Geiste
V. Ich fühle mich in mir
VI. Ich bin auf dem Weg zum Geiste zu mir

Übersicht zur Korrespondenz zwischen den Übungen, dem Spruchtext und den Haltungskomponenten:

Ich denke die Rede	Übungen	Komponenten
I. Ich denke die Rede	Gedankenführung	Denken
II. Ich rede	Willensinitiative	Wollen
III. Ich habe geredet	Gelassenheit	Fühlen
IV. Ich suche mich im Geiste	Positivität	Weltbezug
V. Ich fühle mich in mir	Unbefangenheit	Selbstbezug
VI. Ich bin auf dem Weg zum Geiste zu mir	Richtungssicherheit	Sinnbezug

Zusammenfassung in Tabellen

Die Komponenten I – III der inneren Haltung in Stärken und Schwächen mit Krankheitstendenzen

stark, zu viel	Denken	schwach, zu wenig
tiefsinnig, gedankenvoll, bedenkenvoll, grüblerisch, zögerlich, gehemmt **Krankheitstendenzen:** Angst, Depression, Grübeln, zwanghaftes Gedankenkreisen, Zwangsgedanken	nachdenklich, interessiert, intellektuell, kognitiv, rational	gedankenlos, bedenkenlos, uninteressiert, oberflächlich, albern **Krankheitstendenzen:** innere Leere, Depression, Hebephrenie
stark, zu viel	**Wollen**	**schwach, zu wenig**
voller Tatendrang, aktiv, aktionistisch, vorschnell **Krankheitstendenzen:** überaktiv, agitiert, manisch, akut psychotisch	willensfreudig, tatkräftig, entscheidungsfreudig, voluntativ, motivational, handlungsfreudig	willensschwach, apathisch, entscheidungsschwach, antriebslos, willenlos **Krankheitstendenzen:** müde, erschöpft, depressiv, Zwangshandlungen
stark, zu viel	**Fühlen**	**schwach, zu wenig**
emotional, affektbetont, „gefühlsüberschäumend“ **Krankheitstendenzen:** histrionisch, hyperthym, manisch, psychotisch	feinfühlig, sensibel, gefühlswach, gefühlsbetont, mitfühlend, empathisch	sachlich, unsensibel, kalt, gefühllos, alexithym **Krankheitstendenzen:** gefühlskalt, emotional gehemmt, Somatisierungsstörungen

Die Komponenten I – III der inneren Haltung in Zusammenhang mit den „Nebenübungen", dem Spruch „Ich denke die Rede" und Krankheitstendenzen

positiv	Denkbezug	negativ
Ich weiß, was ich will, ich bereite mich gedanklich vor, ich bin mir meiner Absichten und Ziele bewusst. **Risiken:** Ich denke zu viel, ich verliere den Überblick, die Orientierung.	Standfestigkeit Zuversicht **Gedankenkontrolle** *Ich denke die Rede*	Ich weiß nicht, was ich will, ich bin unsicher, es macht mir Angst. **Krankheitstendenzen:** innere Leere, Angst, Depression
positiv	**Willensbezug**	**negativ**
Ich tu, was ich mir vornehme, ich setze meine Absicht in die Tat um, ich zögere nicht, ich tue nichts, was ich nicht will. **Risiken:** Ich nehme mir zu viel vor, ich überschätze mich.	Willenskontrolle **Willensführung** *Ich rede*	Ich mache nicht, was ich mir vornehme, ich komme zu nichts, es geht gar nichts. **Krankheitstendenzen:** Entscheidungsschwäche, Antriebslosigkeit, Erschöpfung, Depression
positiv	**Gefühlsbezug**	**negativ**
Ich habe getan, was ich mir vorgenommen hatte, ich bin zufrieden, es ist vollbracht, es ist gut, ich habe ein gutes Gefühl. **Risiken:** Selbstlob, Narzismus, Überheblichkeit	innere Ruhe, Gleichmut **Führung der Gefühle** *Ich habe geredet*	Ich habe nicht getan, was ich wollte, ich bin unzufrieden mit mir, ich bin enttäuscht. **Krankheitstendenzen:** Enttäuschung, Unzufriedenheit, Schuldgefühl, Resignation, Depression, Somatisierung

Die Komponenten IV – VI der inneren Haltung in Zusammenhang mit den „Nebenübungen", dem Spruch „Ich denke die Rede" und Krankheitstendenzen

positiv	Weltbezug	negativ
Die Welt ist sinnvoll geordnet.	Mein Verhältnis zur Welt **Positivität**	Die Welt ist ein Zufallsprodukt, ohne sinnvolle Ordnung.
Neuorientierung, neue Vorsätze, neue Beurteilung, neue Bewertung, Bewältigung der Aufgaben in der Welt **Risiken:** sich nicht abgrenzen können, Selbstüberschätzung, Welt-Gebundenheit, Weltsucht	*Ich suche mich im Geiste* **Der Sucher** Orientierung an der Wahrheit, in der Welt	Die Möglichkeit zu neuer Beurteilung, Bewertung, Orientierung fehlt bzw. gelingt nicht. **Krankheitstendenzen:** Selbstverurteilung, Versagen, Orientierungskrise, Lebenskrise, Weltflucht: Psychose, Wahn
positiv	**Selbstbezug**	**negativ**
Mein Leben ist in sinnvoller Ordnung geführt.	mein Verhältnis zu mir selbst **Unbefangenheit, Glaube**	Mein Leben ist zufällig, ohne Ordnung oder Führung.
Ich stehe zu dem, was ich gemacht habe, wie ich gelebt habe; es ist so, wie es ist, ich akzeptiere es; ich nehme mein Schicksal an. Bewältigung der Konflikte im Leben **Risiken:** Egoismus, Pedanterie, Rechthaberei, Arroganz, Übermut, Überheblichkeit	*Ich fühle mich in mir* **Der Finder** Orientierung an seelischem Erleben in mir	Ich schäme mich, ich traue mich nichts mehr, ich will mich zurückziehen, alles vermeiden. **Krankheitstendenzen:** Selbstwertkrise, Schuldgefühle, „Selbstflucht", Dissoziation, Halluzination, Vermeidungsverhalten, Phobien, Zwänge, Bulimie

positiv	Geistbezug / Sinnbezug	negativ
Das Geistige ist die wesentliche Kraft in allem in der Welt.	mein Verhältnis zum Geist, zum Sinn, zur Sinnhaftigkeit **Beharrlichkeit Richtungssicherheit**	Das Geistige ist reine Spekulation, nichts Reales, nichts Wirksames.
Es ist sinnvoll, so wie es ist, alles hat seinen Sinn, ich habe Vertrauen in die Sinnhaftigkeit des Lebens, Bewältigung des Schicksals. **Risiken:** unkritische Schwärmerei, Aberglaube, Fanatismus, Selbstverlust, seelische Ohnmacht, machtloses, unbewusstes, willenloses, „fremdgesteuertes" Ich	*Ich bin auf dem Weg zum Geiste zu mir* **Der Wanderer** Orientierung an Sinnhaftigkeit und Spiritualität in der Welt und in mir	Ich sehe keinen Sinn, es ist alles sinnlos, es macht alles keinen Sinn; es ist alles verloren, ich bin verloren, es gibt keinen Sinn, keinen Ausweg, keine Erlösung. **Krankheitstendenzen:** Sinnkrise, spirituelle Krise, Sucht („Geistflucht"), Depression, suizidale Krise

Bei Rilke (1875–1926) lesen wir zu Anfang und am Ende der achten Duineser Elegie[48]:

Mit allen Augen sieht die Kreatur
das Offene. Nur unsre Augen sind
wie umgekehrt und ganz um sie gestellt
als Fallen, rings um ihren freien Ausgang.

Und wir: Zuschauer, immer, überall,
dem allen zugewandt und nie hinaus!
Uns überfüllts. Wir ordnens. Es zerfällt.
Wir ordnens wieder und zerfallen selbst.
Wer hat uns also umgedreht, daß wir,
was wir auch tun, in jener Haltung sind
von einem, welcher fortgeht? Wie er auf
dem letzten Hügel, der ihm ganz sein Tal
noch einmal zeigt, sich wendet, anhält, weilt –,
so leben wir und nehmen immer Abschied.

5. Eine Psychotherapie der inneren Haltung

Die Psychotherapie der inneren Haltung beginnt mit der Wahrnehmung des Patienten aus der in Kapitel IV beschriebenen therapeutischen Haltung der Präsenz. Diese führt zu einer Beschreibung der inneren Haltung der Patienten in den sechs Komponenten. Dabei ist es nicht erforderlich, diese „abzufragen", sondern es sollte sich aus der aufmerksamen Beobachtung bei den therapeutischen Gesprächen ergeben, wie der Patient in seinem Denken, im Wollen, im Fühlen lebt, wie sein Bezug zur Welt (Mitwelt, Umwelt, Beziehungswelt, Arbeitswelt, Werkwelt), zu sich selbst und zu Sinnhaftigkeit, Spiritualität ist. Dies wird am ehesten erlebbar, wenn der Patient spontan berichtet, was ihm wichtig ist. Bleibt dabei etwas ganz offen oder unklar, so kann man nachfragen, auch ohne die entsprechenden Begriffe der Haltungskomponenten zu verwenden. Es sollte in uns ein Bild von der inneren Haltung der Patienten entstehen, mit den verschiedenen Ausprägungen, Stärken oder Schwächen der einzelnen Komponenten. Das so entstandene Bild von der Haltung (ergänzt durch die Beobachtung der Körperhaltung und der Bewegungen der Patienten) erweitert unsere medizinisch-psychotherapeutische Diagnose.

Selbstverständlich werden wir als Therapeuten jede Haltung unserer Patienten als Ausdruck ihrer individuellen Persönlichkeit respektieren und achten. Es ist nicht das therapeutische Ziel, dass Haltung verändert werden müsse. Vielmehr gilt es, Haltung bewusst zu machen, sie mit den Patienten zu reflektieren und sie in ihren bisherigen Auswirkungen und in ihren möglichen zukünftigen Wirkungen zu verstehen und in die Lebensverhältnisse einzuordnen.

Da jede Haltung Halt geben kann und soll, darf nicht unverantwortlich an Haltung demontiert werden, da sonst Haltlosigkeit droht. Aber bei bestehender oder befürchteter Haltlosigkeit in einer kritischen Lebenssituation sucht der Mensch Halt, sei es in einem Mitmenschen, besonders auch in einem Therapeuten, sei es in Erklärungen, Ritualen, Medikamenten, Suchtmitteln, Religionen oder Weltanschauungen. Alle diese genannten Phänomene können tatsächlich oder auch nur vermeintlich Halt geben; sie sind im konkreten Fall mit den betreffenden Patienten daraufhin zu befragen und zu überprüfen. Schließlich kann, darf und soll auch der Therapeut selbst den Patienten vorübergehend Halt geben, bis sie den Halt in sich selbst, mit Unterstützung der Therapie, aufgebaut und gefestigt haben. Das ist natürlich das therapeutische Ziel.

Eine Anthroposophie-basierte Psychotherapie der inneren Haltung ist eine individuelle Therapie: Es gibt keine Regeln, keine Normen, welche Haltung gut oder besser wäre als eine andere. Aber es gibt Lebenssituationen, die von einem Menschen mit seiner aktuell möglichen Haltung nicht gut oder gar nicht zu bewältigen sind. Und es kann *in* und *für* eine solche Situation für diesen konkret *betroffenen Menschen* eine andere Haltung geben, mit der er seine Lebenssituation besser, d.h. in Angemessenheit und innerer Übereinstimmung erlebt und bewältigt. Das ist Anspruch und Ziel einer Psychotherapie der inneren Haltung, wobei der Komponente der Sinnhaftigkeit eine besondere Bedeutung zukommt, insofern sie der stärkste und wirksamste Faktor für das Erleben, Ertragen oder Bewältigen ist. Das Gefühl von Sinnlosigkeit erschwert jeden Umgang, jedes Ertragen, jedes Annehmen und jede Bewältigung einer Situation. Erkennen oder

Erleben wir dagegen einen Sinn, so sind wir besser bereit uns anzustrengen und damit auch eher in der Lage, mit einer Situation angemessen umzugehen.

Psychotherapeutische Interventionen zur inneren Haltung ergeben sich dann, wenn beispielsweise deutliche Einseitigkeiten, Stärken oder Schwächen, Dominanzen oder Subdominanzen erkennbar sind und diese mit der aktuellen Krisen-, Krankheits- oder Leidenssituation in erkennbarem Zusammenhang stehen. Diese Zusammenhänge sind dann mit dem Patienten gemeinsam anzuschauen und zu reflektieren. Daraus ergeben sich entweder weitere Fragen an den Patienten, wie er selbst die angeschauten Zusammenhänge versteht, im Hinblick auf Entstehung oder seinen Umgang oder die Bewältigung der aktuellen Situation, oder es ergeben sich, oft auf Fragen der Patienten, direkt Ansatzpunkte zu Überlegungen einer Bearbeitung oder Veränderung der einen oder anderen Haltungskomponente. Das Ziel hierbei ist, Bewegung in der inneren Haltung zu ermöglichen. Die Patienten sollen spüren, bewusst erleben, dass sie selbst ihre innere Haltung bewegen, verändern können und sich in der Folge das eigene Bewerten, Erleben und Verhalten verändert, und zwar in dem von ihnen selbst intendierten Sinn. Mit dieser erreichbaren und von ihnen selbst bestimmten Bewegung oder Veränderung in ihrer Seele aus einer Bewegung innerhalb der inneren Haltung, die aus der bewussten Reflexion möglich wird, können die Patenten mit ihrer Krisen-, Krankheits- oder Leidenssituation besser umgehen, sie annehmen oder bewältigen. In der Folge werden auch die Symptome geringer, die Krankheitsbeschwerden weniger, das Befinden besser, die Sicht auf die zu bewältigende Herausforderung klarer, das Selbstgefühl stärker.

Als Therapieziel lässt sich formulieren, dem Patienten dazu zu verhelfen, aus eigener Motivation und Zielrichtung, mit Unterstützung des Therapeuten, eine innere Haltung zu entwickeln, die er als angemessen in seiner Situation und in Übereinstimmung mit sich selbst und schließlich als sinnvoll, besser: als sinnstiftend erlebt.

Eine Psychotherapie der inneren Haltung ist eine Methode, die stark mit der Introspektionsfähigkeit, genauer: der Selbstreflexionsfähigkeit der Patienten arbeitet. Bei dem therapeutischen Weg selbst gibt es keine Einengung auf eine bestimmte Methode. Hier kommen die in Kapitel IX beschriebenen methodischen Zugänge in Betracht, unter Anwendung therapeutischer Gespräche, die nicht strukturiert, sondern offen und frei geführt werden sollen, ganz in dem in Kapitel IV charakterisierten Verständnis von Sprache, Gespräch und der therapeutischen Haltung der Präsenz.

Eine psychotherapeutische Arbeit an der inneren Haltung findet immer unter der Berücksichtigung der freien Entscheidung und Selbstverantwortung der Patienten statt. Psychotherapie der inneren Haltung ist Psychotherapie aus den Qualitäten der Bewusstseinsseele, die zu entwickeln zur Schulung innerhalb der Anthroposophie-basierten Psychotherapie gehört.

Eine Psychotherapie der inneren Haltung gliedert sich in die in Kapitel IX beschriebenen methodischen Zugänge und Ansatzpunkte psychotherapeutischen Arbeitens ein. Sie ist ein spezifischer Teil der Anthroposophie-basierten Psychotherapie.

Anmerkungen

1 Steiner, R., zitiert nach Vierl, K.: Schicksalshilfe durch Heilpädagogik. Verlag am Goetheanum 1992. S. 63f.
2 Vgl. hierzu Kapitel I.1.
3 Treichler, M.: Psychotherapie aus der Bewusstseinsseele. In: Dekkers-Appel, H., Dekkers, A., Meuss, R. (Hrsg.): Psychotherapie und der Kampf um das Menschsein. Verlag am Goetheanum Dornach 2001. S. 34ff.
4 Steiner, R.: Anthroposophie und Seelenwissenschaft (GA 73). Rudolf Steiner Verlag Dornach 1987. S. 16.
5 Steiner, R.: Metamorphosen des Selenlebens (GA 59). Rudolf Steiner Verlag Dornach 1972. S. 60ff.
6 Ebd. S. 63.
7 Andacht ist hier nicht religiös gemeint, sondern ganz konkret und praktisch: die Vereinigung von gefühlsmäßiger (liebevoller) und willentlicher Hingabe an etwas mir Unbekanntes; dazu soll dann noch klares Denken treten bei einem guten Selbstgefühl. Das sind die Qualitäten der Bewusstseinsseele, die als eine spirituelle Tätigkeit die Psychotherapie aus der Bewusstseinsseele charakterisieren.
8 Steiner, R.: Metamorphosen des Selenlebens (GA 59). Rudolf Steiner Verlag Dornach 1972. S. 71.
9 Ebd. S. 66.
10 Ebd. S. 77.
11 Gadamer, H.-G.: Gesammelte Werke, Band 2. Verlag Mohr Siebeck Tübingen 1993. S. 271.
12 Steiner, R.: Theosophie. Verlag Freies Geistesleben Stuttgart 1962. S. 35.
13 Doerr, W. in: Becker, V., Schipperges, H. (Hrsg.): Krankheitsbegriff, Krankheitsforschung, Krankheitswesen. Springer Verlag Heidelberg 1995. S. 95.
14 Bayertz, K.: Der aufrechte Gang. Eine Geschichte des anthropologischen Denkens. Verlag C. H. Beck München 2014.
15 Schindewolf, O. H.: Phylogenie und Anthropologie aus paläontologischer Sicht. In: Gadamer, H.-G., Vogler, P. (Hrsg.): Neue Anthropologie, Band 1. Thieme Verlag Stuttgart 1972. S. 230 ff. Goerttler, K.: Morphologische Sonderstellung des Menschen im Reich der Lebensformen auf der Erde. In: Ebd. Bd. 2. S. 215ff. Plessner, H.: Der Mensch als Lebewesen. In: Rocek, R., Schatz, O. (Hrsg.): Philosophische Anthropologie heute. Verlag C. H. Beck München 1972. S. 51ff.
16 Vgl. Zutt, J.: Die innere Haltung. In: Ders.: Auf dem Wege zu einer anthropologischen Psychiatrie. Gesammelte Aufsätze. Springer Verlag Berlin Göttingen Heidelberg 1963. S. 1–88.
17 Triandis, H. C.: Einstellungen und Einstellungsänderungen. Beltz Verlag Weinheim und Basel 1975. S. 2–35.
18 Will, J.: Vom Erwachen der Schlafenden. Zur Amphibologie von Haltung. In: Kurbacher, F. A., Wüschner, Ph. (Hrsg.): Was ist Haltung? Verlag Königshausen & Neumann Würzburg 2016. S. 197ff. Slaby, J.: Kritik der Resilienz. In: Ebd. S. 273ff.
19 Bollnow, O. F.: Das Wesen der Stimmungen. Verlag Königshausen & Neumann Würzburg 2009. S. 116.
20 Ebd.
21 Ebd. S. 117.
22 Ebd.
23 Ebd.
24 Aristoteles: Nikomachische Ethik. II. Buch. Hrsg. von U. Wolf, Rowohlt Verlag Reinbek 2017.
25 Kurbacher, F. A.: Interpersonalität zwischen Autonomie und Fragilität – Grundzüge einer Philosophie der Haltung. in: Kurbacher, F. A., Wüschner, Ph. (Hrsg.): Was ist Haltung? Verlag Königshausen & Neumann Würzburg 2016. S. 145ff.
26 Bollnow, O. F.: Das Wesen der Stimmungen. Verlag Königshausen & Neumann Würzburg 2009. S. 118.
27 Weber-Guskar, E.: Haltung als Selbstverhältnis. Am Beispiel der Würde. In: Kurbacher, F. A., Wüschner, Ph. (Hrsg.): Was ist Haltung? Verlag Königshausen & Neumann Würzburg 2016. S. 188–89.
28 Wild, T.: Was wissen wir von Haltung? Eine kleine enzyklopädische Suche. In: Kurbacher, F. A., Wüschner, Ph. (Hrsg.): Was ist Haltung? Verlag Königshausen & Neumann Würzburg 2016. S. 94.

29 Ebd. S. 95.

30 Bollnow O. F.: Das Wesen der Stimmungen. Verlag Königshausen & Neumann Würzburg 2009. S. 120.

31 Kurbacher, F. A.: Interpersonalität zwischen Autonomie und Fragilität – Grundzüge einer Philosophie der Haltung. In: Kurbacher, F. A., Wüschner, Ph. (Hrsg.): Was ist Haltung? Verlag Königshausen & Neumann Würzburg 2016. S. 150.

32 Will, J.: Vom Erwachen der Schlafenden. Zur Amphibologie von Haltung. In: Kurbacher, F. A., Wüschner, Ph. (Hrsg.): Was ist Haltung? Verlag Königshausen & Neumann Würzburg 2016. S. 204.

33 Jaspers, K.: Philosophie. 3 Bände. Piper Verlag München 1994. Schulz, W.: Ich und Welt. Neske Verlag Pfullingen 1979. S. 38.

34 Kurbacher, F. A., Wüschner, Ph. (Hrsg.): Was ist Haltung? Verlag Königshausen & Neumann Würzburg 2016. S. 12.

35 Ebd. S. 13.

36 Ebd. S. 14.

37 Vgl. Schulz, W.: Ich und Welt. Neske Verlag Pfullingen 1979. S. 135.

38 Humboldt, W. v.: Schriften zur Sprache. Reclam Verlag Stuttgart 1973. S. 3.

39 Schulz, W.: Ich und Welt. Neske Verlag Pfullingen 1979. S. 124.

40 Steiner, R.: Philosophie der Freiheit (GA 4). Rudolf Steiner Verlag Dornach 1995. S. 108.

41 Hegel, G. W. F.: Phänomenologie des Geistes. Suhrkamp Verlag Frankfurt/Main 1975. S. 324.

42 Schulz, W.: Ich und Welt. Philosophie der Subjektivität. Neske Verlag Pfullingen1979. S. 12.

43 Ebd.

44 Steiner, R.: Wahrspruchworte (GA 40). Rudolf Steiner Verlag Dornach 1961. S. 77, 236, 252f.

45 Siehe Steiner, R.: Wie erlangt man Erkenntnisse der höheren Welten (GA 10), Die Stufen der höheren Erkenntnis (GA 12), Die Geheimwissenschaft im Umriss (GA 13), Ursprungsimpulse der Geisteswissenschaft (GA 96), Anweisungen für eine esoterische Schulung (GA 245), Seelenübungen (GA 267), Die Nebenübungen, alle erschienen im Rudolf Steiner Verlag Dornach. Findeisen, W.: Mit dem Herzen sehen lernen. Das Herz als Grundlage einer spirituellen Entwicklung. Die sechs Nebenübungen Rudolf Steiners. Edel-Verlag Duisburg 2012. Steiner, R.: Die sechs Nebenübungen. Die Bedingungen zur Geheimschulung. Ein Märchenbild von der Liebe. Verlag Rudolf Steiner Ausgaben Bad Liebenzell 2015.

46 Steiner, R.: Wie erlangt man Erkenntnisse der höheren Welten? (GA 10). Rudolf Steiner Verlag Dornach 1993. S. 129.

47 Steiner, R.: Lauteurythmie-Kurs (GA 279). Rudolf Steiner Verlag Dornach 1990. S. 247f.

48 Rilke, R. M.: Die Gedichte. Insel Verlag Frankfurt/Main 1986.

KAPITEL VI

Anthroposophie-basierte Psychotherapie in der Praxis

JOHANNES REINER

Inhalt

„Die fragliche Wissenschaftlichkeit der Psychotherapie bleibt gegenüber dem eindeutigen Anspruch der Naturwissenschaft bis heute ein Dilemma – nicht nur in der Psychoanalyse, sondern auch in anderen Therapieschulen. Die Fragen, wer ‚wissenschaftlicher' ist und wer welche Therapieerfolge auf ‚wissenschaftlichem Weg' beweisen kann, sind leidenschaftlich umkämpft. Unstrittig ist die Forderung, therapeutisches Handeln müsse von einem in sich logisch konsistenten theoretischen Gebäude her begründbar sein. Dieses Gebäude umfasst: Vorstellungen von der Entstehung und Aufrechterhaltung psychischer Störungen, Vorstellungen von gesunder und behinderter Entwicklung, Überlegungen zum Aufbau der Psyche bzw. zu den treibenden Kräften der Entwicklung, Begründung einzelner Therapiestrategien durch dieses System. Jede der bekannten Therapieschulen hat in mehr oder weniger hohem Maß diese Grundvoraussetzung akzeptiert".[1]

„Ohne solide anthropologische Grundlagen ist eine wissenschaftlich fundierte, heilende, helfende und fördernde therapeutische Arbeit mit Menschen nicht durchzuführen. Das Thema der Menschenbilder ist deshalb für die Psychotherapie und angrenzende Orientierungen wie Körper- bzw. Leibtherapie, Soziotherapie, Beratung, Supervision usw. unverzichtbar und jeder, der sich mit ihm zu befassen beginnt, kommt zu seinen ‚persönlichen Wegen' des Nachdenkens, zur Geschichte des Denkens über den Menschen."[2]

Unser Konzept ist, einen Ansatz, eine Darstellung der Grundlagen für Anthroposophie-basierte Psychotherapie zu geben. Seine Basis wurde in den Kapiteln I bis V des Buches dargestellt. Es hat Offenheit in der Systematik und lässt sich in verschiedene Richtungen ergänzen, erweitern und verbinden. Die Methodik der therapeutischen Arbeit unserer Psychotherapie gründet sich nicht auf eine einzige Vorgehensweise, sondern ermöglicht die Integration der verschiedenen Methoden in ihrer Vielfalt.

Spezifisch bei unserem Konzept ist die Psychologie, die auf Grundlage der anthroposophischen Anthropologie entwickelt und dargestellt wurde. Neu ist die darauf aufbauende Psychotherapie mit ihrer Systematik und Strukturierung. Neu ist auch in unserer Psychologie und Psychotherapie die zentrale und führende Rolle des Ich. Nicht der Leib und nicht die Seele bestimmen und regieren unser Dasein; das Ich führt die Seele und durch die Seele den Leib. Unsere Psychologie ist damit eine Psychologie des Ich und unsere Psychotherapie geht vom Ich aus und führt zum Ich hin.[3]

Unser Konzept beruht auf der Systematik der Sinnes- und Seelenfähigkeiten, der Seelenqualitäten, der seelischen Entwicklung im Lebenslauf mit seinen Gesetzmäßigkeiten, den Beziehungen der Seele zu Denken, Fühlen und Wollen, zu sich selbst, zur (Um-)Welt und zum Geist oder Sinn. Ein zentrales Element ist die Erkenntnis der Haltung als ein Faktor, dessen Modifikation und Anpassung seelische Gesundheit als innere Freiheit ermöglicht.

Die folgenden Ausführungen sollen verdeutlichen, wie die in Kapitel I bis V dargestellten Grundelemente unseres Konzeptes einer Anthroposophie-basierten Psychotherapie im psychotherapeutischen Alltag angewendet werden. Die Fallbeispiele stammen aus meiner täglichen psychiatrisch-psychotherapeutischen Praxis.

Schritt für Schritt werden die Bereiche Anamnese, Befund, Diagnose und Therapie durchgegangen und die zugehörigen Grundelemente unseres Konzeptes benannt. In jedem Bereich lassen sich durch unser Konzept Elemente der Erkenntnis, der therapeutischen Zielrichtung und der Methodik in das psychotherapeutische Vorgehen einfügen.

Es sind Anregungen, die für die therapeutische Arbeit fruchtbar werden – für den Patienten und den Therapeuten.

1. Die Anamnese

1.1 Der Patient oder Klient: Begegnung

Damit Therapie stattfindet, braucht es Raum: einen Zeitraum des „Wann?" und des „Wie lange?" sowie einen Ortsraum des „Wo?". Der Therapieraum des Chirurgen ist der Operationssaal, der des Physiotherapeuten das Behandlungszimmer, der Arbeitsraum des Künstlers ist sein Atelier, der Handwerker arbeitet in der Werkstatt. Für den Arbeitsraum des Psychotherapeuten gibt es die Bezeichnung Sprechzimmer. Sehr nüchtern. Wie wäre es mit: „Wohnort der Phantasie"? oder „Raum der Entwicklung und Wandlung"?

Die Gestaltung des Raumes ist natürlich Sache jedes einzelnen Therapeuten und Ausdruck seiner Individualität. Inspirierend: die Gestaltung des Teeraumes (sukiya) bei der japanischen Teezeremonie. Dieser Raum wird in der japanischen Sprache als „Wohnort der Phantasie" oder „Wohnort der Unsymmetrie" bezeichnet. Dort finden sich Elemente wie beim Therapieraum der Psychotherapie: Es gibt einen Weg zu diesem Raum, es gibt einen Wartebereich und es gibt den Raum selbst.[4]

Damit etwas Neues entsteht, braucht es kreative Gedanken, Phantasie. Aber es bedarf auch Platz in Form von Leere. Damit etwas Neues entsteht und nicht alles schon perfekt und festgelegt ist, braucht es die Unsymmetrie als Anregung und Aufforderung zur Weiterentwicklung. Dies kann im konkreten Sinne bei der Raumgestaltung berücksichtigt werden und im atmosphärischen Raum der Therapie stattfinden.

Im Unterschied zum Therapeuten, der definierte und differenzierte Voraussetzungen mitbringt, kommt der Patient oder Klient so wie er ist und so wie er wurde in die therapeutische Situation. Es ist hierbei zu beachten, dass der Schritt zum Psychiater oder Psychotherapeuten heute leichter und „akzeptierter" ist als noch vor einigen Jahren oder Jahrzehnten. Trotzdem hat der Patient oder Klient meist einen langen Weg hinter sich, nicht nur um überhaupt einen Termin beim Psychiater oder ein Gespräch beim Psychotherapeuten zu bekommen, sondern auch einen langen Weg im Umgang mit seinem Leiden, mit seiner Not. Meist sind Wochen, Monate, Jahre, Jahrzehnte dem ersten therapeutischen Gespräch vorausgegangen, in denen der Patient oder der Klient alle seine Kräfte, Fähigkeiten und Hilfsmöglichkeiten mobilisiert hat um innerlich weiterzukommen – bis schließlich die Erkenntnis gereift ist und der Entschluss gefasst und umgesetzt wurde, sich professionelle Hilfe zu suchen. Deshalb muss die Haltung des Therapeuten zum Patienten oder Klienten mit dieser Anerkennung versehen sein, braucht die Fähigkeit zur Unbefangenheit, den Patienten „so zu nehmen wie er ist" und „dort abzuholen, wo er steht". Die Begegnung beginnt zunächst mit einem Fremdsein und enthält das Wort „gegen", eine antipathische Geste: Gegner oder Gegenüber. Dies drückt ein Subjekt-Objekt-Verhältnis aus, ein Getrenntsein. Das Subjekt, mein Ich, begegnet einem Anderen, der nicht Ich bin, sondern ein Du ist. Das Andere kann auch das

Andersartige der Welt sein oder das Andersartige und mir Fremde in mir selbst, mein Doppelgänger.

Begegnung ist Ausdruck von Fremd- und Getrenntsein, trägt aber auch das Element des Zuwendens in sich, der Gegensatz dazu ist Entfremden oder Entfernen. Begegnung ist keine Abwendung, sondern eine Zuwendung, ein Wahrnehmen.

In der Aufnahme des Gegners, Gegenübers, Fremden und Anderen durch die sinnliche Wahrnehmung und im Umgang mit dem Aufgenommenen durch die Seelenfähigkeiten entsteht eine Resonanz in meinem Seeleninnenraum als Therapeut. Durch dieses Aufnehmen, Umgehen und Resonanzerzeugen erwächst eine Verbindung, ein neues Ganzes, eine neue Einheit. Dieses Verbundenwerden zu einem neuen Ganzen lässt eine Beziehung entstehen, die zwischen Anziehung/Sympathie und Abstoßung/Antipathie schwingt. Begegnung in diesem Sinne hat immer auch eine spirituelle Komponente.[5]

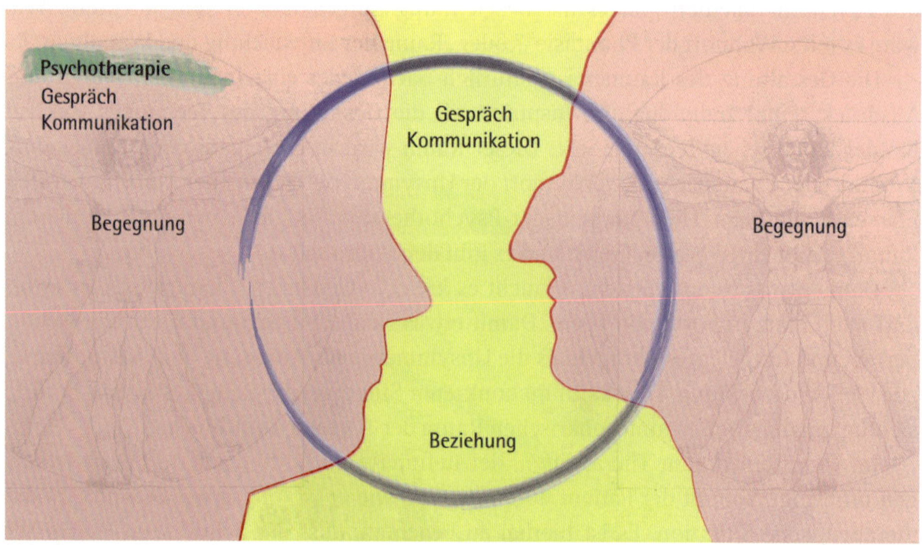

Abb.: Gespräch, Kommunikation

1.2 Der Patient oder Klient: Beziehung

Als wichtigste Wirkfaktoren der therapeutischen Beziehung gelten seit Carl Rogers (1902–1987) Akzeptanz, Wärme und Echtheit.[6] Sein Beziehungskonzept beruht auf der Philosophie Martin Bubers (1878–1965). Diese ist *„eine Philosophie, die in einer Welt der Ungewissheit geeignet ist, festen Boden zu bieten. Wenn auch alle Werte und Gewissheiten wanken, so ist im Inneren des Gesprächs ein fester Punkt zu finden. Die Gewissheit des Gefühls, angenommen zu sein, entschädigt für die Ungewissheiten der modernen Welt.“*[7]

In der Anthroposophie-basierten Psychotherapie beschreiben wir die Haltung des Therapeuten mit Anerkennung, Einfühlung, Verständnis und Vertrauen. Wenn aus Begegnung Beziehung wird, wandelt sich das Subjekt-Objekt-Verhältnis, das von Neugier und Interesse, aber auch von Fremdheit und Angst geprägt ist, in eine neue Einheit aus Vertrauen und Verständnis.

Die therapeutische Beziehung entsteht aus der Begegnung von Therapeut und Klient. Sie dient der Verwandlung und Entwicklung. Das in der Seele liegende Verborgene, Dunkle, Verhärtete soll wieder in den Bereich des Fließenden, Hellen, Zugänglichen, Gestaltungsfähigen gehoben werden. Die Hauptaufgabe der therapeutischen Beziehung ist die Anregung von Verwandlungsprozessen und die Aktivierung von Menschenliebe als Liebe zu sich selbst und zum Anderen, Energiefluss erzeugend. Lieben belebt.[8]

Begegnung kann sich zu Beziehung entwickeln, in einer Beziehung braucht man Halt, eine Haltung, mit der man in dem Gefüge von Anziehung und Abstoßung bestehen kann – ohne sich selbst zu verlieren und ohne ausschließlich sich selbst zu verwirklichen. Diese Haltungen zum Denken, zum Fühlen, zum Wollen, zur Welt, zu sich selbst und zum Geist sind zentral in unserem Konzept.

Jeder Mensch kann in Hinblick auf seine Weiterentwicklung nicht singulär und isoliert betrachtet werden. Einzubeziehen ist die Mitwelt der umgebenden Menschen, die Lebenswelt (privat und beruflich), die Umwelt als Naturwelt, die Werkwelt, die kosmische Welt und die Geistwelt.

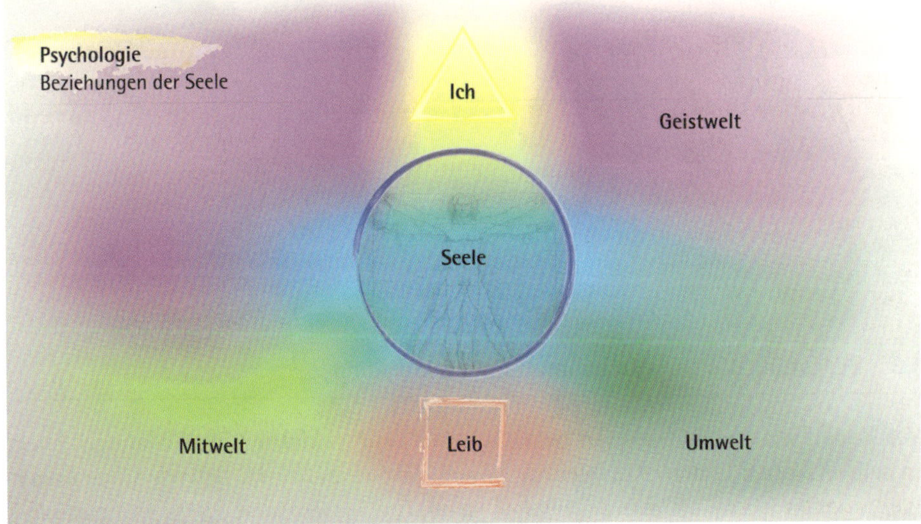

Abb.: Beziehungen der Seele

Dieses „Drumrum“ des Menschen gehört dazu. Ausklammern ist ein Merkmal der früheren wissenschaftlichen Forschung in der Epoche der klassischen Physik, der Prä-Quantenphysik-Ära. Für die makroskopischen physikalischen Vorgänge in Natur und Technik ermöglichte diese klassische Physik mit ihrem Postulat der Objektivität und des Ausschaltens des subjektiven Menschen ein nahezu vollständiges Verständnis. Sie versagt aber bei der Beschreibung des mikroskopisch Kleinen und des astronomisch Großen – und des Seelischen.

Mit der Begründung der Quantenphysik änderte sich dies grundlegend, 1927 formulierten Nils Bohr (1885–1962) und Werner Heisenberg (1901–1976) die Kopenhagener

Interpretation der Quantenphysik. Seitdem kann nicht mehr von reiner Objektivität gesprochen werden, sondern das Subjekt, der Betrachter, der Mensch, ist in das Geschehen einbezogen und hat eine Wirkung – allein durch sein Dasein, allein durch seinen Blick.[9]

Einbeziehen bedeutet, dass die Entwicklung des Menschen nicht nur aus sich selbst heraus erfolgt, sondern dass bei dieser Wandlung auch Kräfte von außen wirken. Dies ist Konsens bei Umwelteinflüssen, schwerer zu erfassen bei kosmischen Kräften. So ist bei der Betrachtung von Einzelereignissen, zu denen auch ein einzelner Mensch gehört, immer der Gesamtzusammenhang im Sinne einer Ganzheitlichkeit einzubeziehen.

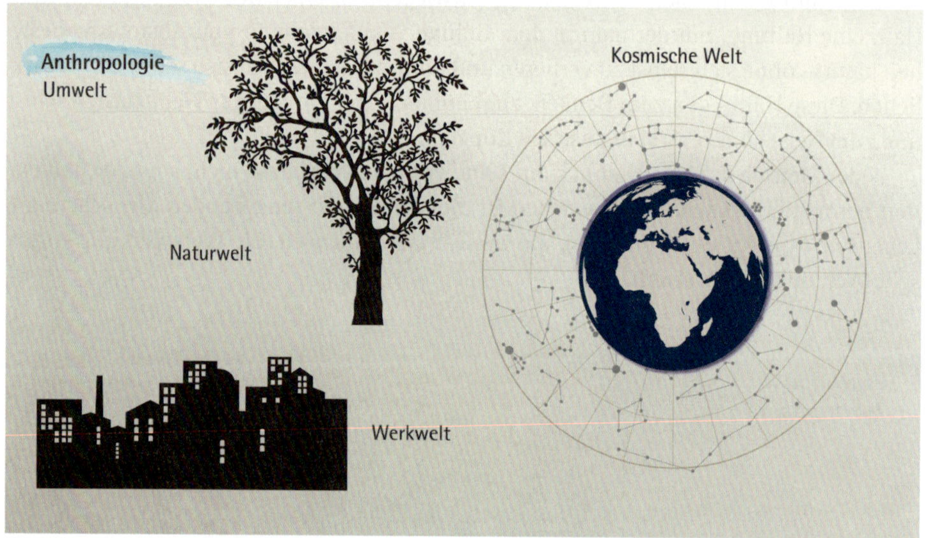

Abb.: Umwelt

1.3 Bedeutung des sozialen Kontextes der Erkrankung

Von Rudolf Steiner (1861–1925) gibt es ein *Votum zur Psychiatrie*.[10] Ein Gedanke Steiners in seinem Votum lautet: „*Der Mensch ist viel mehr ein, auch im tieferen Sinne genommen, soziales Wesen, als man gewöhnlich meint. Und insbesondere lassen sich eigentlich psychische Erkrankungen in den seltensten Fällen bloß beurteilen nach, sagen wir, der Biographie des einzelnen, isolierten Individuums.*"

Dieser Gedanke Steiners findet sich im heutigen psychiatrischen und psychotherapeutischen Verständnis von Krankheit in verschiedenen Therapierichtungen, von der systemischen Familientherapie über Familienaufstellungen bis hin zum „biopsychosozialen Krankheitsmodell". Unser Konzept nimmt diesen Ansatz in den Anamnesefragen auf und bezieht ihn in der Behandlung im Rahmen der Methodenvielfalt als mögliche psychotherapeutische Vorgehensweise ein.

Ein weiterer Gedanke in Steiners Votum betrifft die Frage nach der Entstehung von Erkrankung. Psychische Erkrankung, so Steiner, wird hervorgerufen durch einen „Kräftekomplex psychisch-organischer Natur“, der denjenigen Menschen schwächt und kränkt, der aufgrund seiner Konstitution dazu kein gesundes Gegengewicht bilden kann. Dieser Krankheitskräftekomplex hat eine Wirksamkeit, die der eine Mensch auszugleichen vermag, der andere nicht. Das ist ein Gedanke, der einen ganz anderen Blick auf das Wesen psychischer Erkrankung erlaubt. Er ermöglicht die Loslösung des Krankheitsgeschehens vom einzelnen Menschen als individueller Person. Nicht ein einzelner Mensch ist aus sich selbst heraus krank, sondern er ist in seelischer oder körperlicher Hinsicht Getroffener einer Erkrankung. Der Begriff Krankheitskräftekomplex, den Steiner hier wählt, bedeutet, dass im Bereich seelischer Erkrankungen die Aussage: „Du bist krank!“ so nicht zutrifft. Genau genommen müsste man formulieren: „Du bist betroffen von einem Geschehen, das zwar dich ergreift, aber in deiner Familie, deinem Umkreis, der sozialen und politischen Geschichte deiner Umgebung zu finden ist. Andere deiner nahestehenden Menschen tragen die Krankheitskräfte auch in sich, können sie aber durch Gegenkräfte bewusst oder unbewusst ausgleichen und dadurch gesund bleiben. Auf einem Weg zur Heilung kannst Du das auch schaffen.“

Die Betroffenheit von zusammengehörigen Menschengruppen, auch über verschiedene Generationen hinweg, ist in den Forschungen zur Transgenerationalität von traumatischen Ereignissen herausgearbeitet worden. Transgenerationalität bedeutet, dass traumatische Erfahrungen, die von Betroffenen nicht verarbeitet und integriert wurden, nicht nur für diese selbst eine lebenslange Belastung bleiben, sondern sich auch in den Träumen, Phantasien, im Selbstbild, emotionalen Erleben und unbewussten Handeln ihrer Nachkommen zeigen. Sowohl bei psychischer Krankheit der Eltern, bei Erfahrungen von Misshandlung und Missbrauch, als auch bei Kriegs- oder Foltererfahrung treten transgenerationale Übertragungsphänomene in den nachfolgenden Generationen auf. Insbesondere bei Kindern und Enkeln von Überlebenden des Holocaust wurde dieser Zusammenhang intensiv erforscht, aber auch bei Kindern der Kriegsgeneration in Deutschland.[11]

Neben der transgenerationalen setzt auch die systemische Betrachtungsweise beim Gesamtzusammenhang einer Erkrankung an, beide betrachten das Auftreten seelischer Krankheit im jeweiligen Kontext, vertikal bei der Transgenerationaliät, horizontal bei der Systemischen Therapie.

Steiners „Kräftekomplex psychisch-organischer Natur“, moderner ausgedrückt: „psychosomatisch“, ist jedoch noch spezieller auf ein Krankheitsverständnis im seelischen Bereich bezogen, da dadurch nicht nur psychische, sondern auch somatische Faktoren berücksichtigt werden.

Die aktuelle Forschung erschließt psychosomatische Zusammenhänge durch die wissenschaftliche Erforschung epigenetischer Vorgänge neu. Epigenetik untersucht die Änderungen der Genfunktion, die nicht auf Mutation beruhen und dennoch an Tochterzellen weitergegeben werden – ohne Veränderung der DNA-Sequenz. Das ergibt ein neues Verständnis: Somatisch heißt demnach nicht mehr genetisch festgelegt, sondern wandelbar durch diverse körperliche und seelische Faktoren.[12]

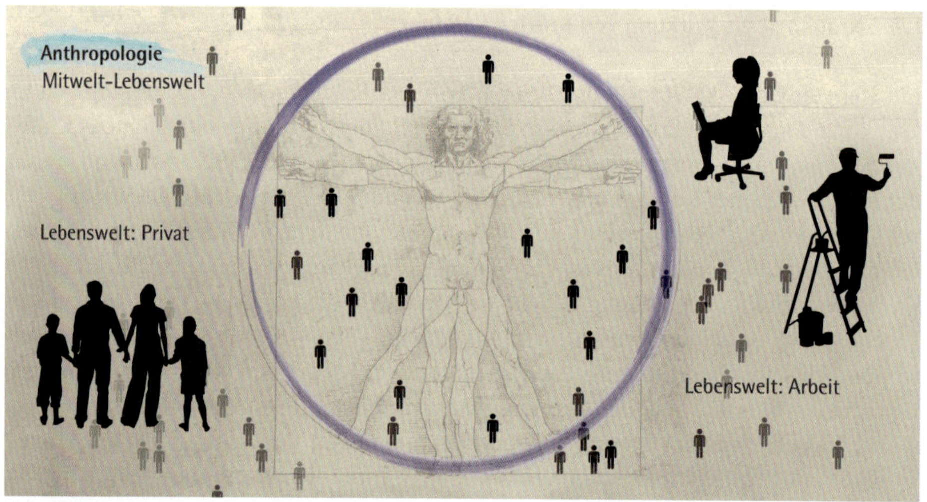

Abb.: Mitwelt, Lebenswelt

Es gibt verschiedene Möglichkeiten, die Entstehung von Erkrankung zu betrachten. Folgende Geschichte, veröffentlicht von Thomas McKeen (1953–1993), verdeutlicht dies:

„Sechs Ärzte, fünf davon Vertreter verschiedener Sekten in der Medizin, stehen um einen Leichnam und sprechen über die Ursache seines Todes. ‚Ja', sagt der Repräsentant von Sekte 1, ‚an der Infektion durch den Cholerabazillus ist er gestorben'. ‚Nein', sagt der Vertreter von Sekte 2, ‚an seiner schwächlichen Konstitution, die nicht Widerstandskräfte genug besaß, um die Infektion zu überwinden, daran ist er gestorben. Hätte er über mehr Heilkräfte in sich verfügt, so lebte er noch'. ‚Oh nein', lächelt der Arzt von Sekte 3, ‚saht ihr denn nicht die Stellung der Gestirne am Himmel seines Mikrokosmos? Das war alles vorbestimmt! Da war zu lesen, dass der Verblichene gerade, weil die Konfiguration seiner Seele es bedingte, diesem Tod prädestiniert war.',Ach was', spricht nun der Arzt von Sekte 4, ‚ein schwaches Ich war er! Feig war er! Ich hatte Gelegenheit zu beobachten, welche Furcht er vor der Cholera hatte. Furcht ist der Nährboden der Infektion! Da haben körperlich Schwächere als er die Cholera überwunden; aber die hatten auch, was er nicht hatte, nämlich Courage im Leib!' ‚Oh', sagte der Fünfte, ‚was redet ihr doch töricht! Wisst ihr nicht, dass alles Leiden von Gott als Flagellum[13] *verordnet ist? Hätte Gott Überwindung der Krankheit gewollt, so hätte er den rechten Arzt zur rechten Zeit gesandt. Krankheit ist Fegefeuer auf Erden; jener war irdischer Genesung noch nicht wert!'*

Der Sechste, Repräsentant des umfassenden paracelsischen Wissens, hat schweigend zugehört. Nun wenden sich die anderen an ihn und fragen: ‚Wer von uns hat recht?' Der sieht sie an und spricht: ‚Recht habt ihr alle. Aber ihr habt auch alle unrecht! Recht habt ihr in dem, was ihr bejaht und konstatiert. Unrecht in dem, was ihr verneint und missachtet an der Meinung der anderen'."[14]

In unserem Konzept werden unter der Prämisse der Systemoffenheit verschiedene Ansätze berücksichtigt.

Ein anderer Gedanke des Votums verweist auf die politische Dimension der psychischen Symptome, die in Verbindung stehen mit dem Zustand der Gesellschaft und ihren „gängigen gesellschaftlichen Vorstellungen". In den Krankheitssymptomen, so Steiner, drückt sich etwas gesellschaftlich Vorhandenes aus und im Rückschluss geben sie Aufschluss über vorherrschende Ideologien. Eine Burnout-Erkrankung bei einem einzelnen Menschen ist auch Ausdruck von in der Gesellschaft lebenden Vorstellungen über Arbeit, Verantwortung, Mitmenschlichkeit, Geld und Ansehen.

Imre Kertész (1929-2016), der wegen seiner jüdischen Abstammung mit vierzehn Jahren im Juli 1944 über Auschwitz in das Konzentrationslager Buchenwald und dann in dessen Außenlager bei Zeitz verschleppt wurde und der diese ihn prägende Zeit in seinem *Roman eines Schicksallosen* verarbeitet hat[15], prägte die Bezeichnung „ökonomischer Totalitarismus" für die Weltanschauung unserer westlichen Welt, ein sehr eindrücklicher und bezeichnender Begriff. Dieser ökonomische Totalitarismus steckt in unserem Denken, unserem Empfinden und unseren Taten mehr, als wir selbst es wahrhaben wollen. Er ist sehr verführerisch. Dieser Gedanke zum Zusammenhang zwischen seelischer Erkrankung und dem Weltanschauungssystem, in dem wir leben, ist nicht so sehr verbreitet und beliebt bei Wissenschaftlern, er hat „das Gschmäckle" des Politischen, nur wenige greifen ihn auf.[16]

1.5 Anamnesefragen

Die Orientierung an einer strukturierten Vorgehensweise hilft, die wesentlichen seelischen Bereiche zu erfassen. Hilfreich ist ein strukturiertes Gespräch auch für den Patienten oder Klienten, um seine Not in Worte fassen zu können, aber es gibt keinen starren Formalismus für die Durchführung eines Erstgesprächs und der Folgegespräche. Die Anamnesefragen, die hier vorgestellt werden, sind beispielhaft und nicht zwingend. Sie dienen zur Erfassung des Gesamtzustandes, in dem sich der Patient befindet.

In einem Erstgespräch bei einer komplexen Beschwerdesymptomatik oder komplexen Belastungsfaktoren die Gesamtgestalt zu erkennen, ist schwer. Es ist gut, sich für das Erfassen Zeit zu nehmen und nicht sofort den Anspruch zu haben, alles aufzunehmen und gültig in Worte zu bringen. Es gilt der psychotherapeutische Grundsatz: Der Patient sagt im Erstgespräch alles, was wichtig ist. Der Therapeut braucht oft Monate, um es zu verstehen.

Folgende Fragen als Vorschlag:

I. Die Frage nach dem Weg: Warum kommen Sie zu mir und was haben Sie schon hinter sich?
II. Die Frage nach dem Schlaf und der Fähigkeit zur inneren Sammlung: Wie ist Ihr Schlaf und wie kommen Sie zur Ruhe?
III. Die Frage nach bisherigen Behandlungen: Nehmen Sie Medikamente und welche Behandlungen werden oder wurden durchgeführt?
IV. Die Frage nach Krankheiten: Welche Erkrankungen, Unfälle, Verletzungen, Krankenhausaufenthalte hatten Sie bisher schon gehabt?
V. Die Frage nach der Existenz: Haben oder hatten Sie Gedanken an den Tod oder sich selbst das Leben zu nehmen?

VI. Die Frage nach Wunden und Traumata: Was war das Schlimmste in Ihrem Leben bisher und wie haben Sie das überwunden?

VII. Die Frage nach dem Umfeld: Wer sind Ihre nahestehenden und vertrauten Menschen, und wie geht es denen?

VIII. Die Frage nach den Ressourcen: Was machen Sie gern, was tut Ihnen gut?

IX. Die Frage nach der Selbstsorge: Was tun Sie für ihre Gesundheit oder was wäre gut für Ihre Gesundheit zu tun?

X. Die Frage nach der Sexualität als Quelle der Freude und Quelle des Leides: Haben oder hatten Sie Schwierigkeiten mit Ihrer Sexualität?

XI. Die Frage nach dem Verlust des Selbst in Sucht und Abhängigkeit: Haben oder hatten Sie Schwierigkeiten mit Alkohol, Zigaretten, Kaffee, Drogen, Internet?

XII. Die abschließende Frage nach dem Bedrückenden und nach der Hoffnung: Was sind Ihre Sorgen und was sind Ihre Wünsche?

Anmerkung: Im ärztlich-medizinischen Kontext existieren spezifische „Anamnesefragen" von Rudolf Steiner, die Aufschluss über das somatische und psychosomatische Krankheitsgeschehen sowie die Konstitution des Menschen geben.[17]

Die Fragen im Einzelnen:

I. Warum kommen Sie zu mir und was haben Sie schon hinter sich?

Die erste Frage zielt darauf, das „Du" des anderen Menschen zu erfahren und gleichzeitig eine Beziehung zu mir, zu meinem Ich herzustellen. Die Frage schließt auch den Grund des Kommens mit ein, den Auslöser des Bewegungsimpulses. Es gilt Respekt vor jedem zu haben, der die Türschwelle zum Psychiater oder Psychotherapeuten übertritt, oft geht diesem Schritt ein monatelanges Leiden und Zaudern voraus.

Das „Warum kommen Sie?" kann ergänzt werden mit „Woher kommen Sie?" als Frage, ob der Patient oder seine Familie von hier oder aus einer anderen Gegend oder einem anderen Land stammt. Das Interesse für die Herkunft, die Heimat des Patienten erzeugt oft eine erste starke emotionale Regung und gibt dem Patienten die Sicherheit, dass ich mich für ihn als Menschen interessiere. Eine ergänzende Frage ist: „Woher kommt Ihr Name?", insbesondere dann, wenn der Nach- oder auch der Vorname nicht unbedingt einheimisch klingen. Dadurch kann sich ein Bereich von Krieg und Vertreibung als Familien- oder Gemeinschaftsschicksal eröffnen oder es lassen sich individuelle Beweggründe für einen Wechsel des Lebensmittelpunktes erfassen.

Mit der Frage „Warum kommen Sie zu mir?" wird dem Patienten vermittelt: Ich interessiere mich für Dich als ganzen Menschen, natürlich auch für Deine Krankheit, aber sie ist nur ein Teil von Dir; zum Gesundwerden braucht es die Aktivierung aller Kräfte und Ressourcen, die in Dir sind oder waren.

Ins Umfeld dieser ersten Frage gehört auch der Bereich Arbeit: „Was machen Sie beruflich?" oder wenn klar ist, dass keine Berufstätigkeit vorliegt – altershalber oder aufgrund von Berentung oder sonstigen Gründen – modifiziert zu: „Was machen Sie tagsüber?" oder: „Was haben Sie früher oder zuletzt gemacht?". Die Richtung dieser

Frage ist, ob und wie der Patient seine kreativen Kräfte tätig anwendet oder angewendet hat und welche Tätigkeitsbereiche – jeder Beruf ist auch ein Schulungsweg für Denken, Fühlen und Handeln – ihn prägten. Ein Bestattungsunternehmer hat eine berufsbedingt andere innere Grundstruktur als ein Programmierer oder ein Wirtschaftsjurist. Es lässt sich die Frage anschließen: „Macht Ihnen Ihr Beruf, Ihre Arbeit Freude?" Wenn hier als Antwort „Nein!" kommt, ist sofort klar, dass es viel zu tun gibt in der Behandlung. Wenn ein wesentlich tragendes Element unseres Lebens, die Arbeit, keine Kraft oder Freude bringt, sondern nur verbraucht, geht das auf Dauer meist nicht gut.

II. Wie kommen Sie zu innerer Ruhe und wie schlafen Sie?

Das ist eine ganz zentrale Frage, sie führt vom aktiven, bewussten Tagesleben – warum kommen Sie, was machen Sie beruflich? – in den Bereich der Nacht. Die Antwort des Patienten gibt Aufschluss, ob und wie er in den anderen Bewusstseinszustand, das Nachtbewusstsein, kommt und dadurch Berührung hat mit seinem „höheren Ich", das unsere Lebensimpulse in sich trägt. Aus diesen Grundimpulsen schöpfen wir jede Nacht Kräftigung, Orientierung und Klarheit – wenn wir schlafen können und dadurch mit ihnen in Verbindung treten. Bei schlechtem oder ausbleibendem Schlaf kommt es nicht zu dieser Verbindung und mein Ich wird abgeschnitten von der seelischen und geistigen Erfrischung, die nächtens stattfindet. Aber auch der Körper und seine Vitalität leiden, ihre Kraftquellen versiegen. Gleichzeitig bedeutet Schlafen ein Ruhen der äußeren Sinneswahrnehmung und erzeugt einen Schutzraum, der ein Zu-Sich-Selbst-Kommen ermöglicht.

Geht es dem Patienten seelisch schlecht und bestehen akute oder schon länger anhaltende Schlafstörungen, ist eine medikamentöse Behandlung zu erwägen. Wer nachts nicht schlafen kann, hat tags keine Kraft, um seine Probleme zu bewältigen: ein einfacher psychiatrisch-psychotherapeutischer Leitsatz.

III. Nehmen Sie Medikamente oder haben Sie Medikamente eingenommen?

Mit der Antwort auf diese Frage zeigt sich, ob der Patient überhaupt Medikamente einnehmen will und ob er gute oder schlechte Erfahrungen mit Medikamenten hat. Als Psychiater habe ich vier Behandlungsoptionen:

1. Krankschreiben oder auf andere Weise zunächst die Last der Alltagsbewältigung mindern,
2. Medikamente geben zur Beruhigung, Unterstützung, Regulierung, Stärkung oder Anregung,
3. Herauslösung aus dem sozialen Umfeld, eine Krankenhausbehandlung einleiten oder einen anderen Aufenthalt in einem geschützten Bereich empfehlen,
4. Gespräche führen, ärztlich-psychiatrisch oder spezifiziert als strukturierte Psychotherapie. Diese können auch die Empfehlung von therapeutischen Übungen beinhalten [→ Kapitel VIII], Anregungen zu einem gesundheitsfördernden Lebensrhythmus, Durchführung von ergänzenden Therapien wie Bewegungstherapie, Kunsttherapie,

Musiktherapie, Heileurythmie, Physiotherapie und pflegetherapeutischen Maßnahmen sowie die Einbeziehung von Angehörigen.

Lehnt ein Patient grundsätzlich eine medikamentöse Behandlung ab, so fällt eine der vier Behandlungsoptionen weg und dann muss, falls ohne Medikamente kein anderer Weg aus der Krise führt, die vierte Option: Gespräche führen, intensiv wahrgenommen werden, um beim Patienten psychoedukativ ein Verständnis dafür zu wecken, dass Medikamente, obwohl sie Psychopharmaka heißen, gar nicht auf die Seele oder das Ich wirken, sondern auf den Leib und seine Prozesse, und dass ich, wenn ich einigermaßen ausgeschlafen und erholt bin, meine Probleme besser lösen kann und auch andere Gedanken habe, als wenn ich müde, erschöpft und leer bin. Das ist eine allgemeine Erfahrung, die im Gespräch über die Notwendigkeit einer medikamentösen Behandlung von Schlaf- oder Unruhezuständen zu thematisieren ist.

„Das Primäre liegt gerade bei den sogenannten geistigen Erkrankungen in den Organsystemen, wenn es auch manchmal schwieriger zu beobachten ist. Und weil es in den Organsystemen liegt, deshalb ist es manchmal so trostlos zu sehen, wie man gerade durch geistige Behandlung diesen Dingen am allerwenigsten beikommt, wie man viel eher bei wirklichen organischen Erkrankungen durch geistige Behandlung etwas ausrichten kann als gerade bei sogenannten Geisteskrankheiten. Man wird sich geradezu angewöhnen müssen, Geisteskrankheiten mit Heilmitteln zu behandeln.“[18]

Dieses Zitat von Steiner steht im Kontext des von ihm drei Wochen zuvor in seinem *Votum zur Psychiatrie* erwähnten „Kräftekomplexes psychisch-organischer Natur“. Dieser beinhaltet Kräfte aus den inneren Organen, die unbewusst in das seelische Erleben herein wirken und dort pathologische Zustände erzeugen können. Diese Zusammenhänge sind in Kapitel II beschrieben. In dem obigen Zitat aus *Geisteswissenschaft und Medizin* bezieht sich Steiner ausschließlich auf „Geisteskrankheiten“ in damaliger Terminologie, die später Psychosen genannt wurden. Bei akuten Psychosen ist auch heute primär keine Psychotherapie hilfreich, außer im Krankheitsverlauf zur Unterstützung der Krankheitsbewältigung. Der Hinweis auf eine Behandlung von „Geisteskrankheiten“ mit Heilmitteln bezieht sich auf die Entwicklung anthroposophischer Heilmittel zur Stärkung der Organbildekräfte, einerseits durch anthroposophische Medikamente, andererseits durch Heileurythmie und Kunsttherapien.

Psychopharmakotherapie ist ein großer Bereich. Üblicherweise versteht man darunter die Behandlung mit synthetischen Substanzen. Diese spielen bei der Behandlung von Krankheiten mit seelischen Symptomen eine große Rolle und sind in vielen Fällen unverzichtbar. Es ist wichtig, sich als Psychiater sehr gut auszukennen mit den Wirkungen und Nebenwirkungen der einzelnen Substanzen, deren Nutzen und Gefahren. Sie sind aber kein Allheilmittel und brauchen fast immer Ergänzung durch Psychotherapie – oder andere therapeutische Maßnahmen.

Das Behandlungsrepertoire der anthroposophischen Medizin geht über die Gabe von chemischen Substanzen hinaus. Ein wesentlicher Teil der anthroposophischen Medizin ist die Gabe von potenzierten Substanzen, die ursprünglicher Teil der klassisch homöopathischen Medizin sind. Neben homöopathisierten Substanzen werden in der anthroposophischen Medizin pflanzliche, mineralische oder metallische Substanzen auch stofflich gegeben.

Ein weiterer Unterschied zwischen der anthroposophischen Medizin und der Homöopathie ist der Weg zum Finden eines Heilmittels. In der Homöopathie wird eine ausführliche homöopathische Anamnese durchgeführt, die „vom Scheitel bis zur Sohle" alle Symptome körperlicher und seelischer Art erfragt und diese Symptome dann durch das sogenannte Repertorisieren, früher in Büchern, der sogenannten homöopathischen Materia Medica, heute computergestützt, einem Arzneimittel zuordnet.

Die anthroposophische Heilmittelfindung geht einen anderen Weg. Der anthroposophische Arzt studiert die Substanz selbst in ihrer Botanik oder Mineralogie und versucht dadurch, in phänomenologischer Vorgehensweise, ein Bild der Kräftewirkung einer Substanz in sich zu schaffen. Dann wird eine Verbindung zwischen den fehlenden oder überstark vorhandenen Gestaltungskräften beim erkrankten Menschen und den Substanzkräften gesucht und es wird diese Substanz als Heilmittel zugeführt. Die stoffliche Substanz oder niedere Potenzen gibt man als Zugabe bei fehlenden Kräften und zur Stärkung des Stoffwechselsystems, mittlere Potenzen zur Anregung von Kräften und zur Behandlung des rhythmischen Systems und höhere Potenzen, entsprechend dem Simileprinzip der Homöopathie, zur Aufhebung von zu starken Kräften und zur Beeinflussung des Nerven-Sinnes-Systems und von Seelentätigkeiten. Dies ist beschrieben sowohl von Rudolf Treichler[19] als auch von Markus Treichler[20] sowie in einer sehr klaren und fein ausgearbeiteten Darstellung der Grundprinzipien anthroposophischer Heilmittelgabe von Gisbert Husemann (1907–1997).[21]

Vorgehensweise einer anthroposophischen Heilmittelfindung

Ein Patient oder eine Patientin ist im Erscheinungsbild ausgezehrt, erschöpft, hart, starr, unlebendig. Das zugehörige Krankheitsbild sind zum Beispiel Burnout-bedingte Schlafstörungen oder, in einem anderen Fall, vorzeitige Wehen in der Schwangerschaft bei Erschöpfungszustand. Der anthroposophische Arzt erfasst in der Diagnose die fehlenden oder geschwächten Lebenskräfte und will diese stärken. Er wählt eine Pflanze, die eine starke pflanzliche Lebendigkeit in sich trägt. Dies ist Bryophyllum, die Keimzumpe, die von Johann Wolfgang von Goethe (1749–1832) entdeckte „Urpflanze". Als Urpflanze wird sie deshalb bezeichnet, weil diese Pflanze das typische Merkmal der Pflanzen zeigt, Blätter, aber zudem an den Blättern selbst Blätter mit neuen Wurzeln bildet, dadurch eine potenzierte Vitalität in sich trägt. Diese beim Patienten fehlende Lebendigkeit wird substanziell zum Beispiel als Bryophyllum 50% Trituratio (Weleda) dem Patienten zugeführt, eine bewährte und wirksame Therapie bei den genannten Krankheitszuständen.

Homöopathische versus anthroposophische Heilmittelfindung: Calcium carbonicum, Kalk

Der homöopathische Arzt schaut nach Durchführung einer homöopathischen Anamnese im Arzneimittelbild von Calcium carbonicum nach, ob das Arzneibild dem Symptombild des Patienten ähnelt und verabreicht dann Calcium carbonicum in entsprechender Potenz in Anwendung des Simile-Prinzips.

Der anthroposophische Arzt beschäftigt sich mit Calcium carbonicum in seinen in der Natur vorkommenden Formen. Calcium carbonicum, kohlensaurer Kalk, kommt z. B. in der Austernschale vor. Die Auster hat eine ausgeprägte Schalenbildung. Sie hat nicht nur eine einfache Schale, wie z. B. die Miesmuschel, sondern bildet Schicht um Schicht, Hülle um Hülle um das besonders weiche Innere. Dieses Innere der Auster hat zudem die Fähigkeit, Verletzungen durch eingedrungene Fremdkörper zu umschließen und den Fremdkörper in eine Perle zu verwandeln, ihn „einzuperlen", damit er „abperlen" kann. Außerdem findet sich die Auster in Wildform zum Beispiel an den Felsen der Atlantikküste der Bretagne mit ihrem extremen Tidenhub von bis zu 14 Metern und einer unglaublichen Brandung der Naturgewalten des Wassers und des Windes mit Wucht und Gebraus. Hier gelingt es der Auster, sich mit dem Felsen verbindend, Schale um Schale zu bilden, um ihren weichen Innenkern zu behaupten, zu leben und zu gedeihen. So nimmt der anthroposophische Arzt dieses Heilmittel, die Austernschale (Conchae) dann, wenn ein Patient starke äußere Belastungen hat, sich in einer schwierige Lebenssituation behaupten muss. Um dem Patienten diese Austernlebenskräfte zuzuführen, wählt er eine substanznahe Potenz, Conchae D 6, ein bewährtes Heilmittel unter extremen seelischen oder körperlichen Lebensbedingungen.

Für den Psychiater ist zudem ein fundiertes Wissen über die Wirkungen und Nebenwirkungen von Medikamenten zur Behandlung körperlicher Erkrankungen erforderlich: Betablocker können die seelische Erlebnisfähigkeit beeinflussen, einzelne Antiphlogistika depressiv machen, bestimmte Antibiotika psychotische Symptome und Stimmungslabilität hervorrufen und Cortison kann Manien auslösen. Und paradoxerweise: Antidepressiva können depressiv machen und Schlafmittel Schlafstörungen verursachen. Das hängt damit zusammen, dass unser inneres Funktionsgleichgewicht, das in der Gesundheitssituation fein ausbalanciert ist, in der Erkrankungssituation in Schieflage gerät und die Substanz, die zugefügt wird, im Idealfall in die richtige Waagschale fällt, manchmal jedoch nicht. Insbesondere fein wahrnehmende, hochsensible Menschen spüren sehr stark die Schattenseiten von Medikamenten. Bei älter werdenden Menschen können bisher problemlos vertragene Medikamente plötzlich erhebliche Nebenwirkungen hervorrufen aufgrund der im Alter sich verlangsamenden Stoffwechselvorgänge, so dass chemische Stoffe weniger schnell abgebaut werden und im Körper akkumulieren. Besserung einer seelischen Symptomatik durch Reduktion oder Absetzen von Medikamenten ist bei älteren Menschen keine Seltenheit, insbesondere dann, wenn akute Desorientiertheit, wie beim medikamentös bedingten Delir, vorliegt, was nicht immer einfach zu diagnostizieren ist.

IV. Haben Sie andere Krankheiten, Unfälle, Verletzungen, Operationen, Krankenhausaufenthalte in Ihrem Leben gehabt?

Diese Frage gibt einen Gesamtüberblick über die Krankheiten, die der Patient in seinem bisherigen Leben er- und durchlitten hat. Alle Empathiekräfte sind zu mobilisieren, um zu erfassen, was in einzelnen Krankheiten, Operationen, Unfällen an seelischem Erleben und Erleiden für den Patienten anwesend war: häufige Krankenhausaufenthalte in der Kindheit wegen Bauchweh, Asthma mit Erstickungsanfällen, Phimosen-Operation,

Brustvergrößerung, Autounfall als Beifahrer, bei dem der Fahrer starb, um nur einige zu nennen. Hierdurch kann der in der anthroposophischen Medizin geschulte Arzt oder Therapeut Hinweise auf Grundstrukturen von Erkrankungen sowohl im Seelischen als auch im Körperlichen bekommen: Entzündung als Auflösung, Sklerose als Verhärtung, Karzinom als Wucherung.

V. Haben oder hatten Sie Gedanken an den Tod oder daran, sich selbst das Leben zu nehmen?

Das Stellen dieser Frage sollte möglichst ruhig, offen und angstfrei erfolgen. Respekt vor dem Lebensweg des Patienten und davor, wie er bisher gelebt und überlebt hat, sollte anwesend sein. Die Erfahrung zeigt, dass Todesgedanken und -handlungsimpulse das Denken und Erleben überfallen und einnehmen können, sich aber auch in neuen Lebensmut und neue Lebensimpulse wandeln lassen.

Suizid ist die häufigste Todesform, die sich in der psychiatrischen Praxis ereignet, da Selbsttötung bei Depressionen auftritt, die oft in der psychiatrischen Praxis vorkommen. Suizid ist aber auch häufig bei Menschen mit chronischen körperlichen Erkrankungen, insbesondere Schmerzzuständen. Darüber hinaus gibt es Suizidhandlungen von Menschen mit Psychose oder Schizophrenie-Spektrum-Erkrankung, hier oft im Rahmen von destruktiv-vernichtendem Stimmenhören. Es braucht viel Aufmerksamkeit und Bewusstsein, eine suizidale Krise zu erkennen, denn oft wird diese aus Scham oder Schuld versteckt. Der typische Geschehensablauf, der sich aus einem Wunsch nach Ruhe und Befreiung entwickelt bis hin zu Todeswünschen, Selbsttötungsgedanken und -absichten und schließlich zur Planung und Durchführung von Suizidhandlungen ist gut beschrieben.[22] Selbst erfahrene Psychiater können die destruktiven Kräfte und das Selbstvernichtungspotential, das in einer verletzten, bedrückten oder verrückten Seele entsteht, unterschätzen. Das beste Mittel gegen Selbsttötung ist Beziehung. Beziehung bildet ein unsichtbares Band von Mensch zu Mensch, ein letztes Halteseil vor dem Absturz ins Nichts. Hier sind die in unserem Konzept beschriebenen vier Komponenten der therapeutischen Haltung – Annehmen, Anerkennen, Verstehen und Vertrauen – in besonderem Maße nötig. „Ich kann verstehen, dass ...", ausgesprochen oder unausgesprochen, kann in der Beziehung zwischen Patient/Klient und Therapeut diese Verbindung schaffen, genauso wie „Ich sehe, dass ..." als Anerkennung der schwierigen Lebens- bzw. Krankheitssituation. Bei Menschen mit akuter Suizidalität kann es hilfreich sein darauf zu verweisen, dass das Leben und auch eine Erkrankung oder eine Krankheitssymptomatik „in Phasen" verläuft. Gerade bei Depressionen treten „Episoden" häufig auf. Zeitphasen mit Krankheitssymptomatik werden durch Phasen der Gesundheit abgelöst. In depressiven Episoden ist die Fähigkeit zum Überblicken von Zeiträumen jedoch gestört, so dass es die Aufgabe des Therapeuten ist, immer wieder darauf hinzuweisen, dass nach einer depressiven Phase wahrscheinlich wieder eine Phase der Gesundheit und Stabilität kommt. Schwieriger ist es bei Menschen mit einer chronischen Symptomatik, sei es bei einer körperlichen, insbesondere einer Schmerzsymptomatik oder bei Menschen mit anhaltenden Depressionen oder Psychosen, die zwar auch in Phasen verlaufen können, häufig jedoch durch eine Restsymptomatik als Kontinuum geprägt sind.

Hier ist der Therapeut ganz als Mensch gefordert, in seiner Authentizität im Mitleiden und Mittragen. Viel ist gewonnen, wenn es gelingt, in irgendeiner Form den Blick des leidenden Menschen wieder für Veränderungen zu öffnen, sei es in der Natur, in zwischenmenschlichen Beziehungen oder in äußeren Umständen, also für die Grundqualitäten des Lebens: Wandlung, Wachstum und Entwicklung.

VI. Was ist das Schlimmste in Ihrem Leben gewesen und wie haben Sie es überwunden?

Diese Frage berührt den Bereich Tod, die Todeszone. Der Begriff Todeszone stammt von Joseph Beuys (1921–1986): „*Ja, wir leben in einer Todeszone und in dieser Todeszone wird überhaupt erst bewußt, wie Leben aussieht, mit anderen Worten, der Tod hält mich wach* [...] *da ist ein innerer Widerspruch, aber es ist sehr mysteriös. Ich sage, dass ich aufwache, indem ich mit dem Tod ringe, doch beinhaltet der Begriff des Aufwachens etwas Lebendiges. Der Tod ist ein Mittel, um das Bewußtsein zu entwickeln und zu einem höheren Leben vorzudringen: einem höheren Leben, das ist wichtig.*“[23]

Der Tod ist die Grenzlinie, die uns in unserem Daseinszustand grundlegend ändert. Tod des Vaters, der Schwester oder Tod eines Kindes sind häufige Antworten. Oft kommt aber auch die Antwort: „Das, was jetzt ist“. Das ist eine wichtige Antwort, die nicht übergangen werden sollte: Wenn das Gegenwärtige das Schlimmste ist, muss ich als Therapeut ein Signal geben, dass diese Botschaft bei mir angekommen ist.

Diese Frage sollte ruhig gestellt werden und das Entgegennehmen der Antworten aufmerksam erfolgen als Signal für den Patienten, dass ich als Therapeut in der Lage bin, erst einmal zuzuhören und das Geschehene dann in meinen eigenen inneren Raum aufzunehmen, in meine Professionalität und Erfahrung mit seelischen Extremsituationen.

Die Geschichte der Frau aus Verl

„‚Also wissen Sie, wenn es mir schlecht geht, traue ich mich meist nicht, darüber zu sprechen.‘ – ‚Warum nicht?‘ – ‚Aus Angst, der Andere könnte mir helfen wollen!‘ – ‚Was wünschen Sie sich denn stattdessen?‘ – ‚Ich wünsche mir einen Anderen, von dem ich sicher sein kann, dass er mir unendlich lange zuhört, damit ich so lange reden kann, bis ich selbst wieder weiß, was los ist und was ich zu tun habe.‘“[24]

Der Zusatz zu der Frage nach dem Schlimmsten: „ ... und wie haben Sie es überwunden?“ soll den Raum für ein prozessuales Denken und Erleben öffnen, um nicht beim Schrecklichen erstarrt stehenzubleiben. Manchmal kommt darauf die Antwort: „Ich habe es noch gar nicht überwunden!“ Das ist ein Signal an den Therapeuten, bei der Behandlung die Bearbeitung des Traumas einzubeziehen.

VII. Wer sind die Menschen, die Ihnen nahestehen und vertraut sind, und wie geht es denen?

Diese Frage folgt direkt nach der Frage nach „dem Schlimmsten in Ihrem Leben bisher“, also nach dem maximalen Trauma oder den Traumata. Gute soziale Einbindung in Familie oder Freunde sind „die Rettung“ in seelischen Extremsituationen, die beste Ressource. Ihr Fehlen ist gravierend. Wichtig ist auch die Frage nach Eltern, Geschwistern oder Kindern, wenn sie bei der Aufzählung der nahestehenden Menschen nicht erwähnt werden. Dadurch können vorhandene familiäre Konfliktkonstellationen zu Tage treten.

Einmal antwortete ein Patient auf diese Frage nach den Nahestehenden mit: „Mein Hund." Es ist nicht so selten, dass Menschen unter tatsächlicher oder unter innerer Einsamkeit leiden.

VIII. Was machen Sie gern und was tut Ihnen gut?

Dies ist die Frage nach den Ressourcen, den Quellen der Kraft (frz.: source = dt.: Quelle). Nicht selten kommt die Antwort: „Nichts", dann lässt sich die Frage anschließen, ob es früher etwas gegeben hat. Daran kann im weiteren Behandlungsverlauf im günstigen Fall angeknüpft werden.

IX. Was tun Sie für Ihre Gesundheit oder was wäre gut zu tun?

Oft kommt auf die Frage nach den Gesundheitsaktivitäten die Antwort: „Ich versuche mich gesund zu ernähren und mache Sport, wenn ich mich dazu aufraffen kann". Das ist die Standardantwort. Die Vorsorgeprogramme in unserer westlichen Zivilisation haben Erfolg gehabt, sie haben im Bewusstsein verankert, dass gesunde Ernährung und körperliche Fitness wichtig sind. Selten kommt die Antwort: „Ich meditiere" oder „Ich gehe einen inneren Weg". Es kommt erst allmählich zu Bewusstsein, dass es zur Erlangung und Bewahrung seelischer Gesundheit ebenfalls eines täglichen Trainings, nämlich von Seelenfähigkeiten bedarf, die Bestandteil eines Weges zur inneren Weiterentwicklung sind.

X. Haben oder hatten Sie Schwierigkeiten mit Ihrer Sexualität?

Diese Frage ist heikel, intim, aber wichtig angesichts der Vielzahl von sexuellen Übergriffen, von sexuellem Missbrauch und sexueller Gewalt, die sich bei Patientinnen und Patienten in der psychiatrisch-psychotherapeutischen Sprechstunde findet. Die Zahlen der Statistik sind erschreckend, bilden aber die Realität ab, die täglich erlebt werden kann. Dies ist die dunkle Seite der Sexualität, die mit Macht, Gewalt, manchmal mit Geld, Sucht, Abhängigkeit, Unglück, Einsamkeit und tiefen Identitätsfragen verknüpft ist.

Auch Krankheit kann sexuelles Erleben und Erlebnisfähigkeit verändern, nahezu immer bei Depressionen, aber natürlich auch bei anderen, wie Zwängen, Ängsten und Suchterkrankungen. Körperliche Erkrankungen, wie Diabetes, können diesen Bereich beeinträchtigen. Häufig treten Störungen auch im Rahmen einer Psychopharmakotherapie auf, insbesondere bei Serotoninwiederaufnahmehemmern. Deren distanzierende und emotional unempfindlich machende Wirkung führt oft zu Nebenwirkungen in diesem Bereich. Ähnliches gilt für Neuroleptika, die andere große Gruppe der häufig eingesetzten Psychopharmaka. Aber auch internistische oder neurologische Medikamente, insbesondere blutdrucksenkende Mittel und Antiepileptika, verändern das fluktuierende Gleichgewicht zwischen Spannung und Entspannung, Anstrengung und Loslassen, Verlangen und Genießen.

Neben diesen krankheits- oder medikamentös bedingten Schwierigkeiten im Erleben und Ausüben von Sexualität können Antworten auf die Frage: „Haben oder hatten Sie Schwierigkeiten mit Ihrer Sexualität?" auch lange bestehende, tiefer liegende Identitätsprobleme in der sexuellen Orientierung, lange bestehende Ängste, die sich in körperlicher Enge oder seelischer Unansprechbarkeit zeigen, zur Sprache bringen.

Von dieser Frage nicht berührt ist die helle Seite der Sexualität. Wenn in diesem Bereich Natürlichkeit, Freude, Erfüllung herrschen, werden die oder der Betreffende die Frage nach Schwierigkeiten in diesem Bereich einfach mit „nein" beantworten. Auch wenn die Antwort auf diese Frage im Erstgespräch „nein" lautet und ich als Fragender nach diesem Nein als Antwort nicht mehr weiter frage, ist es doch ein Signal an die Patientin oder den Patienten, dass dieser große Bereich des Glücks oder des Leides Thema ist oder Thema werden kann. In besonderer Weise zeigt sich in der Sexualität der Zusammenklang und das Wechselspiel zwischen Leib, Seele und Geist, deren Verbindung und Lösung, einschließlich der Verbindung und Lösung in der sexuellen Handlung mit der Partnerin oder dem Partner.

XI. Haben oder hatten Sie Probleme mit Alkohol, Zigaretten, Kaffee, Drogen, wie viel Zeit verbringen Sie mit Computerspielen oder im Internet?

Diese Frage nach den stofflichen und nichtstofflichen Fluchtwegen aus der Last der Daseinsbewältigung erfordert beim Therapeuten die innere Haltung von Annehmen und Verständnis, wissend, dass es in bestimmten Lebensumständen nicht leicht ist, „die Realität nüchtern zu ertragen", also Lebenssituationen, so wie sie sind, anzuschauen und auszuhalten. Jede Form von Rausch ist eine willentlich herbeigeführte Form von Dissoziation und eine Form der Traumabewältigung. Zustände von vegetativer Übererregung, Hyperarousal mit Schlafstörungen, Reizbarkeit, Schreckhaftigkeit, Zittern, Ängsten und Konzentrationsstörungen können zum Verlangen nach Rausch, nach „dicht sein", führen. Deshalb ist bei einem übermäßigen Substanzkonsum oder anderen Formen des „Wegtretens aus der Realität", wie Spielsucht, immer die Frage nach der Ursache der hohen inneren Spannung zu stellen.

Die Frage nach Fluchtwegen gibt einen Einblick in die inneren Kräfte des Menschen. Menschen mit Suchtproblemen sind oft Menschen, die wenig Rückhalt und Stärkung in Kindheit und Jugend erfahren haben. Auch gibt die Frage Hinweise darauf, zu wie viel „fest in der Welt sein können" dieser Mensch in der Lage ist, ebenso wie „fest in sich selbst" und wie „gut bei sich selbst" dieser Mensch ist. Suchtstoffe oder Suchthandlungen setzen sich an die Stelle, wo der ichhafte Wille seinen Platz hat und auch einnehmen soll.

Die Scham von Menschen, sich als süchtig zu bekennen, dies gilt auch für Computerspiele und Internetsucht, rührt daher, dass jeder süchtige Mensch sich in klaren Momenten bewusst wird, wie weit er durch das Unterworfensein unter die Sucht hinter seinen tieferen inneren Impulsen zurückbleibt und notwendige Lebens- oder Bewusstseinsschritte nicht machen kann.

XII. Was sind Ihre Sorgen und was sind Ihre Wünsche?

Mit dieser letzten Frage soll dem Patienten die Bereitschaft gezeigt werden, alles das und insbesondere das, was ihn am meisten quält, entgegenzunehmen und das Mögliche zu tun, um ihn bei seinen Bemühungen, mehr innere Freiheit und mehr Fähigkeiten zur Lebensgestaltung zu erlangen, zu unterstützen. Oft sind Sorgen in Gesamtumständen begründet und dürfen ihren Platz haben, manchmal lassen sie sich in Hoffnung, Zuversicht und mitmenschliche Liebesfähigkeit wandeln. Bei dieser Frage sind beide, Sorgen und Wünsche, angesprochen. Häufig werden zunächst die Sorgen genannt: „Ich befürchte, dass alles immer schlimmer wird" und dann als Wunsch: „Ich wünsche mir, dass ich aus diesem Schlamassel herauskomme." So wird das Quälende, die Sorge aufgehoben in den Wunsch, die Hoffnung, aufgehoben im Hegelschen Sinn: bewahrt, auf eine höhere Ebene gebracht und durch Verwandlung beendet.

2. Der Befund

Ein weiterer Gedanke im *Votum zur Psychiatrie* von Steiner ist, dass die Anwendung von wissenschaftlicher Spiritualität *„die Menschen aufschließen wird füreinander"* dadurch, dass das Menschliche im Menschen wahrgenommen wird. Das werde dazu führen, dass pathologisch Erscheinendes, also Krankhaftes, in seinem Sinn erkannt wird als Schritt auf dem Weg zu Weiterentwicklung und Gesundheit. *„...man wird erst finden, was eigentlich diese psychischen Abirrungen vom normalen Leben im Ganzen der normalen Entwicklung bedeuten."*[25]

Das Symptom weist den Heilungsweg. Natürlich muss man sich als Psychiater oder Therapeut immer wieder reflektierend die Frage stellen angesichts der gedanklichen und emotionalen Irrtümer und Unangemessenheiten, die in seelischen Krankheitsvorgängen auftauchen: Was ist der Sinn des Unsinns? Als Leitmaxime einer Befunderhebung zu nehmen, dass in den Krankheitssymptomen ein Weg zur Gesundung verborgen liegt, der vom Therapeuten erkannt werden will, ist aufrüttelnd. Sie erzeugt eine subtile Veränderung im Verhältnis des Therapeuten zum Klienten und führt weg von „Ich weiß besser, was für Dich gut ist und zeige Dir, wie Du von Deinen Fehlern wegkommst", hin zu „Ich respektiere Deine Art zu sein und arbeite mit Dir zusammen heraus, welche Ansätze darin verborgen liegen, die Dich zu mehr Gesundheit führen können". Die Beziehung zwischen Therapeut und Klient, zwischen Arzt und Patient, verändert sich hin zu einer gemeinsamen Betrachterposition auf die Symptomatik und Phänomenologie des Krankheitsgeschehens.

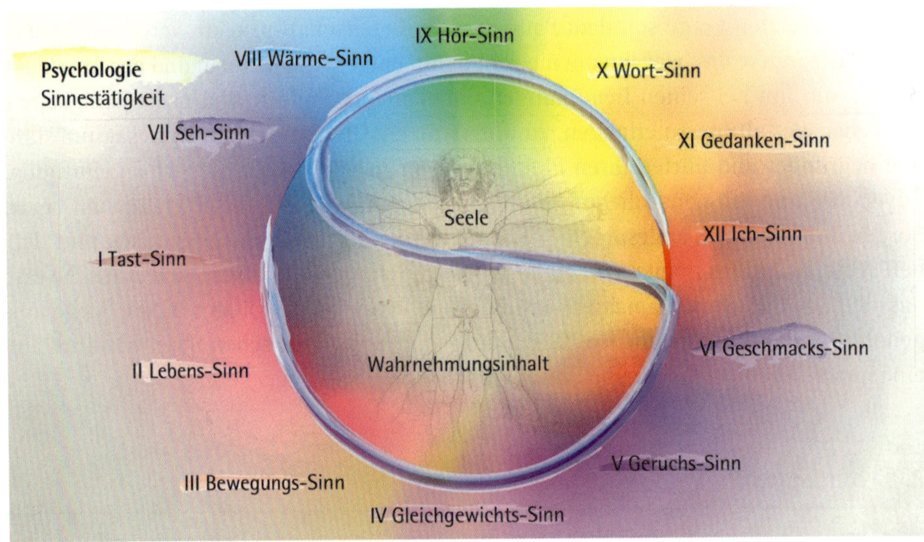

Abb.: Sinne

In der anthroposophischen Anthropologie sind zwölf Sinne beschrieben: Tast-, Lebens-, Eigenbewegungs-, Gleichgewichts-, Geruchs-, Geschmacks-, Seh-, Wärme-, Gehör-, Wort-, Gedanken-, Ichsinn.[26]

Ein Verständnis- und Erlebniszugang zu den Sinnestätigkeiten ist auf physiologischer Ebene möglich, im Folgenden beispielhaft ausgeführt für die Sinnesphysiologie des Sehens.

Der Sehvorgang beginnt mit dem durch den optischen Apparat des Auges mit Hornhaut, Linse und Glaskörper auf die Netzhaut einfallenden Licht. Es wird dort in den Sehzellen, den Zäpfchen und Stäbchen, aufgenommen und es findet ein lichtinduzierter Sehfarbstoffabbau statt, also ein Zerfalls- oder Todesprozess. Der Sehfarbstoff Rhodopsin wird über verschiedene Stufen abgebaut. Dieser Zerfall erzeugt elektrische Impulse, die dann vom Sehnerv weitergeleitet werden bis zum visuellen Cortex, der Sehrinde, die im Occipitalbereich des Gehirns, im Hinterkopf, lokalisiert ist. Auf dem Weg von der Retina bis zur Sehrinde werden die Impulse umgeschaltet in der sogenannten Vierhügelplatte und dann im seitlichen Kniekörper, Corpus geniculatum laterale, der zur anatomischen Struktur des Thalamus gehört.

In der Sehrinde, Endstation der neurophysiologischen Impulse, gibt es rezeptive Felder verschiedener Art, die unterschiedlich, je nach eingehenden Impulsen, erregt werden. Hier endet der physiologische, also naturwissenschaftlich nachweisbare Vorgang des Sehens. Bis hierhin ist es ein „Abbauprozess“, beginnend mit dem Zerfall des Sehfarbstoffs und dessen Transduktion in elektrische Impulse in der Netzhaut, bis hin zur Energie verbrauchenden Erregung der rezeptiven Felder in der Sehrinde des Gehirns.

Zwei Fragen entstehen dabei:

1. Wie kommt es zur Auslösung von Gefühlen, zu Emotionen, die mit der Wahrnehmung verschiedener Farben verknüpft sind?
2. Wie entsteht das Bild, das ich in mir sehen kann?

Zu 1.: Diese Frage lässt sich physiologisch dadurch beantworten, dass die Sehbahn auf ihrem Weg von der Netzhaut zur Hirnrinde den zentralen Bereich des Gehirns kreuzt, dort die sogenannte Vierhügelplatte mit den zwei oberen Hügeln, Colliculi superiores, durchquert. Weiter passiert sie dann kurz darauf den sogenannten seitlichen Kniekörper (Corpus geniculatum laterale) als Umschaltstation auf dem Weg zur Sehrinde. Dieser ist anatomisch Teil des Thalamus im zentralen Bereich des Gehirns, der zum limbischen System gehört, das für unsere Emotionalität und deren Regulierung verantwortlich ist. Impulse des Sehvorgangs werden synaptisch abgezweigt in anatomische Strukturen, die mit unserer Emotionalität verbunden sind. Hier im Thalamus sind auch Leitungsbahnen anderer Sinnesorgane, zum Beispiel des Hörens, vorhanden, was – neuroanatomisch – die Fähigkeit des Menschen zu synästhetischer Empfindung ermöglicht.

Zu 2.: Die physiologische Vorstellung ist, dass das Bild wie mit dem Beamer auf meine Sehrinde als Leinwand projiziert wird. Diese Vorstellung ist allerdings naiv, denn dann bräuchte es dort wieder ein Auge, das dieses Bild sieht, und der Sehvorgang begänne erneut. Es muss also ein Sprung stattfinden, ein Sprung von der Physiologie der Nervenerregung zur Erzeugung eines inneren Bildes in mir durch mich, mein Ich. Der Bildner des Bildes, das ich sehe, bin ich, ist mein Ich.

Die Verbindung des Bildsehens von physiologischen Nervenprozessen bis zur Entstehung innerer Bilder lässt sich relativ zusammenhängend, bis auf den genannten Sprung, erklären beim Sehen eines realen Gegenstandes vor mir, wenn ich zum Beispiel am Frühstückstisch vor meiner Teetasse sitze und diese sehe, weil sie da ist. Allerdings ist auch beim „einfachen Sehvorgang“ der Sehende, also ich, von Bedeutung, denke man nur daran, dass ein Bildhauer einen Baumstamm anders sieht oder in ihm anderes sieht als ein Sägewerksbesitzer. Diese Prägung des zu Sehenden durch den Sehenden ist eines der Phänomene, die durch die Quantenphysik ins Licht der Erkenntnis gehoben wurde: Der Sehende, das Subjekt, bestimmt durch seinen Blick das, was aus dem Möglichkeitsraum in die Wirklichkeit kommt. Der Blick des Sehenden erzeugt eine konkrete Wirklichkeit aus dem Möglichkeitsbereich heraus. Diese Subjektivität lässt sich in unseren Kontext übersetzen als Ich-Tätigkeit, als durch das jeweilige Ich geprägt. Es bedarf einer besonderen Anstrengung, den Wahrnehmungsprozess „rein“ durchzuführen, also bewusst zu bereinigen von dem, was sich an Subjektivität dazumischt. Durch Schulung der Sinneswahrnehmung kann man relativ weit in diesem Bereinigungsprozess kommen und dabei nicht nur Freude an der exakten Wahrnehmung, sondern auch an der damit verbundenen Ich-Tätigkeit entwickeln.

Ich kann aber auch, im Bett liegend und mich auf mein Frühstück freuend, die Augen schließen und meine Teetasse, die ich üblicherweise nehme, bildhaft vor mir sehen. Das ist sinnesphysiologisch schwerer zu erklären. In diesem Fall ist eindeutig der Erzeuger des Bildes nicht ein äußerer physiologischer Vorgang, denn die Teetasse ist ja noch nicht da, sie steht noch im Schrank und wartet darauf, von mir herausgeholt und mit Tee gefüllt zu werden, wenn ich dann endlich aufgestanden bin. Für dieses Bild braucht es zweifellos mein Ich als Erzeuger und Schöpfer, meine Kreativität als Schaffens- und Erzeugungskraft. Nur ich allein durch meine bildhafte Vorstellungskraft oder meine Bilderzeugungskraft kann dieses Bild der Teetasse in mir entstehen lassen. An diesem relativ einfachen Sehakt kann ich bereits, wenn ich aufmerksam dafür werde, mein „Ich bin" erleben, das Bewusstsein meiner Existenz, also mein Selbstexistenzbewusstsein.

Bei „realer" Teetasse, die vor mir auf dem Frühstückstisch steht, ist das Sehen dieser Tasse ein bewusster Vorgang, denn ich bin dabei ja wach und innerlich anwesend. Beim Sehen der „imaginären" Teetasse in Vorfreude auf den mich erfrischenden Tee braucht es meine innere Vorstellungsbildekraft, um dieses Bild vor meinem Auge zu sehen, dieser Vorgang ist also nicht nur bewusst, sondern zusätzlich mit mir selbst verbunden, also in diesem Sinne selbstbewusst. Dieser Sprung vom physiologischen Vorgang der Sinneswahrnehmung durch die Sinnesorgane hin zur Entstehung einer inneren Wahrnehmung, die durch mein Ich gebildet wird, gilt nicht nur für den Sehvorgang, sondern lässt sich auch auf die anderen Sinnestätigkeiten übertragen.

Die Fähigkeit zur Erzeugung innerer Bilder wird therapeutisch angewandt mit bewährter Wirkung, nicht nur in der Psychotherapie bei psychischen Schwierigkeiten, insbesondere bei Folgen von Traumatisierung[27], sondern schon lange auch in der Begleittherapie bei Karzinomerkrankungen[28].

Anknüpfend an obige Ausführungen kann sich die Frage stellen: Was wirkt bei bildhaften Vorstellungsübungen heilsam? Es sind sowohl das positive Bild, das das innere Erleben beeinflusst, als auch das Herauslösen aus dem ohnmächtigen Getroffensein von einem schrecklichen Geschehen durch die Erfahrung, die bewirken, dass ich aus mir selbst heraus durch meine Vorstellungskraft als Ich-Tätigkeit dem eine eigene Tat, die Erzeugung eines heilsamen Bildes, entgegensetzen kann.

Ein weiterer Aspekt ist die Entstehung von Energie durch den Seh- oder allgemein durch den Erkenntnisakt. Wenn ich etwas sehe oder erkenne, seien es Bilder oder das Erkennen von Zusammenhängen im optischen oder auch im gedanklichen Sinn, entsteht Energie als Freude, zum Beispiel die Vorfreude auf den wohlschmeckenden und wohlriechenden Tee. Bei anderen, schrecklichen Bildern entwichelt sich negative Energie in Form von Angst, Ablehnung, Unruhe oder Aggression. Durch den Erkenntnis- oder inneren Bildentstehungsvorgang entsteht seelische Lebendigkeit, Aktivität, Energie.

Sich freuen können, Gefühle haben, ist unabdingbar für unsere lebendige innere Verfassung. Das Gegenteil davon, psychiatrisch als das „Gefühl der Gefühllosigkeit" bezeichnet, ist Symptom einer schweren Depression. Zur Aufrechterhaltung seelischer Gesundheit ist es wichtig, Positivität und Unbefangenheit zu trainieren, Offenheit in der Wahrnehmung, um aus der Quelle der Freude trinken zu können.

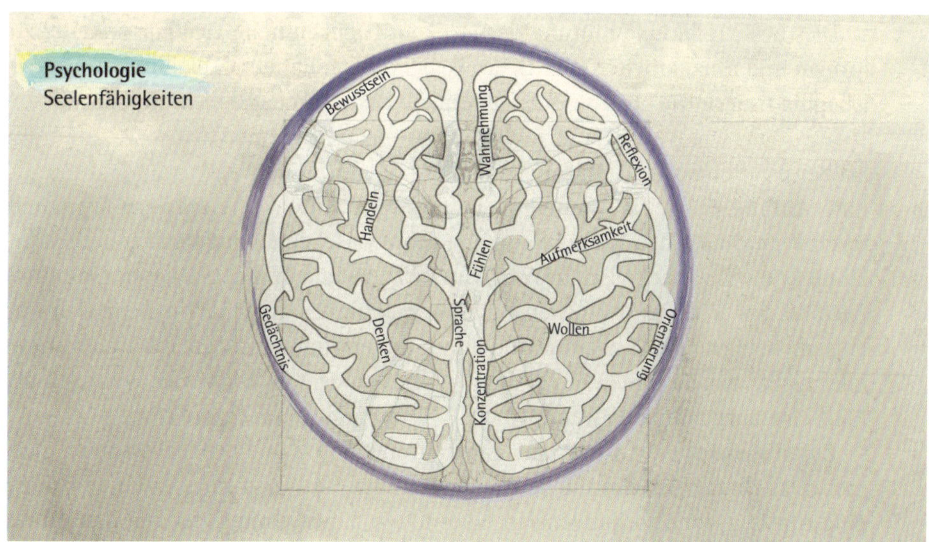

Abb.: Seelenfähigkeiten

Die Seelenfähigkeiten des Menschen sind Bewusstsein, Wahrnehmung, Denken, Fühlen, Wollen, Handeln, Sprache, Orientierung, Aufmerksamkeit, Konzentration, Gedächtnis und Reflexionsfähigkeit (die ausführliche Darstellung findet sich in Kapitel I.3). Diese Differenzierung der Seelenfähigkeiten korrespondiert mit dem gängigen Manual zur Befunderhebung der Arbeitsgemeinschaft für Methodik und Dokumentation in der Psychiatrie AMDP.[29]

Die Befunderhebung – nach dem AMDP-System – muss trainiert werden, damit während eines explorativen Gesprächs die Seelenfähigkeiten miterfasst und beurteilt werden können. In unserem Konzept sind die Seelenfähigkeiten nicht allein im Gehirn lokalisiert, sonst wären sie ja Gehirnfähigkeiten. Das Gehirn ist das Zentralorgan, das die Einflüsse von außen, aus der Welt, und von innen, aus dem Körper, koordiniert.[30] Seele und Körper, auch Gehirn, befinden sich in Kommunikation.

Fallbeispiel Denken: Fixer Gedanke

Ein 54-jähriger Patient ist seit fünf Jahren in meiner psychiatrischen Behandlung. Er kam erstmals zu mir nach einer stationären Behandlung, die aufgrund einer schizophrenen Psychose erforderlich war. Zuvor war er 27 Jahre gesund, hatte im 22. Lebensjahr eine erste Psychose, die im Wesentlichen abklang.

Jetzt ist nach der letzten Psychose vor fünf Jahren eine kontinuierliche Restsymptomatik vorhanden, die sich einerseits emotional in Affektminderung sowie als Rückzug und aktuell vor allem als Denkstörung zeigt: „Immer wieder habe ich in den letzten zwei Wochen den fixen Gedanken, ich hätte vor 25 Jahren meine damalige Freundin heiraten sollen, das habe ich nicht getan, weil ich kurz vor der geplanten Hochzeit Panik bekam und dachte, es ist zu früh. Ich muss immer wieder denken: Wenn ich sie damals geheiratet hätte, wäre ich nicht wieder krank geworden. Diesen Gedanken kriege ich nicht richtig aus dem Kopf raus, er ist richtig massiv."

Dies beschreibt eine Störung des Denkens. Denken heißt Gedanken weiter zu formen und umzuarbeiten. Der Gedanke bei diesem Patienten bleibt starr und unlebendig fixiert. Die kreative Seelenfähigkeit des Denkens ist nicht nutzbar.

Fallbeispiel Reflexion: ... wieder am Fluss

Eine Anfang 50-jährige Patientin, deren Mann durch eine schwere Krankheit rasch verstarb, ist durch das unvorhersehbare Geschehen anhaltend innerlich gelähmt und schwankt zwischen Wut, innerer Leere und Trauer. Sie beschreibt ihren Zustand des Verlusts der Lebensgestaltungsfähigkeit folgendermaßen: „Ich bin einsam, heimatlos und entwurzelt. Ich bin so verloren, es ist egal, ob ich existiere oder nicht, was hat schon einen Wert? Nur dann geht es mir besser, wenn ich als Mensch wahrgenommen werde."

Zufällig saß sie vor kurzem an einem großen Fluss und beobachtete sein Strömen. Das Betrachten des Fließens dieses großen Wasserstromes erzeugte bei ihr eine Ahnung vom Vorhandensein einer Kraft, die es ermöglicht, aus Erstarrung und innerer Blockade wieder Anschluss an die eigenen Gestaltungskräfte zu bekommen. Das Erleben dieser Gestaltungskraft ist das Gegenteil von Ohnmacht den Geschehnissen gegenüber, seien es äußere, seien es innerseelische. Sich selbst wieder als Gestalter des eigenen Außen- und Innenraumes zu erleben, ist das Gegenteil von Unterworfensein, von Gefangensein, von Gebundensein, ist Freiheit. Zu dieser Gestaltungsfreiheit im Denken, Fühlen, Wollen und Handeln zu kommen, ist das Ziel von Psychotherapie.

2.3 Sieben Seelenqualitäten

Seelenqualitäten in unserem Konzept sind: Behüten, Sorgen, Hoffen, Bewegen, Wandeln, Ausgleichen, Lieben. Diese sieben Seelenqualitäten sind aus Goethes Märchen von der grünen Schlange und der schönen Lilie herausgelesen. Es stellt ein Heilungsgeschehen dar: Ein junger Mann bricht „entseelt" zusammen, kommt dann durch eine Abfolge von sieben Heilungsschritten wieder zu sich selbst und gewinnt darüber hinaus noch Fähigkeiten hinzu, die ihm bisher nicht zur Verfügung standen.[31]

„Wenn Du zu Boden gehst, wenn Du an Deinen bisherigen Bemühungen zerbrichst, wenn Du scheiterst: komme zur Ruhe, behüte Dich, umfasse Dich selbst, nimm Dich selbst an.

Dein Inneres und Dein Umfeld braucht Unterstützung, um aus der Erstarrung herauszukommen und muss versorgt werden, tue Dir wohl, lass Dir wohltun, sorge Dich um Dich und lass Dich versorgen.

Das Licht, der Lichtblick darf in Dir nicht ausgehen, Du brauchst jemand, der für Dich Deine Lebensflamme und Dein Geisteslicht aufrechterhält und weiter trägt, behalte die Hoffnung.

Trete in Verbindung, gehe über eine Brücke oder lass Dich tragen. Bewege Dich. Aus dieser Brücke, diesem Weg entsteht das neue Leben, das Dir vermittelt über die Liebe gegeben wird. Das führt zu Veränderungen Deines Verstandes, Deine bisherige Denkweise wird sich auflösen und ein neuer Zugang zu Deinem Inneren wird sich bilden.

Gehe dann einen Weg, der darin besteht, Dir Klarheit über Dein Denken, Fühlen, Wollen zu verschaffen. Dies verändert die Lage Deines spirituellen Zentrums: Es kommt in Bewegung, kommt aus den dunklen Tiefen des Unbewussten zum Licht und tritt dadurch in Erscheinung. Wandlung.

Werde dann zum souveränen Selbstgestalter und Führer Deiner Seelenfähigkeiten in ausgeglichener Harmonie, erkenne Dich selbst, ergreife Deine Fähigkeiten und wende sie an.

Zum wirklichen Menschsein braucht es mehr als das, es braucht noch die Menschenliebe, die Herzensliebe, Dein inneres Zentrum muss sich vom dumpfen Willen aus der Halbdunkelheit erheben und ans Zentrum des Lebensliebesstroms, zum Herzen, gelangen."[32]

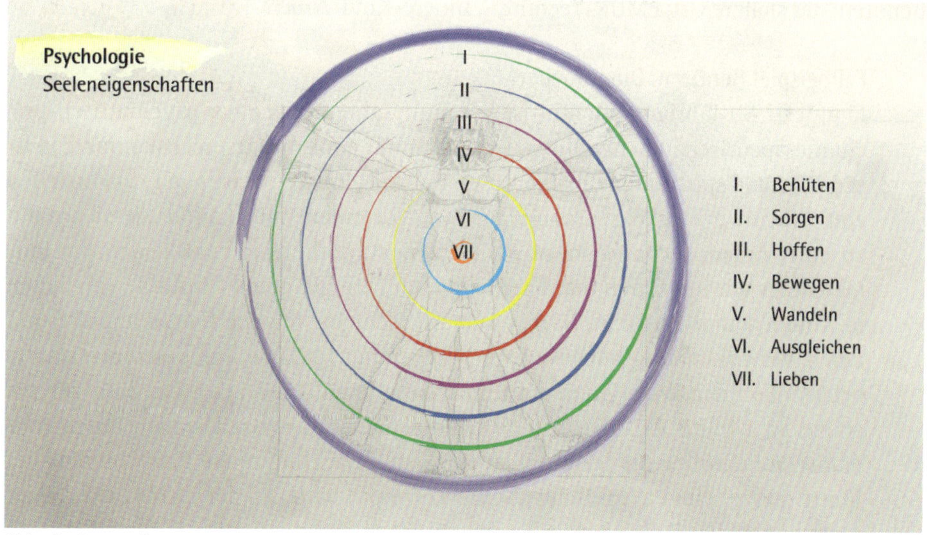

Abb.: Seelenqualitäten

Die Seelenqualitäten zeichnen sich dadurch aus, dass der Idealzustand „in der Mitte" ist, krankhaft ist das Extrem:

- Behüten kann sich als Extrem ausprägen in Abgrenzung, Abweisung, Dichtmachen, Verschlossenheit und Unnahbarkeit, oder im Gegenteil als Entgrenzung, Vernachlässigung und Verletzbarkeit (Vulnerabilität).
- Sorgen kann als Extrem Überfürsorge einerseits oder Vernachlässigung, Verwilderung andererseits sein.
- Hoffen kann als Extrem völlige Hoffnungslosigkeit, Verzweiflung, Schwarzsehen sein, im anderen Extrem „Blauäugigkeit" und unangemessene Positivität, ungedeckt durch die Wirklichkeit.

- Bewegen kann in einem Extrem Erstarrung sein, Stehen- oder Steckenbleiben, im anderen Extrem Tollkühnheit, Ungestümheit oder Chaos, alles durcheinander werfen.
- Wandeln ist ein zentraler Vorgang des Heilungsgeschehens: Not in Fähigkeit wandeln, Hass in Liebe, Trauer in Annahme. Dauerndes Wandeln erzeugt Unsicherheit und Unberechenbarkeit, kein Wandeln ist Erstarrung und Stillstand, typisch im Schockzustand.
- Ausgleichen kann in einer Ausprägung harte Kompromisslosigkeit, Unbelehrbarkeit, Befangenheit sein, im anderen Extrem Nebulosität, Unfassbarkeit, Verwirrung, Desorientierung.
- Lieben kann im einen Extrem als Hass und Destruktivität in Erscheinung treten, im anderen als Übergriffigkeit und Selbsterhöhung.

Psychotherapiemethoden zur Stärkung der Seelenqualitäten können sein:

Behüten: der sichere Ort, EMDR-Technik[33], Innere-Kind-Arbeit

Fallbeispiel Behüten: Durchlöchert

Eine jetzt 50-jährige Patientin ist seit fünf Jahren in meiner psychiatrisch-psychotherapeutischen Behandlung. Es fanden nur einzelne Gesprächskontakte in losem Abstand statt zur medikamentösen Behandlung, zeitweise auch zum Erstellen von Arbeitsunfähigkeitsbescheinigungen. Vor einem Jahr konnte sie sich dann zu einer tiefenpsychologischen Richtlinienpsychotherapie entscheiden, im Rahmen derer wir uns durch ihre Familiengeschichte (prägende Einflüsse von außen in Kindheit und Jugendzeit), ihre Lebensgeschichte (eigene innere Impulse und deren Verwirklichung oder Nichtverwirklichung im Leben) und schicksalshafte belastende Erlebnisse (Traumata) „durcharbeiteten". Es zeigte sich, dass sie eine starke Sensibilität – Offenheit für Sinneseindrücke – hat, die sich durch traumatische Erlebnisse in der Kindheit noch steigerte. Im jungen Erwachsenenalter führte dies zu einer chronischen Schmerzsymptomatik, an der sie bis heute leidet. Auch hat sie Panikattacken in bestimmten Auslösesituationen, in denen sie sich als ohnmächtig erlebt. Bei dieser Patientin ist die Seelenqualität des Behütens beeinträchtigt, in ihren Worten: „Ich fühle mich wie durchlöchert, das macht mich so verletzlich und führt dazu, dass mir alles so weh tut".

Die Therapie muss die Abgrenzung stärken, eine Möglichkeit ist die Methode „der sichere Ort".

Sorgen: Selbstsorge, Achtsamkeit

Die Entwicklung dieser Seelenqualität ist aktuell in der Psychotherapie en vogue: Achtsamkeit, Mindfullness, eine buddhistische Tugend. Sie ist ein Gegenentwurf zu unserem westlichen Gestaltungsdruck: schaffen, machen, durchziehen. Beispielhaft ist das Therapiemanual *Der achtsame Weg durch die Depression* von Jon Kabat-Zinn und anderen.[34]

Fallbeispiel Hoffen: sich nicht vertreiben lassen
Eine jetzt 53-jährige Patientin war erstmals vor Jahren in meiner Sprechstunde nach einer ersten stationären psychotherapeutischen Behandlung im Rahmen einer depressiven Episode. Sie stabilisierte sich, in der Folge zeigte sich eine sehr belastete Ehesituation. Nach Trennung und Auszug des Ehemannes traten erhebliche Metromenorhragien auf, ein Uterusmyom wurde diagnostiziert und operativ entfernt. Die Trennungssituation zog sich noch weiter über etwa zwei Jahre hin. Nach der Scheidung trat eine seelische Stabilisierung ein.

Nun kam sie wieder in meine Sprechstunde, berichtete über zunehmende Depressivität, „Entkräftung“ mit reduzierter Belastbarkeit, Schlafstörungen, Migräne und „Dauerkopfschmerz“. Angesichts der Schwere der Symptomatik riet ich zu einer stationären psychosomatischen Behandlung. Kurz nach Aufnahme in der Klinik wurde nach einem Kreislaufkollaps eine Perimyokarditis diagnostiziert, die internistisch behandelt werden musste. Der Heilungsverlauf gestaltete sich schwierig. Durch die anhaltende körperliche Schwäche und eingeschränkte Belastbarkeit bestand keine Möglichkeit, ihre Arbeit wieder aufzunehmen, sie konnte kaum ihr Haus verlassen, die Kontakt- und Kommunikationsfähigkeit war eingeschränkt. In ihr tauchte die Frage auf: „Herz, mein Herz, was möchtest du mir sagen?“ Als mögliche Antwort fand sie: „Ja, das ist jetzt wie auftauen, vorher war ich wie eingefroren und habe nur funktioniert“.

Perikarditis ist die Entzündung der Herzhaut. Das Wort Herzhaut verwendet auch Hilde Domin (1909-2006) in ihrem Gedicht:

Bitte

Wir werden eingetaucht
und mit dem Wasser der Sintflut gewaschen,
wir werden durchnässt bis auf die Herzhaut.
...
dass wir aus der Flut,
dass wir aus der Löwengrube
und dem feurigen Ofen
immer versehrter
und immer heiler
stets von neuem
zu uns selbst
entlassen werden.[35]

Der Weg zum inneren Zentrum, zum Herzen, ist oft mühsam und schwer zu finden. Diese Patientin muss krankheitsbedingt „ins Kloster gehen“. Mangels Kräften lebt sie derzeit sehr zurückgezogen, bescheiden und streng reglementiert. Dies im Gespräch erörternd, sagte die Patientin im Hinblick auf verschiedene Etappen ihrer Lebensgeschichte: „Bis heute habe ich das Gefühl, im Exil zu leben, immer wieder bin ich vertrieben worden oder habe mich vertreiben lassen. Ich will nun lernen, mich zu zeigen, mich zu behaupten, mich zu äußern, anwesend zu sein."

Bewegen: Aktivierungs- und Konfrontationstechniken der Verhaltenstherapie

Fallbeispiel Bewegen: Den Ich-Punkt finden

Eine 62-jährige Patientin kam in meine Sprechstunde mit einer protrahierten Depression. Sie sprach langsam mit leiser Stimme, wirkte starr und abwesend. Aufgrund der komplexen beruflichen und privaten Gesamtsituation mit starken Belastungen und konsekutiver Erschöpfung war sie in einen Zustand der völligen Zurückgezogenheit geraten; sie hatte „Angst vor jeder menschlichen Begegnung". Nach einer sechswöchigen stationären psychosomatischen Behandlung war sie auf der Suche nach einer ambulanten Psychotherapie, was ihr aufgrund ihrer schweren Depressivität nicht gelang. Ich veranlasste eine erneute stationäre psychotherapeutische Behandlung, aus der sie deutlich gelöster zurückkam. Sie konnte sich den Therapeuten und den Mitpatienten gegenüber öffnen. Als größten Erfolg wertete sie, dass sie einer Mitpatientin ein von ihr gemaltes Porträt zeigen konnte. Geholfen habe ihr die „unheimlich menschenfreundliche Gesinnung hinter allem" in der Klinik. Weiterhin sagte sie: „Die Welt ist nun wieder weicher für mich geworden. Ich spüre eine Hülle um mich herum, ich habe keine Schreckmomente mehr." In der Folge gelang es ihr dann, eine klare Planung für die nächste Zeit zu machen, die eine Veränderung ihrer Wohn- und ihrer Arbeitssituation beinhaltete. Glücklicherweise erlebte sie großes Entgegenkommen ihres Arbeitgebers und durch sehr erfreuliche Umstände fand sie schnell eine für sie passende Wohngelegenheit, die ihr mehr Kontakt- und Gestaltungsmöglichkeiten bot. Die Passivität löste sich, die Patientin fasste ihre Entwicklung wie folgt zusammen: „In dem Moment, wo ich wieder in der Lage war, Klarheit zu finden und Entscheidungen aus mir heraus zu treffen, konnte wieder eine Zukunft in mir wachsen. Nach einer langen Zeit der zunehmenden Abschottung kann ich wieder aufmachen, Neues in mich einströmen und eigene innere Impulse ausströmen lassen. Ich sehe wieder Treppenstufen vor mir, die ich schrittweise gehen kann."

Neues wagen, auf Andere oder Anderes zugehen: Das ist wiedergewonnene Freiheit.

Wandeln: Diese Qualität ist zentral für die „Verarbeitung" oder „Verdauung" von seelischen Eindrücken, unausgesprochen in jeder Psychotherapie. Die Metamorphosefähigkeit, also das „Aufheben" in eine höhere Ebene, knüpft an die dreifache Bedeutung des Wortes „aufheben" in der Hegelschen Philosophie an. Aufhebung von unten nach oben setzen, Aufhebung bewahren und Aufhebung beenden und abschließen. Die Qualität des Wandelns befähigt uns dazu, Schlimmes, Schreckliches, Belastendes in Erkenntnis- und Verständniszuwachs zu transformieren: Nach traumatischen Erlebnissen kann sich eine Belastungsstörung entwickeln, aber auch ein Fähigkeitszuwachs.

Fallbeispiel Wandeln: Not führt zu Entwicklung

In meine Behandlung kam eine Ende 40-jährige Krankenschwester, die im Rahmen ihrer Arbeitstätigkeit mit einer Extremsituation konfrontiert war: Suizidversuch eines Patienten durch Sprung aus dem Fenster. Nach einer anfänglichen Schockphase konnte sie relativ rasch dieses Extremereignis bewältigen und zu einer normalen Lebensgestaltungsfähigkeit zurückkehren. Auf meine Frage, woher sie die Kräfte habe zur Bewältigung dieses Erlebnisses, antwortete sie: „Das verdanke ich meiner Mutter. Sie hat sich in meiner Kindheit nie um mich gekümmert, dadurch musste ich von Anfang an für mich selbst sorgen und mich selbst um mein Wohlergehen kümmern".

Hier zeigt sich eine aus der Not geborene Reifung von Seelenfähigkeiten. Neben den Negativfolgen einer schweren seelischen Belastung, die in der Vollform als Erkrankung – posttraumatische Belastungsstörung ICD10 F43.1 – auftreten kann, ist auch ein posttraumatischer Fähigkeitszuwachs möglich. Darauf wies als erster Viktor Frankl (1905–1997) mit seinen Arbeiten hin.[36] Posttraumatischer Fähigkeitszuwachs heißt die Besinnung auf sich selbst: Obwohl das Leben unsicher ist, habe ich mich und meine Sicherheit in mir. Ich nehme meine eigenen Gefühle wahr, versuche sie zu verstehen und zu bejahen. Die Verantwortung für mich und mein Tun habe ich selbst. Ich bin nicht Opfer von Umständen, sondern Gestalter meines Lebens in Gegenwart und Zukunft, soweit mir dies möglich ist.

Ausgleichen: Diese Qualität ist im psychotherapeutischen Prozess immer zu bestärken. Friedlich werden, Frieden stiften, ausgleichen, versöhnen können schafft mehr inneren Freiraum als vorwerfen, nachtragen, verurteilen und versauern.

Fallbeispiel Ausgleichen: Der rote Faden des Heilsamen

Eine 55-jährige Pädagogin, viele Jahre unter starken Kopfschmerzen und Schlafstörungen leidend, erhebliche belastende Ereignisse in der Lebens- und Familiengeschichte, sagte nach etwa einjähriger Therapie: „Mein Schlaf ist schon eine ganze Weile besser und zunehmend verlässlicher. Ich habe ‚den roten Faden des Heilsamen' gefunden: Ich bin viel friedliebender und friedfähiger geworden, den Kindern gegenüber bin ich viel gelassener, ich vertraue auf ihre Selbstheilungs- und Selbstentwicklungskräfte. Auch habe ich bemerkt, dass die inneren Werte, die mir wichtig sind, bei meinen Kindern ‚in anderer Gestalt' auftreten, nicht identisch wie bei mir, sondern verändert und den veränderten Zeit- und Lebensbedingungen entsprechend. Ich bin für alles dankbar, nichts ist selbstverständlich."

Lieben: Lieben als zentrale Qualität unserer menschlichen Seele heißt Einheit schaffen, Zusammengehörigkeit erleben, sich als „Mensch unter Menschen" fühlen, bedeutet Energiefluss, Kreativität, Belebung, Entwicklung.

Fallbeispiel Lieben: ... die falsche Abzweigung genommen

Eine 50-jährige Angestellte leidet unter starken inneren Spannungszuständen, die sich unter anderem in Essattacken ausdrücken. In ihrem 32. Lebensjahr starb ihr

Vater, ihr einziger Vertrauter in der Familie, bei einem sehr schwierigen Verhältnis zur Mutter, akut an einem Herzanfall. Dies war ein Schock: „Ich habe nicht verstanden, warum die Erde sich überhaupt noch weiter dreht." In der Folge erlebte sie, für sie unverständlich, eine starke Abwendung der Familie väterlicherseits. In dieser Zeit hatte sie eine unglücklich endende Liebesbeziehung. „Ich hatte mich komplett geöffnet, war schutzlos und dann Opfer eines perfiden Spiels, das hat mich fast umgebracht." In ihrer Lebensgeschichte war dem Tod des Vaters vorausgehend die Scheidung ihrer Ehe, die sie innerlich bereut: „Eigentlich gehörten wir zusammen, aber ab einem Punkt lief es schief, es ist so, als hätte ich die falsche Abzweigung genommen und den Weg nicht mehr zurückgefunden."

Nun ist durch beständige Stärkung des Vertrauens in sich selbst und im therapeutischen Prozess durch mehrere Krisen „vorsichtige Hoffnung" aufgetaucht: „Damals, als das Schlimme alles passierte, hat die Welt für ein Moment gestoppt, seitdem bin ich nicht wieder richtig reingekommen. Allmählich kann ich mir vorsichtig vorstellen, dass ich wieder in eine Entwicklung komme, die innere Starre aufhört und ich wieder mich selbst lieben kann."

Die Beschreibung von Seelenqualitäten und deren Differenzierung und Stärkung in der psychotherapeutischen Arbeit finden sich auch in anderen Konzepten. Martin Straube, anthroposophischer Arzt, differenziert sieben „Resilienzbereiche": Akzeptanz, Flexibilität, Opferrolle verlassen, Verantwortung, Zugehörigkeit, Transformationsbereitschaft und Transzendenz – in Anlehnung an die sieben Lebensprozesse, die Rudolf Steiner als Vorgänge der Lebendigkeit darstellte: Atmung, Angleichung, Zerstörung, Sonderung, Erhaltung, Wachstum und Reproduktion.[37] Markus Berking vom Institut für Psychologie an der Universität Bern entwickelte ein Konzept: Training emotionaler Kompetenzen. Hier sind es sieben „Basiskompetenzen": Muskelentspannung, Atementspannung, bewertungsfreie Wahrnehmung, Akzeptanz und Toleranz, Selbstunterstützung, Analyse und Regulierung.[38]

2.4 Drei Seelenbereiche: Denken, Fühlen und Wollen

Grundlage der anthroposophischen Menschenkunde ist die Gliederung des Menschen in drei Bereiche der Leiblichkeit: Nerven-Sinnes-System, rhythmisches System und Stoffwechsel-Gliedmaßen-System. Das Nerven-Sinnes-System wird anatomisch in Gehirn, Rückenmark und anderen Nervenstrukturen lokalisiert, ihm ist mit seiner Festigkeit und Klarheit das Denken zugehörig. Das rhythmische System ist in den Rhythmusorganen wie dem Herz (Systole und Diastole) und der Lunge (Einatmung und Ausatmung) besonders erkennbar, aber auch andere Organe, wie z. B. Leber und Nieren, haben ihren über den Tagesverlauf gehenden zirkadianen Rhythmus. Das rhythmische System ist dem Fühlen, den Gefühlen zugeordnet: Überraschung, Furcht, Angst, Liebe, Freude, Erwartung, Wut, Abscheu, Ekel, Traurigkeit und Scham. Die Lebens- und Selbsterfahrung zeigt, dass die Gefühle sehr stark mit Körperreaktionen verbunden sind: der Herzschlag ist schneller oder langsamer, das Herz stoppt, die Atmung ist schneller oder langsamer, der Atem stockt, „Kloßgefühle" treten im Hals, im Brustkorb, im Bauch auf, es kommt zu Durchfall oder Schmerzen. Zum Stoffwechsel-Gliedmaßen-System gehören die Verdauungsorgane, aber auch die Muskulatur des Körpers und der Extremitäten, d.h. alle Bereiche, in denen aufgenommene Stoffe in körpereigene Substanzen oder in Energie umgewandelt werden. Aufgrund dieser „Energiekomponente" ist das Stoffwechsel-Gliedmaßen-System dem Willen, der Willensenergie des Menschen zugeordnet.

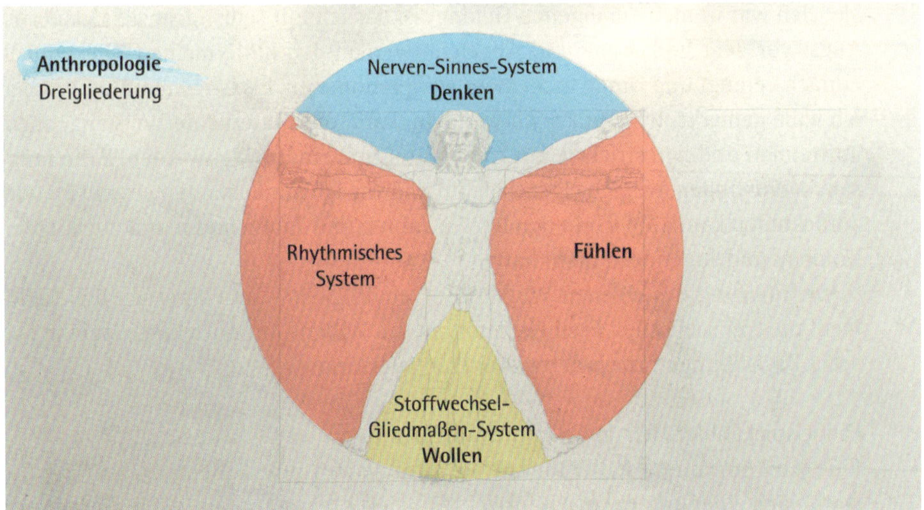

Abb.: Dreigliederung

Fallbeispiel Denken: Die Nerven liegen blank

Ein 27-jähriger Patient kommt in Begleitung des Betreuers seiner Wohngruppe, in der er lebt. Ein schmaler, großer, untergewichtiger, „nervöser" junger Mann. Schon im Wartezimmer sitzend redet er beinahe ohne Unterlass, im Sprechzimmer beginnt er das Gespräch mit den Worten: „Ich brauche so langsam therapeutische Hilfe. Meine emotionale Situation ist noch so, wie vor 25 Jahren, ich will vorankommen." Er leide an einer grenzenlosen Appetitlosigkeit: „ ... schon wenn ich ans Essen denke, kriege ich das Kotzen. Ich denke unablässig, mein Denken hört nicht auf, selbst wenn ich laufe, ist es die ganze Zeit da. Dann bin ich völlig emotionsgeladen und empfindlich, das zeige ich nur nicht so oft. Ich habe auch lauter Ideen, was ich machen will, aber ich kriege nichts hin." In der Befunderhebung zeigt sich eine extreme Hyperaktivität des Denkens, die hohe Energie führt zu einer Blockade des emotionalen Systems, das sich, so die Schilderung des Patienten, seit Jahren nicht weiter entwickeln kann. Hyperaktives Denken erzeugt viele Willensimpulse, die nicht in Tun übergeführt werden können und stecken bleiben. Das betrifft das ganze Stoffwechsel-Gliedmaßen-System, daher die Appetitlosigkeit.

Die Hauptsymptomatik liegt im Bereich des Denkens. Es ist für ihn nicht steuerbar. Schwierigkeiten der Steuerung von Denken, Fühlen und Wollen werden im psychiatrischen Diagnosesystem als Neurose bezeichnet, Unfähigkeiten der Steuerung als Psychose.

Fallbeispiel Wollen: Im eigenen Gefängnis

Eine 60-jährige Angestellte hat durch verschiedene Lebensumstände in den letzten Jahren und Jahrzehnten ihre Arbeits- und Lebenssituation aufrecht erhalten können mit „durchpowern". Vor etwa einem Jahr gingen ihr jedoch die Kräfte aus, Burnout. Nach einer längeren Erholungsphase hat sie aktuell nun wieder ihre Arbeitstätigkeit begonnen im Rahmen einer stufenweisen Wiedereingliederung. In der Selbstreflexion über die letzten Jahre und Jahrzehnte ihres Lebens sagte sie: „Ich war in meinem eigenen Gefängnis, das ich mir selbst gebastelt habe aus Angst vor dem Verlassen- und Abgelehntwerden. Ich hatte meinen Blickwinkel einfach verengt und Dinge nicht mehr wahrgenommen, bis ich am Ende war. Aber ich habe gemerkt: Ich kann mich wandeln, kann das Material der Vergangenheit auftrennen und neu stricken. Ich kann klarer und eindeutiger werden, kann langsam herausfinden, wer ich eigentlich bin und wie ich mir Lebendigkeit und Freude zurückholen kann, die ich in den letzten Jahren und Jahrzehnten und auch in der Kindheit und Jugendzeit nicht hatte."

Die Führung des eigenen Wollens – Freiwilligkeit – ist ein wesentliches Element unserer seelischen Freiheit. Training des Willens, Intitiativkraft, ist eine der sechs Basisübungen zur inneren Weiterentwicklung.

Fallbeispiel Fühlen: Ich darf hier nicht bleiben

Eine jetzt 50-jährige Patientin hat vor fünf Jahren ihren Ehemann beerdigt. Er starb nach einer kurzen, rasch fortschreitenden Krebserkrankung. Sie waren sehr eng verbunden, hatten eine starke Seelenverwandtschaft. Um so mehr ist für sie der Tod des innig geliebten Menschen ein anhaltender Schock und bisher nicht überwindbar. Im letzten Gespräch äußerte sie: „Ich habe Angst, dass mir die Fähigkeit der Liebe verloren geht. Ich hatte einen Traum, in dem ich meinen Mann am liebsten umarmt hätte, ich hatte eine totale Sehnsucht, es schien mir dann aber wie verboten, ich musste wieder gehen, ich durfte nicht bleiben, ich durfte nicht fühlen." Eingebunden war dieser Traum in Bilder von Wasser, einem Schiff und zielstrebigem Schwimmen, Treppen, die zu einer Tür führten, drei Personen, die sie als „drei Charaktereigenschaften" erlebte. Im Gespräch über diesen Traum wurde deutlich, dass ihr die Qualität des Fühlens abhanden gekommen war durch den langanhaltenden Schmerz und Kummer. Berührend waren die Sätze, die sie im Traum als Gedanken hatte: „Ich muss hier wieder gehen, es ist verboten, ich darf nicht hier sein, ich darf nicht bleiben, ich darf nicht fühlen."

Im therapeutischen Prozess ist eine Entwicklung anzuregen vom „Ich darf nicht" zum „Ich erlaube mir", die Wandlung von Angst zu Mut und von Mut zu Liebe.

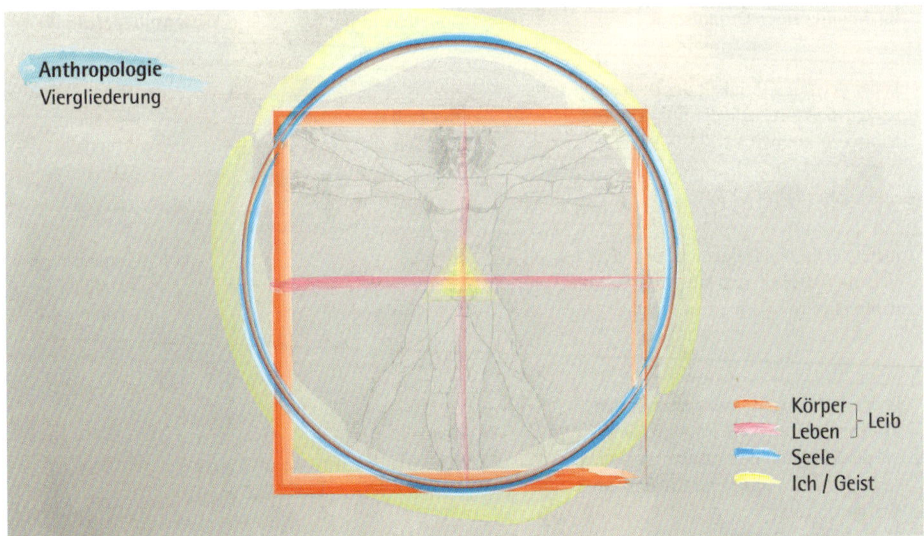

Abb.: Viergliederung

Die anthroposophische Anthropologie beruht neben dem Konzept der Dreigliederung auf der Gliederung des Menschen in vier Wesensglieder: Physischer Leib, Ätherleib, Astralleib und Ich bzw. Ich-Organisation [→ Kapitel I.4].

Das Ineinandergreifen der Systematik der Dreigliederung und der Viergliederung als Verständnis von Gesundheit und Krankheit ist prägnant dargestellt von Michaela Glöckler in ihrem Buch zur *Meditation in der Anthroposophischen Medizin.*[39] Diese Darstellung findet sich deshalb in einem Buch über Meditation, weil das Konzept der Gliederung des Menschen in Leib, Lebensleib, Seelenleib und Ich nicht unmittelbar sinnlich erfasst werden kann. Hierfür ist ein Training der Erkenntnisfähigkeit der Imagination erforderlich.

Zusammenspiel von Drei- und Viergliederung

Die vier Wesensglieder, Ich, Astralleib, Ätherleib und physischer Leib, sind zum Teil leibgebunden und zum Teil leibfrei tätig. Im Nerven-Sinnes-System sind physischer Leib und Ätherleib leibgebunden und Ich, Astralleib sowie Teile des Ätherleibs leibfrei, das ermöglicht als Seelenqualität die Fähigkeit des Denkens. Im rhythmischen System des Brustbereiches sind physischer Leib, Ätherleib sowie Astralleib leibgebunden und Ich-Organisation sowie teils Astralleib leibfrei tätig, wodurch die Fähigkeit des Fühlens entsteht. Im Stoffwechsel-Gliedmaßen-System sind alle vier Wesensglieder leibgebunden. Nicht im Stoffwechsel, aber in der Gliedmaßentätigkeit, ist das Ich partiell leibfrei und ermöglicht den willenshaften Gebrauch der Glieder und dadurch die Umsetzung des Wollens in Tätigkeit und Handlung.

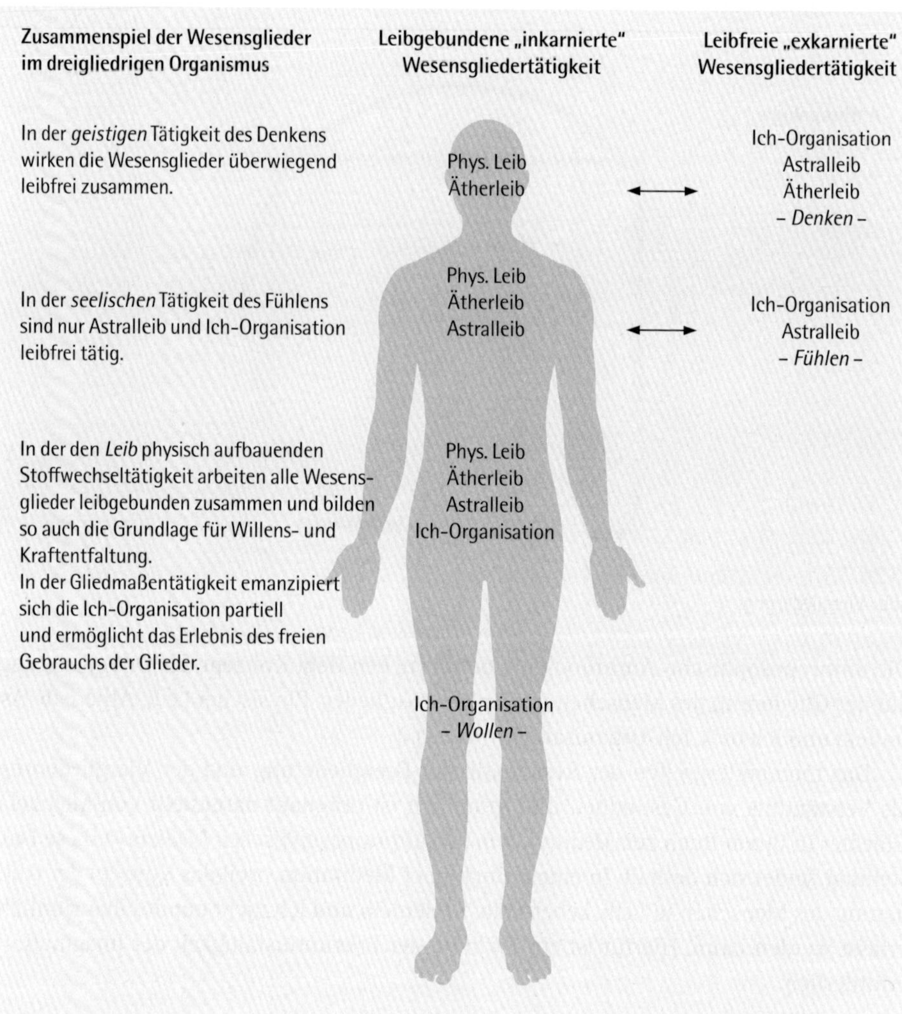

Abb.: Die vier Wesensglieder im dreigliedrigen Organismus. Die Pfeile geben an, welches Wesensglied im angezeigten Bereich lose verbunden und teils leibgebunden, teils außerkörperlich wirksam ist.[40]

2.6 Das Ich des Menschen

Weil wir es in der Therapie mit Menschen zu tun haben und der Mensch ein Ich hat, ist die zentrale Bedeutung und Funktion des Ichs essenziell für unser psychotherapeutisches Konzept [→ Kapitel I.4]. Ein einfacher phänomenologischer Zugang zur Differenzierung des Ich-Bereiches erfolgt unter Berücksichtigung der zeitlich fortlaufenden Entwicklung des Menschen während des Lebens:

Ein Gewesener: Ich, der ich war in der Vergangenheit.
Ein Seiender: Ich, der ich bin in der Gegenwart.
Ein Werdender: Ich, der ich werde in der Zukunft.

Eine weitere Differenzierung des Ichs erfasst verschiedene Bewusstseinsebenen des Menschen:

- ein Wachbewusstsein, in dem wir Menschen normalerweise tagsüber leben,
- ein Schlafbewusstsein, welches ein Unbewusstsein ist: Aus diesem unbewussten Möglichkeitsraum kommen die Träume,
- ein Todesbewusstsein oder Ewigkeitsbewusstsein: Diesen Erlebnisraum schildern Menschen mit Nahtoderlebnissen als Lichtraum. Er wird unbewusst von Menschen mit Todessehnsucht aufgesucht als Raum, in dem alles hell ist, so hell, dass wir nichts sehen können[41], in dem aber bei allmählicher Gewöhnung an diese Helligkeit die essentiellen Impulse auftauchen, die zu den wesentlichen, tiefen, entscheidenden Lebensschritten führen.

Fallbeispiel: Die Seele zwischen Leib und Ich – eine Selbsterfahrung
Für das erste Modul des ersten Fortbildungskurses Anthroposophie-basierte Psychotherapie war mir, dem Plan entsprechend, der Vortrag *Die Seele zwischen Leib und Ich* zugeteilt. Aus der Vorbereitung auf andere Veranstaltungen kenne ich bereits die Prozesse, die in mir ablaufen, bevor ein Vortrag innerlich in mir fertig ist, was meist erst kurz vorher geschieht. In der Regel habe ich eine „Sichtungsphase", in der ich verschiedene Literaturstellen, Gedanken und Bilder, die in mir auftauchen, sammle. Anschließend kommt die „Verdichtungsphase", in der sich aus den gesammelten Stücken allmählich Schwerpunkte herausbilden, denen ich weiter nachgehe und die ich vertiefe. Dann, als letzte Phase, folgt die „Strukturphase", in der ich einzelne Etappen meiner Gedankenführung in eine sinnvolle Reihung bringe und diese Struktur vorwärts und rückwärts in den einzelnen Stufen innerlich durchgehe, damit ich sie dann für den Vortrag präsent habe.

So ging ich auch auf diesen Vortrag zu. Ich hatte mir die zwei Wochenenden davor für die Vorbereitung freigehalten. Am ersten Wochenende kamen mir mit Mühe einige spärliche Ideen. Also hoffte ich, dass sich während der Woche noch mehr ereignet: Nichts. Auch für das zweite, also das vor dem geplanten Vortrag liegende Wochenende, hatte ich mir völlig frei genommen zur Sammlung und Verdichtung meiner Gedanken. Es geschah: Nichts. Je mehr ich versuchte, eines der spärlichen inhaltlichen Fragmente, die ich „zusammenkratzen" konnte, zu vertiefen, um so stärker hatte ich den Eindruck, dass mir dieses Thema nicht weiter entgegenkommt, sondern im Gegenteil: vor mir flieht, weggeht, mich verlässt.

Nachdem nun auch das letzte Wochenende vor dem Vortrag mit dem Ergebnis: Nichts! verstrichen war, begann ich unruhig zu werden. Es blieb mir nur übrig, darauf zu vertrauen, dass mir in den verbleibenden Tagen noch Ideen, Einfälle, Bilder kommen würden. Der Montag verging: Nichts! Der Dienstag verging: Nichts! Der Mittwoch verging: Nichts! Nun blieb noch der Donnerstag, am Freitag sollte der

Vortrag sein. Der Donnerstag kam, tagsüber: Nichts! In meiner zunehmenden Not ging ich soweit, dass ich ein Skript, das ich aus Fragmenten von Gedanken und Exzerpten aus Büchern zusammengestellt hatte, vorlesen wollte als letzte Rettung, aber selbst der Gedanke daran blieb trocken, uninspiriert, spröde, verschlossen. Donnerstagabend war weiterhin alles in mir zu, nichts öffnete sich. Letzte Chance: Ins Bett gehen und auf die Nacht hoffen mit der geringen Wahrscheinlichkeit, dass mir nachts oder frühmorgens, wie dies manchmal der Fall ist, fruchtbare Gedanken kommen, die ich umsetzen könnte. Im Bett liegend versuchte ich zu denken: Es ging nicht. Versuchte zu schlafen: Es ging nicht. Nun begann mein Herz immer stärker zu klopfen, ich begann zu schwitzen, Angstschweiß, ich weiß nicht mehr: War es kalter Schweiß, war es heißer Schweiß. Aber es blieb zu in mir, kein Gedanke, keine Idee, da war nichts, auf das ich mich stützen konnte.

Ich fühlte mich völlig be- und gefangen, in höchster Not der Gedanke: Du musst jetzt alles absagen (es war etwa 22:30 Uhr), es geht nicht, ich kann nicht, ein anderer muss es machen. Aber nicht einmal dazu hatte ich Kraft, konnte nicht aufstehen, konnte nicht zum Telefon gehen um abzusagen, war gefesselt und gelähmt, erregt und hilflos gleichzeitig. Dann plötzlich und unerwartet der Gedanke: Ich muss mich auf mich selbst besinnen, auf mein Selbst – und alles andere an Vorstellungen fallen lassen.

Mir kam das Bild vor Augen, das ich tags zuvor einer Patientin aufgezeichnet hatte: ein Knäuel von Linien, das die Wirrheit der Seelenvorgänge im Denken, Fühlen und Wollen und gleichzeitig die Wirrheit und Unabgegrenztheit ihrer Persönlichkeit von anderen Persönlichkeiten darstellte. In dieses Knäuel hatte ich einen kleinen Punkt eingezeichnet und ihn „Ich-Punkt“ genannt, das eigene Zentrum, das sich nicht in der Peripherie verlieren darf, sondern in sich selbst Zentrierung braucht. Diese Zeichnung vom Vortag wurde plötzlich in mir lebendig. Dieser Ich-Punkt, mein Ich-Punkt jetzt, begann zu leuchten und zu strahlen, es war ein kleiner Punkt, der schnell auch wieder verdeckt werden konnte von dem ganzen Wirrwarr. Ich versuchte ihn aber immer wieder zu finden, in seine Strahlen zu kommen. Dadurch entstand in mir ein Strom von Kraft, Zuversicht und Mut. Der Gedanke kam mir: Du musst dich als dich selbst darstellen, stelle im ersten Vortrag deine eigene Lebens- und Entwicklungsgeschichte hin zur Anthroposophie und Anthroposophie-basierten Psychotherapie dar, sei authentisch, benenne deine Schwierigkeiten, zeige deine Verletzlichkeit, deine Wunde[42], deine Gebrechen, deine Unvollkommenheit.

Jetzt entstand eine große Ruhe und Sicherheit in mir, mein Herz schlug allmählich ruhiger und gleichmäßig, sodass ich es gar nicht mehr bemerkte. Mein Atem wurde langsamer und tief im Ausatmen, meine Schweiße trockneten, ich vermochte schließlich ruhig einzuschlafen nach diesen inneren Kämpfen. Am kommenden Abend konnte ich den Vortrag halten, den ich mit den Worten begann: „Das Thema meines Vortrages lautet: Die Seele zwischen Leib und Ich, aber als erstes muss ich Ihnen sagen, dass ich diesen Vortrag heute Abend als Vortrag nicht halten kann, aber ich erzähle ihnen von dem, was in mir vorgegangen ist.“ Ich berichtete von meinem inneren Kampf mit meinen blockierten Vorstellungen und Gedanken in den vergangenen Tagen, von der letzten Nacht, in der mein Körper in völlige Aufruhr geraten war und davon, wie mir schließlich die Verbindung zu meinem Ich-Punkt gelang. Wie von diesem Punkt aus mein Körper wieder in Ruhe und Rhythmus kam und wie von diesem Zentrum aus mein Denken wieder lebendig und klar wurde.

In den verdichteten Stunden dieser dramatischen Nacht hatte ich erlebt, was notwendig ist, um die Seele zu öffnen: Die Begegnung mit mir selbst. Ich hatte erlebt, wie Herzschlag und Atmung in Unruhe und Unrhythmus kommen und der Körper in Erstarrung oder in Erregung fällt, wenn die Seele verschlossen bleibt. Und ich hatte erlebt, dass von meinem eigenen inneren Lichtpunkt der Kraftstrom ausgeht, der Leib und Seele, Körperfunktionen und Seelenvorgänge führt.

2.7 Seelenentwicklung

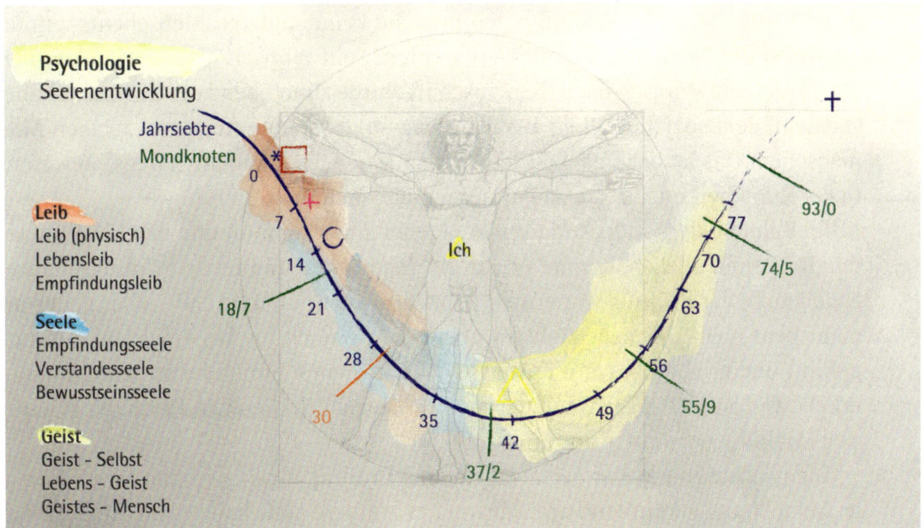

Abb.: Seelenentwicklung

Die Gesetzmäßigkeiten der Lebensentwicklung in Jahrsiebten und die Einflüsse durch kosmische Gesetzmäßigkeiten wurden detailliert in Kapitel III dargestellt. Sie eignen sich sehr gut als Einstieg in eine Erfassung der biografischen Gesamtsituation. Biografiearbeit hat sich zu einem eigenen Bereich im Spektrum der anthroposophischen Lebensberatung entwickelt.[43]

Fallbeispiel: Der Geist führt die Seele

Ein 22-jähriger hochintelligenter Student kam in meine Sprechstunde, nachdem er die letzte Prüfung im Studium zweimal nicht bestanden hatte. Nun gab es noch eine einzige Möglichkeit, die Prüfung zu wiederholen und das Studienziel zu erreichen. Als er zu mir kam, war er zuvor fast drei Monate tagesklinisch in einer psychiatrischen Klinik behandelt worden unter der Diagnose: dringender Verdacht auf eine Schizophrenie-Prodromalphase. Durch die dort begonnene neuroleptische Behandlung war er deutlich eingeschränkt und motorisch unruhig. Unter Betrachtung der seelischen Entwicklung von der Empfindungsseele („ich empfinde“) zur Verstandesseele („ich verstehe“) wurde deutlich, dass er sehr stark kognitiv lebte und wenig Zugang zu seiner Emotionalität hatte. Seinen Berufswunsch hegte er schon seit seiner Jugendzeit und hatte dann das entsprechende Studium begonnen. Gegen Ende des Studiums zog er sich immer mehr von seinen Kommilitonen zurück bei zunehmenden Ängsten. Schließlich war dann die zweimal nicht bestandene letzte Prüfung seines Studiums Anlass für ihn, sich seinen Eltern zu eröffnen, zu ihnen zurückzukehren und sich in Behandlung zu begeben. Nach der teilstationären Therapie begann er bei mir eine psychotherapeutische Behandlung. In einer Therapiesitzung äußerte er: „Ich muss es anders machen, als ich bisher dachte. Mir ist klar geworden, dass mir der Mut fehlt oder der Wille und dass das Angst ist.“ Er hatte bisher kein Interesse an menschlichem Kontakt gehabt, nun zeigte sich, dass er einen unerfüllten Wunsch nach Nähe und Geborgenheit in sich trug. Seine Vorstellung: „Ich brauche keine anderen Menschen“ konnte als Angst vor Menschen identifiziert werden. Sein Wunsch nach Einsamkeit bei gleichzeitigem Wunsch nach Gemeinschaft wurde zunehmend deutlich: „Ich habe versucht, dem sozialen Leben aus dem Weg zu gehen aus Angst vor meinen Mitmenschen: Das ist der Knackpunkt!“ Bisher sei er „einseitig unterwegs“ gewesen. In der Krankheit erlebe er „das Zusammenfallen meiner Lebenslüge“.

Im Rahmen der Entdeckung seiner eigenen Emotionalität und den Möglichkeiten damit umzugehen, konnte er auf die anstehende und letzte Prüfungschance zugehen. In der Prüfung war er sehr konzentriert gewesen, er habe „alles gegeben, mehr geht nicht“. Er habe sich „so gelassen wie noch nie bei einer Uniprüfung“ gefühlt und erlebt, dass er die Angst vor einer neuen Situation verlieren konnte durch „Gefestigtsein im Umgang mit der neuen Wirklichkeit“. So habe er eine „neue Haltung gewonnen aus innerer Stärke“.

Die nächste Hürde war nach bestandener Prüfung die Bewerbung für eine Stelle. Seine Ängste konnten herausgearbeitet werden: „Ich habe nicht Angst, eine Bewerbung zu schreiben, sondern Angst vor der Ablehnung.“ Im inneren Erleben stellte es sich für ihn folgendermaßen dar: „Ich glaube nicht, dass ich genommen werde, wenn ich mich bewerbe, zu 80% werde ich abgelehnt.“

Im therapeutischen Prozess konnten diese Ängste identifiziert, benannt und eingeordnet werden. Es wurde daran gearbeitet, die Ängste wahrzunehmen und sich davon zu distanzieren. Dies erforderte eine erhebliche Arbeit, da er die Ängste als sehr existenziell erlebte: „In einem Bewerbungsgespräch fühle ich mich persönlich aufs Spiel gesetzt.“ Es wurde daran gearbeitet „die Emotionen so zu nehmen, wie sie sind“ und die Bewerbungssituation „als Aufgabe, in die ich reinwachsen muss“.

Im Verlauf gelang es ihm zunehmend, in sich selbst zu ruhen. Nach einer erfolgreichen Bewerbung und dem Therapieabschluss aufgrund seines Wohnungswechsels zum Arbeitsplatz fasste er das Therapieergebnis wie folgt zusammen: „Ich kann meine Probleme nun erkennen und benennen, bin aber noch nicht davon befreit. Allerdings glaube ich schon, dass ich es schaffen kann." Er hatte begonnen, konsequent zu meditieren und sich jeden Tag innerlich zu ordnen. „Mir ist klar geworden, dass ich nicht gesunden kann, wenn ich keine Haltung zur Sinnhaftigkeit und zum Geist finde. Sinnhaftigkeit entsteht durch Geist und nicht durch Seele. Zwar ist seelische Gesundheit Voraussetzung für den Geist, aber die Geistanwesenheit oder Sinnhaftigkeit ist hinreichend für seelische Gesundheit." In diesen Worten wird zwar die starke Intellektualität des Patienten deutlich, diese ist aber nun weniger abgetrennt von seiner Emotionalität, zunehmend mit ihr verbunden.

In der Adoleszenz besteht die Gefahr, dass das Ich des Menschen nicht richtig in die Entwicklung der Empfindungsseele eingreift, da deren Grundlage, der Empfindungsleib, nicht gut ausgebildet ist, wie bei Jugendlichen, die in einer starken Intellektualität leben. Ohne dieses Fundament fehlt jedoch die Grundlage für eine bewusste Emotionalität, die für eine Beziehung zu sich selbst und zu anderen Menschen notwendig ist.

Bei diesem Patienten bestand die Gefahr der Abkoppelung der Emotionalität, was in die Richtung der Prodromalsymtome einer Schizophrenie-Spektrum-Erkrankung weist. Im Behandlungszeitraum konnte dieser Abkoppelung entgegengewirkt und eine Einkoppelung erreicht werden – über die Bewusstmachung der Angst als starkes Gefühl und der Überwindung der Angst durch Mut. Dies ermöglichte dem Patienten den Abschluss des Studiums, das erfolgreiche Durchlaufen einer Bewerbungsphase und die Aufnahme seiner Berufstätigkeit. Die aktuelle Verbesserung der Seelenverfassung darf nicht darüber hinwegtäuschen, dass bei diesem Patienten weiterhin die Gefahr einer emotionalen Entkoppelung besteht.

Fallbeispiel: Frei werden

Ein 27-jähriger Patient kam in meine psychotraumatologische Behandlung in Zusammenhang mit einem Arbeitsunfall. Er war als Bauleiter bei einer Baufirma angestellt. Ein Subunternehmer verursachte durch Unachtsamkeit einen schweren Arbeitsunfall, bei dem ein Arbeiter ums Leben kam. Der Patient war in diesem Moment nicht auf der Baustelle anwesend, wurde jedoch hinzugerufen und war mit den ganzen Vernehmungen und Untersuchungen konfrontiert. Es schien, als ob er das Unfallereignis zunächst ganz gut verarbeiten konnte, er entwickelte in der Folge jedoch eine zunehmende Distanz zu seiner beruflichen Tätigkeit. Er hatte seit Beginn seiner Ausbildung in der Firma gearbeitet, war von seinen Vorgesetzten gefördert worden und fühlte sich emotional seinem Arbeitgeber verpflichtet. Nun merkte er aber, dass die Komplexität der Aufgaben in seiner Tätigkeit, insbesondere die Personalführungsaufgaben, für ihn auf Dauer eine zu große Belastung darstellen und nicht seinen Fähigkeiten entsprachen. Zwar hatte er bisher immer den Ehrgeiz gehabt, in seiner beruflichen Tätigkeit „sich zu beweisen und anderen zu beweisen, gut zu sein". Nun zwangen ihn die Ereignisse, einen anderen Blick auf seine Arbeit zu werfen und sich nicht weiter mit für ihn nur mit großer Anstrengung bewältigbaren Anforderungen zu quälen. Er sprach mit seinen Vorgesetzten und hat sich inzwischen für andere Stellen, die eher seinen Fähigkeiten entsprechen, beworben.

Unter dem Gesichtspunkt der seelischen Entwicklung wird hier, dies entspricht dem Lebensalter des Patienten, der Übergang von den Qualitäten der Empfindungsseele zu Qualitäten der Verstandesseele deutlich. Zudem ist die Zeit zwischen dem 28. und 30. Lebensjahr häufig ein Abschnitt der Neuorientierung.

Fallbeispiel: Einzige Chance
Eine 28-jährige Patientin kam vor kurzem erstmals in meine Sprechstunde und berichtete mir ihre lange Leidensgeschichte mit Traumata in Kindheit und Jugendzeit, Gewalterfahrungen, Out-of-Body-Erlebnissen, massiven Schlafstörungen mit Alpträumen. Sie habe nach dem Abitur Verschiedenes probiert und abgebrochen: mehrere Praktika, Ausbildungen, Beziehungen. Nun habe sie Ängste, „alles nicht zu schaffen".

Nach dem Erstgespräch mit Sichtung der Gesamtsituation erbat ich mir Bedenkzeit bis zum nächsten Termin, um die Komplexität zu erfassen. Zum zweiten Termin kam sie gutaussehend und aufgeräumt, berichtete, dass sie viel besser habe schlafen können, da sie das Schreiben wiederentdeckt habe, eine Fähigkeit, die ihr bereits in der Jugendzeit in schwierigen Situationen geholfen habe. Auch sei es ihr gelungen, bei einem kürzlich stattgefundenen Familienfest innerlich freier zu sein, andere und sich selbst mit mehr Abstand zu betrachten. Sie habe sich auf drei Dinge besonnen: Erstens sei der Umgang mit Tieren für sie sehr heilsam, sie wolle daraus eine Arbeitstätigkeit bzw. einen Beruf machen. Zweitens sei für sie Schreiben eine Möglichkeit, das alles, was in ihr sei, auszudrücken und loszuwerden. Zum Dritten habe sie bemerkt, dass es ihr wieder gelinge, Wärme und Liebe zu anderen Menschen zu empfinden, jedenfalls anfangsweise und punktuell. Sie sagte: „Dies ist meine einzige Chance. Ich muss mich danach ausrichten, wo es mir gelingt, Wärme und Liebe zu empfinden. Nur so kann ich alles, was in mir an Schrecklichem ist, überwinden. Nur so kann ich meine eigenen Blockaden lösen."

Ich bestärkte sie in ihren Intentionen und sagte, dass dafür jetzt der richtige Zeitpunkt sei, der nicht zu verpassen ist. Mit 28 Jahren, nach dem Durchlaufen von vier Jahrsiebten, sind die Chancen für das Ende der bisherigen Unklarheit und Entstehen einer neuen Orientierung günstig. Zumeist sage ich das nicht in diesen Worten zum Patienten, diese Gesetzmäßigkeiten sind im Hintergrund meiner Interventionen und der diagnostischen Einordnung des Gesamtgeschehens. Ich schöpfe aber daraus Kraft, Mut und Zuversicht, die ich an den Patienten weiterzugeben versuche, um in ihm Vertrauen auf seine Weiterentwicklungsfähigkeit zu erzeugen und die Kraft, die eigenen inneren Impulse zu verwirklichen.

Fallbeispiel: Auf der Stelle rumtappen
Eine jetzt 36-jährige Akademikerin hat nach Abschluss von Studium und anschließender Promotion zunächst eine Stelle innegehabt, bei der sie sehr unglücklich war. Sie entwickelte eine Depression, die sie in meine Behandlung führte. Schließlich kündigte sie die Arbeitsstelle, verschiedene Versuche des Findens einer neuen Stelle scheiterten. Aufgrund der guten finanziellen Situation ihres Lebenspartners konnte sie sich eine Pause bei den Bewerbungen leisten, zumal ihre

Mutter, an einer Krebserkrankung leidend, zunehmend pflegebedürftig geworden war, ihre Begleitung erforderte und vor wenigen Monaten starb.

Obwohl sie sich in den letzten Wochen zunehmend stabilisierte, Freude und Kraft wiederfand und äußerte, sie sei „mit dem Leben insgesamt unzufrieden", erlebte sie sich selbst als „auf der Stelle rumtappend". Dies gab im therapeutischen Gespräch Anlass zur gemeinsamen Reflexion über ihre biografische und ihre Seelenentwicklungssituation im 36. Lebensjahr. Zu diesem Zeitpunkt kann die Reifung der Empfindungsseele (21 – 28 Jahre) und ebenfalls die Entwicklung der Verstandesseele (28 – 35 Jahre) erfolgt sein. Mit 36 Jahren beginnt die Phase der Entwicklung der Bewusstseinsseele. Deren Qualitäten sind gutes Selbstgefühl, klares Denken, Liebe zum Unbekannten und Staunen über das Unerwartete.

Als therapeutische psychoedukative Intervention erklärte ich ihr die Phasen der Seelenentwicklung und machte ihr Mut: In ihrer jetzigen Lebenssituation habe sie wieder Zufriedenheit nach der vorangegangenen Depression erreicht. Das Gefühl des Stillstandes, das sie erlebe, kündige den Beginn einer neuen seelischen Entwicklungsphase an mit den Qualitäten der Bewusstseinsseele. Zudem kann mit 36 Jahren auf die kosmische Gesetzmäßigkeit der identischen Mondknoten und ihre Wiederholung alle 18 Jahre, 7 Monate und 9 Tage vertraut werden. Aufgrund dieser kosmologischen Konstellation, bestätigt durch phänomenologische Beobachtungen von Lebenslaufgesetzmäßigkeiten, ist die Wahrscheinlichkeit hoch, dass zu diesen Zeitpunkten eigene innere Lebensimpulse in irgendeiner Weise wieder sichtbar werden. Daraus, so sagte ich der Patientin, lasse sich Zuversicht und Vertrauen schöpfen. Nach dieser Phase des scheinbaren Stillstandes komme eine neue Phase der Seelenentwicklung mit Wiederauftreten von eigenen Lebensimpulsen.

2.8 Kosmische Welt: Mondknoten

Neben den menschlichen Entwicklungsphasen in Jahrsiebten gibt es kosmische Gesetzmäßigkeiten, die überraschend präzise und wiederkehrend sind. Bedeutung für die Biografie haben die sogenannten „Mondknoten", eine Konstellation zwischen Erde, Mond, Sonne und Tierkreis [→ Kapitel III].

Wenn wir morgens oder nachmittags an den Himmel schauen und – wie es manchmal zu beobachten ist – Sonne und Mond gleichzeitig am Himmel sehen, und wenn wir uns dann noch vorstellen, auf welchen Bahnen sich diese Himmelskörper jeweils bewegen, so erkennen wir, dass diese Bahnen vor dem Hintergrund des Fixsternhimmels bzw. des Tierkreises nicht parallel verlaufen, sondern in einem Winkel zueinander stehen. Als Tierkreis wird der Gürtel von zwölf Sternbildern bezeichnet, den die Sonnenbahn am Himmel – die Ekliptik – durchläuft. Die Sternbilder sind Widder, Stier, Zwillinge, Krebs, Löwe, Jungfrau, Waage, Skorpion, Schütze, Steinbock, Wassermann und Fische. Da sich die Umlaufbahnen aller Planeten bis auf Pluto in annähernd einer Ebene befinden, liegen die scheinbaren Bahnen der Planeten innerhalb oder nahe des Tierkreises. Die Bahnen der Planeten würden sich deshalb schneiden, wären z. B. Sonne und Mond nicht ca. 150 Millionen Kilometer voneinander entfernt. Die gedachten Schnittpunkte der Mond- mit der Sonnenbahn werden als Mondknoten bezeichnet. Aufgrund der Bewegungen der Himmelskörper und der Verschiebung ihrer Bahnen zueinander vor dem Fixsternhimmel treten die „Knoten" der Bahnen von Sonne und Mond nach einem Zeitraum von 18 Jahren, 7 Monaten und 9 Tagen wieder genau an der gleichen Stelle vor dem Fixsternhimmel im Hintergrund auf wie zum Zeitpunkt der Geburt.

1. Mondknoten	18 Jahre, 7 Monate, 9 Tage
2. Mondknoten	37 Jahre, 2 Monate, 18 Tage
3. Mondknoten	55 Jahre, 9 Monate, 27 Tage
4. Mondknoten	74 Jahre, 5 Monate, 15 Tage
5. Mondknoten	93 Jahre, 0 Monate, 24 Tage

Der Zeitpunkt des in identischer Form wieder auftretenden Mondknotens ist kosmologisch die Wiederholung der planetarischen Geburtskonstellation von Sonne und Mond vor dem Tierkreis. Für den Menschen kann sich in diesem Zeitraum eine Art Echo auf die ursprünglichen Motive und Impulse zu Beginn des Erdenlebens bilden. So ist es möglich, dass die Mondknotenzeiten als Momente der geistigen Befruchtung hervortreten oder auch mit leiblicher Gefährdung oder Erkrankung verbunden sind.[44]

Begleitet werden diese Mondknoten von der sogenannten Sarosperiode der Finsternisse, die sich im Zusammenspiel zwischen Erde, Mond und Sonne ereignen in einem Rhythmus von 18 Jahren, 10 Tagen und 8 Stunden.[45]

Der Zeitraum, den der für das bloße Auge gerade noch sichtbare äußerste Planet unseres Sonnensystems, der Saturn, in seinem Umlauf um die Erde braucht, beträgt 29 ½ Jahre. Der Zeitraum zwischen dem 28. Lebensjahr (4 Jahrsiebte) und dem 30. Lebensjahr (ein geozentrisches Saturnjahr) ist für die Seelenentwicklung und für biografische Gesetzmäßigkeiten ebenfalls von Bedeutung.

Fallbeispiel: Den eigenen Weg wiederfinden

Eine jetzt 35-jährige hochsensible Patientin schilderte ihren Zustand folgendermaßen: „Alles geht so rein in mich, dadurch bin ich schnell aus mir draußen und ich habe es sehr schwer, wieder zu mir zurückzukommen. Ich weiß gar nicht, wie ich mich Menschen gegenüber verhalten soll, ohne mich selbst zu verlieren. Ich fühle mich immer angegriffen oder ich werde immer angegriffen und ich kann nicht tun, was ich will, weil ich dann so gelähmt bin. Es kommt mir vor, als ob ich nicht für mich hier auf der Welt bin, sondern nur für andere, damit die sich verwirklichen, ankommen dürfen. Ich will landen dürfen, ich will wahrgenommen werden. Es ist schwer für mich, mein Inneres nicht zu verlieren, wenn ich in die Außenwelt gehe, ich gehe so schnell flöten."

Lebensgeschichtlich hatte sie mehrfach den Verlust von Schutz und Geborgenheit erlebt, insbesondere auch von Menschen, die ihr nahestanden oder denen sie anvertraut war. Sie hatte während ihrer Pubertät, in der Zeit der Reifung des Astralleibes, keinen stabilen seelischen Innenraum bauen können. In der Phase der Empfindungsseele war sie den Empfindungen, den Begierden anderer nahezu schutzlos ausgeliefert. In der Phase der Verstandesseele konnte sie sich durch therapeutische Gespräche reflektieren, dadurch, dass sie sich durch den Therapeuten erstmals wirklich gesehen, wahrgenommen und erkannt fühlte. Dies half ihr, Orientierung zu finden, sich selbst besser zu verstehen, ihre Innenwelt zu beschreiben, wenn auch nicht verändern zu können. Im 35. Lebensjahr beginnt die Fähigkeit, die als Bewusstseinsseelenfähigkeit beschrieben ist. Dies bedeutet, dass die Möglichkeit und Fähigkeit zur inneren Freiheit wächst, dass ein gutes Selbstgefühl Chancen hat, sich zu entwickeln und dass das Denken heller und klarer wird, verbunden mit der Möglichkeit, dass sich Neues, Unerwartetes, Zukünftiges entwickelt. Es werden mit Beginn des 35. Lebensjahres aber nicht nur diese Bewusstseinsseelenfähigkeiten möglich, sondern im 37. Lebensjahr liegt auch der zweite Mondknoten, bei dem zentrale innere Impulse auftreten und erfasst werden können. Somit ist dies für die Patientin ein günstiger Zeitpunkt für die Besinnung auf sich selbst und das Wiederfinden der eigenen inneren Impulse.

Fallbeispiel: Gegen die Wand oder die Kurve kriegen

Ein jetzt 35-jähriger Patient hatte in seinem 26. Lebensjahr einen schweren Arbeitsunfall erlitten mit Schädel-Hirn-Verletzung. Aufgrund der multiplen cerebralen Läsionen war eine anhaltende gestörte Affekt- und Impulssteuerung sowie eine Wesensänderung mit kognitiven Defiziten und deutlicher psychophysischer Belastungsminderung eingetreten, in der Folge eine depressive Anpassungsstörung. Er hatte nach dem Unfall eine Partnerin kennengelernt, mit der er acht Jahre zusammenlebte, davon zwei Jahre verheiratet. Seine Einschränkungen waren von seiner Frau akzeptiert worden, sie und er selbst dachten: „Damit kann man leben". Eines Tages sei ihr aber „der Kragen geplatzt", sie habe seine Ängste, „Neues zu erleben und Risiken einzugehen" nicht mehr ertragen und ihn verlassen. Nun stehe er vor einer neuen Situation und müsse seine Ängste überwinden um weiter zu kommen. Ausdruck dafür sei, dass er sich ein Auto kaufen wolle, um wieder selbstständig zu fahren. Bisher war er immer von seiner Frau gefahren worden, zeitweise habe er sich gelegentlich das Auto seiner Mutter ausgeliehen. In seinen Worten: „Ich will mir nun selbst ein Auto kaufen und ich nehme lieber in Kauf, mit dem Auto gegen die Wand zu fahren, als mein Leben gegen die Wand zu fahren." Seine innere Gedankenwelt beschrieb er folgendermaßen: „Was wird aus mir, ich bin in Gefahr, ich habe keine Kontrolle, ich bin nicht gut genug, ich bin ein Versager, ich bin gefangen, ich kann nicht bekommen, was ich will, ich kann keinen Erfolg habe, ich bin nicht ausreichend."

Bei diesem Patienten ist schicksalshaft bedingt in seinem 26. Lebensjahr, also in der Vollblüte der Entwicklung der Empfindungsseele und dem Erkunden von Neuem, eine „Wand" aufgetreten. Diese Wand sind die Hirnverletzungen, also organisch bedingte Einschränkungen seiner Lebensgestaltungsfähigkeit. Er hatte dann das Glück, dass er eine Partnerin fand, die ihn über den ganzen Zeitraum seiner Verstandesseelenentwicklung begleitete, ihn stützend, mittragend, verstehend. Schließlich besann sie sich auf sich selbst und löste sich von ihm und seinen Einschränkungen mit den Worten: „Das ist kein Leben für mich." Er steht nun unvermittelt und mit vollem Bewusstsein vor seiner „inneren Wand". Dadurch ist er gezwungen, sich selbst zu bewegen: „Ich kaufe mir jetzt ein Auto, lieber das Auto, als mein Leben gegen die Wand fahren." Meine Intervention, dieses Bild aufgreifend, bestand darin, ihm zu sagen, es gäbe ja auch noch die Möglichkeit, die Kurve zu kriegen. Dies bedeutet, mit den Einschränkungen umzugehen und „das Beste daraus zu machen." Das Beste daraus machen: Die Möglichkeiten wahrnehmen, die es gibt und sich nicht von den Unmöglichkeiten lähmen lassen. Hierfür ist das Zeitfenster günstig: Beginn einer neuen Seelenreifungsphase, der Bewusstseinsseele, und Anstehen des zweiten Mondknotens mit Aufleuchten der eigenen Lebensimpulse. Das heißt „trainieren": sich den Ängsten aussetzen, schrittweise das tun, was möglich ist, schrittweise das bisher für unmöglich Gehaltene als möglich zu denken und dies auch, soweit möglich, umzusetzen. In der Begleitung dieses Prozesses liegt die Aufgabe im psychotherapeutischen Prozess.

3. Die Diagnose

Die Systematik der Diagnosestellung ist Ausdruck der jeweiligen Weltanschauung, des Menschenbildes und der Psychologie. Um konsensfähig und kompatibel zu sein, werden für die Diagnosestellung in der Anthroposophie-basierten Psychotherapie die Begrifflichkeiten der Internationalen Klassifikation der psychischen Erkrankungen, aktuell ICD 10, verwendet. Diese verzichtet fast vollständig auf das Erfassen von Krankheitsprozessen, beschränkt sich auf die reine Beschreibung von Symptomen.

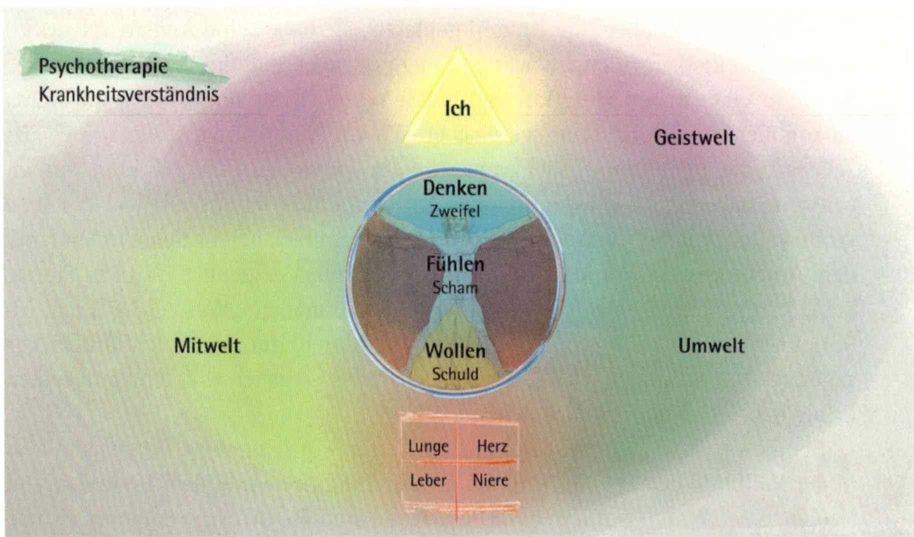

Abb.: Krankheitsverständnis

Unser Anthroposophie-basiertes Psychologieverständnis beruht auf der Viergliederung des Menschen, ergänzt durch die Dreigliederung. Die Anwendung der Drei- und Viergliederung in ihrer Differenziertheit und in ihrem Zusammenspiel erlaubt ein komplexes psychosomatisches Krankheitsverständnis: Grundlage des anthroposophischen Menschen- und Krankheitsverständnisses in der Medizin und in der Psychologie, Psychosomatik und Psychiatrie [→ Kapitel II].

4. Die Therapie

4.1 Der Zugang

Im Fokus der psychotherapeutischen Behandlung stehen:

- das Symptom
- seine Geschichte
- die Biografie des Menschen
- die Seelenentwicklung des Menschen
- die innere Haltung.

Diese bilden den Ausgangspunkt der Behandlung, danach richten sich der psychotherapeutische Zugang und die Wahl der Methode.

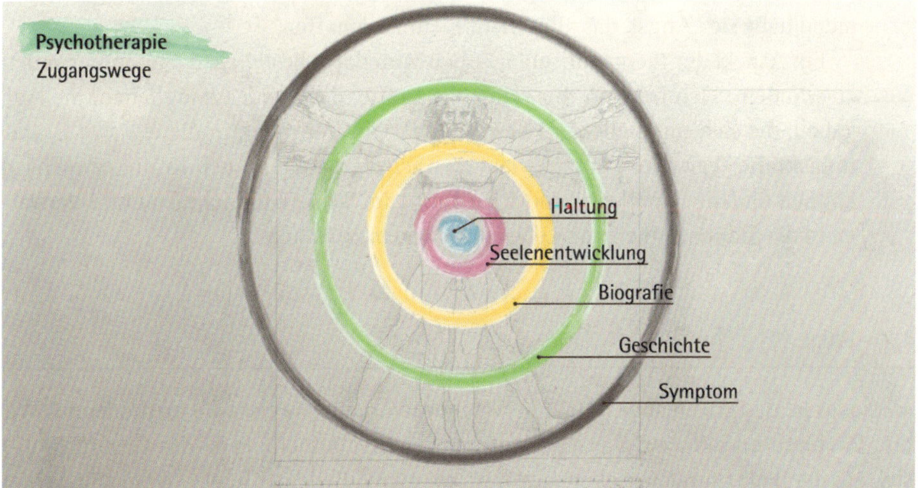

Abb.: Zugangswege

Fallbeispiel: Aua macht Licht

Eine 53-jährige Pädagogin war in den letzten Jahren gelegentlich in meiner Sprechstunde in depressiven Krisensituationen in der Beziehung zum Partner, zu den Kindern oder zu den Eltern sowie bei Schwierigkeiten am Arbeitsplatz. Nun kam sie mit einer neuen Situation: Sie hatte eine Herzerkrankung entwickelt, die medikamentös behandelt werden musste.

Angesichts ihrer jetzigen gesundheitlichen Gesamtsituation fasste sie den Entschluss, ihr Beziehungsverhältnis zu ihren Eltern zu klären. Sie verfasste mehrere Briefentwürfe, bis sie sich über Inhalt und Aussage klar und sicher war. Das Abschicken des Briefes führte bei ihr zu einer deutlich spürbaren Erleichterung, anhaltender innerer Ruhe und friedlicher Ausgeglichenheit. Sie hatte plötzlich das Gefühl, selbstverantwortlich zu leben, in ihren Worten: „Die Worte des Briefes haben meine innere Welt verändert." Neulich war sie wieder auf Besuch bei ihrem Enkelkind und berichtete folgenden Dialog: Als sie dabei war, ihre Medikamente einzunehmen, fragte sie ihr Enkel, was sie da mache. Sie erklärte es dem Kleinen mit den Worten: „Oma hat Aua im Herzen." Ihr Enkel erwiderte: „Hat Oma auch Licht im Herz?" Am nächsten Tag, wieder bei der Medikamenteneinnahme, sagte der Enkel zu ihr: „Zeig mir dein Aua." Darauf sagte sie: „Das geht nicht, das Aua ist innen." Darauf ihr Enkel: „Aua macht Licht."

Sie selbst und auch ich, als sie mir die Geschichte erzählte, waren fasziniert von der Weisheit dieser Kinderworte. Schmerzen in Erkenntnis, Licht in Liebes-Licht zu verwandeln, die Verbindung zum Geistes-Licht wiederfinden: Das ist das Ziel einer gelungenen Therapie, hier von Kindermund als Verheißung geäußert.

Fallbeispiel: Alles zu viel

Eine 38-jährige Patientin, deren zweites Kind vor zwei Jahren geboren wurde, berichtete darüber, dass „alles sehr anstrengend" sei. Sie habe „wenig Freiraum", die vielen Termine seien ihr „zu viel", sie habe das Gefühl von „Hilflosigkeit". Zunehmend habe sie „Angst, das alles nicht mehr zu schaffen."

Ein Aspekt der therapeutischen Arbeit wird darin bestehen, Angst in Vertrauen zu wandeln: „Ich trage in mir selbst die Kräfte, die es mir ermöglichen, die Aufgaben, die sich mir stellen, zu bewältigen"[46], in Vertrauen in die eigenen Gestaltungskräfte, Vertrauen darauf, dass aus Schwierigkeiten auch Kräfte erwachsen können und die Fähigkeit, wieder Hoffnung im Sinne von Sicherheit und Vertrauen in die Sinnhaftigkeit von Lebensumständen zu haben.

4.2 Wege

Methodos ist das griechische Wort für Weg oder Vorgehensweise, die Methode, das Wohin, Wodurch und Womit. Das Zentrum unserer Psychotherapie ist das Gespräch, das sich aus der Begegnung zwischen Arzt/Therapeut und Patient/Klient entwickelt zu einer Beziehung, aus der die Kommunikation entsteht. Das Sprechen selbst ist die Therapie, das Heilmittel ist das Wort.

Das Mittel, das Werkzeug, die Methode der Anthroposophie-basierten Psychotherapie ist das Gespräch.

„*Was ist herrlicher als Gold? Das Licht. Was ist erquicklicher als Licht? Das Gespräch.*"[47]

Die psychotherapeutische Kommunikation hat Rahmenbedingungen. Sie zeigt eine asymetrische Beteiligungskonstellation, nur der Patient spricht über seine persönlichen Erfahrungen und Gefühle, nicht der Therapeut. Ort und Zeit sind definiert („Setting").

Das Gespräch kann als Psychoedukation, als Intervention oder als Übung stattfinden und dient dem Verstehen und dem Modifizieren:

- des Verhaltens (Außenseite der Seele)
- des Erlebens (Innenseite der Seele)
- der Haltung (Ich-Wirksamkeit in der Seele) und
- der Konstitution als der leiblich-seelisch-geistigen Gesamtverfassung des Menschen.

Haltung ist ein Ausdruck seelischer Verfassung. Die innere Seelenhaltung korrespondiert mit der äußeren Körperhaltung: Ein depressiver Mensch, resigniert und mit Sinnlosigkeitsgedanken ausgefüllt, hat eine andere Körperhaltung als ein schüchterner, unsicherer, an sich selbst zweifelnder oder ein kontrollierter, steifer, zwanghafter Mensch. Auch ein angepasster, entgegenkommender, Liebe und Zuneigung erheischender Mensch zeigt sich körperlich anders als jemand, der überzeugt, rigide und aufgeplustert ist. Dieser unterscheidet sich wiederum von einem cholerisch-misstrauischen, eigenbrödlerischen Menschen. Wie sich die Seelenverfassung im Körperlichen zeigt und von der körperlichen Seite auf die Seele eingewirkt werden kann, ist die Domäne der Körpertherapie.[48]

Unser Konzept einer Psychotherapie ermöglicht Methodenvielfalt. Sämtliche psychotherapeutischen Methoden und Techniken können zur Anwendung kommen, die die Freiheit, die Selbstentwicklung und Friedensfähigkeit des Menschen stärken. Vorgehensweisen der Tiefenpsychologie, der Verhaltenstherapie, der Schematherapie, der Psychoanalyse mit Fokus auf die Abwehrvorgänge, Arbeit mit dem „inneren Kind", dem „sicheren Ort", achtsamkeits- und mentalisierungsbasierte Ansätze lassen sich integrieren ebenso wie Psychoedukation, die Fähigkeiten zum Selbstmanagement im Umgang mit Krankheitssymptomen vermittelt.

Spezifische Vorgehensweisen, die explizit aus der Anthroposophie stammen, sind die Tagesrückschau, die sogenannten Neben- oder Basisübungen [→ Kapitel VIII], die Anwendung meditativer Übungen für Patienten [→ Kapitel VII] sowie spezifische Interventionen und Übungen [→ Kapitel IX].

Fallbeispiel: Sprache für Gefühle entwickeln

Eine 60-jährige Angestellte hat verschiedene Belastungen: beruflich, partnerschaftlich, familiär und persönlich. Aufgrund der zunehmenden Erschöpfung, die bei schwindenden Kräften mit wachsenden Ängsten verbunden war, wurde eine stationäre psychosomatische Rehabilitationsbehandlung beantragt. Nach Rückkehr aus dieser Behandlung sagte die Patientin: „Ich habe viele wichtige Impulse erhalten. Insbesondere ressourcenschonendes Arbeiten habe ich zumindest theoretisch gelernt. Es wird mir helfen, mich nicht völlig zu verausgaben. Es ist mir auch geglückt, zunehmend ‚in meine Mitte zu kommen'. Das Wichtigste aber waren die vielen Kontakte mit Patienten, einerseits die Gruppen- und Einzeltherapien, andererseits habe ich etwas ganz Wichtiges gelernt: Ich habe Sprache für meine Gefühle entwickelt."

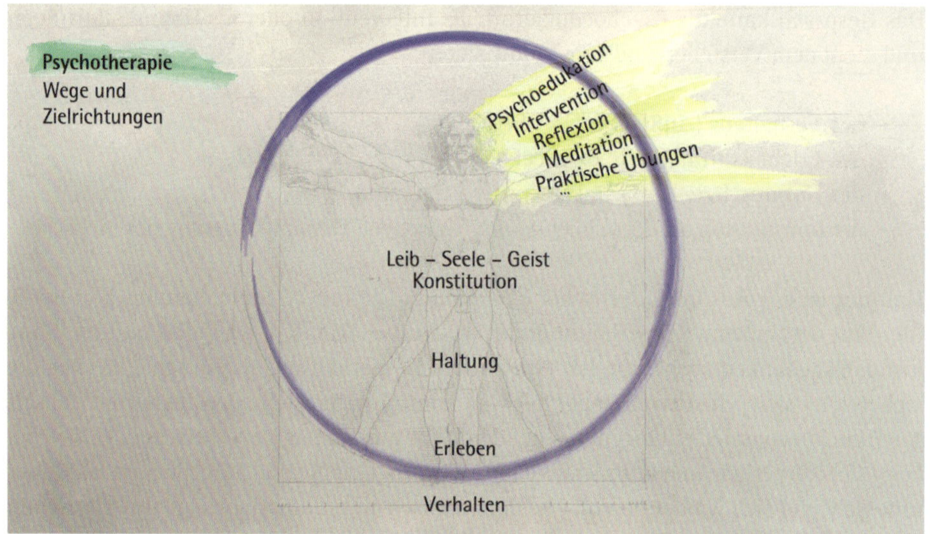

Abb.: Wege und Zielrichtungen

Fallbeispiel: Fließen lassen können

Eine jetzt 60-jährige Patientin war erstmals vor zehn Jahren in meiner Sprechstunde. Sie hat eine umfangreiche Vorgeschichte mit sexuellen Übergriffen in Kindheit und Jugendzeit sowie Gewalterfahrung in ihrer Ehe. Sie war bereits dreizehnmal stationär psychotherapeutisch behandelt worden, ist erwerbsunfähig berentet und mit einem Grad der Behinderung (GdB) von 60 eingestuft. Die Diagnosen bei der letzten stationären Behandlung lauteten: Posttraumatische Belastungsstörung, rezidivierende depressive Störung, spezifische Phobien, Somatisierungsstörungen, Essattacken.

Nachdem ich sie in den vergangenen Jahren hauptsächlich psychiatrisch, d. h. medikamentös, beratend und Bescheinigungen und Atteste ausfüllend unterstützt hatte, kam sie nun mit der Frage, ob ich sie auch psychotherapeutisch behandeln würde. Wo ansetzen bei diesem lang andauernden komplexen Krankheitsbild, wo einsteigen in die komplexe, schon x-mal vorbehandelte Problematik, was aufgreifen von der Vielzahl der Themen? Das war eine große Herausforderung an die eigene Unbefangenheit, eine harte Nuss, diese Verpanzerung zu knacken, um an den innen liegenden Kern der seelischen Stockung zu kommen.

Folgende Äußerungen der Patientin im Vorgespräch für die geplante psychotherapeutische Behandlung machten mich aufmerksam: „Ich schaffe keine Struktur für mich, ich kann meine Pläne nicht einhalten. Zu Hause ist bei mir ein heftiges Chaos, es steht so viel rum, dass ich meine Kinder nicht auf Besuch reinlassen kann. Wenn sie kommen, dann nur angemeldet und dann räume ich ein Zimmer frei dadurch, dass ich alles in ein anderes Zimmer räume. Ich habe Schlafstörungen, kann erst früh morgens einschlafen, ohne fernsehen geht das überhaupt nicht. Ich habe wieder Süßhunger, eine Zuckersucht, eine Kakaosucht, alles ist

Kampf, alles ist schwer, ist alles nichts wert, alles mache ich nicht für mich, ich komme einfach nicht ran an mich."

Wach wurde ich, als die Patientin ihre Wohnung als nicht für andere begehbar schilderte: Ihr sicherer Ort, ihre Wohnung, ihr Innenraum ist nicht frei, dauernd dringt etwas ein und setzt sich darin ab. In meiner psychiatrischen Ausbildung habe ich gelernt, dass es bei Menschen, die über ein Messiesyndrom, Fachausdruck: Zwanghaftes Horten, berichten, empfehlenswert ist, die Wohnung selbst in Augenschein zu nehmen, was eindrücklicher ist, als sich Handyphotos zeigen zu lassen. So begab ich mich zusammen mit meiner Weiterbildungsassistentin dorthin. Die Patientin bot uns an, sämtliche Räume zu zeigen. Wissend, dass dies mit starker Scham verbunden ist, nahm ich das als sehr großen Vertrauensbeweis. Sie empfing uns vor der Wohnungstür, ließ uns eintreten. Immerhin waren Gang und Zimmer betretbar, da habe ich schon anderes erlebt. Das Wohnzimmer war übervoll mit Gegenständen aller Art, auf der großen Couch nur ein kleiner Platz zum Sitzen frei. Auf dem Balkon herrschte ein fast undurchdringbares Gewirr von Pflanzen. Das eigentliche Schlafzimmer war kaum betretbar: Sie sei am umräumen und wolle ein anderes Bett aufbauen. Das frühere Kinder- und Arbeitszimmer war zum Schlafzimmer umfunktioniert, voller Regale bis zur Decke. In der Küche gab es eine kleine freie Arbeitsfläche. Zwei Kellerräume waren mit diversen Gegenständen voll, hinter der Kellertreppe befanden sich ebenfalls Gegenstände, der Dachboden war komplett überfüllt. In der Wohnung zeigte sie uns zum Abschluss das Badezimmer, das relativ sauber und ordentlich war. Wir verabschiedeten uns und bedankten uns erneut für die Offenheit und das uns entgegengebrachte Vertrauen.

Auf dem Weg nach Hause sagte ich zu meiner Kollegin, dass das Aufräumen der Ansammlung von Gegenständen auf insgesamt etwa 100 qm Fläche alleine nicht zu bewältigen sei. Allerdings, das fügte ich hinzu, sei ich erleichtert, dass das Badezimmer frei und sauber war. Meine Kollegin sagte zu mir: „Ja, aber haben Sie bemerkt, dass der Abfluss des Waschbeckens mit einem Stöpsel verschlossen war?" Sie habe ein Video über Messiewohnungen gesehen und darin sei darauf hingewiesen worden, dass typischerweise die Wasserabflüsse in solchen Wohnungen zugestöpselt seien. Nein, das wusste ich nicht.

Das Bild leuchtete mir jedoch sofort ein als Sinnbild für die äußere, aber auch die innere Situation eines Menschen mit dieser Problematik: Der Abfluss ist verstopft, nichts kann fließen. Es ist eine Transferleistung, dieses äußere Bild, wie es sich in der Wohnung der Patientin im verstöpselten Abfluss zeigte, auf die Innenwelt der Patientin zu übertragen. Der Wohnraum, bildhaft für den Seeleninnenraum, ist verbaut, alles Sinnvolle und nicht Sinnvolle wird aufgenommen, gelagert, gestapelt, verstaut, bewahrt. Der Abfluss ist verstopft, bewusst verstöpselt. Damit nichts Dunkles hoch kriechen kann? Ins Seelische übertragen ist das verständlich bei der Lebens- und Leidensgeschichte dieser Patientin. Aber wenn alles zugestöpselt ist, kann auch nichts abfließen, keine Vergänglichkeit, nichts kann vergehen, alles muss bestehen. Die Seelentätigkeit des Abgrenzens, sich Schützens ist überstark ausgebildet. Ausatmen lernen, abfließen lassen lernen war also ein Ansatzpunkt der Behandlung zur Entwicklung neuer Fähigkeiten.

Mir kam in diesem Zusammenhang das Bild aus der Krypta der wiederaufgebauten Frauenkirche in Dresden, Mahnmal des Krieges und der Zerstörung. Am tiefsten Punkt der Unterkirche, im Scheitelpunkt des kreuzförmigen Tonnengewölbes, befindet sich seit dem Wiederaufbau ein Altarstein aus schwarzem irischem Kalkstein. Geschaffen wurde er von Anish Kapoor, einem in Großbritannien lebenden Künstler. Dieser Altarstein ist schwarz, schwärzer als schwarz, er ist ein Schlund in die Unterwelt. Alles Leid, aller Schmerz, alle Zerstörung, alle Verwüstung, alles Elend kann durch ihn abfließen bis in die tiefsten Tiefen der Erde hinein, wo alles umgeschmolzen und gereinigt wird.

Dies braucht es auch in uns: für das Schreckliche einen Ausgang, einen Abfluss nach unten, nicht nur den Eingang von oben.

Beim nächsten Gespräch in meiner Sprechstunde sagte die Patientin, dass sie nun alles daran setzen wolle, um „mehr Stauraum zu gewinnen". Darauf erfolgte meine Intervention mit den Worten: „Nein, nicht mehr Stauraum, es ist schon genug gestaut bei Ihnen. Sie müssen schauen, dass etwas abfließen kann."

Eine Woche später berichtete die Patientin, dass sie „den Anfang vom roten Faden" gefunden habe. Sie sei beim Auf-, Aus- und Umräumen. Wir einigten uns darauf, dass das Wort „räumen" sehr treffend ist, weil es einschließt, dass Raum entsteht. Beim nächsten Gespräch sagte sie, sie habe „eine beginnende Vorstellung, wie es mal aussehen kann", habe begonnen, das Schlafzimmer frei zu räumen und konnte auch im Weiteren aktiv Schritt für Schritt „räumen", in ihren Worten: „Ich sehe, dass sich etwas bewegt", allerdings müsse sie das selbst tun, sie könne keine Hilfe annehmen: „Mir tut´s gut, dass ich es mache, es sind meine Entscheidungen, es geht in meinem Tempo. Dann spüre ich es, dann sehe ich, was ich gemacht habe. Ich komme in Gang. Vieles hatte keinen richtigen Platz in meiner Wohnung, einschließlich mir selbst. Nun ist es nicht mehr ganz so schlimm, ich drehe mich nicht mehr im Kreis, ich habe ein Ziel, den roten Faden wieder gewonnen: Platz finden – für die Dinge und für mich selbst."

Auch im Weiteren konnte sie Schritt für Schritt inneren und äußeren Raum für sich schaffen.

Fallbeispiel: Sichtweisen ermöglichen

Eine 55-jährige Pädagogin lebt in komplizierten familiären Verhältnissen einer Patchworkfamilie. Immer wieder treten Spannungen zwischen ihr und ihrem Mann auf hinsichtlich der Rollenausübung Vater – Mutter, Vater – Mutter – Kind oder Erwachsene – Erwachsene. Dies konnte in einer Therapiestunde gut aufgegriffen und es konnten psychoedukativ die verschiedenen Ebenen der Beziehungen dargestellt werden. Beim nächsten Termin sagte sie: „Das Gespräch in der letzten Stunde war sehr entlastend für mich, ich habe fünf Nächte wunderbar und lange geschlafen. Ich habe mich innerlich frei gefühlt, durch das letzte Gespräch sind mir neue und klarere Sichtweisen ermöglicht worden."

4.3 Haltung

In unserem Konzept differenzieren wir die Komponenten der Haltung zum Denken, zum Fühlen und zum Wollen sowie zu sich selbst, zur Welt und zum Geist/Sinn [→ Kapitel V]. Der folgende Text von Rudolf Steiner verdichtet die verschiedenen Komponenten der Haltung:

Im Denken Klarheit,
Im Fühlen Innigkeit,
Im Wollen Besonnenheit:
Erstreb ich diese,
So kann ich hoffen,
Dass ich zurecht mich finden werde
Auf Lebenspfaden
Vor Menschenherzen
Im Pflichtenkreise.

Denn Klarheit
Entstammt dem Seelenlichte,
Und Innigkeit
Erhält die Geisteswärme,
Besonnenheit
Verstärkt die Lebenskraft.
Und alles dies
Erstrebt in Gottvertrauen,
Lenket auf Menschenwegen
Zu guten, sicheren Lebensschritten.[49]

Daraus ergeben sich die Richtungen für:

- die Haltung zum Denken: Klarheit
- die Haltung zum Fühlen: Innigkeit
- die Haltung zum Wollen: Besonnenheit
- die Haltung zur Welt: Offenheit
- die Haltung zu sich selbst: Bejahung
- die Haltung zum Geist/Sinn: Vertrauen.

Im Sprachfeld des Begriffes Haltung findet sich das Wort Balance. Das ist ein schöner Ausdruck dafür, dass eine Haltung nicht starr sein darf, sondern beweglich sein muss, eher wie ein Seiltänzer balancierend als wie ein Wachsoldat, der „Haltung zeigt".

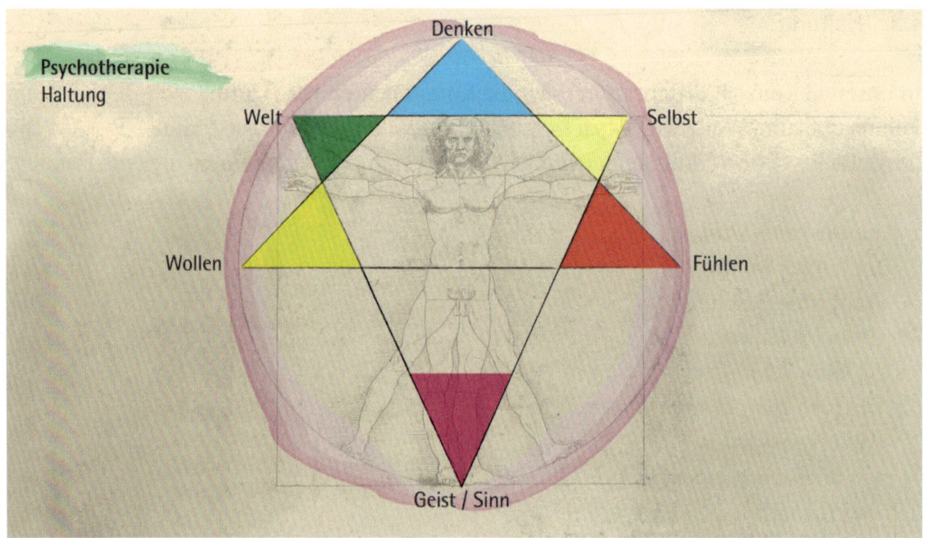

Abb.: Haltung

Fallbeispiel: Nichts mehr zu verlieren

Eine 50-jährige Verwaltungsangestellte litt lange unter ihrem Vorgesetzten, der sie nie lobte und ihr den Eindruck vermittelte, sie persönlich nicht zu schätzen. Unvermittelt wurde sie damit konfrontiert, dass in Kürze eine neue, von ihrem Chef eingestellte Kollegin zusätzlich an ihrem Arbeitsplatz beginnen sollte. Sie entwickelte massive Schlafstörungen, Depressivität und Ängste vor einer „Ruhigstellung auf dem Abstellgleis". Es stand ein geplantes Mitarbeitergespräch mit ihrem Chef an. Aus innerer Not und Angst um ihre berufliche Zukunft „alarmierte" sie vor dem Gespräch den Betriebsrat, eine Mitarbeiterin der Personalabteilung sowie vertraute Kollegen als Unterstützer: „Ich habe die ganze Armee meiner Helfer in Stellung gebracht." Sie ging ruhig in das Gespräch mit ihrem Chef mit der inneren Haltung: „Ich habe nichts mehr zu verlieren." Daraus schöpfte sie die Kraft, ihrem Chef gelassen, gleichzeitig entschieden und klar ihre Situation darzustellen: die mangelnde Wertschätzung ihrer Person und ihrer Arbeit durch ihren Chef. Es geschah das völlig Unerwartete: Ihr Chef ließ seine kalte und abweisende Fassade fallen, sprach emotional sehr erregt über seine eigenen beruflichen Schwierigkeiten und seine Sorgen um seinen Arbeitsplatz bei schlechter Geschäftsentwicklung. Er sei, so die Patientin: „völlig fertig und völlig von der Rolle" gewesen. Es kam dazu, dass die Patientin ihn tröstete und nachdem er getröstet war, er sie tröstete. Eine neue Beziehung von Mensch zu Mensch zwischen beiden entstand, zumindest als aufkeimende Hoffnung. Beeindruckend an dieser Entwicklung ist, wie Mut und Entschlossenheit zu einem unerwarteten Wandlungsgeschehen geführt haben und das Zeigen des Menschlichen hinter der Funktionalität eine Verbindung von Mensch zu Mensch ermöglicht.

Fallbeispiel: ... nicht nur außen sein

Eine Anfang 50-jährige Patientin kam in meine Behandlung aufgrund von chronischen Schlafstörungen. Zusätzlich zu ihrer Überwachheit im Wahrnehmen und Denken leidet sie an wiederkehrendem Herpes genitalis. Sie ist durch chronische familiäre Konflikte sehr belastet und versucht nach Möglichkeit in verschiedenen Bereichen harmoniestiftend zu wirken.

Die Schlafstörungen, zudem Kopfschmerzen, weisen auf eine Überwachheit im Nerven-Sinnes-System hin, die wiederkehrenden Unterleibsentzündungen sind zudem Ausdruck mangelnder Abwehrkräfte. Die therapeutische Arbeit bei dieser Patientin bestand darin, die sehr starke Wahrnehmung des Außen auf die eigenen inneren Seelenvorgänge zu lenken bzw. darauf, wie Außen und Innen in Resonanz stehen, wie ihr Inneres mitschwingt bei der Wahrnehmung von äußeren Ereignissen. Dadurch konnte nach und nach mehr Innerlichkeit, mehr inneres Wahrnehmen, mehr Fähigkeit, bei sich selbst sein, entstehen. Die Patientin drückte es mit folgenden Worten aus: „Zum Selbstschutz würde ich gerne ein wenig mehr Schneckenhaus haben in mir."

Fallbeispiel: Wut in Freude wandeln

Ein 41-jähriger Patient kam in meine psychotraumatologische Behandlung, nachdem er durch das Verhalten eines anderen Verkehrsteilnehmers einen schweren Verkehrsunfall erlitten hatte, körperlich mit Knalltrauma des rechten Ohres durch Aufblasen der Airbags und Fraktur eines Handwurzelknochens, seelisch mit anhaltend starker innerer Anspannung sowie starker Wut auf den Unfallverursacher und dessen leichtsinnige Unachtsamkeit, die ihm erhebliche Zeit und Qualität seines Lebens in einer schwierigen Lebensphase geraubt hatte.

Durch das Vorgehen im Rahmen der EMDR-Technik[50] konnte eine gute seelische Stabilisierung erreicht werden. Besonders die Flashbacks und das Hyperarousal in Bezug auf das Unfallereignis wurden gut gemildert. Nun stand die Gerichtsverhandlung an mit Konfrontation mit dem Unfallverursacher. Dieser hatte sich nie bei ihm gemeldet, geschweige denn entschuldigt, was der Patient als sehr belastend empfand. Er hatte sich für die anstehende Gerichtsverhandlung vorgenommen, sich den Unfallverursacher „vorzuknöpfen" und ihn zur Rede zu stellen. Da das Unfallereignis jedoch inzwischen ein Jahr her war und er sich in den letzten vier Monaten gut stabilisiert hatte, war dieser ursprünglich drängende Wunsch nicht mehr so stark vorhanden. Ich empfahl ihm als Haltung für die Gerichtsverhandlung, soweit wie möglich innerlich Abstand zu halten, seine Emotionen wahrzunehmen, aber sich nicht zu stark von diesen ergreifen zu lassen, um nicht erneut in innere Unruhezustände zu kommen. Diese Haltung des Loslassens und Hintersichlassens war deshalb möglich und realistisch, weil die körperlichen Unfallfolgen, insbesondere die Bewegungseinschränkung der rechten Hand, sich weitgehend zurückgebildet hatten. Er formulierte das so: „Der bisherige Verlauf des Ganzen hat mich genug strapaziert. Über hundert Arzt- und Therapeutentermine hatte ich wahrnehmen müssen nach dem Unfall. Nun ist es gut. Der Blick in die Zukunft soll stärker sein als die Wut und Trauer der Vergangenheit. Ich will versuchen, die Trauer über das Verlorene in Freude auf das Kommende zu verwandeln."

Fallbeispiel: Ins Reine kommen
Eine 50-jährige Angestellte kam in meine Behandlung, nachdem ihre Mutter 72-jährig an einem akuten Herzstillstand unerwartet verstorben war. Im Behandlungsverlauf standen zunächst berufliche und persönliche Fragen im Vordergrund. Nachdem in diesen verschiedenen Feldern eine relative Stabilität erreicht werden konnte, tauchte das Thema „Mutter" erneut auf: „Ich bin mit ihr nicht im Reinen." Sie schilderte ihre Mutter als sehr unausgeglichen und voller eigener ungelöster Probleme, sie habe ihr gegenüber ein schlechtes Gewissen: „Hätte ich mehr Verständnis für sie aufbringen müssen?"

Als therapeutischen Ansatz braucht es hier eine Arbeit an dem Verhältnis zu sich selbst. Erst bei ausreichender Selbstakzeptanz wird es gelingen, den Schmerz über das Unerfüllte, das nicht Gelungene, das Versäumte zu verwandeln in ein liebevolles Betrachten von sich selbst mit Verständnis und Akzeptanz und ein liebevolles Betrachten der Mutter mit ihren Schwächen. Hierbei spielt es keine Rolle, dass die Mutter verstorben ist. Die Klärung und Ordnung der Haltung, des Verhältnisses zu ihr, auch wenn es retrospektiv erfolgt, wird zur seelischen Entlastung führen.

5. Zusammenfassung

„Ich lebe mein Leben in wachsenden Ringen, / die sich über die Dinge ziehn. / Ich werde den letzten vielleicht nicht vollbringen, / aber versuchen will ich ihn.

Ich kreise um Gott, um den uralten Turm, / und ich kreise jahrtausendelang; / und ich weiß noch nicht: bin ich ein Falke, ein Sturm / oder ein großer Gesang."[51]

Unser Konzept der Anthroposophie-basierten Psychotherapie ist auf einer Anthropologie und Psychologie entwickelt, die auf der Anthroposophie Rudolf Steiners basiert. Sie beinhaltet ein Menschen- und Seelenverständnis, das sich insbesondere bei der seelischen Befunderhebung von anderen Psychologien unterscheidet. Unser Konzept spezifiziert die Voraussetzungen der inneren Haltung und der Haltung des Therapeuten zum Patienten. Die Zielrichtung unserer Psychotherapie ist die innere Haltung, die in sechs Bereiche differenziert ist und die auf dem spezifischen Verständnis und der Wirksamkeit des Ichs beruht. Das Eingreifen des „Ich selbst" in die Lebens- und Beziehungsgestaltung schafft den Gestaltungsraum und die Freiheit, die für die innere Weiterentwicklung erforderlich ist.

Anthroposophie-basierte Psychotherapie ist somit eine Psychotherapie, die durch und für eine Ich-geführte Seele, die Bewusstseinsseele, arbeitet. Es handelt sich dabei um ein offenes System, das ergänzt, erweitert und modifiziert werden kann. Bei den zur Anwendung kommenden therapeutischen Vorgehensweisen ist Methodenvielfalt möglich. Einziges Kriterium ist, dass die Vorgehensweise das Bewusstsein und die Freiheit des Menschen, in diesem Fall des Patienten oder Klienten, nicht nur respektiert, sondern fördert und ermöglicht.

Spezifika des Konzepts der Anthroposophie-basierten Psychotherapie

Unser Konzept der Anthroposophie-basierten Psychotherapie zeigt bereits in der Anamnese- und Befunderhebung Besonderheiten. Die Bereiche Denken, Wollen und Fühlen werden zwar im Rahmen der konventionellen psychischen Befunderhebung nach ihren Pathologika entsprechend der AMDP-Standarddiagnostik erfasst. Sie erfahren ihre Vertiefung jedoch dadurch, dass der Fokus nicht nur auf die formalen und inhaltlichen Besonderheiten von Denken, Fühlen und Wollen, sondern auch auf deren strukturelle Komponenten im Verständnis unserer anthroposophischen Anthropologie und Psychologie (innere Haltung) gelegt wird. Im Hinblick auf Sprache und Reflexion werden die Besonderheit der anthroposophischen Sinneslehre mit der Eigenständigkeit eines Wortsinns, eines Gedankensinns und eines Ich-Sinns einbezogen, sowie die Qualitäten der Bewusstseinsseele.

Die Haltung zu sich selbst wird erfasst in den Fragen: Was machen Sie gern? Was tut Ihnen gut? Was tun Sie für ihre Gesundheit?

Die Haltung zur Mitwelt wird in unserer Anamneseerhebung erfragt: Wer sind Ihre nahestehenden Menschen und wie geht es denen?

In der Frage: Warum kommen Sie zu mir und was haben Sie schon hinter sich? mit der Ergänzung durch den Zusatz: Was machen Sie tagsüber, was machen Sie von Beruf, was haben sie zuletzt gearbeitet? wird das Verhältnis zur Welt, insbesondere das zur Um- und Werkwelt (Familie, Arbeitsplatz, nahestehende Menschen), erfasst.

Die Haltung zum Geist beleuchtet die Frage: Was sind Ihre Sorgen, was sind Ihre Wünsche? Hierbei wird insbesondere erkennbar, inwieweit Vertrauen und Zuversicht in eine Ganzheitlichkeit vorhanden sind oder Isoliertheit und Vereinzelung das innere Erleben bestimmen.

Anamnese und Befund führen zur Diagnose. Mit der Diagnose wird ein Symptom oder ein Symptomkomplex erfasst. Hierbei ist es nach unserem Konzept insbesondere von Bedeutung, dass die Symptomatologie als Gesamtgestalt und das Symptom in seiner Bildhaftigkeit erfasst werden. Nach unserem Konzept ist immer auch zu bedenken, dass ein Symptom nicht zwangsläufig eine Krankheit definiert, sondern auch einen Schritt zur Heilung bedeuten kann. Am besten ist hier immer aus zwei Perspektiven auf die Symptomatologie zu schauen: zum einen aus der Perspektive des Diagnostikers, der eine Krankheit erfassen, definieren und klassifizieren will, zum anderen mit dem Blick des Therapeuten, der dafür aufmerksam ist, in jedem Krankheitssymptom auch einen Versuch der Wandlung, der Veränderung, der Heilung zu sehen.

Vom Symptombild oder der Gesamtgestalt der Symptomatologie ausgehend kann weitergegangen werden zur Entwicklungsgeschichte des Symptoms mit seinen Wandlungen, Veränderungen und Schwankungen in der Ausprägung. Als nächstes erfolgt die Einordnung der Symptomatologie in die Biografie als Gesamtgestalt. Hierbei werden die Entwicklungsgesetzmäßigkeiten des Leibes, der Seele und des Ichs berücksichtigt.

Dafür sind insbesondere die Entwicklungsabschnitte (Jahrsiebte) und die besonderen Ereignispunkte der Mondknoten von Bedeutung.

Um dies dann für die psychotherapeutische Arbeit zu konkretisieren, werden die Spezifika der Seelenentwicklung, beschrieben als Empfindungsseele, Verstandesseele und Bewusstseinsseele, im Hinblick darauf betrachtet, ob und wie sie sich entwickelt haben in ihrer Ausprägung, in ihrer Reifung und in der Bewusstheit der Führung. Dies ist für unser Konzept von besonderer Bedeutung. Die Erkenntnis der Seelenentwicklung mit vorzeitiger oder verhinderter Reifung bestimmt die Richtung der therapeutischen Interventionen in unserem Konzept.

Neben dieser Einordnung nach den Reifungsvorgängen in der Seelenentwicklung ist auch eine Betrachtung der Seelenqualitäten hilfreich. Diese wurden beschrieben als Behüten, Sorgen, Hoffen, Bewegen, Wandeln, Ausgleichen und Lieben. Die Qualitäten eignen sich sehr gut als Orientierung für die Stabilität und Belastbarkeit des Patienten und ob eine Basis dafür vorhanden ist, sich selbst in seinem Innenraum oder seinen äußeren Lebensraum zu gestalten und zu verändern.

Spezifisch an unserem Konzept ist der Blick auf die Haltung: zum Denken, zum Wollen, zum Fühlen, zur Welt, zu sich selbst und zum Geist. Dieser Blick auf die Haltung hat eine diagnostische Komponente: Wie ist die Haltung jetzt? Sie hat eine therapeutische Komponente: Wie kann die innere Haltung der aktuellen Lebens- oder Problemsituation angepasst werden, um zur Entwicklung von innerer Freiheit zu führen? Unsere innere Haltung prägt nicht nur unser Erleben und Verhalten, nicht nur unser Verständnis und Verhältnis zur Welt und zum Geist, sondern auch unsere leiblich-seelisch-geistige Gesamtverfassung, unsere Konstitution.

Unter dem Blickwinkel der „Essentials“ unseres Konzepts entstehen Fragen im Hinblick auf die Patientenbehandlung, deren Beantwortung Schritte zur Therapie als Wandlung und Heilung sind:

Was bedeutet es für das Verständnis der Gesamtsymptomatik, wenn bei der psychischen Befunderhebung in der genannten spezifizierten Form unseres Konzeptes sich eine intellektuelle Schärfe und ein außergewöhnliches Reflektionsvermögen zeigen, die sich mehr auf Tatsachenschilderungen als auf Beschreibung inneren Erlebens (Fühlens) beziehen?

Was bemerke ich, wenn ich mit dem Blick auf die Stringenz von Gedankenführung Mühe habe, der Schilderung zu folgen und ich selbst innerlich ins Abschweifen gerate?

Welches Symptombild, welche Gesamtgestalt des Geschehens kann ich finden, wenn die geklagten Beschwerden sich beispielsweise in Kopfschmerzen, Schlafstörungen oder Genitalherpes zeigen?

Kann ich unter dem Gesichtspunkt der Drei- und Viergliederung Einseitigkeiten in Richtung Entzündung oder Sklerose, Auflösung und Verhärtung erkennen, die sich sowohl im Körperlichen als auch im Seelischen ausprägen?

Erkenne ich Motive im Lebenslauf, in den einzelnen Lebensepochen oder zum Zeitpunkt der Verdichtung von Lebensfragen, die sich bei den Mondknoten ereignen? Sind hier übergeordnete Themen oder eine übergeordnete Symptomatik des Patienten erfassbar, die erkannt und verwandelt werden wollen – vergleichbar mit dem von Johann

Sebastian Bach (1685–1750) in Perfektion bei der „Kunst der Fuge“ erarbeiteten Wandel und der Veränderung einer Grundmelodie in verschiedenen Variationen?

Erklären sich, wenn seelische und körperliche Symptome vorliegen, die seelischen Phänomene als noch nicht erfolgte Umwandlung von leibgebundenen Seelenkräften (Empfindungs- oder Astralleib) in Seelenfähigkeiten (Empfindungsseele)? Welche Symptomatik ergibt sich aus einer nicht vollzogenen Wandlung des Bildekräfteleibes (Ätherleib) zur Verstandesseele und vom physischen Leib zur Bewusstseinsseele? Welche Erkenntnisse über den Krankheitsprozess und die erforderlichen Heilungsschritte finden sind darin?

Kann ich unter Beachtung der leiblich-seelisch-geistigen Gesamtverfassung, der Konstitution, klar differenzieren, welche psychotherapeutische Intervention, welche Medikamente (hier insbesondere hömoöpathisch-anthroposophische Medikamente) hilfreich sind?

Was hilft die Kenntnis über das seelische Temperament (Sanguiniker, Phlegmatiker, Choleriker, Melancholiker), um einen Menschen aus seiner seelischen Einseitigkeit, möglicherweise gesteigert zur Krankheit, herauszuführen? Kann ich, wenn ich besonders geschult bin, die Kräftewirksamkeit von Tierkreisbildern oder Planetenwirksamkeiten hinzunehmen, um eine individuelle Entwicklung des Patienten zu ermöglichen?

Wie kann ich unter dem Gesichtspunkt der angemessenen Haltung die Äußerung eines Patienten: „Ich kann erst loslassen, wenn ich mich selbst gefunden habe“ besser verstehen unter dem Aspekt des Verhältnisses zu sich selbst (Bejahung), zur Welt (Offenheit) und zum Geist (Vertrauen)?

Hilft mir als Therapeut die Reflexion meiner eigenen Haltung – Annehmen, Anerkennen, Verstehen, Vertrauen – um mir über mein eigenes Befinden und meine eigene innere Freiheit im Klaren zu werden?

Diese Fragen, hier beispielhaft formuliert, können in der Fallbetrachtung und Supervision erfasst und erarbeitet werden. Sie bilden das Zentrum dessen, was wir in unserem Konzept als „Qualitäten der Bewusstseinsseele“ beschreiben: klares Denken, gutes Selbstgefühl, Offenheit dem Unbekannten gegenüber und Vertrauen in das Kommende. Diese Qualitäten der Bewusstseinsseele ermöglichen innere Freiheit und Weiterentwicklung, die das Ziel unserer therapeutischen Vorgehensweise sind.

Anmerkungen

1 Jaeggi, E.: Zu heilen die zerstoßenen Herzen – die Hauptrichtungen der Psychotherapie und ihre Menschenbilder. Rowohlt Verlag Reinbek 1995. S. 64.

2 Petzold, H.-G. (Hrsg.): Die Menschenbilder in der Psychotherapie – Interdisziplinäre Perspektiven und die Modelle der Therapieschulen. Aisthesis Verlag Bielefeld 2015. S. 15 ff.

3 Klünker, W. U. et al. (Hrsg.): Psychologie des Ich. Verlag Freies Geistesleben Stuttgart 2016.

4 Okakura, K.: Das Buch vom Tee. Anaconda Verlag Köln 2011. S. 46ff.

5 Lindenberg, W.: Mysterium der Begegnung. Ernst Reinhardt Verlag München 1979.

6 Rogers, C. R.: Der neue Mensch. Klett-Cotta Stuttgart 1981. S. 68.

7 Jaeggi, E.: Zu heilen die zerstoßenen Herzen – die Hauptrichtungen der Psychotherapie und ihre Menschenbilder. Rowohlt Verlag Reinbek 1995. S. 203 und 210.

8 „Lieben belebt" schrieb Goethe auf eine Autogrammkarte am 28. August 1830.

9 Heisenberg, W.: Der Teil und das Ganze. Gespräche im Umkreis der Atomphysik. Piper Verlag München 1979. Görnitz, T.: Quanten sind anders. Spektrum Heidelberg/Berlin 1999.

10 Steiner, R.: Physiologisch-Therapeutisches auf Grundlage der Geisteswissenschaft (GA 314). Rudolf Steiner Verlag Dornach 1989. S. 262ff.

11 Lorenz, H.: Kriegskinder. List Verlag München 2005. Ustorf, A. E.: Wir Kinder der Kriegskinder – Die Generation im Schatten des Zweiten Weltkriegs. Herder Verlag Freiburg/Breisgau 2008. Bode, S.: Kriegsenkel. Klett-Cotta Verlag Stuttgart 2013.

12 Bauer, J.: Das Gedächtnis des Körpers: Wie Beziehungen und Lebensstile unsere Gene steuern. Piper Verlag München 2004. Spork, P.: Der zweite Code. Epigenetik – oder wie wir unser Erbgut steuern können. Rowohlt Verlag Reinbek 2009.

13 flagellum (lateinisch): die Geißel.

14 McKeen, T.: Das Anthroposophische Ärzteseminar an der Filderklinik. In: Glöckler, M., Schürholz, J., Walker, M. (Hrsg.): Anthroposophische Medizin. Verlag Freies Geistesleben Stuttgart 1993. S. 167ff.

15 Kertesz, I.: Roman eines Schicksallosen. Rowohlt Verlag Reinbek 2002.

16 Bauer, J.: Arbeit – Warum sie uns glücklich oder krank macht. Blessing Verlag München 2013.

17 Girke, M.: Die Anamnesefragen. In: Girke, M.: Innere Medizin. Salumed Verlag Berlin 2012. S. 51–88.

18 Steiner, R.: Geisteswissenschaft und Medizin (GA 312). Rudolf Steiner Verlag Dornach 1976. S. 258.

19 Treichler, R.: Grundzüge einer geisteswissenschaftlich orientierten Psychiatrie. In: Husemann, F., Wolff, O. (Hrsg.): Das Bild des Menschen als Grundlage der Heilkunst. Band II/2. Verlag Freies Geistesleben Stuttgart 1978. S. 855–964.

20 Treichler, M.: Das Therapieangebot in der Anthroposophischen Medizin. Mayer Verlag Stuttgart 1998. S. 52–75.

21 Husemann, G.: Über die Wirkungsweise von Heilmitteln. Der Merkurstab 1994; 47 (6). S. 618–628. Eine umfassende Darstellung gibt es von Ludger Simon (1955–2016): Simon, L.: Grundlagen Anthroposophischer Arzneitherapie. In: Vademecum Anthroposophische Arzneimittel 2013. Supplement der Zeitschrift Der Merkurstab 2013; 66 (5). S. 567–633.

22 Wolfersdorf, M., Etzersdorfer, E.: Suizid und Suizidprävention. Kohlhammer Verlag Stuttgart 2011.

23 Interview mit Joseph Beuys. In: Zumdick, W.: Der Tod hält mich wach. Joseph Beuys – Rudolf Steiner, Grundzüge ihres Denkens. Verlag Die Pforte Dornach 2006. S. 98.

24 Dörner, K.: Gebrauchsanweisung. In: Dörner, K. et al.: Irren ist menschlich – Lehrbuch der Psychiatrie und Psychotherapie. Psychiatrie Verlag Köln 2017. S. 19.

25 Steiner, R.: Votum zur Psychiatrie. In: Steiner, R.: Physiologisch-Therapeutisches auf Grundlage der Geisteswissenschaft (GA 314). Rudolf Steiner Verlag Dornach 2011. S. 269.

26 Soesman, A.: Die zwölf Sinne – Tore der Seele. Verlag Freies Geistesleben Stuttgart 1996.

27 Reddemann, L.: Imagination als heilsame Kraft. Zur Behandlung von Traumafolgen mit ressourcenorientierten Verfahren. Klett-Cotta Verlag Stuttgart 2007.

28 Z. B. Wagner, R.: Krebs – Den Lebensfaden wiederfinden. Psychoonkologie für Arzt und Patient. Übungen und Verfahren. Mayer Stuttgart 2008.

29 AMDP (Hrsg.): Das AMDP-System: Manual zur Dokumentation psychiatrischer Befunde. Hogrefe Verlag Göttingen 2018.

30 Fuchs, T.: Das Gehirn – ein Beziehungsorgan. Kohlhammer Verlag Stuttgart 2010. S. 180 ff.

31 Goethe, J. W.: Das Märchen von der grünen Schlange und der schönen Lilie. Verlag Freies Geistesleben Stuttgart 2005. Einleitung von Jean-Claude Lin, mit einem Aufsatz Rudolf Steiners über Goethes Geistesart in ihrer Offenbarung durch sein Märchen.

32 Reiner, J.: Sieben Schritte der Selbstwerdung – Inspirationen für die Psychotherapie. Verlag Freies Geistesleben Stuttgart 2019.

33 EMDR: Eye Movement Desensitization and Reprocessing.

34 Williams, M., Teasdale, J., Segal, Z., Kabat-Zinn, J.: Der achtsame Weg durch die Depression. Arbor Verlag Freiburg/Breisgau 2013.

35 Domin, H.: Gesammelte Gedichte. S. Fischer Verlag Frankfurt/Main 1987. S. 117.

36 Frankl, V.: ...trotzdem Ja zum Leben sagen. Deutscher Taschenbuch Verlag München 2008.

37 Straube, M.: Resilienz – Aus der Krise Kraft gewinnen. Das Goetheanum 2018; 97 (45). S. 6-9).

38 Berking, M. : Training emotionaler Kompetenzen. Springer Verlag Berlin 2008. S. 62.

39 Glöckler, M.: Meditation in der Anthroposophischen Medizin – Ein Praxisbuch für Ärzte, Therapeuten, Pflegende und Patienten. Salumed Verlag Berlin 2016. S. 29.

40 Die Abbildung entstammt der Publikation von Glöckler, M.: Meditation in der Anthroposophischen Medizin – Ein Praxisbuch für Ärzte, Therapeuten, Pflegende und Patienten. Salumed Verlag Berlin 2016. S. 29, Abb. 3.

41 Reiner, J.: Platons Höhlengleichnis. In: Klünker, W. U. et al. (Hrsg.): Psychologie des Ich. Verlag Freies Geistesleben Stuttgart 2016. S. 19–25.

42 Beuys, J.: Zeige deine Wunde (1974–1975). Installation im Lenbachhaus München.

43 Lievegoed, B.: Der Mensch an der Schwelle – Biographische Krisen und Entwicklungsmöglichkeiten. Verlag Freies Geistesleben Stuttgart 1986. O'Neil, G. und G.: Der Lebenslauf – Lesen in der eigenen Biographie. Verlag Freies Geistesleben Stuttgart 1994. Treichler, R.: Die Entwicklung der Seele im Lebenslauf – Stufen, Störungen und Erkrankungen des Seelenlebens. Verlag Freies Geistesleben Stuttgart 1990. Hofmeister, S.: Wo stehe ich und wohin geht's jetzt. Gräfe und Unzer Verlag München 2014.

44 Reiner, J.: Gesetzmäßigkeiten im Lebenslauf. In: Treichler, M. (Hrsg.): Biographie und Krankheit. Wendepunkte im Lebenslauf. Urachhaus Stuttgart 1995. S. 30f.

45 Schultz, J.: Rhythmen der Sterne – Erscheinungen und Bewegungen von Sonne, Mond und Planeten. Philosophisch-Anthroposophischer Verlag am Goetheanum Dornach 1985.

46 Siehe die Meditation „Ich trage Ruhe in mir, ich trage in mir selbst die Kräfte, die mich stärken" in Kapitel VII.

47 Goethe, J. W.: Das Märchen von der grünen Schlange und der weißen Lilie. In: Unterhaltungen deutscher Ausgewanderter. Hamburger Ausgabe in 14 Bänden. Deutscher Taschenbuch Verlag München 1988. Band 6, S. 215.

48 Z. B. Cantieni, B.: Wie gesundes Embodiment selbst gemacht wird. In: Storch, M., Cantieni, B., Hüther, G., Tschacher, W. (Hrsg.): Embodiment: Die Wechselwirkung von Körper und Psyche verstehen und nutzen. Huber Verlag, Bern 2006. S. 99–126.

49 Steiner, R.: Wahrspruchworte (GA 40). Rudolf Steiner Verlag Dornach 1998. S. 145.

50 EMDR: Eye Movement Desensitization and Reprocessing.

51 Rilke, R. M.: Das Stundenbuch. In: Ders.: Sämtliche Werke in 6 Bänden. Insel Verlag Frankfurt/Main 1987. Band 1, S. 253.

KAPITEL VII

Meditation in der Anthroposophie-basierten Psychotherapie

JOHANNES REINER

Inhalt

1. Einführung

Für die anthroposophische Meditation gelten zwei Besonderheiten:
1. Die klare Ansage, dass ein Schritt der geistigen oder spirituellen Weiterentwicklung verbunden und abgesichert sein muss mit drei Schritten der menschlichen Weiterentwicklung. *„Und diese goldene Regel ist: wenn du einen Schritt vorwärts zu machen versuchst in der Erkenntnis geheimer Wahrheiten, so mache zugleich drei vorwärts in der Vervollkommnung deines Charakters zum Guten.“*[1]
2. Da Anthroposophie einen Weg bietet zur Entwicklung innerer Freiheit, zeichnet sich anthroposophische Meditation durch Freiheit und Freiwilligkeit aus.
„Über die Meditation soll man nicht ‚mystisch‘ denken, aber man soll auch nicht leicht über sie denken. Die Meditation muss etwas völlig Klares sein in unserem heutigen Sinne. Aber sie ist zugleich etwas, zu dem Geduld und innere Seelenenergie gehört. Und vor allen Dingen gehört etwas dazu, was niemand einem anderen Menschen geben kann: es gehört dazu, daß man sich selber etwas versprechen und es dann halten kann. Wenn der Mensch einmal beginnt, Meditationen zu machen, so vollzieht er damit die einzige wirklich völlig freie Handlung in diesem menschlichen Leben. Wir haben in uns immer die Tendenz zur Freiheit, auch ein gut Teil der Freiheit verwirklicht. Aber wenn wir nachdenken, werden wir finden: wir sind mit dem einen abhängig von unserer Vererbung, mit dem anderen von unserer Erziehung, mit dem dritten von unserem Leben. Und fragen Sie sich, inwiefern wir imstande sind, das was wir durch Vererbung, durch Erziehung und durch das Leben uns angeeignet haben, plötzlich zu verlassen. Wir wären ziemlich dem Nichts gegenübergestellt, wenn wir das plötzlich verlassen wollten. Wenn wir uns aber vornehmen, abends und morgens eine Meditation zu machen, damit wir allmählich lernen, in die übersinnliche Welt hineinzuschauen, dann können wir das jeden Tag unterlassen. Nichts steht dem entgegen. Und die Erfahrung lehrt auch, daß die meisten, die mit großen Vorsätzen an das meditative Leben herangehen, es sehr bald wieder unterlassen. Wir sind darin vollständig frei. Es ist dieses Meditieren eine urfreie Handlung. Können wir uns trotzdem treu bleiben, versprechen wir uns, nicht einem anderen, sondern nur uns selber einmal, dass wir diesem Meditieren treu bleiben, dann ist das an sich eine ungeheure Kraft im Seelischen, dieses sich einfach treu bleiben können.“[2]

In dieser Form der Meditationspraxis gibt es keine Hierarchie. Ich bin der Lehrer und der Schüler meiner Selbst gleichzeitig. Es gibt Vorgaben und bewährte Vorlagen (siehe unten), es ist aber tatsächlich eine eigene freie, meine Entscheidung, wie und was ich mir erübe. Allerdings, und das ist sicher, gibt es kein Weiterkommen ohne Übung.[3]

Das ist aber wie grundsätzlich beim Lernen von neuen Fähigkeiten: Es gelingt nur durch kontinuierliches, beständiges, langsames, beharrliches Üben. Es gibt aber auch die Situation, dass es „Klick“ macht und plötzlich eine neue Sicht, ein neues Verständnis, ein neuer Blick aufgeht. Dies kann sich im Laufe eines Übungsweges ereignen, aber auch in Extremsituationen wie Traumatisierung oder Nahtoderlebnissen, in denen die Zeit nicht in der Normalgeschwindigkeit der Uhrzeit abläuft, sondern sich akut verdichtet und sich eine innere Erkenntnisentwicklung in Bruchteilen von Sekunden ereignet.

Auf dem Normalweg des Übens gleicht das Erlernen von Fähigkeiten durch Meditation dem Erlernen einer Sprache oder dem Erlernen des Spielens eines Musikinstrumentes.

Als Verheißung mag am Anfang das Fähigkeitspotential aufleuchten in Form von plötzlichen Fortschritten, dann folgt häufig ein „langer Weg durch die Wüste", der viel Beständigkeit und Beharrlichkeit erfordert. Aber auf dem Weg werden nach und nach Ziele erreicht, die bis dahin in weiter Ferne schienen. Dies ist vergleichbar damit, wie aus dem Üben von Tonleitern plötzlich Musik entsteht, aus dem Lernen von Grammatik Sprache. Beim Üben von Seelenfähigkeiten entstehen neue Erkenntnisräume. Eine feine und differenzierte Schilderung dieses Prozesses gibt Arthur Zajonc in seinem Buch *Aufbruch ins Unerwartete – Meditation als Erkenntnisweg.*[4]

Muss ich, um richtig anthroposophisch denken, fühlen oder handeln zu können, meditieren? Die Antwort ist klar und einfach: Nein. Meditieren ist freiwillig. Man kann sich auch bewusst dafür entscheiden, nicht zu meditieren. Erfrischend ist hierzu ein Artikel von Philipp Kovce: *Ich meditiere nicht.* Ihn packt das Grausen ob des zunehmenden Meditationsdrucks in der Welt: meditieren für Gesundheit, für geschäftlichen Erfolg, für Fitness, für Glück, für Schönheit; in der anthroposophischen Welt: meditieren für höhere Erkenntnis auf dem Schulungsweg.

„Und ich? Meditiere ich nun? Ich würde eigentlich nicht sagen, dass ich nicht meditiere, ich würde eher – paradoxerweise? – sagen, dass ich mich durch diese oder jene Meditation nicht vom meditieren abhalten lasse. Ich meditiere mich. Mein Leben ist eine Meditation. Ich lerne mich dank dieser Meditation, die ich lebe, kennen. [....] *Kurzum: Ich meditiere nicht Meditationen, sondern das Leben. Ich übe, spiele, forsche. Ich bin Autobiografiearbeiter. Ich absolviere meinen Lebenslauf als Langzeitstudie. Ich bin mein eigener Schüler, auf dass mich die anderen belehren. Ich bin kein Hellseher. Ich sehe hell und dunkel. Das Leben weiht mich ein, wenn ich es nicht verpasse. Am Lebensweg führt kein Erkenntnisweg vorbei.*"[5]

Wenn ein Patient erstmals in meine Sprechstunde kommt, stelle ich ihm zwölf Fragen, die sich für einen ersten Überblick bewährt haben [→ Kapitel VI]. Eine Frage lautet: Was machen Sie gern, was tut Ihnen gut? Daran schließt die Frage an: Was tun Sie für Ihre Gesundheit oder was wäre gut für Ihre Gesundheit zu tun? Eine überwiegende Zahl der Patienten antwortet: Ich mache Sport und ich achte auf meine Ernährung – oder: Ich sollte Sport machen und sollte mehr auf meine Ernährung achten. Leibesübungen und Leibesernährung sind in unserer Kultur fest verankert. Selten kommt die Antwort: Ich achte auf mein Innenleben und pflege es – oder: ich meditiere. Dies sind Antworten, über die ich mich besonders freue, da wir uns als moderne Menschen nicht erlauben können, unseren Seeleninnenraum, unsere Erkenntnis- und Seelenfähigkeiten zu vernachlässigen und anderen Einflüssen zu überlassen, sondern sie bewusst pflegen und trainieren können. Für Seelenübungen braucht es Orte, Räume, Momente der inneren und äußeren Stille. Kontemplation ist ein schönes Wort, ist doch das Wort Tempel darin verborgen: in sich gehen, in sein inneres Haus gehen, den Innenraum, das Heiligtum betreten. Andachtsräume, Räume der Stille, Kirchenräume, Moscheen können dabei hilfreich sein – aber auch stören, je nach der eigenen inneren Verfasstheit.

„Die Mysterien finden im Hauptbahnhof statt, nicht im Goetheanum".[6]

Die Freiheit des Menschen respektierend, fordere ich im psychotherapeutischen Prozess nie einen Patienten auf zu meditieren, außer es kommt von ihm selbst die Frage nach Meditationsübungen und nach dabei bewährten Vorgehensweisen. Andererseits ist es meine Selbsterfahrung, dass man als Psychotherapeut ohne irgendeine Form des In-Sich-Gehens, des Zu-Sich-Kommens, der Kontaktpflege zu den eigenen Seelenfähigkeiten weder selbst gesund bleiben noch anderen helfen kann, gesund zu werden.[7] Die Form der Meditation wird individuell sehr verschieden sein. Ich habe einen Freund, der regelmäßig und beständig den achtgliedrigen buddhistischen Weg der inneren Versenkung geht. Ein anderer Freund hingegen macht mit seiner Motorsäge Baumfällarbeiten in einer solchen Ruhe, Überlegtheit und dem Baum und seiner Umgebung angemessenen Weise, dass ich auch hier von einer Meditationspraxis sprechen würde, zumal es außerdem innere Freude und Begeisterung hervorruft, ihm bei seiner Arbeit zuzuschauen.

Die Art und Weise, das Ziel und der Zugangsweg zur Meditation sind zu differenzieren. Nicht immer muss Meditation Schulung oder Geistforschung darstellen, wir können uns auch damit zufrieden geben und glücklich sein, wenn wir Ruhe, Aufmerksamkeit, Beständigkeit, Wachheit und Konzentration erlangen in Bezug auf einen Gegenstand, ein Wort, ein Bild, das Wirken von Kräften und die dahinter liegenden Prinzipien.

Bereich	Imagination	Inspiration	Intuition	Zugang
Alltagsbereich	Gestaltzusammenhänge erkennen	Wahrnehmung von Bedeutungen	sich selbst als Ich erleben	für jeden
Zwischenbereich	Wahrnehmung feiner Farbeindrücke, Gestaltungen und Atmosphären	Ahnungen, künstlerische Inspirationen, Erleben von Gestaltungskräften	Erkenntnis reiner Begriffe, abstrakter Gegenstände	durch künstlerische oder meditative Übung
Übersinnlicher Bereich	Leibfreies Schauen	okkultes Hören	sich als Gestalter von Kräften erleben, geistige Impulse wahrnehmen	durch spirituelle Praxis, natürliche Einweihung oder Nahtoderfahrung

Bereiche der erweiterten Erkenntnis (modifiziert nach Sparby, T.: Die Bereiche und Stufen der höheren Erkenntnis. Die Drei 2017; 87 (12). 47ff.).

„Bemerkt soll werden, dass künstlerisches Empfinden, gepaart mit einer stillen, in sich versenkten Natur, die beste Vorbedingung für die Entwicklung der geistigen Fähigkeiten ist. Dieses Empfinden dringt ja durch die Oberfläche der Dinge hindurch und gelangt dadurch zu deren Geheimnissen."[8]

Wenn man sich „freiwillig“ dafür entscheidet, seine Seelenfähigkeiten bewusst zu kultivieren und weiterzuentwickeln, so ist die erste der praktischen Regeln folgende: *„Schaffe dir Augenblicke innerer Ruhe und lerne in diesen Augenblicken das Wesentliche vom Unwesentlichen unterscheiden.“*[9]

Dies ist die erste und wichtigste Regel: Komme zur Ruhe, gehe in dich. Wo, wann und wie dieser Ort und diese Zeit der „inneren Ruhe“ geschaffen werden kann, hängt von den jeweiligen Lebensumständen ab, in denen man sich befindet. Natürlich wird es so sein wie bei anderen Dingen, die man regelmäßig macht: Hilfreich ist, wenn sie einen bestimmten Platz im Alltagsverlauf bekommen. Bewährte Zeiträume sind direkt morgens nach dem Aufwachen im Bett und abends nach dem Zähneputzen und vor dem Zubettgehen. Die Erfahrung zeigt, dass man morgens im Bett liegend ganz gut meditieren kann. Abends hat es sich eher bewährt, die Meditation zumindest im Sitzen, am besten im Stehen zu machen. Man ist abends, wenn die Müdigkeit des Tages lastet, dadurch noch frischer, konzentrierter und kann effektiver mit weniger Gefahr des Abschweifens sich der inneren Übung widmen. Es ist natürlich auch möglich, „innere Ruhe“ im Tagesablauf und gerade bei alltäglichen Verrichtungen anwesend sein zu lassen. Die Grundvoraussetzungen sind in allen Meditationsrichtungen gleich, innere Ruhe und Konzentration sind unabdingbar. Unterschiede bestehen in der Vorgehensweise des Praktizierens (allein, gemeinsam, geführt, selbstbestimmt) und in den Meditationsinhalten (östlich, buddhistisch, westlich, christlich).

Es lassen sich Wort-, Bild- oder Naturwahrnehmungsmeditationen unterscheiden von Meditationen, die stark mit dem Willen zur täglichen Übung verbunden sind. Die an den Durchführungswillen gekoppelten Meditationen sind im anthroposophischen Kontext die sogenannte Tagesrückschau und die sechs Basisübungen zur inneren Weiterentwicklung. Die Wort- und Bildmeditationen wirken eher auf eine Intensivierung des Denkens und der Fähigkeit zur Imagination, die willensbetonten Übungen führen zu einer Veränderung der Lebensgestaltungsfähigkeit und fördern die subtile Fähigkeit der Intuition. Übungen, die sich auf die Bewahrung der emotionalen Ausgeglichenheit richten, stärken auf die Dauer die Fähigkeit, die man das verwandelte Fühlen, die Inspiration nennt.[10] Die Bereiche der „höheren Erkenntnis“ – Imagination, Inspiration und Intuition – sind je nach Art und Intensität des Übens in verschiedenen Stufen erreichbar. Dabei werden ein Alltags- von einem Zwischen- und einem übersinnlichen Bereich unterschieden.[11] Es kann nicht ausbleiben, dass sich durch das intensive Hineingehen in ein Wort, ein Bild oder eine Tat eine Veränderung in uns selbst vollzieht und neue Fähigkeiten entstehen.

„Der Mensch kennt nur sich selbst, insofern er die Welt kennt, die er nur in sich und sich nur in ihr gewahr wird. Jeder neue Gegenstand, wohl beschaut, schließt ein neues Organ in uns auf.“[12]

2. Meditation als Erkenntnisweg

Meditation als Erkenntnisweg ist der Untertitel des Buches von Arthur Zajonc *Aufbruch ins Unerwartete.*[13] Das Unerwartete ist das Neue, das bisher noch nicht Wahrgenommene und Meditation das Synonym für Erkenntnisweg. Voraussetzung für Meditation ist Kontemplation, das wurde bereits dargestellt.

Den Forscherdrang, diesen Weg zu beschreiten, gibt es seit Menschengedenken und er muss immer wieder neu, in Einklang mit den Denk-, Sprach-, Lebens- und sonstigen regionalen und zeitgebundenen Gewohnheiten der Menschen begangen und beschrieben werden. Im Oktober 1909 wurde Rudolf Steiners (1861–1925) Buch *Wie erlangt man Erkenntnisse der höheren Welten? veröffentlicht,* das Grundlagenwerk für anthroposophische Meditation.[14] Genau 100 Jahre später erschien die Originalausgabe von Zajoncs Buch unter dem Titel *Meditation as Contemplative Inquiry.* Arthur Zajonc, geboren 1949, war Professor für Physik am Amherst College im Massachusetts und Spezialist für Quantenoptik. Kontemplation und Meditation waren essentieller Bestandteil seiner wissenschaftlichen Arbeitsweise. Kontemplation ist für ihn eine Forschungsmethodik, die auf neun Merkmalen beruht:

I. Respekt
II. Behutsamkeit
III. Intimität
IV. Teilnahme (Partizipation)
V. Verletzlichkeit
VI. Umwandlung
VII. Organbildung
VIII. Erleuchtung
IX. Einsicht.[15]

Er bezeichnet seine Art des Forschens als eine „Erkenntnistheorie der Liebe" und bezieht sich auf Steiner und auf Goethe:

„Auf Goethe zurückgehend bemerkte Rudolf Steiner: ‚Was wir nicht lieben, wird sich uns nicht enthüllen'. An anderer Stelle sprach er nachdrücklich von der Bedeutung der Liebe als ‚Erkenntniskraft'. Ohne diese Kraft können wir nicht in die Welt hinausgehen und in der Weise an ihr teilhaben, wie das kontemplative Forschen es von uns verlangt. Doch sind auch Umwandlung und Erleuchtung notwendig, um zur Einsicht zu gelangen. Wenn wir zum Wandel bereit sind, werden wir empfindlich (verletzlich) für das vor uns Liegende. Nur so können sich die erforderlichen Organe bilden. Schließlich muss das richtige Bewusstseinslicht, das der von den Erkenntnisorganen vermittelten Wahrnehmung angemessen ist, die Phänomene mit Verständnis erhellen."[16]

Meditation ist ein Erkenntnisweg, der wirklich Neues erschließt. Als intensiviertes Denken ist er eine Verwandlung der Bildekräfte, die, als Ätherkräfte bezeichnet, in der Leibesentwicklung wirksam sind zum Wachstum und zur Ausgestaltung unserer Leiblichkeit. Diese verwandeln sich zu einem Teil im Rahmen der Seelenentwicklung in die Denkkräfte (s. o. Seelenentwicklung) und diese können sich durch „geistige Selbstaktivierung"[17] in Bildekräfte metamorphosieren, die die Fähigkeit zum Erfassen von Gesamtzusammenhängen (Imagination) ermöglichen. Es sind die Kräfte der Kreativität und des Künstlerischen.

3. Meditation als Heilmittel

Im psychotherapeutischen Kontext ist das Heilmittel das Wort, das freilassende und das Freiheit schaffende, erhellende Wort. In unserem Konzept Anthroposophie-basierte Psychotherapie kann Meditation Teil der Vorgehensweise sein und als psychoedukative Information vom Therapeuten an Patient oder Klient weitergegeben werden. Das Interesse an Meditation oder Spiritualität – oder auch Achtsamkeit, die ebenfalls eine Form der Meditation ist – nimmt zu und findet einen Platz im Gesundheitsbewusstsein der Menschen, neben gesunder Ernährung und körperlicher Bewegung. Die Zunahme von seelischen Störungen erfordert ein verstärktes Achten auf die Seelenfähigkeiten und die Seelenqualitäten. Die Erkenntnis, dass Spiritualität für den Menschen von Bedeutung ist, dass Spiritualität ein wesentliches Element des Menschseins darstellt und dass der Mensch selbst ein spirituelles Wesen ist, wächst.

Der Psychotherapeut kann auf die Wichtigkeit von „abschalten, Pause machen", also innere Ruhe finden, hinweisen – Kontemplation. In unserem Konzept der Anthroposophie-basierten Psychotherapie sind als Grundlage zwei Arten der Meditation zu empfehlen, sowohl für den Therapeuten als auch, auf Wunsch und Nachfrage, für den Patienten oder Klienten: die Tagesrückschau und die sechs Basisübungen. Beide dienen der Klärung und Ordnung der Seelenfähigkeiten und der Seelenqualitäten und sind inhaltlich freilassend. Die Tagesrückschau orientiert sich an den Tagesereignissen des jeweiligen Tagesablaufes und fügt nichts Fremdes hinzu. Die Nebenübungen bestehen ausschließlich aus selbstgewählten Gedanken, Initiativkraftzielen und Gefühlssteuerungsübungen. Dasselbe gilt auch für Achtsamkeitsübungen. Achtsamkeit ist ein anderes Wort für Respekt, Ehrfurcht und für innere Wachheit in Form von Ich-Präsenz.

Eine Möglichkeit, wenn Patienten oder Klienten nach speziellen Wort- oder Bildmeditationen fragen, ist – unter Berücksichtigung der Freiheit und der Freiwilligkeit sowie der Selbstaktivität – eine Auswahl von Meditationstexten zu empfehlen oder zu übergeben, z.B. Ich-bin-Meditationen für den Alltag.[18] Aus diesen Texten kann der Patient oder Klient selbst die Worte wählen, die am meisten innere Resonanz bei ihm erzeugen, und meditativ in diese eintauchen.

Eine weitere Möglichkeit, auf die Frage von Patienten oder Klienten nach Meditationen zu antworten, ist die Gegenfrage danach, woran sie selbst anknüpfen möchten, seien es Texte, Gedichte, Bilder oder auch Musikstücke. Für religiöse Menschen können dies auch Gebete sein. Wer sich für das Vaterunser interessiert und tiefer in die Worte dieses Gebetes eintauchen will, kann Inspiration in dem Buch von Peter Selg *Das Vaterunser in der Darstellung Rudolf Steiners* finden.[19]

Ob (Selbst-)Heilung durch Meditation möglich ist?

Im seelischen Bereich fördert Meditation jedenfalls die Freiheit und Beweglichkeit des Denkens, Fühlens und Wollens, die Positivität, die Unbefangenheit und die Beständigkeit.

Im gesunden oder erkrankten Lebenszustand können Gebete, Texte oder Bilder Halt geben, Zuversicht wecken, Mut erzeugen, Handlungsfähigkeit stärken, Liebeskräfte wecken – was immer eine gute Basis ist.

4. Wirkungen der Meditation

Meditation ist nicht nur ein Erkenntnisweg und ein Erforschen von bisher Unbekanntem. Sie ist selbst auch Gegenstand von Forschung und wird zur Steigerung der Leistungsfähigkeit genutzt – im Leistungssport, im Management, zur Erhöhung der Produktivität. *„Die gesundheitsfördernden Auswirkungen, insbesondere der standardisiert ablaufenden Achtsamkeitskurse – mindfulness based stress reduction MBSR – sind vielfach belegt. Wer sich darauf übend einlässt, profitiert davon.* [...] *Therapeutisch Tätige profitieren ebenso von meditativen Verfahren, sogar dann, wenn sie bisher keine Erfahrungen mit entsprechenden Techniken gemacht haben. So nahmen im Rahmen einer randomisiert-kontrollierten Studie Psychotherapeuten in Ausbildung an einem Meditationskurs teil. Im Vordergrund des Interesses der Forscher standen hierbei jedoch nicht die Empfindungen und Reaktionen der Übenden, sondern die Auswirkung der meditativen Schulung, die sich bei den betreuten Patienten bzw. Klientel abbilden lassen. Bei den Patienten, deren Therapeuten meditierten, zeigten sich signifikant bessere Therapieergebnisse in Bezug auf ihre psychische Belastung und Krankheitssymptomatik. Im Rahmen meditativer Übungen kommt es also nicht nur zu einer tiefer gehenden Selbst-, sondern auch Fremdwahrnehmung und damit zu einer größeren Sensibilität gegenüber den Patienten. Essenziell scheint jedoch zu sein, ob die Therapeuten das Erlernte in ihren Alltag integrieren, so dass es zu einer Haltung wird – oder ob es nur ein kurzfristiges (reaktives) Verhalten ist, das sich wieder verliert, wenn es nicht gepflegt wird. In der Tat kommt es bei Langzeitmeditierenden zu Zunahme der grauen Gehirnsubstanz und Aktivierung von Strukturen des Aufmerksamkeitssystems. Neuroplastizität ließ sich bei denjenigen nachweisen, die viel meditierten."*[20]

Eine kritisch-amüsante Darstellung von Forschungsergebnissen zur Meditation findet sich in dem Buch von Ulrich Ott *Meditation für Skeptiker.*[21]

5. Meditationstexte für Patienten

(Zusammenstellung von Markus Treichler aus therapeutischer Erfahrung)

Die Verwendung und Weitergabe von Meditationen und meditativen Texten an Patienten erfordert selbstverständlich ein feines „Fingerspitzengefühl" und waches Bewusstsein für die Bedürfnisse und Möglichkeiten der Patienten. Der Gesichtspunkt der Freiwilligkeit ist immer zu berücksichtigen, ebenso wie das Empfinden der Ernsthaftigkeit. Ich diktiere die Sprüche oder Meditationen entweder so, dass die Patienten sie in ihrer eigenen Handschrift haben, oder ich gebe sie ihnen selbst abgeschrieben auf einem Rezept von mir mit. Und ich spreche mit den Patienten über ihre Erfahrungen, die sie mit den Texten, Übungen, Meditationen gemacht haben. So habe ich wichtige Rückmeldungen bekommen.

Als Ruhemeditation von Rudolf Steiner bei allen Unruhezuständen, Ängsten, agitierten Depressionen, vor Prüfungen oder besonders belastenden Situationen:

Ich trage Ruhe in mir,
ich trage in mir selbst
die Kräfte die mich stärken.
Ich will mich erfüllen
mit dieser Kräfte Wärme.
Ich will mich durchdringen
mit meines Willens Macht.
Und fühlen will ich,
wie Ruhe sich ergießt
durch all mein Sein,
wenn ich mich stärke,
die Ruhe als Kraft in mir zu finden
durch meines Strebens Macht.

Als Meditation vor besonderen Herausforderungen, die mit Ängsten und Unsicherheiten verbunden sind, zur eigenen Beruhigung (von Rudolf Steiner):

Dass du die Kraft in dir erkennen mögest:
Sei stille und erkenne,
Dass Ich die Kraft in dir bin.
Es ist keine Macht in den Umständen
Es ist keine Macht im Persönlichen
Es ist nur Kraft in Mir,
Der Ich dein Urwesen bin.

Meditation zur inneren Stärkung, zur Entwicklung einer vertrauensvollen Haltung:

Vor mir
In weiter Ferne
Steht ein Stern.
Er kommt immer näher.
Geisteswesen
Senden in Liebe
Mir Sternenlicht.
Der Stern taucht ein
In mein eigenes Herz.
Er füllet es mit Liebe.
Die Liebe in meinem Herzen

Wird in meiner Seele
Kraft der Liebe.

Ich weiß, dass ich
Mit dieser Liebe
Die Schwere meines Körpers
Überwinden kann.
(so von Ita Wegman übermittelt)

Ich weiß, dass ich
Auch in mir
Bilden kann
Die Kraft der Liebe
(handschriftlich überliefert von Rudolf Steiner)

Eine Wärme- und Ruhemeditation von Rudolf Steiner (dabei Sonne im Herzen vorstellen):

Wärme der Sonne sammle ich im Herzen
Und lasse sie strömen
Durch alle Glieder.

Schutzmeditation von Rudolf Steiner, z. B. bei generalisierter Angsterkrankung oder Panikstörung:

Wall aus Kristall
All überall
Schließe dich
Rings um mich,
schließe ein
mich im Sein!
Über-wille mich,
über-forme mich.
Lass nichts herein
Als Licht allein!

Meditationsübung für Patienten mit Agoraphobie, auch für andere Phobien, Panikstörung, generalisierte Angst, depressive Ängste, Vertrauensverlust ins Leben (z. B. Angst vor dem Einschlafen):

Sich jeden Morgen und Abend durch die Seele gehen lassen: „*So wenig als der Mond auf die Erde fällt, so wenig brauche ich Angst zu haben.*" (Rudolf Steiner)[22]

Ich gebe diese Übung im Rahmen eines Gesprächs, bei dem ich das Bild von den Gesetzmäßigkeiten des Sternenhimmels, z. B. jeden Tag Sonnenaufgang und Sonnenuntergang, als Bild für die Vertrauenswürdigkeit des Daseins, der Lebensordnung, des Schicksals anführe, und dann den Hinweis, eine solche Zeile zu meditieren.

Eine Modifikation (von M.T.) der Ruhemeditation von Rudolf Steiner, die ich vor allem bei Erschöpfung, Burnout, Überforderungsängsten und ähnlichen Beschwerden anwende:

Ich spüre Ruhe und Kraft in mir
Ich trage in mir selbst die Kräfte
Die mich stärken;
Ich spüre meine Ruhe als die Kraft in mir,
die mir hilft.

Eine andere Gelassenheitsübung (von M.T.), die sich besonders für den Tagesbeginn eignet, orientiert sich an einem Gedicht von Rose Ausländer (1901–1988)[23]:

Gelassen atmet der Tag
Ich lasse meine Anspannung los
Gelassenheit kehrt in mich ein
Ich spüre meine Kraft für den Tag.

Gemäß der Maxime der Freiheit und Freiwilligkeit sowie der Notwendigkeit von Eigeninitiative sind in diesem Buch nur wenige in der psychotherapeutischen Praxis erprobte Meditationstexte angegeben. Es sei auf weiterführende Literatur verwiesen.[24] Meditationen für Therapeuten finden sich in Kapitel VIII.

Anmerkungen

1 Steiner, R.: Wie erlangt man Erkenntnisse höherer Welten? (GA 10). Rudolf Steiner Verlag Dornach 1987. S. 65.

2 Steiner, R.: Die geistig-seelischen Grundkräfte der Erziehungskunst. Spirituelle Werte in Erziehung und sozialem Leben (GA 305). Rudolf Steiner Verlag Dornach 1991. S 79f.

3 Kovce, P.: Ich meditiere nicht. Das Goetheanum 2018; 97 (9). S. 4f.

4 Zajonc, A.: Aufbruch ins Unerwartete – Meditation als Erkenntnisweg. Verlag Freies Geistesleben Stuttgart 2014.

5 Kovce, P.: Ich meditiere nicht. Das Goetheanum 2018; 97 (9).

6 Joseph Beuys in einem Interview der Zeitschrift Spiegel 23/1984 vom 04.06.1984.

7 Büssing, A., Heusser, P.: Meditation bei Therapeuten – ein Forschungsbericht. In: Glöckler, M. (Hrsg.): Meditation in der Anthroposophischen Medizin. Salumed Verlag Berlin 2016. S. 235–244.

8 Steiner, R.: Wie erlangt man Erkenntnisse der höheren Welten? (GA 10). Rudolf Steiner Verlag Dornach 1987, Fußnote S. 47.

9 Steiner, R.: Wie erlangt man Erkenntnisse höherer Welten? (GA 10). Rudolf Steiner Verlag Dornach 1987. S. 29.

10 Neider, A. (Hrsg.): Rudolf Steiner: Das imaginative Lebenstableau. Rudolf Steiner Verlag Basel 2017. S. 9 und 176.

11 Sparby, T.: Die Bereiche und Stufen der höheren Erkenntnis. Die Drei 2017; 87 (12). S. 47ff.

12 Goethe, J. W.: Bedeutende Fördernis durch ein einziges geistreiches Wort. In: Goethe, J. W.: Werke. Hamburger Ausgabe in 14 Bänden. Deutscher Taschenbuch Verlag München 1988. Band 13, S. 38.

13 Zajonc, A.: Aufbruch ins Unerwartete. Verlag Freies Geistesleben Stuttgart 2014.

14 Steiner, R.: Wie erlangt man Erkenntnisse höherer Welten? (GA 10). Rudolf Steiner Verlag Dornach 1987.

15 Zajonc, A.: Aufbruch ins Unerwartete. Verlag Freies Geistesleben Stuttgart 2014. S. 272.

16 Ebd. S. 273.

17 Der Begriff stammt von Wolf-Ulrich Klünker. Siehe: Ders.: Wesen hinter dem Denken. Die Drei 2004; 74 (11). S. 8.

18 Steiner, R.: Ich bin – Meditationen für den Alltag. Rudolf Steiner Verlag Dornach 2004. Gut, T. (Hrsg.): Rudolf Steiner – Stichwort Meditation. Rudolf Steiner Verlag Dornach 2010.

19 Selg, P.: Das Vaterunser in der Darstellung Rudolf Steiners. Verlag Freies Geistesleben Stuttgart 2012.

20 Büssing, A., Heusser, P.: Meditation bei Therapeuten: Ein Forschungsbericht. In: Glöckler, M. (Hrsg.): Meditation in der Anthroposophischen Medizin. Salumed Verlag Berlin 2016. S. 235 ff.

21 Ott, U.: Meditation für Skeptiker. Droemer Verlag München 2015. S. 141–156.

22 Alle Texte Rudolf Steiners sind entnommen einer Zusammenstellung von Meditationen und meditativen Texten, hrsg. von der Gesellschaft Anthroposophischer Ärzte zum Gebrauch für Patienten; sie finden sich ursprünglich in: Steiner, R.: Anweisungen für eine esoterische Schulung (GA 245). Rudolf Steiner Verlag Dornach 1987.

23 Ausländer, R.: Gelassen atmet der Tag. Gedichte. Fischer Verlag Frankfurt/Main 2011.

24 Gut, T. (Hrsg.): Rudolf Steiner: Ich bin – Meditationen für den Alltag. Rudolf Steiner Verlag Dornach 2004. Sehr umfangreich und eher für Therapeuten geeignet ist: Glöckler, M. (Hrsg.): Meditation in der Anthroposophischen Medizin. Salumed Verlag Berlin 2016.

KAPITEL VIII

Ausbildung in Anthroposophie-basierter Psychotherapie

JOHANNES REINER

Inhalt

„... und dann diese Verrücktheit außerordentlich interessant finden und sie zu nehmen für ein verzerrtes Abbild der höchsten Weisheit, für ein Türöffnen von Seiten der geistigen Welt, die eben nur durch verzerrte Ausdrucksmittel hereinkommt, immer mehr und mehr sich hineinleben in das interessant finden, nicht etwa sensationell, sondern tief innerlich interessant finden der Abnormitäten [...] mit voller Liebesfähigkeit."[1]

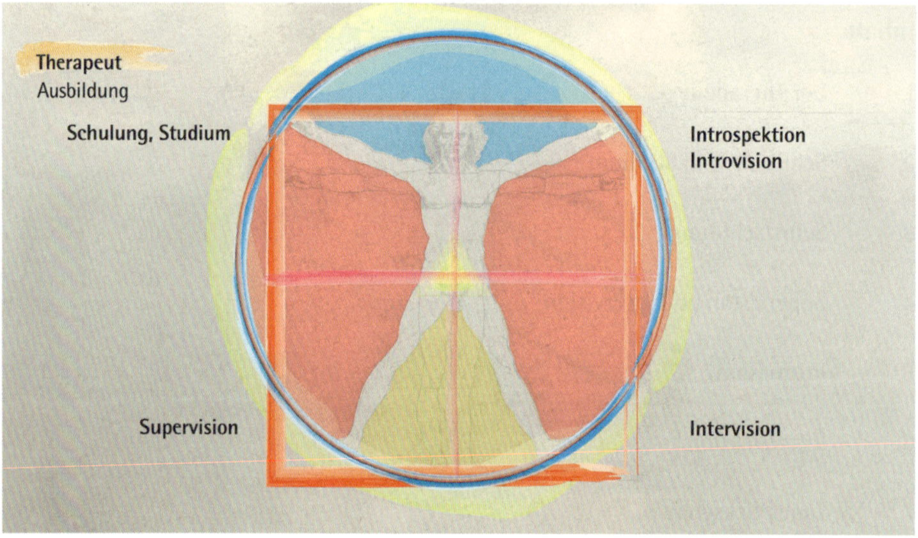

Abb.: Ausbildung

Um Psychotherapeut zu werden gibt es verschiedene Wege. Der eine Weg führt über das Medizinstudium, dann vom Arzt zum Facharzt für psychosomatische/psychotherapeutische Medizin oder zum Psychiater und Psychotherapeuten, ein nach dem Studium noch fünf Jahre währender Ausbildungsweg mit Schulung in Klinik und Praxis, Weiterbildungskursen, Supervision und Selbsterfahrung.

Ein anderer Weg verläuft über das Psychologiestudium zum Beruf des Psychologen, dann als Weiterbildung zum psychologischen Psychotherapeuten über klinische und praktische Erfahrungen, umfangreiche Fallsupervisionen, Selbsterfahrung und Schulungen.

Ein dritter Weg führt in Deutschland über eine Heilpraktikerausbildung im Bereich Psychotherapie mit der Vermittlung von Kenntnissen über Krankheitsbilder und psychotherapeutische Vorgehensweisen.

Als Arzt oder Psychologe kann man über diese Weiterbildung Zugang zum System der gesetzlichen Krankenversicherung bekommen und dadurch einen festen Platz in unserem Gesundheitssystem erhalten. Es ist der Freiheit jedes Einzelnen überlassen, seinen Fähigkeiten und Interessen entsprechend Fortbildungen zur Weiterentwicklung und Verfeinerung seiner diagnostischen und therapeutischen Kenntnisse zu besuchen. Hier gibt es eine Vielzahl von Angeboten und Möglichkeiten.

2. Schulung und Studium

Für unser Konzept der Anthroposophie-basierten Psychotherapie gibt es Fortbildungskurse, die die Grundlagen der Anthropologie und der Psychologie, basierend auf der Anthroposophie Rudolf Steiners (1861–1925), als Schulung und zum ergänzenden Selbststudium vermitteln.[2] Hier werden in Grund- und Aufbaukursen die wesentlichen Inhalte vermittelt und in Fallbesprechungen erübt.

„Unter Anthroposophie verstehe ich eine wissenschaftliche Erforschung der geistigen Welt, welche die Einseitigkeiten einer bloßen Natur-Erkenntnis ebenso wie diejenigen der gewöhnlichen Mystik durchschaut, und die, bevor sie den Versuch macht, in die übersinnliche Welt einzudringen, in der erkennenden Seele erst die im gewöhnlichen Bewusstsein und in der gewöhnlichen Wissenschaft noch nicht tätigen Kräfte entwickelt, welche ein solches Eindringen ermöglichen."[3]

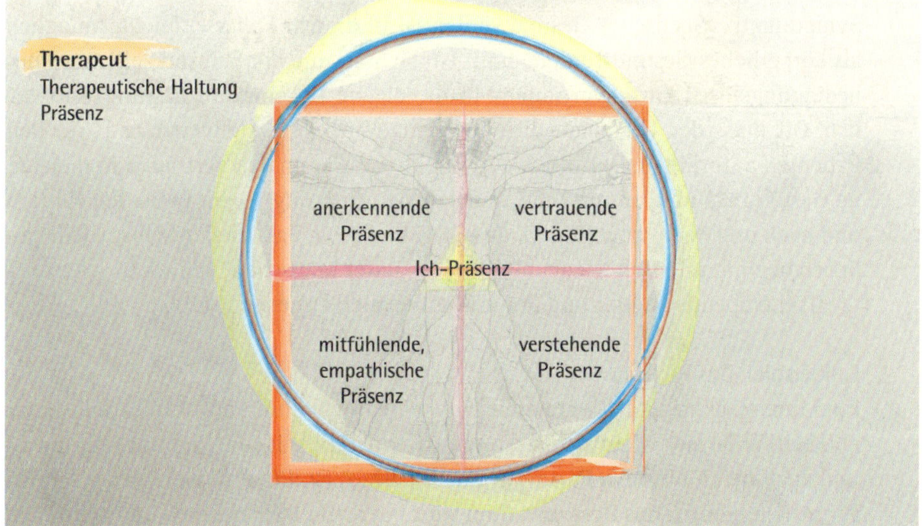

Abb.: Therapeutische Haltung: Präsenz

Voraussetzung für den Therapeuten sind eine innere Haltung, eine Seelen- und Geistesverfassung, die das Staunen über Unerwartetes, die Kraft der Liebe zum Unbekannten, klares Denken und das Achten auf ein gutes Selbstgefühl beinhalten, Qualitäten, die in der anthroposophischen Terminologie als die Qualitäten der Bewusstseinsseele beschrieben werden [→ Kapitel III]. Dies sind keine Fähigkeiten, die man einfach hat, sondern solche, die man immer wieder neu in sich erzeugen muss.[4]

Neben diesen inneren Voraussetzungen des Therapeuten sind als therapeutische Haltungen zum Patienten die anerkennende, mitfühlende, verstehende und vertrauende Präsenz in die Fähigkeiten des Patienten und die Sinnhaftigkeit des Geschehens erforderlich.

Fallbeispiel: Daseinsberechtigung

Eine 50-jährige Patientin ist seit einiger Zeit in meiner Behandlung. Sie ist frühberentet aufgrund einer als Fibromyalgie diagnostizierten Symptomatik. Zudem leidet sie an verschiedenen Allergien und häufigen Infekten. Die Lebensgeschichte ist nicht ganz einfach: emotional abweisende Eltern, schwierige Partnerschaften, große Sehnsucht nach Liebe und wenig Erfüllung. Bei dieser komplexen Symptomatik können verschiedene therapeutische Methoden angewandt werden: Achtsamkeitsübungen, Arbeit mit dem inneren Kind, „der sichere Ort", Verhaltenstherapie, tiefenpsychologische Interventionen zur Förderung von Autonomie sowie Stärkung und Stabilisierung des inneren strukturellen Niveaus. Der Therapeut kann sein ganzes therapeutisches Repertoire aktivieren. Insbesondere braucht es aber hier die Kraft, das Vertrauen in die Weiterentwicklungsfähigkeit des Patienten zu haben, sich nicht „erschlagen" zu lassen von der Komplexität des Krankheitsgeschehens, der lebensgeschichtlichen Ereignisse und der anhaltenden Symptomatik. Seelisches Gesundwerden ist in diesem Fall viel leichter möglich als körperliches Gesundwerden, dafür ist die Stärkung der Selbstakzeptanz, eines bedingungslosen Grundvertrauens in die eigene Daseinsberechtigung erforderlich. Oft muss der Therapeut dies über lange Strecken „stellvertretend" für den Patienten aufbringen. Der therapeutische Prozess kann das Vertrauen in die eigene Gestaltungsfähigkeit und die „Existenzberechtigung" beim Patienten fördern und nach und nach dazu führen, dass, wie in diesem Fall, er sich selbst wieder zu lieben beginnt und sich wieder als „Mensch unter Menschen" fühlt.[5]

Als therapeutische Haltung braucht es die anerkennende Präsenz.

Fallbeispiel: Das Richtige

Ein Mitte 40-jähriger Patient kommt in meine Behandlung mit starker Selbstunsicherheit. Er ist sich nicht sicher, ob seine Berufstätigkeit „die Richtige" für ihn ist und auch nicht, ob seine Partnerin „die Richtige" ist. Er ist immer wieder schnell verunsichert durch das Denken daran, wie andere ihn wahrnehmen und beurteilen könnten.

Hier ist es für die Gestaltung der therapeutischen Beziehung sehr wichtig, dass dem Patient seitens des Therapeuten Annehmen und Anerkennen, Einfühlung, Verstehen und Vertrauen entgegengebracht werden. Durch diese Haltung des Therapeuten erfährt der Patient, dass das Gefühl des Angenommenwerdens Vertrauen in die eigene Gestaltungsfähigkeit erzeugt. Im therapeutischen Prozess soll der Patient nach und nach in die Lage kommen, diese fördernde und wohlwollende Haltung, zunächst ihm von Therapeutenseite „von außen" entgegengebracht, in sich selbst zu entwickeln und aus den daraus entstehenden inneren Kräften seine Lebensumstände weitmöglichst so zu gestalten, wie es ihm selbst entspricht.

Als therapeutische Haltung braucht es die vertrauende Präsenz.

Fallbeispiel: Eigenwilligkeit

Ein Patient kam in meine Behandlung und sagte, er sei schon bei einem anderen Psychotherapeuten gewesen. Auf meine Frage, warum er nicht mehr weiter zu diesem gehe, antwortete er: „Ich kann dort nicht mehr hingehen seit ich gemerkt habe, dass er will, dass ich will, was er will."

Als therapeutische Haltung braucht es die mitfühlende Präsenz – und Respekt vor der Freiheit jedes Einzelnen.

3. Selbstschulung

„Six steps in self-developement"[6] ist die englische Übersetzung des Wortes „Nebenübungen", das Rudolf Steiner 1904 wählte für sechs seelische Grundfähigkeiten, die essentiell für Weiterentwicklung sind:

1. die Fähigkeit, das Denken selbst zu führen,
2. die Fähigkeit, aus sich selbst heraus initiativ und frei Entschlüsse zu fassen und diese umzusetzen,
3. die Fähigkeit, Abstand vom Strudel der Ereignisse und der Emotionen zu nehmen und in innerer Ruhe zu bleiben,
4. die Wahrnehmung nicht auf das Schlechte und Schreckliche einzuengen, sondern sie in Positivität für das Schöne und Gute zu weiten,
5. sich innerlich zu öffnen, frei zu machen, um in Unbefangenheit zu denken, zu fühlen und zu handeln,
6. Beständigkeit in der Durchführung von Entschlüssen zu entwickeln.[7]

Jede dieser Fähigkeiten, in der Reihenfolge 1 bis 5 aufbauend, soll einen Monat lang in den Mittelpunkt eines täglichen Trainings gestellt werden. Somit sind nach fünf Monaten fünf der Fähigkeiten trainiert und lassen sich im sechsten Monat frei variabel, spielerisch, immer wieder in anderer Zusammensetzung üben. Die ersten fünf Monate sind also hart und brauchen Durchhaltekraft, ab dem sechsten Monat macht das Training Freude und trägt sich zunehmend selbst.

1. Die erste Übung, Gedankenführung, besteht in täglicher Konzentration auf einen möglichst einfachen Gegenstand. Ausschließlich Gedanken, die mit diesem Gegenstand zu tun haben, sind zugelassen. Für den Zeitraum, den ein Ei zum Weichkochen braucht, sind nur Gedanken zuzulassen, die mit „Ei" zu tun haben. Das ist relativ lang. Jeder Gegenstand – Rudolf Steiner sagt: Gedanke und will damit sagen: In jedem Gegenstand steckt ein Gedanke, der dazu geführt hat, dass der Gegenstand entstanden ist – ist geeignet. Zur Übung eignen sich am besten einfache Gegenstände wie Streichholz oder Büroklammer. Kugelschreiber ist schon kompliziert. Vier Wochen lang ist täglich zu üben, es können derselbe Gegenstand oder verschiedene Objekte sein.
2. Für die zweite Fähigkeit, Initiativkraft, wählt man am Besten eine unnötige und unnütze Tätigkeit aus, die auf jeden Fall jeden Tag zu einem selbst bestimmten Zeitpunkt durchgeführt werden kann. Schon die Auswahl ist interessant und braucht Kreativität: Sich etwas Zweckfreies, nur von sich selbst Gewähltes einfallen zu lassen,

zum Beispiel den Zucker im Cappuccino mit dem Löffel gegen statt mit dem Uhrzeigersinn zu verrühren oder einen Gegenstand auf dem Schreibtisch – die Schale mit Stiften – morgens auf die andere Seite stellen und abends zurück, vier Wochen lang. Nach und nach entsteht das Erleben: Ich bin der Handelnde und handle freiwillig, nur aus eigenem Antrieb. Das tut gut gegen das Gefühl, im Hamsterrad der Termine und Anforderungen zu laufen.

3. Im nächsten Monat der Aufbauphase – innere Ruhe bewahren, Gelassenheit entwickeln – geht es darum, sich vom Durcheinander und Chaos der eigenen inneren oder der umgebenden äußeren Welt nicht mitreißen zu lassen. Das geht nur durch die Schaffung von Distanz, innerliches Zurücktreten, sich als Zuschauer einer Theateraufführung sehen. Das ist keine ganz leichte Übung, allerdings zeigt die Erfahrung, dass gerade derjenige Übungsschritt individuell als besonders schwer erlebt wird, der die Fähigkeit stärken soll, die noch nicht so gut ausgebildet ist. Wenn es gelingt, ist dies etwas sehr Schönes: Der Unruhe und der Verwirrung, die anstecken und mich packen will, die eigene Herzlichkeit entgegen stellen.
„*Geduld und Humor sind die beiden Kamele, mit denen man jede Wüste durchqueren kann.*" (Arabisches Sprichwort)
4. Im vierten Monat – Positives, Schönes wahrnehmen lernen – entwickelt sich im Üben das Öffnen der Wahrnehmung für Geschehnisse, die bisher nicht registriert wurden. Naturgemäß neigt die Wahrnehmung, entwicklungsgeschichtlich sinnvoll, zur Fokussierung auf das Problematische, das Gefährliche, das Fremde, das Bedrohliche.
Wenn der mir gegenübersitzende Patient auf seinem Hemd einen, wenn auch ganz kleinen, Kaffeefleck hätte, wäre mein Auge unablässig in Gefahr, zu diesem Fleck hin zu wandern und dieser Fleck würde sich meiner Wahrnehmung mehr einprägen, als das insgesamt schöne und geschmackvolle Hemd meines Patienten.
Auch werde ich immer wieder von Patienten bedauert dafür, dass ich mir den ganzen langen Arbeitstag belastende Leidens- und Krankheitsgeschichten anhören muss. Ich bejahe dann natürlich, dass ich einen schweren Job habe, füge aber hinzu, dass ich eine sehr schöne Arbeit mache, in der ich jeden Tag Zeuge davon bin, wie Menschen alle ihre Willenskräfte aufbringen, um sich weiterzuentwickeln und dies auch schaffen. Würde ich nur auf das Leid meiner Patienten blicken, so würde mich dies über kurz oder lang erdrücken. Blicke ich auf das verwirklichte Potential der Weiterentwicklung meiner Patienten, so werde ich heiter und zuversichtlich.
Diese Erweiterung der Wahrnehmung, nicht nur das Schlechte, sondern auch das Gute zu sehen, erzeugt ein leises Gefühl des Glücks, auch Dankbarkeit und Demut. Goethe (1749–1832), der Mann für jegliche Zitate, drückte dies in seiner wunderbaren poetischen Sprache in West-östlicher Divan so aus:

Herr Jesus, der die Welt durchwandert‘,
Ging einst an einem Markt vorbei;
Ein toter Hund lag auf dem Wege,
Geschleppet vor des Hauses Tor,
Ein Haufe stand ums Aas umher,

Wie Geier sich um Äser sammeln.
Der eine sprach: ‚Mir wird das Hirn
Von dem Gestank ganz ausgelöscht.'
Der andre sprach: ‚Was braucht es viel,
Der Gräber Auswurf bringt nur Unglück.'
So sang ein jeder seine Weise,
Des toten Hundes Leib zu schmähen.
Als nun an Jesus kam die Reih,
Sprach, ohne Schmähn, er guten Sinns,
Er sprach aus gütiger Natur:
‚Die Zähne sind wie Perlen weiß.'
Dies Wort macht' den Umstehenden,
Durchglühten Muscheln ähnlich, heiß.[8]

5. Der fünfte Übungsschritt ist die Entwicklung der Unbefangenheit. Es ist schwer, aber nötig, sich für etwas zu öffnen, was bisher gar nicht wahrgenommen, abgetan oder negiert wurde mit der inneren Haltung: „Das gibt es doch nicht, das kann doch gar nicht sein." Unbefangenheit in diesem Sinne heißt, die Möglichkeit einzuräumen, dass etwas anders ist, als bisher gedacht oder erlebt. Dies bedeutet, die starren Gleise der bisherigen Wahrnehmungen und Gedankenstränge zu verlassen und das, was mir begegnet, einfach so anzunehmen, wie es ist, sich nicht von Vorerfahrungen und Beschränktheiten fesseln zu lassen. Bei ausdauerndem und geduldigem Üben wird der Wahrnehmungsraum größer und reicher.
6. Es ist auf jeden Fall zu empfehlen, die six steps in den Übungsschritten 1 bis 5 in der genannten Reihenfolge Monat für Monat aufzubauen. Denn ab dem sechsten Monat, Übungsziel Beständigkeit, kann von dem strengen Aufbau des Übungsplanes übergegangen werden in von mir selbst jeweils neu gewählte Kombinationen von zwei Übungsschritten für einen Monat. Zum Beispiel kann Gedankenführung plus Unbefangenheit für einen Monat ins Zentrum meines Trainings von Fähigkeiten rücken, anschließend vielleicht Initiativkraft und Gelassenheit. Es geht dabei um ein „spielerisches Jonglieren" mit diesen Fähigkeiten. Dann fängt es wirklich an, Freude zu machen, dann, im musikalischen Vergleich gesprochen, spiele ich nicht nur einzelne Töne, sondern es entsteht Musik. Dieses „Musik machen" ist sehr schön. Aber es ist wichtig dranzubleiben, denn die Fähigkeiten können schnell wieder verloren gehen. Wenn das passiert, ist das Training einfach wieder aufzugreifen.

Die Erfahrung zeigt, dass es in der Aufbauphase der Übungen einer erheblichen Willensanstrengung bedarf, um Tag für Tag über fünf Monate die Übungsschritte zu trainieren. Sie zeigt aber auch, dass oft mehrere Anläufe notwendig sind, um durch die Anfangsphase des Übens hindurch zu kommen. Zum Durchhalten hilft es, sich von vornherein auf ein Sechs-Monats-Trainingsprogramm einzustellen.

Eine weiterführende Darstellung speziell zur Aktivierung der Denkkräfte findet sich in dem Buch von Wolf-Ulrich Klünker *Selbsterkenntnis und Selbstentwicklung – zur psychotherapeutischen Dimension der Anthroposophie.*[9]

4. Supervision und Intervision

Supervision und Intervision sind elementar für jegliche Psychotherapieausübung. Supervision durch einen im Konzept der Anthroposophie-basierten Psychotherapie ausgebildeten und erfahrenen Therapeuten kann als Einzel- oder Gruppensupervision erfolgen. Intervisionen sind Fallbesprechungen unter praktizierenden Kollegen ohne die Anwesenheit eines speziellen Leiters. Supervisionen und Intervisionen für unser therapeutisches Konzept folgen strukturell der von Michael Balint entwickelten Balintgruppenarbeit.[10]

Zunächst erfolgt eine Fallschilderung durch einen Therapeuten. Danach sind informative Fragen der Teilnehmer an den vorstellenden Therapeuten möglich. Als nächstes werden die Teilnehmer um Überlegungen, Gedanken, Assoziationen gebeten. Diese können vom vorstellenden Therapeuten kommentiert und ergänzt werden. Im nächsten Schritt weichen dann Supervision und Intervision in unserer Methode von der klassischen Balintgruppenarbeit ab. Da unser Konzept sich im Wesentlichen auf die Biografie und deren Gesetzmäßigkeiten, die Entwicklung und Reifung der Seelenglieder und deren Pathologie sowie auf die Haltung, d. h. sowohl die des Patienten als auch die des Therapeuten, bezieht, stehen diese drei Bereiche im Mittelpunkt unserer Fallbesprechungen.

Danach gibt es entsprechend der Balintgruppenmethodik eine Hypothesenrunde mit anschließender Stellungnahme des vorstellenden Therapeuten und eine Abschlussrunde mit Lösungsideen der teilnehmenden Therapeuten. Schließlich erfolgt eine Zusammenfassung durch den vorstellenden Therapeuten.

Mit der Grundstruktur einer Fallbesprechung, wie sie sich in der Balintgruppenarbeit bewährt hat, richtet sich der Fokus auf die in unserem Konzept zentralen Bereiche Biografie, Seelenentwicklung und Haltung.

5. Introvision

Die Schulung des Therapeuten in Anthroposophie-basierter Psychotherapie wird ergänzt durch die Selbstschulung durch Introvision in Form von Kontemplation als meditativem Erkenntnisweg, der die Entwicklung des Denkens zur Imagination, des Fühlens zur Inspiration und des Wollens zur Intuition anregt [→ Kapitel VII].

„Es ist die Aufgabe an den Therapeuten, [...] nicht mehr Symptomatologie zu betreiben, sondern in das innere Gefüge des Organismus hineinzusteigen“.[11]

Fallbeispiel: Dachschaden

Eine 42-jährige Akademikerin kam notfallmäßig in meine Sprechstunde in einem agitierten Ausnahmezustand, ausgelöst durch Überlastungen und tiefe Enttäuschung an einem neuen Arbeitsplatz, bedingt durch berufliche Schwierigkeiten in den verschiedenen Jahren und weitere Erkrankungen. Sie konnte dann schnell in eine stationäre psychotherapeutische Behandlung aufgenommen werden mit sechs Wochen stationärer und anschließend vier Wochen tagesklinischer Behandlung. Nach Abschluss dieser Behandlungsphase kam sie erneut in meine Sprechstunde, berichtete, dass sie schockiert sei, weil ihr am Tag der Entlassung eine Dreifachdiagnose an schweren psychischen Erkrankungen mitgeteilt worden war.

Die Diagnosestellung ist wichtig: Für den Arzt und Therapeuten führt die richtige Diagnose zur passenden Therapie, für den Patienten oder Klienten ist eine für ihn verständliche Diagnose nötig zum Verständnis der Erkrankung und zur Eröffnung von Wegen des Umgangs und der Weiterentwicklung.

Da sich die Patientin in den ihr mitgeteilten Diagnosen nicht wiederfinden konnte, fragte ich sie, was sie sich selbst denn für eine Diagnose geben würde aus ihrer Differenziertheit und Reflektiertheit heraus. Darauf antwortete sie: „Ich würde es so ausdrücken: Ich habe einen Dachschaden". Auf diese Antwort aus dem Mund einer Akademikerin war ich nicht gefasst, mich überraschte ihre derart simple Selbstdiagnose. Ich war kurz davor ihr zu sagen, dass ich doch etwas mehr Differenziertheit von ihr erwarten würde. Das Wort Dachschaden sei so allgemein, dass ich nichts damit anfangen könne. Es gelang mir aber, diesen ersten Impuls zurückzuhalten und stattdessen die Frage zu stellen: „Was meinen Sie mit Dachschaden?" Sie berichtete dann, als wie wenig belastbar sie sich erlebe, durchlässig und reizbar, das mache ihr zu schaffen und setze sie immer wieder extrem unter Druck.

Diese Beschreibung konnte ich aufnehmen und in Zusammenhang mit dem Wort „Dachschaden" bringen. Ich sagte zu ihr, dass ich nun verstehe, was sie mit Dachschaden meine: Ihr Seelenhaus, ihr Seelendach sei beschädigt oder beschädigt worden, dadurch sei es „nicht mehr ganz dicht" und so wie in einem Haus bei undichtem Dach der Regen eindringe und zerstörend wirke, seien es bei ihr seelische Einflüsse, die in sie eindringen und zerstörend arbeiten. Wir konnten uns dann gemeinsam über diese Sprachbilder freuen, die einfach, klar und bildhaft die seelische Situation der Patientin beschreiben.

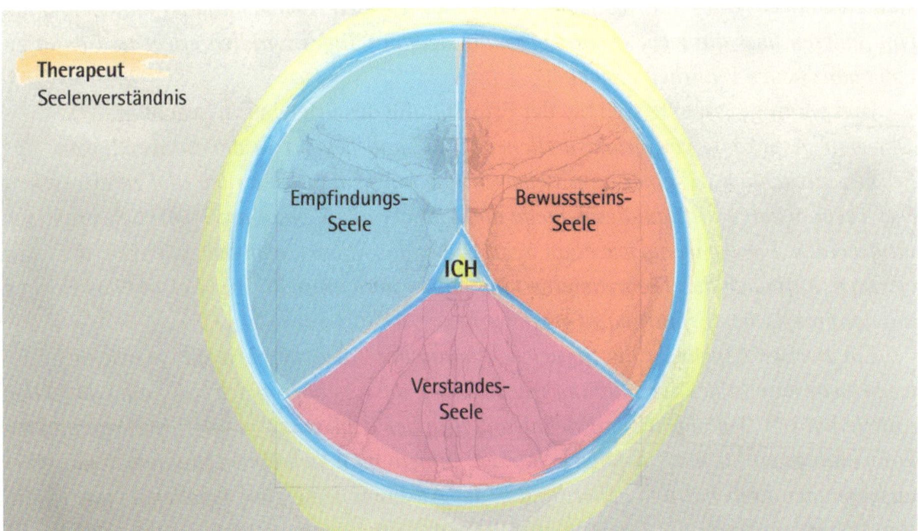

Abb.: Seelenverständnis

Die Entwicklung von imaginativem Denken, also bildhaftes Erfassen der Gesamtgestalt einer Symptomatik, einer Geschichte, einer Biografie, einer Seelenentwicklung oder einer Haltung, ist für das Verständnis von psychischen Zusammenhängen hilfreich – in der Therapie oder beim Erfassen von Traumbildern und deren verborgenem Sinnhaften.

„Der Traum ist eine naturhaft seelische Imagination, die Imagination ein vom Ich ergriffener geführter Traum".[12]

6. Introspektion

Introspektion ist das Beobachten seiner Selbst durch sein Selbst. Dies geschieht im Rahmen unserer Seelenfähigkeit der Reflexion bewusst oder unbewusst. Wunderbare Beispiele für Introspektionsarbeit finden wir bei Schriftstellern. Dies sind oft Menschen mit einer großen Introspektions- und einer hohen sprachlichen Ausdrucksfähigkeit, von denen wir Therapeuten sehr viel erfahren und lernen können. Herausgegriffen aus der unendlichen Fülle an Beispielen sei die Beschreibung eines Weges nach außen von Paulo Coelho in seinem Buch *Auf dem Jakobsweg.* Eine faszinierende Beschreibung eines Weges nach innen gibt Navid Kermani in dem Roman *Dein Name.*

Die Introspektion lässt sich als Erforschungsmethode der innerseelischen Vorgänge verfeinern und ist Gegenstand wissenschaftlicher Untersuchungen am Department für Psychologie und Psychotherapie, Universität Witten/Herdecke (Leiter: Prof. Dr. Ulrich Weger) als Psychologie der Ersten Person.[13] Sie ist eine Erforschung des unmittelbaren Erlebens:

„ ... erst ein Beobachten und Erforschen des unmittelbaren Erlebens (kann) das wirkliche Tor zu einem Verständnis von Seelischem und Geistigem öffnen; solange man in Stellvertretung über diese Themen erfährt bzw. dazu die Verhaltensäußerungen Anderer studieren muss, hat es nur Abbildcharakter – wie es auch Abbildcharakter hat, wenn man von anderen über die Liebe erfährt bis man sie eines Tages wirklich erlebt und dann zu einer ganz neuen Wahrheit erwacht".[14]

Drei wichtige Aspekte sind bei der Erforschung des Erlebens zu beachten:

„Der erste Aspekt ist von grundsätzlicher Natur und besteht in der Notwendigkeit, das Erleben tatsächlich in seiner unmittelbaren Realität kennen zu lernen und zu erforschen. Das Theoretisieren hilft an dieser Stelle nicht länger aus – man muss wirklich praktisch tätig werden. Ebenso wenig wie es ausreicht, über das Musizieren nachzudenken, um es zu erlernen, hilft auch das Theoretisieren nicht aus – man muss im Hinblick auf das Erleben mit der praktischen Erfahrung zu Werke gehen.

Ein zweiter Aspekt ist die Berücksichtigung der Tatsache, dass das menschliche Erleben zwar eine subjektive Färbung tragen kann, dass es aber gleichzeitig auch objektive Anteile hat [...] *Den objektiven Erlebnisanteil in der Begegnung mit den Naturphänomen kann man sogar noch systematisch stärken, in dem man sich einem Phänomen mit einer ausgeprägten Fragehaltung nähert und in der Auseinandersetzung möglichst lange in diesem Schwebezustand des Fragestellens verharrt, ohne zunächst eine bestimmte Klassifizierung der Eindrücke oder Beantwortung der Frage zuzulassen. Auf diese Weise kann sich das Phänomen von verschiedenen Seiten zeigen – wie ein Wahrnehmungsgegenstand, um den man sich erst herum bewegen muss, bevor seine räumliche Ausdehnung und damit seine äußere Realität wirklich erkennbar wird. [...]*

Es gibt auch einen dritten Aspekt – und der besteht in der Erkenntnis, dass das Erleben nicht nur objektive Anteile haben kann, sondern dass man es auch sensibilisieren und entwickeln kann, sodass immer wirklichkeitsgetreuere Eindrücke möglich werden."[15]

Vier Stufen des Forschens sind erforderlich:

I. die Qualität des Staunens,
II. die Qualität der Verehrung und Ehrfurcht,
III. die Qualität des „sich in Einklang fühlen mit den Weltgesetzen",
IV. die Qualität der Ergebenheit.

„Diese vier Stufen erfordern einen beträchtlichen inneren Einsatz, in dessen Verlauf aber das Erfahrungsfeld des eigenen Erlebens gereinigt wird [...] und erlauben dem Beobachter, seine Erste-Person-Perspektive methodisch einzusetzen, statt sich unsichtbar machen zu wollen und damit einen Teil der Wirklichkeit zu verlieren. [...] Seele und Geist können nur aus der inneren Erfahrung her zur Realität werden – entweder eher über den inneren meditativen Weg, oder über die innere Entwicklung an der Begegnung der äußeren Welt. [...] Was ich selbst über Seele und Geist erfahren und erkannt habe – und sei es auch noch so entscheidend: es hat für den anderen so gut wie keine Bedeutung. Der andere muss sich selbst auf den Weg machen."[16]

7. Tagesrückschau

Eine Form, sich des „Ich bin" bewusst zu werden, ist der innere Rückblick am Abend auf die Geschehnisse des Tages, rückwärts, also vom Abend zurück bis zum Morgen, zu dem Moment des Aufwachens. Für diese Tagesrückschau als reflektive Introspektion ist bewährt, sich nach dem Zähneputzen einen Moment Zeit zu nehmen – es dauert etwa so lange wie das Zähneputzen gedauert hat. Hinstellen, durchatmen: Stehen hat sich bewährt, die Konzentration ist dann besser, die Gefahr des gedanklichen Abschweifens geringer und es geht schneller. Die Rückschau im Bett liegend ausgeführt kann ein gutes Einschlafmittel sein, denn die Ordnung der Tageserlebnisse beruhigt zuverlässig. Bei nächtlichem Aufwachen und schwer wieder einschlafen können hat sich die auch mehrfach hintereinander bis zum Wiedereinschlafen ausgeführte Tagesrückschau bewährt. Der Trainingseffekt der Rückschauübung auf die Selbstentwicklung ist dann aber nicht so stark. Also empfiehlt es sich zu stehen und mit geschlossenen Augen die Ereignisse des Tages in rückwärtiger Reihenfolge wie am Faden der Zeit aufgereihte Perlen am inneren Auge vorbeiziehen zu lassen. Perlen in diesem Zusammenhang sind die Ereigniseinheiten des Tages. Diese werden sorgfältig, mit Aufmerksamkeit und Bedacht angeschaut. Weil es rückwärts geht, geschieht das mit den Fragen: Was war davor? Und was war davor? Die erste Grundregel ist: in der Reihe zu bleiben, nicht abzuschweifen, nicht zu springen. Kommt ein Geschehen, das negative Emotionen auslöst, ist es wichtig, innerlich Abstand zu nehmen, das Geschehen „von außen" zu betrachten, möglichst mit einem geweiteten Blickwinkel.

Eine Patientin, die immer wieder unter Wut- und Schreianfällen litt, für die sie sich hinterher schämte, sagte mir, dass sie, seit sie in der Rückschau auf solche Ereignisse sich selbst vor ihrem inneren Auge sehe, wie sie mit gerötetem und gestautem Gesicht, hervortretenden Augen und geschwollenem Hals schreie, ein Bild zum Fürchten und Lachen gleichzeitig, solche Anfälle nicht wieder gehabt habe.

Der Blick mit Abstand dient dazu, bei Ereignissen, die nicht zufriedenstellend verlaufen sind, zu überlegen, zu welchem Zeitpunkt des Geschehens und in welcher Art und Weise es realistischerweise die Möglichkeit gegeben hätte, den Ablauf des Geschehens so zu führen, dass es gut und zufriedenstellend, mir selbst entsprechend, verlaufen wäre. Die zweite Grundregel ist: sich nicht über das Gewesene zu ärgern, sondern nach Denk- oder Handlungsalternativen suchen.

„Wir sollen nicht besser gewesen sein wollen, sondern besser werden wollen"[17]
Diese konstruktive und kreative Vorgehensweise, geübt im Rückblick, hilft dabei, im Alltag nach vorne zu leben, trainiert neue Denk- und Handlungswege und hilft verlässlich, nach und nach nicht immer wieder die gleichen „dummen Fehler, typisch für mich", zu machen.

Bei der Rückschauübung hat es sich bewährt, sich nicht zu lange bei einer einzelnen Ereigniseinheit des Tages aufzuhalten. Es geht nicht darum, einmalig „die perfekte Tagesrückschau" zu machen. Tägliches kurzes, kontinuierliches Training ist viel effektiver. Also in zügiger Kontinuität Schritt für Schritt die Ereigniseinheiten des Tages durchgehen bis zum Morgen. Der Moment des Aufwachens ist der natürliche Anfang des Tages und damit das natürliche Ende der Rückschau. Erst dann ist die Tagesrückschau beendet. Bei Müdigkeit und Erschöpfung können mangels Kraft oft nicht alle Ereigniseinheiten des Tages vor dem inneren Auge rückwärts vorbeigezogen werden. Dann sollte man sich lieber beschränken auf einzelne wenige und schlimmstenfalls, wenn sonst gar nichts mehr geht, gleich nach vorne springen zum Beginn des Tages, um dann ein Ende zu finden und ins Bett gehen zu können. Eine weitere Regel lautet: bei Müdigkeit und Erschöpfung die Tagesrückschau nicht unterwegs abbrechen, sondern lieber schnell beenden mit dem Blick auf den Tagesanfang.

Als Zusatzübung, das geht mit der Zeit fast von selbst, kann beim morgendlichen Aufwachen eine Rückschau auf die Nacht versucht werden, um wahrzunehmen, was an Traum- oder sonstigen Erlebnissen aus der Nacht morgens zu erinnern ist. Zudem stärkt sich dadurch die Wahrnehmung der subtilen Kräfte, die für die nächtliche Erholung und Erfrischung sorgen. Wenn das glückt, es ist erfahrungsgemäß nicht immer so, ist dies ein starkes Erlebnis. So gestärkt und trainiert – auch dieses Training lebt von der täglichen Übung – können nach und nach Einblicke in Bereiche (Rudolf Steiner, der große Geistesforscher, nennt sie „Welten") gewonnen werden, die bisher in der eigenen Wahrnehmung nicht vorhanden oder nicht zugänglich waren.

„The absence of evidence is not the evidence of absence." (Dass sich zunächst nichts zeigt, beweist noch lange nicht, dass nichts vorhanden ist – Wortspiel der englischen Sprache, frei übersetzt.)

8. Eurythmie – Haltungen – Stellungen

In unserem Konzept Anthroposophie-basierte Psychotherapie ist das Gespräch das zentrale therapeutische Element. Sprache sichtbar zu machen, ist der Ausgangspunkt der von Rudolf Steiner zusammen mit Marie von Sievers (1867–1948) und Ita Wegmann (1876–1943) entwickelten Eurythmie.[18]

Die zentralen Elemente unseres Konzeptes, die Haltungen, korrespondieren mit den sechs Stellungen der Eurythmie-Übung: Ich denke die Rede.

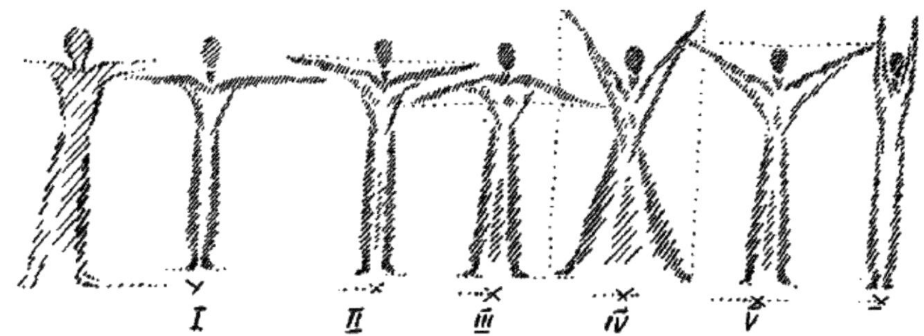

Skizze zur Übung: Ich denke die Rede.[19]

Übung: Ich denke die Rede

„In der Ausgangsstellung sind die Füße geschlossen. Du stehst aufrecht da, innerlich bildest du mit deinem Bewusstsein die Kreuzstellung. Dann hebst du die Arme seitlich aus den Schulterblättern heraus in die horizontale: Ich denke die Rede.

Öffne dann mit dem rechten Fuß ganz leicht die Fußstellung seitwärts und gehe mit den Armen minimal nach oben (alle Bewegungen zwischen den Stellungen, mit Ausnahme der letzten, geschehen seitwärts), sodass sich die Hände auf Höhe des Kehlkopfes befinden. Führe die Bewegungen nicht nur technisch aus, sondern erlebe sie aus der Kraft der Mitte, die sich voller Präsenz mitten ins Leben stellt: Ich rede.

In der dritten Stellung öffnest du die Beinstellung noch mehr, indem du den linken Fuß weiter hinaus stellst. Es ist nun wie ein großes Ausatmen; senke die Arme so weit, dass die Hände auf die Höhe des Herzens hinunter gelangen: Ich habe geredet.

Damit ist die erste Dreiheit, die in sich eine Einheit bildet, abgeschlossen. Sie steht mehr mit dem Irdischen, aber auch mehr mit dem vorderen Raum in Verbindung.

Die nächste Dreiheit ist nun mehr auf den geistigen Raum hin ausgerichtet. Die größte Umstülpung geschieht zwischen der dritten und vierten Stellung. Ein ganz neuer Entschluss muss da gefasst werden.

Stell erneut den rechten Fuß noch weiter hinaus. Die Bewegung der Arme setzt wieder in den Schulterblättern an und führt soweit in die Höhe, dass unten wie oben der gleiche Winkel entsteht (die Hände kannst du weiter nach unten gewendet halten oder in dieser Stellung nach oben wenden). Stell dich so in ein Kreuz aus Diagonalen hinein. Je tiefer du dich nach unten verbindest, desto höher reichst du hinauf, wirst du nach oben hin frei: Ich suche mich im Geiste.

Dann dringen die Kräfte aus der geistigen wieder in die irdische Welt hinein (wende die Hände ggf. wieder nach unten), bleibe jedoch mit dem geistigen Umraum verbunden. Die Arme senken sich – immer noch ausgestreckt, bis die Hände auf Scheitelhöhe zur Ruhe kommen, der linke Fuß wird herangezogen, auch wenn die Fußstellung noch offen bleibt: Ich fühle mich in mir.

Um in die letzte Stellung zu gelangen folgt nun die einzige größere Bewegung. Löse die Arme seitlich und senke sie ganz nach unten in die Parallele hinein, schließe die Füße (indem der rechte Fuß angezogen wird) und führe dann die Arme parallel vor dir von unten nach oben, durch alle Zonen hindurch und mit allen Zonen verbunden bleibend, sodass die Gestalt eine geschlossene Säule bildet: Ich bin auf dem Wege zum Geiste, zu mir. [...] *Möglichkeiten des Übens: Lange in einer Stellung bleiben, jede Stellung wie eine Meditation durchführen.*“[20]

Haltung, Übung, Stellung

In Kapitel V.4 wurde dargestellt, dass es Entsprechungen gibt zwischen dem zentralen Element der Anthroposophie-basierten Psychotherapie, der inneren Haltung, und deren sechs Richtungen – Haltung zum Denken, zum Wollen, zum Fühlen, zu sich selbst, zur Welt und zum Geist. Es wurde gezeigt, dass sich diese sechs Haltungsbezüge wiederfinden in den Nebenübungen Rudolf Steiners, bei denen in meditativer Weise das Denken (Gedankenführung), das Wollen (Initiativkraft), das Fühlen (Gleichmut), der Bezug zur Welt (Positivität), der Bezug zu sich selbst (Unbefangenheit) und der Bezug zum Geist (Beständigkeit) erübt werden können.

In einer Basisübung der von Rudolf Steiner und Marie von Sievers entwickelten Eurythmie[21], die benannt wird nach der ersten Zeile der Übung „Ich denke die Rede“, werden diese sechs Tätigkeiten (Denken, Handeln, Fühlen, Weltbezug, Selbstbezug und Geistbezug) als Übungsweg von Bewegungsgesten dargestellt.

Zur Einarbeitung in die Qualitäten der für unsere Form der Psychotherapie grundlegenden inneren Haltungen gibt es für Therapeuten den Weg, dies über die sechs Nebenübungen gedanklich in der Meditation zu tun und darüber die Qualitäten des Denkens, des Wollens, des Fühlens, des Selbstbezugs, des Weltbezugs und des Geistbezugs zu erfahren. Ein anderer Weg kann über das leiblich-seelische Erleben der genannten Eurythmieübung führen.

Worüber der Bezug zu den Seelenhaltungen zu finden ist, wird individuell verschieden sein. Dem einen mag der gedanklich-meditative Weg über die Nebenübungen mehr entsprechen, dem anderen das Leiberleben über die Eurythmiestellungen und deren Bewegungsgesten. Gerade das Durchführen der Eurythmiestellungen in „meditativer“ – ein heute gern benutztes Wort dafür ist „achtsam“ – Weise zeigt eine nicht nur gedanklich, sondern auch leiblich erfahrbare Wirkung. Dies ließe sich mit Worten beschreiben; besser ist es jedoch, diese Übung durchzuführen und durch Selbsterleben die innewohnenden Qualitäten und Wirkungen wahrzunehmen. Übung lebt vom Tun und nicht von der Beschreibung und dem rein gedanklichen Erfassen. Aufgrund der Korrespondenzen zwischen diesen verschiedenen Zugangswegen ergänzen, bestärken und tragen sie sich gegenseitig.

9. Meditationstexte für Therapeuten

Eine umfassende Zusammenstellung von Meditationen findet sich in dem von Michaela Glöckler herausgegebenen Buch *Meditation in der Anthroposophischen Medizin.*[22] Im Folgenden sind wenige Texte ausgewählt, die einen Einstieg in die Meditation ermöglichen.

Ich trage Ruhe in mir

Ich trage Ruhe in mir,
Ich trage in mir selbst
Die Kräfte, die mich stärken.
Ich will mich erfüllen
Mit dieser Kräfte Wärme,
Ich will mich durchdringen
Mit meines Willens Macht.
Und fühlen will ich
Wie Ruhe sich ergießt
Durch all mein Sein,
Wenn ich mich stärke,
Die Ruhe als Kraft
In mir zu finden
Durch meines Strebens Macht. Rudolf Steiner[23]

Die Rosenkreuzmeditation

Für diese Meditation braucht man Zeit. Meiner Erfahrung nach hilft das mehrfache laute Lesen dieses Textes, um in den Aufbau der genannten Bilder zu kommen.

„Man stelle sich eine Pflanze vor, wie sie im Boden wurzelt, wie sie Blatt nach Blatt treibt, wie sie sich zur Blüte entfaltet. Und nun denke man sich neben diese Pflanze einen Menschen hingestellt. Man mache den Gedanken in seiner Seele lebendig, wie der Mensch Eigenschaften und Fähigkeiten hat, welche denen der Pflanze gegenüber vollkommener genannt werden können. Man bedenke, wie er sich seinen Gefühlen und seinem Willen gemäß da und dorthin begeben kann, während die Pflanze an den Boden gefesselt ist. Nun aber sage man sich auch: ja, gewiß ist der Mensch vollkommener als die Pflanze; aber mir treten dafür auch an ihm Eigenschaften entgegen, welche ich an der Pflanze nicht wahrnehme, und durch deren Nichtvorhandensein sie mir in gewisser Hinsicht vollkommener als der Mensch erscheinen kann. Der Mensch ist erfüllt von Begierden und Leidenschaften; diesen folgt er bei seinem Verhalten. Ich kann bei ihm von Verirrungen durch seine Triebe und Leidenschaften sprechen. Bei der Pflanze sehe ich, wie sie den reinen Gesetzen des Wachstums folgt von Blatt zu Blatt, wie sie die Blüte leidenschaftslos dem

keuschen Sonnenstrahl öffnet. Ich kann mir sagen: der Mensch hat eine gewisse Vollkommenheit vor der Pflanze voraus; aber er hat diese Vollkommenheit dadurch erkauft, daß er zu den mir rein erscheinenden Kräften der Pflanze in seinem Wesen hat hinzutreten lassen Triebe, Begierden und Leidenschaften. Ich stelle mir nun vor, daß der grüne Farbensaft durch die Pflanze fließt und daß dieser der Ausdruck ist für die reinen leidenschaftslosen Wachstumsgesetze. Und dann stelle ich mir vor, wie das rote Blut durch die Adern des Menschen fließt und wie dieses der Ausdruck ist für die Triebe, Begierden und Leidenschaften. Das alles lasse ich als einen lebhaften Gedanken in meiner Seele erstehen. Dann stelle ich mir weiter vor, wie der Mensch entwicklungsfähig ist; wie er seine Triebe und Leidenschaften durch seine höheren Seelenfähigkeiten läutern und reinigen kann. Ich denke mir, wie dadurch ein Niederes in diesen Trieben und Leidenschaften vernichtet wird, und diese auf einer höheren Stufe wiedergeboren werden. Dann wird das Blut vorgestellt werden dürfen als der Ausdruck der gereinigten und geläuterten Triebe und Leidenschaften. Ich blicke nun zum Beispiel im Geiste auf die Rose und sage mir: in dem roten Rosenblatt sehe ich die Farbe des grünen Pflanzensaftes umgewandelt in das Rot; und die rote Rose folgt wie das grüne Blatt den reinen, leidenschaftslosen Gesetzen des Wachstums. Das Rot der Rose möge mir nun werden das Sinnbild eines solchen Blutes, das der Ausdruck ist von geläuterten Trieben und Leidenschaften, welche das Niedere abgestreift haben und in ihrer Reinheit gleichen den Kräften, welche in der roten Rose wirken. Ich versuche nun, solche Gedanken nicht nur in meinem Verstande zu verarbeiten, sondern in meiner Empfindung lebendig werden zu lassen. Ich kann eine beseligende Empfindung haben, wenn ich die Reinheit und Leidenschaftslosigkeit der wachsenden Pflanze mir vorstelle; ich kann das Gefühl in mir erzeugen, wie gewisse höhere Vollkommenheiten erkauft werden müssen durch die Erwerbung der Triebe und Begierden. Das kann die Beseeligung, die ich vorher empfunden habe, in ein ernstes Gefühl verwandeln; und dann kann ein Gefühl eines befreienden Glückes in mir sich regen, wenn ich mich hingebe dem Gedanken an das rote Blut, das Träger werden kann von innerlich reinen Erlebnissen, wie der rote Saft der Rose. Es kommt darauf an, daß man nicht gefühllos sich den Gedanken gegenüberstelle, welche zum Aufbau einer sinnbildlichen Vorstellung dienen.

Nachdem man sich in solchen Gedanken und Gefühlen ergangen hat, verwandle man sich dieselben in folgende sinnbildliche Vorstellung. Man stelle sich ein schwarzes Kreuz vor. Dieses sei Sinnbild für das vernichtete Niedere der Triebe und Leidenschaften; und da, wo sich die Balken des Kreuzes schneiden, denke man sich sieben rote, strahlende Rosen im Kreise angeordnet. Diese Rosen seien das Sinnbild für ein Blut, das Ausdruck ist für geläuterte, gereinigte Leidenschaften und Triebe. Eine solche sinnbildliche Vorstellung soll es nun sein, die man sich in der Art vor die Seele ruft, wie es oben an einer Erinnerungsvorstellung veranschaulicht ist. Eine solche Vorstellung hat eine seelenweckende Kraft, wenn man sich in innerlicher Versenkung ihr hingibt. Jede andere Vorstellung muß man versuchen während der Versenkung auszuschließen. Lediglich das charakterisierte Sinnbild soll im Geiste vor der Seele schweben, so lebhaft als dies möglich ist. – Es ist nicht bedeutungslos, daß dieses Sinnbild nicht einfach als eine weckende Vorstellung hier angeführt worden ist, sondern daß es erst durch gewisse Vorstellungen über Pflanze und Mensch aufgebaut worden ist. Denn es hängt die Wirkung eines solchen Sinnbildes davon ab, daß man es sich in der geschilderten Art zusammengestellt hat, bevor man es zur inneren Versenkung verwendet. Stellt man es sich vor, ohne einen solchen Aufbau erst in der eigenen Seele durchgemacht zu haben, so bleibt es kalt und viel unwirksamer, als wenn es durch die Vorbereitung seine seelenbeleuchtende Kraft erhalten hat. Während der Versenkung soll man jedoch sich alle die vorbereitenden Gedanken nicht in die Seele rufen, sondern lediglich das Bild lebhaft vor sich im Geiste schweben haben und dabei jene Empfindung mitschwingen lassen, die sich als Ergebnis durch die vorbereitenden Gedanken eingestellt hat. So wird das Sinnbild zum Zeichen neben dem Empfindungserlebnis. Und in dem Verweilen der Seele in diesem Erlebnis liegt das Wirksame. Je länger man verweilen kann, ohne daß eine störende andere Vorstellung sich einmischt, desto wirksamer ist der ganze Vorgang. Jedoch ist es gut, wenn man sich außer der Zeit, welche man der eigentlichen Versenkung widmet, öfters durch Gedanken und Gefühle der oben geschilderten Art den Aufbau des Bildes wiederholt, damit die Empfindung nicht verblasse. Je mehr Geduld man zu einer solchen Erneuerung hat, desto bedeutsamer ist das Bild für die Seele."[24]

Strahlender als die Sonne

In den esoterischen Anweisungen, die Rudolf Steiner 1904 bis 1914 gab, wurde als Morgenmeditation folgender Text empfohlen, dessen Worte den Zusammenhang von Geist, Selbst und Ich umspielen und stärken:

Strahlender als die Sonne
Reiner als der Schnee
Feiner als der Äther
Ist das Selbst
Der Geist in meinem Herzen
Dies Selbst bin Ich
Ich bin dies Selbst. Rudolf Steiner[25]

Wärmemeditation

Für Therapeuten eine zentrale Meditation ist die Wärmemeditation, die Rudolf Steiner 1923 Helene von Grunelius (1897–1936), einer jungen Medizinstudentin, gab. Zentral ist die Zeile „*Ich kann das Gute wollen*" und der Hinweis, die Worte, die die Wärme aufrufen, in ihrer Wirkung im Körper zu spüren. Wer sich damit näher beschäftigen will, dem sei die umfassende Darstellung dieser Meditation von Peter Selg empfohlen.[26]

Vorbereitung: Wie finde ich das Gute?

1. *Kann ich das Gute denken?*
   Ich kann das Gute nicht denken.
   Denken versorgt mein Ätherleib.
   Mein Ätherleib wirkt in der Flüssigkeit meines Leibes.
   Also in der Flüssigkeit des Leibes finde ich das Gute nicht.

2. *Kann ich das Gute fühlen?*
   Ich kann das Gute zwar fühlen; aber es ist durch mich nicht da, wenn ich es nur fühle.
   Fühlen versorgt mein astralischer Leib.
   Mein astralischer Leib wirkt in dem Luftförmigen meines Leibes.
   Also in dem Luftförmigen meines Leibes finde ich das durch mich existierende Gute nicht.

3. *Kann ich das Gute wollen?*
   Ich kann das Gute wollen.
   Wollen versorgt mein Ich.
   Mein Ich wirkt in dem Wärmeäther meines Leibes.
   Also in der Wärme kann ich das Gute physisch verwirklichen.

Ich fühle meine Menschheit in meiner Wärme.

1. *Ich fühle Licht in meiner Wärme.*
   (Achtgeben, dass diese Lichtempfindung auftritt in der Gegend, wo das physische Herz ist)

2. *Ich fühle tönend die Weltsubstanz in meiner Wärme.*
   (Achtgeben, dass die eigentümliche Ton-Empfindung vom Unterleib nach dem Kopfe, aber mit Ausbreitung im ganzen Leibe geht)

3. *Ich fühle in meinem Kopfe sich regend das Weltenleben in meiner Wärme.*
   (Achtgeben, dass die eigentümliche Lebensempfindung vom Kopfe nach dem ganzen Körper sich verbreitet)[27]

Eine sehr schöne Einführung in die Meditation für therapeutisch Tätige gibt das von Rolf Heine herausgegebene Buch *Anthroposophische Pflegepraxis*, dort v. a. die Kapitel 6, 7 und 8.[28]

Anmerkungen

1 Steiner, R.: Heilpädagogischer Kurs (GA 317). Rudolf Steiner Verlag Dornach 1985. S. 38 f.

2 Siehe Webseite des Instituts für Anthroposophie-basierte Psychotherapie und Webseite der Deutschen Gesellschaft für anthroposophische Psychotherapie DtGAP.

3 Steiner, R.: Philosophie und Anthroposophie (GA 35). Rudolf Steiner Verlag Dornach 1984. S. 66.

4 Fintelmann, V.: Die Wiedergewinnung des Heilens. Verlag Info3 Frankfurt/Main 2017. S. 65.

5 Ebd. S. 59ff.

6 Steiner, R.: Six Steps in Self-Development – The „Supplementary Exercises". Rudolf Steiner Press Forrest Row 2010.

7 Steiner, R.: Allgemeine Anforderungen, die ein jeder an sich selbst stellen muss... In: Steiner, R.: Anweisungen für eine esoterische Schulung (Sonderdruck aus GA 245). Rudolf Steiner Verlag Dornach 1993. S. 15–21. Baydur, A. (Hrsg.): Rudolf Steiner – Die Nebenübungen. Sechs Schritte zur Selbsterziehung. Rudolf Steiner Verlag Dornach 2010. Mit Literaturverweisen auf sämtliche Textstellen der Nebenübungen bei Steiner.

8 Goethe, J. W.: West-östlicher Divan. Insel Verlag Frankfurt/Main 1974. S. 166.

9 Klünker, W. U.: Selbsterkenntnis und Selbstentwicklung – zur psychotherapeutischen Dimension der Anthroposophie. Verlag Freies Geistesleben Stuttgart 1997.

10 Häfner, S. (Hrsg.) Die Balintgruppe. Praktische Anleitung für Teilnehmer. Deutscher Ärzteverlag Köln 2006. S. 33–42.

11 Steiner, R.: Heilpädagogischer Kurs (GA 317). Rudolf Steiner Verlag Dornach 1985. S. 87.

12 Klünker, W. U.: Anthroposophie als Ich-Berührung. Verlag am Goetheanum Dornach 2013. S. 72.

13 Weger, U.: Die Frage nach Seele und Geist im Psychologiestudium. Die Drei 2014; 84 (2). S. 33–45. Weger, U., Wagemann, J.: The challenges and opportunities of first-person inquiry in experimental psychology. In: New Ideas in Psychology 2015; 36. S. 38–49.

14 Weger, U.: Die Frage nach Seele und Geist im Psychologiestudium. Die Drei 2014; 84 (2). S. 33–45.

15 Ebd.

16 Ebd.

17 Gut, T. (Hrsg): Rudolf Steiner – Stichwort Meditation. Rudolf Steiner Verlag Dornach 2010. S. 29.

18 Steiner, R.: Eurythmie als sichtbare Sprache (GA 279). Rudolf Steiner Verlag Dornach 1979. Ders.: Heileurythmie (GA 315). Rudolf Steiner Verlag Dornach 1991.

19 Zeichnung aus: Steiner, R.: Eurythmie als sichtbare Sprache (GA 279). Rudolf Steiner Verlag Dornach 1979. S. 250.

20 Karnieli, S.: Wer sich bewegt, kommt zu sich selbst. Eurythmie für jeden Tag. Futurum Verlag Basel 2013. S. 76–79.

21 Steiner, R.: Eurythmie als sichtbare Sprache. Laut-Eurythmie-Kurs. Rudolf Steiner Verlag Dornach 1994.

22 Glöckler, M. (Hrsg.): Meditation in der Anthroposophischen Medizin. Salumed Verlag Berlin 2016.

23 Steiner, R.: Mantrische Sprüche (GA 268). Rudolf Steiner Verlag Dornach 1999. S. 179.

24 Steiner, R.: Die Erkenntnis der höheren Welten. In: Ders.: Die Geheimwissenschaft im Umriß (GA 13). Rudolf Steiner Verlag Dornach 1985. S. 229–231.

25 Steiner, R.: Anweisungen für eine esoterische Schulung. Rudolf Steiner Verlag Dornach 1993. S. 85–89.

26 Selg, P.: Die Wärmemeditation – geschichtlicher Hintergrund und ideelle Beziehungen. Verlag am Goetheanum Dornach 2005.

27 Steiner, R.: Mantrische Sprüche. Seelenübungen II (GA 268). Rudolf Steiner Verlag Dornach 1999. S. 296.

28 Heine, R. (Hrsg.): Anthroposophische Pflegepraxis. Salumed Verlag Berlin 2017.

KAPITEL IX

Anthroposophie-basierte Psychotherapie – Psychotherapie aus der Bewusstseinsseele II

MARKUS TREICHLER

Inhalt

Grundlagen und Methoden – Indikationen und Interventionen – Wirkfaktoren – Wege und Ziele – Voraussetzungen für Therapeuten

1. Grundlagen

Anthroposophie-basierte Psychotherapie ist eine „seelenspezifische" Psychotherapie. Das bedeutet, sie orientiert sich auf und richtet sich primär an die Seele des zur Therapie kommenden Menschen. Anthroposophie-basierte Psychotherapie ist insofern nicht „störungsspezifisch" und das aus guten Gründen: Ob störungsspezifische Psychotherapien, spezifische oder allgemeine Wirkfaktoren in einer Psychotherapie wirksam bzw. welche wirksamer sind, ist (bisher) wissenschaftlich nicht zu beantworten. *„Nach wie vor ist darüber hinaus weitgehend unklar, welche Faktoren zum Erfolg einer Psychotherapie beitragen. Dies gilt im Übrigen ganz allgemein, d. h. für alle gegenwärtig vorliegenden Formen der Psychotherapie, einschließlich der Verhaltenstherapie."*[1]

Klaus Grawe (1943-2005) machte 2002 in einem Vortrag[2] die Grenzen störungsspezifischer Psychotherapien deutlich und bemerkte, was in der Forschung inzwischen allgemein anerkannt ist, dass die Faktoren der therapeutischen Beziehung, persönliche Faktoren des Patienten wie auch des Therapeuten, und das persönliche Verständnis des Patienten von seiner Erkrankung oder Problematik sowie dessen individuelle Erwartungen an die Therapie wesentlich für den Erfolg einer Psychotherapie sind.

Es kommen Menschen zur Psychotherapie, nicht „Störungen". Es kommen Menschen mit seelischen oder körperlichen Leiden oder Problemen in die Therapie. Diese Leiden sind meist umfassender als einzelne Störungen. Jedes Leiden hat ein Beschwerdebild, eine Entstehungsgeschichte. Die Entstehung und Ausprägung der Beschwerden ereignen sich innerhalb der Biografie und innerhalb eines sozialen Kontextes. Sie haben einen sozialen Zusammenhang und einen biografischen „Ort" in der Lebensgeschichte, auch mit Auswirkungen in die zukünftige Biografie und in die verschiedenen Beziehungen des Patienten. In der biografischen Entwicklung geschehen nicht nur Ereignisse, es findet auch wesentlich die seelische Entwicklung statt, mit der Ausprägung der Seelenglieder und ihrer entsprechenden Fähigkeiten und Qualitäten. Ebenso manifestiert sich im Laufe der Biografie die sich dynamisch entwickelnde innere Haltung des Menschen mit den sechs Komponenten, die sich auch auf den Umgang des Patienten mit seinem gegenwärtigen Leiden oder seinen Problemen auswirken. Diese komplexe Situation haben wir vor uns, wenn ein Mensch zur Psychotherapie kommt. Das ist eine Situation, zu der eine diagnostizierbare Störung gehören kann, die aber mit einer Störungsdiagnose nach ICD oder DSM allein nicht ausreichend beschrieben oder identisch ist.

„Die Annahme methoden- bzw. störungsspezifischer Techniken gründet auf einem Störungsmodell, das von umschriebenen Krankheitsentitäten ausgeht, die wiederum auf bestimmte Krankheitsursachen zurückzuführen sind. Diese Krankheitsursache gilt es, in Analogie zur pharmazeutischen Behandlung durch aktive isolierbare ‚Wirkstoffe' zu beseitigen. Dies impliziert bei Patienten mit bestimmten Störungsdiagnosen die Anwendung spezifisch wirksamer Psychotherapieverfahren, die besondere therapeutisch aktive

Ingredienzien in Form von Techniken enthalten. Auf diesem Krankheits- und Therapieverständnis gründet die evidenzbasierte Medizin. Entsprechend erheben die Anhänger des spezifischen Wirkungsmodells die Forderung nach empirisch fundierten störungsspezifischen Psychotherapieansätzen und treten für die Ableitung von Therapieleitlinien und ihre standardisierte Umsetzung mit Hilfe von Therapiemanualen ein."[3]

Es ist deutlich, dass in der Anthroposophie-basierten Psychotherapie kein solch enges Verständnis von Krankheit und Therapie lebt. Wie beschrieben, werden Krankheit und Therapie umfassender und in Zusammenhang des erkrankten Menschen mit seiner Biografie, seinem Schicksal, seiner Entwicklung und seinem persönlichen und beruflichen Umfeld, seinen Beziehungen und Bezügen gesehen. Nebenbei sei bemerkt, dass auch die medikamentöse Therapie in der Medizin, die in dem zitierten Artikel quasi als Vorbild genannt wird, längst nicht „störungsspezifisch" ist. Man schaue sich nur die Indikationen von Medikamenten an, die pharmakologischen Effekte von Wirkstoffen und die vielen möglichen Nebenwirkungen. So wird schnell deutlich, wie breit oder eben unspezifisch die Wirkung von Medikamenten ist. Weiterhin wissen wir, dass die *umschriebenen Krankheitsentitäten* Konstrukte sind, die der Realität unserer Patienten nicht entsprechen; die Wirklichkeit unserer Patienten wird dadurch nicht annähernd erfasst. Ebenso wissen wir, dass es die *bestimmten Krankheitsursachen* in den meisten Fällen auch nicht gibt, sondern eine Mischung von biologischen, psychischen und sozialen Faktoren (Leib-, Seele- und Weltbeziehungen) bei der Entstehung von Krankheiten zusammenwirkt.

„*Kein Befund der Psychotherapieforschung ist jedoch so häufig bestätigt worden wie der Zusammenhang zwischen dem allgemeinen Wirkfaktor Therapiebeziehung und dem Ergebnis von Psychotherapie. Der positive Zusammenhang zwischen einer guten Therapiebeziehung und dem Therapieerfolg wird mittlerweile durch mehrere Metaanalysen bekräftigt* [...] *Er lässt sich sowohl für die Therapiebeziehung als Ganzes wie auch für einzelne Aspekte der Therapiebeziehung feststellen* [...] *Obschon korrelative Zusammenhänge nur einen indirekten Beleg für die therapeutische Relevanz von Techniken und allgemeinen Wirkfaktoren liefern und ihre kausale therapeutische Wirkung noch unter Beweis gestellt werden muss, skizzieren die Ergebnisse der Prozess-Ergebnis-Forschung in der Summe ein Bild therapeutischer Veränderung, bei dem sowohl Techniken als auch allgemeine Wirkfaktoren hervortreten. Sie untermauern damit die theoretisch begründete Annahme, dass bei der Analyse der Wirkungsweise von Psychotherapie das Zusammenspiel von Techniken und allgemeinen Wirkfaktoren betrachtet werden muss.*"[4]

Psychotherapie ist nicht direkt vergleichbar mit einer medikamentösen Behandlung. Sie ist schwerer greifbar als ein Arzneistoff. Psychotherapie wendet sich an das seelische Geschehen im Menschen (das natürlich wiederum mit dem leiblichen Geschehen interagiert, und wiederum seine Auswirkungen auf die verschiedenen Beziehungen des Menschen hat, wie auch auf seine Biografie). Sie ist ein Prozess und keine Materie; sie regt Prozesse in Seele, Ich, Leib und Leben an, die wiederum weitere Auswirkungen haben. Es ist ein komplexes Geschehen, das nicht auf einzelne Effekte reduziert werden sollte. Natürlich gibt es innerhalb einer Psychotherapie spezielle Interventionen, die gezielt auf bestimmte Symptome, seelische Prozesse oder Erlebensweisen einwirken können. Aber das ist nicht das Wesen von Psychotherapie, sondern eine Möglichkeit unter mehreren. Auch in der Anthroposophie-basierten Psychotherapie gibt es spezifische Interventionen, die am Beschwerdebild, an den Symptomen orientiert sind und diese beeinflussen, aber sie *sind* nicht die Therapie, sondern sie sind *Teil* der Therapie und eingebettet in einen psychotherapeutischen Weg, der sich aus Begegnung und Beziehung, aus Gespräch, Besinnung und Haltung bildet und im Patienten Einsichten, Motive, Veränderungen ermöglichen kann.

Anthroposophie-basierte Psychotherapie orientiert sich an der Individualität des Patienten mit seinem jeweiligen aktuellen Befund, Zustand und Befinden, an dessen Entstehung und Entwicklung, an der Biografie als ganzheitlicher Gestalt und an der von dem Menschen willentlich angestrebten biografischen Zukunft und den unterschiedlichen Beziehungen des Menschen in der Welt. Dabei richtet sich die Anthroposophie-basierte Psychotherapie natürlich auch nach den heute üblichen Diagnosekriterien (ICD 10 oder DSM-5), ohne sich in den therapeutischen Bemühungen allein darauf zu reduzieren.

„Fazit: Während heute klar ist, dass Psychotherapie bei einem breiten Spektrum von psychischen Störungen hoch wirksam ist, besteht weiterhin Unklarheit darüber, was Psychotherapie wirksam macht: Diese Frage ist bis heute Gegenstand einer nun schon jahrzehntelangen Kontroverse über die relative Bedeutung spezifischer Techniken und allgemeiner Wirkfaktoren. Diese Debatte ist ein Abbild der heterogenen Befunde der vergleichenden Psychotherapieforschung: Während sich aus einer allgemeinen Perspektive sowie bei einzelnen Störungen nur geringe Wirksamkeitsunterschiede zwischen verschiedenen Psychotherapieansätzen ergeben, finden sich bei anderen Störungen und noch deutlicher unter Berücksichtigung interaktioneller Patientenmerkmale empirische Belege für die Relevanz einer Passung mit der Therapiemethode. Die einerseits geringen Wirksamkeitsunterschiede sind Indiz für die therapeutische Bedeutung allgemeiner Wirkfaktoren, die Interaktionen zwischen Störungs-, Patientenvariablen und Therapiemethode Hinweis auf die Wichtigkeit spezifischer Techniken. Das Konstrukt allgemeiner Wirkfaktoren ist jedoch mit sprachlichen Unklarheiten verbunden und die Entweder-oder-Dichotomie zwischen Techniken und allgemeinen Wirkfaktoren weder konzeptionell noch empirisch begründet.

Die Frage, was wirklich therapeutisch ist an Psychotherapie, rückt jedoch zunehmend in den Mittelpunkt des Interesses. Der heutige Trend in Richtung evidenzbasierter störungsspezifischer Psychotherapiemanuale stößt an Grenzen: Die Entwicklung spezifischer Therapiemanuale für alle Gruppen von Patienten mit bestimmten Kombinationen von Störungs- und Interaktionsmerkmalen ist aufgrund der Vielzahl kombinatorischer Möglichkeiten nicht zu realisieren. Die zentrale Frage nach der Wirkungsweise von Psychotherapie beinhaltet zwei Teilfragen – die Frage nach den Veränderungsprozessen, die in einer Psychotherapie stattfinden, sowie die Frage, wie diese Veränderungen durch Psychotherapie angestoßen werden. Erst die Antwort auf die um dieses Wie erweiterte Frage der differenziellen Psychotherapieforschung – die Frage also, was durch wen bei wem unter welchen Umständen wie wirkt – bietet die Grundlage für ein gezieltes, d. h. evidenzbasiertes, aber gleichzeitig differenziert auf die Probleme und Eigenheiten des einzelnen Patienten zugeschnittenes psychotherapeutisches Vorgehen. Der Wirkfaktorenansatz birgt viel Potenzial zur Klärung dieser Frage. Dieses Potenzial lässt sich gegenwärtig aber nicht ausschöpfen."[5]

Einer der bekanntesten Psychotherapeuten, Irvin D. Yalom, schreibt zu der Frage der spezifischen Wirkfaktoren in einer Psychotherapie aus seiner Erfahrung: „*Das Wichtigste, was ich (oder jeder andere Therapeut) einem Patienten geben kann, ist eine authentische, heilsame Beziehung, die es ihm ermöglicht zu gesunden. Wir machen uns etwas vor, wenn wir glauben, dass irgendeine bestimmte Aktion, sei es Interpretation, Suggestion, Relabeling oder Bestärkung der Heilfaktor schlechthin ist.*"[6]

Es ist unbestritten: Ohne eine therapeutische Beziehung gibt es keine Psychotherapie.[7] Die therapeutische Beziehung ist ein wesentlicher, grundlegender, notwendiger therapeutischer Faktor; die entscheidende Frage ist, wie und wodurch eine therapeutische Beziehung zu einer „guten", also „erfolgreichen", wirksamen therapeutischen Beziehung wird. Hier werden oft allgemein gültige Begriffe wie wertschätzend, respektvoll, achtsam, empathisch, mitfühlend, authentisch, interessiert, verständnisvoll o. ä. genannt und damit auf den Persönlichkeitsfaktor des Therapeuten und dessen Bereitschaft und Fähigkeit, diese Qualitäten zu üben und in der Therapie zu verwirklichen, unausgesprochen Bezug genommen. Die Persönlichkeit des Therapeuten, seine Schulung und seine innere Haltung, die er als therapeutische Haltung in die Beziehung, die Gestaltung und den Verlauf der Therapie einbringt, werden so zu wesentlichen und wirksamen Faktoren einer Psychotherapie.

Wie oder wodurch kann eine Beziehung *heilsam* werden?

Diese Frage kann mit der Gestaltung der Beziehung und mit der Berücksichtigung der therapeutischen Haltung, wie sie die Anthroposophie-basierte Psychotherapie beschreibt [→ Kapitel IV und V], beantwortet werden.

Die Anthroposophie-basierte Psychotherapie will den Menschen, der zur Therapie kommt, in seiner (oben beschriebenen) Ganzheit wahrnehmen und ihm therapeutisch gerecht werden. Dazu lassen sich in der Anthroposophie-basierten Psychotherapie fünf methodische Zugangsweisen zum Patienten beschreiben mit fünf therapeutischen Ansätzen, die alleine oder in Kombination miteinander oder nacheinander, sich jeweils ergänzend, im Lauf einer Therapie angewandt werden können. Im Einzelfall sind dabei wieder verschiedene therapeutische Methoden oder Interventionen einsetzbar, die dem Therapeuten zur Verfügung stehen und dem Patienten in seiner Situation angemessen sind.

2. Methoden

Wenn ein Patient zur Psychotherapie kommt, bringt er mehr mit, als nur ein „Störungsbild". Er kommt als individueller Mensch mit seiner ganzen „Geschichte", mit Vergangenheit und Zukunft im Hier und Jetzt, mit Fragen und Hoffnungen, Zweifeln und Zielen, mit seinen Ressourcen und seinen gesunden Möglichkeiten. Es gilt in der Psychotherapie, die verschiedenen Aspekte zusammen zu sehen, zu würdigen und angemessen zu berücksichtigen. Das kann mit den folgenden methodischen Schritten erfolgen:

I. Berücksichtigung des Beschwerdebildes, der Symptome, die durch eine Problemsituation oder ein Krankheitsbild hervorgerufen werden, weswegen der Patient eine Therapie aufsucht.

II. Beachtung der „Geschichte", die der Patient erzählen will oder die es zu erzählen gibt; das beinhaltet die Vorgeschichte der Entstehung (Pathogenese) der Erkrankung und ihren bisherigen Verlauf sowie alles, was damit zusammenhängen kann an Ereignissen, Erlebnissen und Beziehungen.

III. Interesse für die Biografie des Patienten, mit Vergangenheit, Gegenwart und Zukunft, die Gegenstand oder Inhalt der psychotherapeutischen Gespräche sein kann; Biografie ist hier immer als ganzheitliche „Zeitgestalt" zu verstehen, die von der Geburt bis zum Tod reicht und deshalb während des Lebens nie ganz überschaut werden kann, aber dennoch immer zu bedenken und zu berücksichtigen ist. Denn jedes Ereignis und jedes Erlebnis hat nicht nur eine Ursache in der Vergangenheit, sondern genau so eine Folge, ein Ziel in der Zukunft. Dies gilt ganz besonders für Krankheiten oder Krisensituationen im Leben.

IV. Aufmerksamkeit für die seelisch-biografische Entwicklung des Menschen mit der individuellen Entwicklung der Seelenglieder (Empfindungsseele, Verstandesseele, Bewusstseinsseele), die in der Anthroposophie-basierten Psychotherapie eine besondere Berücksichtigung bekommen soll.

V. Achtsamkeit gegenüber der Haltung des Patienten, sowohl in Bezug auf seine äußere Körperhaltung als auch seine innere Haltung, die sich in zwei mal drei Komponenten (kognitiv, motivational und emotional sowie in Weltbezug, Selbstbezug und Sinnbezug) beschreiben lässt und in der Anthroposophie-basierten Psychotherapie Thema und Ziel der Therapie sein kann.

Diese Ausgangssituation ist der Grund, auf dem sich Psychotherapie entwickeln kann. Wir können, aber wir müssen nicht immer alle der genannten Zugangsweisen berücksichtigen; es genügt, prinzipiell diese fünf Zugangsweisen zu kennen und sich in der konkreten psychotherapeutischen Situation auf die aktuell wesentlich erscheinenden Bereiche zu konzentrieren.

Je nach Situation des Patienten und dem aktuellen Vermögen des Therapeuten bieten sich aus der Anthroposophie-basierten Psychotherapie diese fünf Varianten des psychotherapeutischen Zugangs an, die hier zusammenfassend dargestellt werden. Anthroposophie-basierte Psychotherapie ist nicht „störungsorientiert", sie ist nicht auf eine Methode hin ausgerichtet oder spezialisiert, vielmehr orientiert sie sich ganz am Menschen, ist „patientenzentriert". Das meint, sie richtet sich in ihrem methodischen Vorgehen an der Situation des zu therapierenden Menschen aus: seinen Anliegen und Bedürfnissen, seinem Krankheits- und Beschwerdebild, seinem Lebensalter und seiner biografischen Situation, seinen Reflexions- und Bewältigungsmöglichkeiten (seinen Ressourcen) und seinen persönlichen Erwartungen und Zielen. Diese geben den therapeutischen Weg vor, nicht die Ansichten oder Absichten des Therapeuten oder gesellschaftliche Normen.

Neben diesen fünf methodischen Zugangsvarianten zum Patienten, die nicht alternativ zu verstehen sind, sondern sich gegenseitig ergänzen, die in einer therapeutischen Situation abwechselnd, nacheinander oder gleichzeitig innerhalb einer Therapiesitzung angewandt werden können oder von denen auch eine Methode einige Zeit dominieren oder auch die gesamte Therapie prägen kann, ist ein wesentlicher therapeutischer Faktor die therapeutische Haltung in ihren beschriebenen vier Qualitäten der Präsenz [→ Kapitel IV]:

I. der annehmenden Präsenz
II. der mitfühlenden Präsenz
III. der verstehenden Präsenz
IV. der vertrauenden Präsenz.

Diese Qualitäten der Präsenz, durch die wir die therapeutische Haltung als eine professionell einzunehmende Sonderform einer inneren Haltung charakterisieren, betreffen insbesondere den Willens-, den Welt-, den Selbst- und den Sinnbezug. Diese Qualitäten der Präsenz auszubilden und zu schulen, gehört zur Ausbildung und Ausübung der Anthroposophie-basierten Psychotherapie. Sind die ersten drei Präsenzqualitäten grundlegende Qualitäten nahezu jeder psychotherapeutischen Richtung (im Sinne der allgemeinen Wirkfaktoren der Psychotherapie), so nimmt die vierte Präsenzqualität, die vertrauende Präsenz, mit der Umkehr oder genauer: der Zur-Verfügung-Stellung des Willens des Therapeuten für den Patienten eine Sonderstellung ein. Diese Handhabung meines eigenen Willens, ihn nicht einzusetzen, um mein eigenes Ziel zu erreichen, sondern die Kraft meines Willens zur Verfügung zu stellen, damit, mit meinem Vertrauen, der Patient *sein* Ziel erreichen kann, ist ein rein spiritueller Akt in der therapeutischen Haltung. Diese Qualität, die der Therapeut im Sinne der Anthroposophie-basierten Psychotherapie einbringt, muss nie vom Therapeuten ausgesprochen oder thematisiert werden. Sie wirkt im Unausgesprochenen, in der rein inneren Haltung.

Die innere Haltung, so hatten wir sie beschrieben, ist ein wesentlicher und wirksamer Faktor im Seelenleben des Menschen. Deshalb gründen wir unsere Anthroposophie-basierte Psychotherapie auf die therapeutische Arbeit an und mit der inneren Haltung; deshalb kommt auch der speziellen Qualität der hier beschriebenen therapeutischen Haltung eine besondere Bedeutung als wirksamer Faktor in der Anthroposophie-basierten Psychotherapie zu.

2.1 Die fünf Methoden-Varianten im Einzelnen

Methode 1: Zugang vom Beschwerdebild, der Symptomatik des Patienten

Der Zugang besteht darin, sich das Beschwerdebild, die einzelnen Symptome, die Problemsituation, alle Phänomene schildern zu lassen, zu einem Verständnis hinzuführen, vielleicht ihre Entstehung zu erklären, zu einer ersten Bewältigung beizutragen und weitere Schritte zu unterstützen durch gezielte therapeutische Interventionen, z. B. die Sechs-Schritte-Übung oder andere spezielle Maßnahmen.

Die therapeutische Sechs-Schritte-Übung in Zusammenhang mit den sechs Haltungskomponenten:

I.	Ich *habe* ein Symptom, ein Problem.	I.	Ich denke die Rede. *Bezug im Denken*
II.	Ich *habe* aber auch Anderes, Schönes, Positives, an das ich denken kann und will.	II.	Ich rede. *Bezug im Wollen*
III.	Ich *habe* das alles und noch viel mehr – aber *ich bin* das nicht!	III.	Ich habe geredet. *Bezug im Fühlen*
IV.	*Ich bin mehr* als alles, was ich habe.	IV.	Ich suche mich im Geiste. *Weltbezug*
V.	*Ich bin* der, der alles, was er hat, **beurteilen** und **bewerten** und dann damit **umgehen** kann.	V.	Ich fühle mich in mir. *Selbstbezug*
VI.	*Ich bin* der, der **entscheiden** kann, welche Folgen und welchen **Sinn** alles für mich haben soll in meinem Leben.	VI.	Ich bin auf dem Wege zum Geiste zu mir. Beharrlichkeit, *Geistbezug*

Diese sechs Übungen Rudolf Steiners (1861–1925) erweisen sich als sehr hilfreich und sinnvoll in einer spirituellen psychotherapeutischen Arbeit und stehen in Übereinstimmung mit den sechs Komponenten der inneren Haltung als Ausdruck der Gesamtkonstitution (Leib – Seele – Ich) des Menschen.

Therapeutisches Ziel:

- Bewältigung der Beschwerden, Besserung der Symptome, des Befindens, Verständnis der Beschwerden oder der Problemsituation,
- Interpretation und Verständnis der Phänomene aus menschenkundlicher Sicht, entsprechend daraus Gewinn weiterer therapeutischer Ideen.

Indikationen:

- Zu Beginn einer Therapie oder im weiteren Verlauf, z. B. bei Verschlechterung oder neuen Symptomen,
- manchmal auch ausreichend für eine Kurztherapie bei überschaubaren Krankheits- oder Problemsituationen, z. B. Anpassungsstörungen.

Risiken (wenn es bei Schritt 1 bleibt):

- Oberflächliche Betrachtung, zu wenig Tiefe und Umfeld,
- keine Berücksichtigung von Zusammenhängen.

Methode 2: Zugang von der Geschichte aus (Entstehungsgeschichte)

Der Therapeut lässt sich die Geschichte im Umfeld der Beschwerdesituation erzählen, wie es dazu gekommen ist und wie der Patient die Situation selbst versteht, deutet und bewertet.

Hinhören, mitfühlen, annehmen, akzeptieren, darauf eingehen, nachfragen, die Gesamtsituation für den Patienten vergegenwärtigen sind die Aufgaben des Therapeuten. Wichtig ist eine ganzheitlich-phänomenologische Betrachtung mit Blick auf das Verständnis des Patienten selbst, Beachtung seiner persönlichen *sinngebenden Bedeutungsmitte* der Geschichte, nach der gefragt werden sollte, z. B.: A*n welche Situation erinnern Sie sich spontan als erstes? Welches Erlebnis ist Ihnen besonders wichtig? An was erinnern Sie sich besonders lebendig?*

Die subjektiv sinngebende Bedeutungsmitte soll von uns nicht spekuliert, sondern kann erfragt werden und uns dadurch Einblick in die subjektive Bedeutungswelt des Patienten geben.

Therapeutisches Ziel:

- Entlastung durch sprachlichen Ausdruck, Mitgefühl, Akzeptanz, Entdramatisierung der Erlebnisse, Bewältigbarkeit der Vergangenheit,
- neues Verständnis durch sprachlichen Ausdruck, bewältigbare Vergegenwärtigung des Alten auf Neues hin.

Indikationen:

- Alle psychischen und psychosomatischen Erkrankungen und Krisensituationen (Konflikte) – Ausnahmen: Krankheitsbilder ohne Krankheitseinsicht und akut psychotische sowie Verwirrtheitszustände.

Risiken:

- Sich von der Geschichte zu sehr „gefangen nehmen" lassen und nicht mehr zu den Fragen oder Problemen des Patienten zu kommen, weil „die Geschichte" so spannend ist.

Methode 3: Zugang von der individuellen Biografie

Mit der Vergangenheit: Hier liegt das Augenmerk auf Anamnese, Vorgeschichte, Ätiologie, Pathogenese, dem *Woher* der Erkrankung.
Mit der Zukunft: Der Fokus liegt auf dem W*ofür*, Wohin, Wozu der Erkrankung, dem *telos*, dem Sinn, dem Ziel, der „Erfüllung" der Erkrankung.
Mit der Gegenwart: Wie erscheint der Patient im Hier und Jetzt in der Therapie, was bringt er mit, was erlebt er aktuell, wie versteht er sich selbst, wo will er hin?

Therapeutisches Ziel:

- Integration und Synopse von Erkrankung und Biografie; biografisches Verständnis von Erkrankung und Krisen im Leben,

- Erkennen von Zusammenhängen zwischen Erkrankung, Biografie und Persönlichkeit mit der Chance einer teleologischen Erkenntnis der Erkrankung und einem Erleben von Sinnhaftigkeit,
- Selbstbegegnung des Patienten im Betrachten seiner eigenen Lebensgeschichte; Ermöglichung einer neuen Sicht oder einer neuen Orientierung für das weitere Leben.

Indikationen:

- Psychische und psychosomatische Erkrankungen (wie oben), in Zusammenhang mit dem Lebenslauf, insbesondere biografische Krisen.

Risiken:

- Einseitig kausal-pathogenetische Biografiebetrachtung mit Erklärung von Ursachen der Erkrankung in der Vergangenheit mit der Gefahr von Schuldzuweisungen oder Schuldgefühlen beim Patienten.

Methode 4: Zugang von der Betrachtung der Seelenglieder

Hier ist die seelisch-biografische Entwicklung des Patienten zu berücksichtigen mit besonderer Beachtung des Krankheitserlebens und des Umgangs sowie der Bewältigungsmöglichkeiten der Erkrankungssituation aus Empfindungs-, Verstandes- oder Bewusstseinsseele des Patienten. Daraus können sich spezifische psychotherapeutische Beziehungsvarianten oder Interventionen ergeben.

Therapeutisches Ziel:

- Erkenntnis und Verständnis des Patienten in Bezug auf seine eigene Seelengliederentwicklung, Unterstützung zur Entwicklung von Bewältigungsmöglichkeiten aus der Bewusstseinsseele. Aus einem Wissen von sich selbst und der Welt kann Vertrauen entwickelt werden in die prinzipielle Verstehbarkeit, in die Bewältigbarkeit (mit professioneller Unterstützung, Therapie) und letztlich und vor allem in die Sinnhaftigkeit des Schicksals (Salutogenese).

Indikationen:

- Erkrankungs- oder Krisensituationen, denen die Betroffenen mit Fragen begegnen, die eine Berücksichtigung der seelisch-biografischen Entwicklung sinnvoll erscheinen lassen; dabei müssen die Patienten selbst keine anthroposophischen Fragen haben; die Schritte biografischer Entwicklung lassen sich auch ohne anthroposophische Begriffe darstellen und deutlich machen. Auch wenn seitens des Patienten keine entsprechende Frage vorliegt, kann eine Betrachtung mit dem hier dargestellten Gesichtspunkt für den Therapeuten hilfreich sein für das Verständnis des Patienten, seiner Bewältigungsmöglichkeiten und für die Generierung einer therapeutischen Idee.

Risiken:

- Sich in theoretisch-anthroposophischen Gedankengängen oder allgemeinen biografischen Gesetzen zu verlieren, am Patienten vorbei zu therapieren, den Zugang zum Patienten verlieren.

Methode 5: Zugang von der Berücksichtigung der Komponenten der Haltung

Es gilt, achtsame Aufmerksamkeit auf die individuellen Proportionen der sechs Komponenten der inneren Haltung beim Patienten zu richten:

- Wie lebt der Patient in seinem Denken, in seinem Wollen, in seinem Fühlen?
- Wie ist das Weltbild, der Weltbezug des Patienten?
- Wie ist das Selbstbild, der Selbstbezug des Patienten?
- Wie ist das Geistbild, der Geistbezug des Patienten, sein Bezug zur Sinnhaftigkeit?
- Bestehen deutliche Einseitigkeiten, Disproportionen, Betonungen oder Schwächen im Gesamtbild?
- Können Disproportionen, Schwächen oder Einseitigkeiten erkannt werden und will der Patient sie ausgleichen, daran arbeiten, sie verändern?

Hier können Fragen dem Therapeuten und dem Patienten zur Klärung verhelfen:

- Wie wichtig sind Erfolg und Anerkennung in der Welt, d.h. von anderen?
- Gibt es eine sinnvolle Ordnung in der Welt?
- Wie wichtig ist Zufriedenheit mit mir selbst (Glück, Gesundheit)?
- Gibt es ein persönliches Schicksal, das jeder Mensch für sich finden und gestalten kann?
- Wie wichtig sind persönliche Beziehungen?
- Wie wichtig ist das Erleben von Sinn oder ein Vertrauen in die Sinnhaftigkeit?
- Gibt es eine geistige Führung in Welt und Schicksal?

Diese Fragen sollen nur als Beispiele dienen; sie müssen so nicht gestellt werden, können aber in den therapeutischen Gesprächen Beantwortung finden und eventuell durch Nachfragen weiter geklärt werden. Auf diese Weise kann sich ein Bild ergeben, wie der Patient in den verschiedenen Bezügen zu sich selbst, zur Welt und zum Spirituellen, zur Sinnhaftigkeit lebt [→ die Patientenbeispiele in den Kapiteln V und VI].

Therapeutisches Ziel:

- Die persönliche Haltung bzw. die einzelnen Komponenten der Haltung des Patienten mit ihm reflektieren, die für die Erkrankungssituation bzw. deren Bewältigung relevanten Haltungskomponenten in ihren Auswirkungen aufzeigen, deutlich machen, eventuell stärken oder modifizieren; eine individuell für den Patienten und seine Situation angemessene Proportion der Haltungskomponenten finden.
- Das bedeutet für den Patienten, aus der gewonnenen Einsicht eventuell bisherige Haltungskomponenten modifizieren und eine neue innere Haltung gewinnen und damit zu einer neuen und individuell angemessenen Bewältigung der Lebens-, Krisen- oder Krankheitssituation kommen zu können.

- Eine innere Haltung mit besonderer Betonung der Komponente des Geistbezugs, der Sinnhaftigkeit, kann prinzipiell für jeden Menschen, unabhängig von seinem Lebensalter, gewonnen werden, auch wenn sie ursprünglich eine Haltung aus der Bewusstseinsseele ist. Es steht jedem Menschen offen und frei, sich eine solche Haltungskomponente anzueignen. Für die Anthroposophie-basierte Psychotherapie kann es ein Therapieziel sein, diese Haltungskomponente zu unterstützen, wenn es für den Patienten angemessen ist, d.h. wenn er eine Motivation und Bereitschaft dafür zeigt.

Indikationen:

- Alle Herausforderungen im Leben, besonders Krisen-, Krankheits- oder Konfliktsituationen,
- Voraussetzung sind Einsicht in die Herausforderung, Akzeptanz der persönlichen Herausforderung und Motivation, die Herausforderung bewältigen zu wollen – auch mit Hilfe oder Unterstützung.

Risiken:

- Überforderung, wenn die Gefühle nicht so schnell mitkommen wie die Einsicht,
- Resignation, wenn das bemerkt wird, dann braucht es noch Zeit und Zulassen der Gefühle, bis eine Klärung möglich wird.

2.2 Zusammenfassung

Bei den angedeuteten fünf methodischen Zugangsweisen zum Patienten im Sinne einer Anthroposophie-basierten Psychotherapie, die nicht alternativ oder ausschließlich, sondern als sich gegenseitig ergänzend zu verstehen sind, zwischen denen variiert und gewechselt werden kann, ist als wesentlicher therapeutischer Faktor immer die beschriebene therapeutische Haltung mit den vier Präsenz-Qualitäten zu berücksichtigen. Die Methoden 1 und 2 beispielsweise werden erst durch die spezifische therapeutische Haltung zu einer Methode der Anthroposophie-basierten Psychotherapie (da sie übliche psychotherapeutische Herangehensweisen sein können), während die Methoden 3 bis 4 schon in ihrer inhaltlichen Ausrichtung Anthroposophie-basiert sind.

Das anspruchsvollste therapeutische Ziel einer Anthroposophie-basierten Psychotherapie liegt darin, dem Patienten zu einer ihm angemessenen Bewältigung seiner Lebens- oder Krankheitssituation zu verhelfen. Dies kann in einer Haltung mit Berücksichtigung der Sinnhaftigkeit, also eines spirituellen Bezugs zum Schicksal, gesehen werden, wie sie einer Haltung aus der Bewusstseinsseele entspricht.

Damit erweist sich die Anthroposophie-basierte Psychotherapie als eine anspruchsvolle, sicher nicht für jeden Menschen geeignete Form der Psychotherapie, die allein oder begleitet bzw. unterstützt von anderen Therapien bei allen Krankheits-, Krisen- oder Lebenssituationen angezeigt sein kann, wenn Einsicht, Reflexionsfähigkeit und Motivation der betroffenen Menschen vorhanden sind. Eine irgendwie geartete Kenntnis von anthroposophischen Inhalten ist für die Patienten nicht notwendig.

3. Indikationen

Indikationen für eine Anthroposophie-basierte Psychotherapie:

- Anthroposophie-basierte Psychotherapie steht prinzipiell allen Menschen offen. Sie ist zwar nicht für alle Patienten gleich geeignet (wie andere Psychotherapien auch nicht), aber es gibt außer Krankheitseinsicht, Reflexionsbereitschaft und Offenheit keine Eignungs- oder Ausschlusskriterien.
- Die Indikation zu einer Anthroposophie-basierten Psychotherapie ist bei folgenden Erkrankungen möglich: alle psychischen und psychosomatischen Erkrankungen (Ausnahmen siehe unten), alle seelischen Krisen und Herausforderungen im Rahmen von körperlichen Erkrankungen, besonders von chronischen oder bedrohlichen Erkrankungen, biografische und Beziehungskrisen, innere oder psychosoziale Konflikte.

Ausnahmen oder Kontraindikationen:

- Akute psychotische Zustände (im Rahmen von manischen und schizophrenen Psychosen) ohne Krankheitseinsicht, schwere Persönlichkeitsstörungen (hierzu liegen noch keine ausreichenden Erfahrungen vor),
- Suchterkrankungen vor einer Entgiftung und Entzugsbehandlung.

Voraussetzungen beim Patienten:

- Motivation zur Therapie,
- Krankheitseinsicht bzw. Einsicht in die psychotherapeutische Behandlungsmöglichkeit,
- Fähigkeit und Motivation zu Einsicht und Reflexion,
- Bereitschaft, seelisch an sich zu arbeiten zur Entwicklung im Sinne der eigenen Biografie und der eigenen Lebensziele.

Voraussetzungen zwischen Patient und Therapeut:

- Vertrauensvolle therapeutische Beziehung, die therapeutische Haltung des Therapeuten.

Voraussetzungen beim Therapeuten:

- [→ Kapitel IX.7].

4. Spezielle Interventionen und Übungen aus der Anthroposophie-basierten Psychotherapie

Neben allgemeinen therapeutischen Übungen, wie beispielsweise der Pflege von Tages- und Wochenrhythmus, Bewegung, ausreichend Schlaf, Achtsamkeit und sinnvoller Selbstfürsorge sowie Vorstellungsübungen, wie „einen sicheren Ort" oder einen „Wohlfühlort" zu imaginieren, haben sich in der Anthroposophie-basierten Psychotherapie verschiedene am Beschwerdebild orientierte Übungen oder Interventionen herausgebildet, von denen hier eine Auswahl wiedergegeben wird. Diese Interventionen haben alle einen Bezug zu den sechs Übungen, zu den Zeilen des Spruches „Ich denke die Rede“ und zu den Komponenten der inneren Haltung. Die sechs Übungen und der Spruch (im Folgenden in der dritten Übung noch einmal formuliert) haben somit eine zentrale Funktion, sowohl für die individuelle Schulung des Therapeuten als auch für die psychotherapeutische Arbeit mit Patienten sowie für ein erweitertes Verständnis der Komponenten der inneren Haltung.

Die Übungen, Interventionen im Einzelnen

1. Abendliche Rückschau-Übung:

Dies ist eine Besinnungs-Übung mit allgemeiner Indikation [→ Kapitel VII].

2. Vorschau-Übung:

Diese Übung dient zur Vorbereitung auf den kommenden Tag; bei Ängsten, Unsicherheit, Depression; eine Hilfe zur Priorisierung und Bewältigung der Aufgaben und Vorsätze.

3. Die Sechs-Schritte-Übung:

Ich *habe* ein Symptom, ein Problem.
Ich *habe* aber auch Anderes, Schönes, Positives, an das ich jetzt denken will.
Ich *habe* das alles und noch viel mehr – aber *ich bin* das nicht!
Ich bin mehr als alles, was ich *habe.*
Ich *bin* der, der alles, was er hat, beurteilen, bewerten und dann damit umgehen kann.
Ich *bin* der, der entscheiden kann, welche Folgen und welchen Sinn alles für mich haben soll in meinem Leben.

Die therapeutische Sechs-Schritte-Übung in Zusammenhang mit den sechs Übungen Steiners und den sechs Haltungskomponenten:

I. Ich *habe* ein Symptom, ein Problem.	I. Ich denke die Rede. **Gedankenführung** – *Bezug im Denken*
II. Ich *habe* aber auch Anderes, Schönes, Positives, an das ich denken will.	II. Ich rede. **Willensführung** – *Bezug im Wollen*
III. Ich *habe* das alles und noch viel mehr, aber *ich bin* das nicht! Das fühle ich!	III. Ich habe geredet. **Führung der Gefühle** – *Bezug im Fühlen*
IV. *Ich bin mehr* als alles, was ich habe.	IV. Ich suche mich im Geiste. **Positivität** – *Weltbezug*

V. *Ich bin* der, der alles, was er hat, **beurteilen** und **bewerten** und dann damit **umgehen** kann.	V. Ich fühle mich in mir. **Unbefangenheit** – *Selbstbezug*
VI. *Ich bin* der, der **entscheiden** kann, welche Folgen und welchen **Sinn** alles für mich haben soll in meinem Leben.	VI. Ich bin auf dem Wege zum Geiste zu mir. **Beharrlichkeit, Richtungssicherheit** – *Geistbezug*

Diese Übung ist indiziert bei allen psychischen und psychosomatischen Erkrankungen mit Krankheitseinsicht und Reflexionsfähigkeit sowie bei allen Arten von Krisen. Sie ist als Übung in Gruppen gut durchführbar, kann aber auch einzeln den Inhalten der Zeilen nach Thema der psychotherapeutischen Gespräche sein, ohne die ganze Übung als Text durchzugehen.

4. Inseln der Freude:

Bei Erschöpfung, Burnout, Depression kann diese Übung angewendet werden. Je nach Schwere des Krankheitsbildes sind im Tagesablauf eine oder im Wochenablauf zwei „Inseln der Freude" fest einzuplanen, also Zeiten, zu denen etwas zu tun oder zu unternehmen ist, was einem Freude macht oder einfach gut tut. Was das ist, sollte im Gespräch vorher geklärt werden (beispielsweise spazieren gehen, tanzen, ein gutes Gespräch, Musik hören, ein Bad, ein Buch lesen, Gedichte lesen, beten, meditieren, alles zweckfrei, nicht *um zu*, sondern *einfach weil es gut tut*).

5. Bei Alpträumen oder traumatischen Bildern, wiederkehrenden Träumen:

Diese Übung geht auf eine konkrete Angabe Steiners zurück, wie mit Träumen umgegangen werden kann. Es komme nicht auf die Symbolik der Traumbilder an, sondern auf die Dynamik, die Dramatik[8] des Traumgeschehens und welche Gefühle, Stimmungen und Gedanken dadurch ausgelöst werden. Diese anzuschauen, im Sinne einer konzentrierten (nicht freien) Assoziation, kann zu einem Verständnis der Träume helfen und zu einem sinnvollen Umgang mit den Träumen beitragen.

Bei wiederkehrenden Alpträumen oder sich aufdrängenden traumatischen (Erinnerungs-)Bildern kann der Betroffene sich (ähnlich wie in Übung 7) sehr lebendig und konkret vornehmen, dass der Traum, die Bilder, wiederkommen sollen, denn dann werde der Betroffene zeigen, wie er sich in dieser Situation wirklich und bewusst verhalten will. Diese neue gewollte Variante des Traumverlaufs oder der Veränderung von traumatischen, belastenden (Erinnerungs-)Bildern soll ganz lebendig, wie in einem Film oder einer Theateraufführung, vorgestellt werden, bis sich die betroffene Person sicher ist, dass sie es so haben will, weil sie genau weiß, wie sie sich verhalten wird. Wenn es gelingt, dass sich die Person sicher ist, den neuen Verlauf der Träume oder Bilder so zu wollen, dann wird (aus meiner vielfachen Erfahrung) eintreten, dass der Traum oder die (Erinnerungs-)Bilder nicht mehr auftreten und die Angst davor nicht mehr belastet.

Auch bei dieser Übung geht es darum, dass die Patienten die Möglichkeit gewinnen, eine neue innere Souveränität, eine selbstsichere Haltung zu den Bildern oder Träumen zu gewinnen und sich nicht mehr ausgeliefert fühlen.

6. „Sprechzeit" für Ängste:
Diese Übung ist indiziert bei wiederkehrenden und belastenden Ängsten oder Sorgen, besonders bei generalisierter Angststörung.

Wenn ich die Probleme der Patienten und ihre Geschichten, Biografien und Beziehungszusammenhänge kenne, empfehle ich ihnen gern, sie sollen sich eine bestimmte Zeit, eine Stunde oder 30 Minuten, am Tag fest einplanen als Sprechzeit für ihre Ängste oder Probleme, die depressiven Gedanken oder Sorgen. In dieser Stunde sollen sie sich ganz diesen Ängsten widmen – zu allen anderen Zeiten des Tages dürfen sie die Ängste auf ihre Sprechzeit verweisen. Das können die Patienten lernen konsequent zu tun, täglich zu üben. Diese Übung zeigt häufig Erfolg, wenn die Patienten sich auf sie gut einlassen können. Die Patienten kommen auf diese Weise in die Lage, ihre Gedanken und Stimmungen zu kontrollieren und zu führen (vgl. die drei Übungen: Gedankenkontrolle, Willensführung, Führung der Gefühle und die ersten drei Zeilen des Spruches „Ich denke die Rede"). Die Patienten werden so „Herr im eigenen Seelenhaus" und fühlen sich nicht mehr ihren Stimmungen, Ängsten, Sorgen ausgeliefert. Führen die Patienten diese Übung konsequent und mit Überzeugung durch, so fühlen sie sich souverän und machen die Erfahrung, dass die Ängste, Sorgen zu der ihnen zugestandenen Sprechzeit gar nicht mehr auftreten.

7. Vorstellungsübung „Ich bin der Regisseur":
Dies ist eine Übung bei Phobien und depressiven Ängsten. Die Patienten sollen sich die befürchteten Situationen oder Ereignisse ganz konkret und lebendig vorstellen und dann, wie in einem Film oder Theaterspiel, sich vornehmen, vielleicht auch im Rollenspiel üben, wie sie sich in der Situation dem Ereignis gegenüber verhalten und fühlen wollen. Dies soll mehrmals mit den Patienten geübt werden, bis sie mit sich zufrieden sind und sich gut und sicher mit ihren vorgestellten und eingeübten Verhaltensweisen fühlen. Die Vorstellungen müssen sehr realistisch, konkret und lebendig sein, nicht nur abstrakt-theoretisch; so gewinnen die Patienten Selbstvertrauen und Selbstsicherheit, entwickeln vielleicht eine neue innere Haltung zu sich und zu ihren Problemen der Lebenssituationen. Die Patienten können eine neue Souveränität in ihrer inneren Haltung entwickeln.

8. Distanzierungs-Übung bei depressiven Stimmungen:
Sie entspricht der Sechs-Schritte-Übung (siehe oben).

9. Besinnungszeiten:
Diese sollten rhythmisch im Tagesablauf eingeplant werden, eventuell mit Musik, Gedichten, Meditation – sie sind angezeigt bei psychosomatischen Erkrankungen, Stressfolgeerkrankungen, innerer Unruhe.

10. Die „Dritte-Instanz"-Übung:
Diese Übung ist indiziert bei Konflikten, zwischenmenschlichen Problemen, Krisen oder sonst schwierigen oder ausweglos erscheinenden Situationen. Die Patienten schildern ihre Situation, so wie sie sie erleben und bewerten. Anschließend versuchen sie, mit Unterstützung des Therapeuten, dieselbe Situation aus einer gegensätzlichen Perspektive zu beschreiben: Es könnte die Situation von jemand anderem auch ganz anders gesehen werden (Perspektivwechsel). Diese Schilderung muss nicht real oder wahrscheinlich, sie soll nur denkbar sein. Dann kommt die Aufforderung an den Patienten, eine dritte Instanz, die höchste Instanz anzurufen (wie bei Gerichten). Diese Instanz darf entscheiden, wie die ursprünglich geschilderte Situation jetzt, nach Anhörung von zwei gegensätzlichen Interpretationen, gedeutet und bewertet werden soll. Der Patient selbst ist jetzt der höchste Richter, der den letzten und gültigen Spruch fällt, wie seine Ausgangssituation jetzt, endgültig und tatsächlich zu bewerten ist. Damit bekommen die Patienten die Möglichkeit, ihre Situationen oder Probleme und ihre Bewertungen neu, aus einem weiteren Horizont selbstbestimmt zu finden. Auch hier ist eine Arbeit, eine Neuorientierung an der inneren Haltung geleistet worden.

11. Tagebuch-Schreiben (z. B. Gefühlstagebuch, Gedankennotizen zu Erlebnissen oder Erinnerungen):
Dies ist eine Reflexionshilfe zur Unterstützung der Bewältigung von Stimmungen, belastenden Gefühlen, Sorgen, Erinnerungen.

12. Briefe an sich selbst schreiben und beantworten:
Diese Übung wirkt ähnlich wie das Tagebuch-Schreiben, aber mit der Aufforderung, die Briefe an sich selbst zu adressieren und abzuschicken und dann zu lesen und zu beantworten, als ob die beste Freundin, der beste Freund den Brief geschrieben hätte. Dies ermöglicht Distanz zu gewinnen, die eigenen Probleme mit Abstand zu sehen und sich selbst etwas dazu einfallen zu lassen (als ob es für einen anderen wäre). Dieses Vorgehen erweist sich als gute Unterstützung zur Reflexion und Bewältigung. Auch hier kann sich der eigene Horizont erweitern und die innere Haltung sicherer werden.

13. Patienten Gedichte schreiben lassen über ihr eigenes seelische Erleben:
Diese Übung geht auf eine konkrete Empfehlung Steiners[9] zurück, im Rahmen einer Psychotherapie aus der Bewusstseinsseele Patienten Gedichte schreiben zu lassen; ich selbst habe damit in meiner psychotherapeutischen Arbeit viele interessante und gute Erfahrungen gemacht. Sie ist indiziert bei allen Formen von belastendem, unbewältigtem seelischen Erleben, Stimmungen und Gefühlen. Durch die Motivation, das eigene seelische Erleben in Sprache zu „verdichten", zu einem Gedicht zu formen, werden neue, kreative Bewältigungsmöglichkeiten und Einsichten entwickelt.

Zusammenfassung

Für alle Übungen oder Interventionen gilt, dass ihre Wirkung in jedem Fall abhängig ist von einer tragenden vertrauensvollen therapeutischen Beziehung und einer therapeutischen Haltung, mit der diese Übungen den Patienten vom Therapeuten nicht nur gegeben, sondern auch innerlich begleitet werden. Andernfalls können die Übungen oder Interventionen auch erfolglos sein.

Bei mehreren dieser Übungen handelt es sich um therapeutische Ich-geführte Imaginationsübungen, wodurch bei wiederholter Übung die Seelenkräfte und die innere Haltung gestärkt werden. Alle diese therapeutischen Übungen haben für die Patienten das Ziel, ihre innere Haltung zu stärken oder eine neue Haltung zu gewinnen. In diesem Sinn sind sie Übungen einer Anthroposophie-basierten Psychotherapie, einer Psychotherapie aus der Bewusstseinsseele, einer Psychotherapie der inneren Haltung.

5. Wirkfaktoren der Anthroposophie-basierten Psychotherapie

Die Frage, was bei einer Psychotherapie wirkt, ist nicht neu und immer noch von Interesse[10], da sie nach wie vor unterschiedlich beantwortet wird[11]. Für die Anthroposophie-basierte Psychotherapie seien hier die uns wesentlich erscheinenden Wirkfaktoren kurz beschrieben; sie wurden in den vorhergehenden Kapiteln bereits dargestellt.

5.1 Die Elemente der Psychotherapie

Die wirksamen Medien oder besser: die Elemente der Therapie sind Begegnung, Beziehung, Sprache, Bewusstsein. In diesen vier Elementen findet die Psychotherapie statt. Sie sind notwendige Voraussetzungen, auf die nicht verzichtet werden kann.

Psychotherapie wird aus diesen Elementen heraus und in ihnen gebildet. Ihre konkrete Form bekommt sie aus dem Menschenbild, dem Krankheits- und dem Therapieverständnis, aus dem der Therapeut arbeitet, sowie von der aktuellen Situation des Patienten, seinem therapeutischen Bedarf und seiner Motivation. Diese Form ergibt sich konkret aus dem in Kapitel IV dargestellten Verständnis von Begegnung, Beziehung (einschließlich der Besinnung als „Vorbereitung" der Beziehung) und Sprache, Gespräch. Psychotherapie ereignet sich im Bewusstsein (damit ist nicht nur das Tageswachbewusstsein gemeint, auch das Unter- und Unbewusste), aber sie geht vom Leben (gemeint sind alle Ebenen des Lebens: physiologisches, psychologisches, soziales, biografisches, spirituelles Leben) des Patienten aus und dient, über die Arbeit im Bewusstsein, wieder dem Leben des Patienten. Das Bewusstsein ist die „Königsfähigkeit" der Seele und ihre anspruchsvollste Form für die Psychotherapie ist die Fähigkeit der Reflexion, im Besonderen die Selbstreflexion [→ Kapitel I], in der Welt- und Selbstbewusstsein, Welt- und Selbstbezug sich wechselseitig vermitteln. Dies im reflektierenden Wachbewusstsein zu tun, ist eine mögliche und freie Entscheidung des Menschen, die in der Psychotherapie gefragt ist und gefördert werden kann, und es ist eine Fähigkeit der Bewusstseinsseele, in diesem Bewusstsein zu leben und diese Fähigkeit in der psychotherapeutischen Arbeit zu pflegen. *„Die erste Wissenschaft, in der es der Geist mit sich selbst zu tun hat, ist die Psychologie. Der Geist steht sich betrachtend selbst gegenüber.* [...] *Selbsterfassung ist also hier die Methode."*[12]

„Selbstreflexion ist eine Methode der Selbsterkenntnis und der Selbsterfahrung, die den Umgang mit mir selbst kennzeichnet. [...] Ich mache mich selbst zum Gegenstand meiner Betrachtung. Der Betrachtende und der Betrachtete sind eine Einheit, die zugleich eine Zweiheit ist. Einheit und Zweiheit sind Bestimmungen eines ‚wirklichen' Ich. Nicht nur das betrachtete, sondern auch das betrachtende Ich ist ‚konkret-individuell'."[13] Wesentlich an dieser Selbstreflexion ist, dass sie keine Angelegenheit eines abstrakten Denkens ist; vielmehr mischen sich in die Selbstreflexion immer sowohl Gefühle und Stimmungen als auch Wünsche, Absichten und Motive hinein. Dies wach und sogar kontrolliert zu tun, entspricht einerseits der Fähigkeit der Bewusstseinsseele, andererseits auch einer durch die sechs Steiner-Übungen und die meditative Arbeit mit dem Spruch „Ich denke die Rede" gewonnenen Fähigkeit, das eigene Seelenleben nicht nur zu erleben, sondern auch bewusst zu führen. Dies ist mithin eine – wenn vom Patienten gewünscht – anspruchsvolle und „gewinnbringende" spirituelle Aufgabe und Möglichkeit von Psychotherapie.

5.2 Die Gestaltungsweisen der Elemente in der Therapie

Aus dem Umgang mit diesen Elementen ergeben sich die Verfahren, „Techniken" oder Gestaltungsweisen der Psychotherapie:

- Wie ermögliche ich die Begegnung von Ich zu Ich?
- Wie gestalte ich die therapeutische Beziehung in „partnerschaftlicher Asymmetrie", aus meiner Besinnung als „Einstimmung" für die Beziehung?
- Wie führe ich das therapeutische Gespräch in geistesgegenwärtiger Offenheit?
- Welche Zugangsweisen zum Patienten sind bei jeder neuen Begegnung die angemessenen und wie begleite ich den Patienten auf seinem therapeutischen Weg, auf Risiken und Gefahren aufmerksam machend, ohne ihm sein Ziel zu bestimmen, ihm mein Vertrauen schenkend?

5.3 Die Haltung in der Therapie – Ursprung und Ziel

Ein solcher Umgang mit den Elementen der Psychotherapie im Sinne einer die Freiheit und Verantwortung des Patienten und seine angemessenen Bewältigungsmöglichkeiten fördernden spirituellen psychotherapeutischen Arbeit erfordert eine besondere therapeutische Haltung, aus der heraus der Therapeut seine „Richtungssicherheit" gewinnen kann. Diese therapeutische Haltung ist in Kapitel IV.5 dargestellt. Aus ihr ist auch eine freilassende, aber ermöglichende therapeutische Arbeit an der inneren Haltung der Patienten möglich.

„Vergegenwärtigen wir zum Schluss, dass das Therapieren, das den Kern der anderen Person wesentlich trifft, wahrscheinlich in viel geringerem Maße, als wir in unserer westlichen Erziehung meinen, ein kognitiv-rationales Tun ist, als vielmehr Resultat einer Haltung, eines Sich-zur-Verfügungstellens, das im Kranken Heilkräfte weckt."[14]

Dies entspricht genau der Qualität der *vertrauenden Präsenz* unserer therapeutischen Haltung.

5.4 Zusammenfassung der Wirkfaktoren

Die allgemeinen Wirkfaktoren der Anthroposophie-basierten Psychotherapie sind also in den Gestaltungsweisen der Elemente und in der grundlegenden Haltung gegeben: Begegnung – Beziehung – Gespräch – Haltung.
Daraus ergeben sich als spezifische Wirkfaktoren:

- die Auswahl in der Anwendung der fünf methodischen Zugangsweisen zum Patienten im therapeutischen Gespräch, das therapeutische Eingehen auf das Beschwerdebild,
- die Berücksichtigung der Entstehungsgeschichte und der Beziehungsumstände,
- die Beachtung der Biografie und des „biografischen Orts" der aktuellen Erkrankungssituation unter Einbeziehung nicht nur kausaler Gesichtspunkte aus der Vergangenheit, sondern auch teleologischer Zusammenhänge im Sinne eines „wofür", eines Ziels oder Sinns der Erkrankung in der Zukunft,
- die Berücksichtigung und therapeutische Einbeziehung der seelischen Entwicklung (der Seelenglieder: Empfindungs-, Verstandes-, Bewusstseinsseele),
- die Aufmerksamkeit auf die innere Haltung des Patienten und auf die eigene therapeutische Haltung.

Und schließlich haben wir in den spezifischen Interventionen und Übungen [→ Kapitel VII und IX.4] symptombezogene, beschwerdebildbezogene oder „störungsspezifische" Wirkfaktoren beschrieben, die gezielt bei bestimmten Symptomen oder Symptomkomplexen indiziert sind.

6. Wege und Ziele einer Anthroposophie-basierten Psychotherapie

Ausgang vom Leben des Patienten: dem unbewussten physiologischen Leben (in den körperlichen Beschwerden und Symptomen), dem psychologischen Leben (den seelischen Symptomen, dem Erleben und Verhalten), dem sozialen, zwischenmenschlichen Leben in Beziehungen und dem biografischen und spirituellen Leben des Menschen (Krisen, Fragen, Zweifel, Herausforderungen). Der Weg der Psychotherapie ist ein Hinarbeiten zu einem wachen Bewusstsein in der Reflexion.

Sprachliche Vergegenwärtigung der Krankheits- oder Lebenssituation: im therapeutischen Gespräch, aber auch in künstlerischen oder anderen Ausdrucksformen.

Bewusstsein und Verständnis der Zusammenhänge entwickeln zwischen **Selbst** (Leib, Seele, Ich) und **Welt** bei der Krankheitsentstehung.

Entwicklung, Unterstützung, Anregung und Förderung von Ich-Führungsstärke im Finden der eigenen angemessenen und in Übereinstimmung erlebten inneren Haltung des Patienten, seinen Lebenssituationen und Erkrankungen gegenüber. Der Weg hierzu ist ein Appell an die Freiheit und Einsichtsfähigkeit des Menschen, sich um die Sinnhaftigkeit im eigenen Leben zu bemühen. Die Krankheit selbst ist eine Sinngestalt im Leben des Menschen; es gilt, die Gestalt zu erkennen, zu deuten und ihren Sinn zu erfüllen. In diesem Sinn *„kann Heilung nur auf dem Weg der Sinnerfüllung gelegen sein."*[15] Das entspricht einer Komponente der inneren Haltung, die im Rahmen der Psychotherapie freilassend angeboten werden kann: *„Nun müssen wir wissen, dass es bei dem, was Geisteswissenschaft geben kann, sich immer nur handeln kann um den Appell an den Menschen."*[16]

Anthroposophie-basierte Psychotherapie will nicht nur eine neue Theorie sein, sondern sie soll „eine spirituelle Betätigung"[17] darstellen. Die Theorie dient lediglich dem Verständnis und der Begründung der Tätigkeit. Eine spirituelle Betätigung ist eine Tätigkeit, die man im Bewusstsein des Geistigen, im Bewusstsein der Sinnhaftigkeit, in spiritueller Gesinnung tut. Dies gilt in erster Linie für die Schulung der Therapeuten in Anthroposophie-basierter Psychotherapie. Hierbei kommt der Einübung der sechs Übungen eine wesentliche Bedeutung zu.[18] Diese Aufforderung einer spirituellen Betätigung erfüllt sich auch in den Inhalten, den Interventionen und Übungen der Anthroposophie-basierten Psychotherapie, die den Patienten angeboten werden können.

7. Anthroposophie-basierte Psychotherapie ist eine Psychotherapie aus der Bewusstseinsseele – was bedeutet das für die Psychotherapeuten?

Anthroposophie-basierte Psychotherapie kann von Ärzten, Psychologen, Psychotherapeuten zur Erweiterung ihres psychotherapeutischen Spektrums erlernt und geübt werden. Die allgemeinen beruflichen Voraussetzungen hierfür sind in Kapitel VIII angedeutet. Hier sollen die persönlichen Voraussetzungen erwähnt werden. Diese liegen in dem Sich-vertraut-machen mit den theoretischen Grundlagen der anthroposophischen Psychologie und Medizin, wie sie in diesem Buch dargestellt sind und in den Kursen *Anthroposophie-basierte Psychotherapie* vermittelt werden. Weiterhin liegen sie in dem spirituellen Menschenbild und Krankheitsverständnis der Anthroposophie und dem konkreten Anwenden in der therapeutischen Arbeit sowie in den spirituellen Übungen (sechs Grundübungen), wie sie hier in verschiedenen Zusammenhängen dargestellt wurden. Daraus wird aus der Theorie einer Psychotherapie aus der Bewusstseinsseele eine spirituelle Betätigung. Diese Voraussetzungen können bei entsprechender Motivation erfüllt werden. Im Einzelnen heißt das:

Voraussetzungen erfüllen:

- Das System der anthroposophischen Menschenkunde, der Seelenkunde und der Heilkunde kennen,

- unabhängig vom eigenen biografischen Alter für die psychotherapeutische Tätigkeit die Qualitäten der Bewusstseinsseele entwickeln und pflegen,
- daraus keine neue Theorie machen, keinen „spirituellen Überbau" für andere Therapieverfahren, sondern eine persönliche spirituelle Betätigung, d.h. in der psychotherapeutischen Arbeit selbst spirituell sein, eine spirituelle Gesinnung entwickeln, zu der dann die therapeutische Haltung gehört.

Bemühungen verwirklichen:

- Selbst ein spiritueller Mensch sein oder werden in dem Sinn, dass man Vertrauen in die geistige Welt entwickelt und pflegt, in die Sinnhaftigkeit des Schicksals, und daraus auch Vertrauen in das geistige und gesunde Ich der Mitmenschen (besonders in der Therapie) gewinnt,
- aus dieser eigenen inneren Haltung Vertrauen in die Patienten entwickeln und zu einem Sich-zur-Verfügung-Stellen der eigenen Willenskraft (nicht der eigenen Willensziele) in der therapeutischen Arbeit und Beziehung bei klarem Denken und gutem Selbstgefühl kommen.

Fähigkeiten entwickeln und üben:

- Im System der anthroposophischen Menschenkunde, Seelenkunde und Heilkunde denken und arbeiten,
- in therapeutischen Zusammenhängen nicht nur kausal, sondern auch teleologisch (sinn- und zielorientiert) und phänomenologisch-ganzheitlich wahrnehmen und denken,
- eine spezifisch anthroposophisch-therapeutische Haltung entwickeln und pflegen (in den vier Präsenz-Qualitäten),
- Erkenntnisse und Methoden aus der anthroposophischen Menschenkunde, Seelenkunde und Heilkunde in angemessener Weise in der Therapie anwenden; Berücksichtigung der Seelenglieder, der Biografie, der inneren Haltung und des Geistigen als wirksame Kraft im Leben des Menschen; nach Möglichkeit Einbeziehung auch anderer anthroposophischer therapeutischer Angebote (Pflegetherapien, Medikamente, Kunsttherapien und Heileurythmie, Übungen und Meditationen),
- Berücksichtigung des Grundsatzes: „Geist ist niemals ohne Materie, Materie niemals ohne Geist" – was in der Therapie soviel bedeutet wie: Der Leib ist niemals ohne Seele, die Seele niemals ohne Geist, der Geist und die Seele sind niemals ohne Leib während des irdischen Lebens des Menschen.

Anthroposophie-basierte Psychotherapie ist eine Therapie für den ganzen Menschen, die sich primär an die Seele wendet, in ihrer vermittelnden Position zwischen Leib, Geist und Welt. Sie arbeitet vor allem mit seelischen, aber auch mit geistigen und leiblichen Mitteln. Sie bringt Leben und Bewusstsein zusammen und pflegt Leib und Seele, sie appelliert an das Ich.

Suchet das wirklich praktische materielle Leben,
Aber suchet es so, dass es euch nicht betäubt
über den Geist, der in ihm wirksam ist.
Suchet den Geist,
Aber suchet ihn nicht in übersinnlicher Wollust,
aus übersinnlichem Egoismus,
Sondern suchet ihn,
Weil ihr ihn selbstlos im praktischen Leben,
in der materiellen Welt anwenden wollt.
Wendet an den alten Grundsatz:
„Geist ist niemals ohne Materie, Materie niemals
ohne Geist" in der Art, dass ihr sagt:
Wir wollen alles Materielle im Lichte des Geistes tun,
Und wir wollen das Licht des Geistes so suchen,
Daß es uns Wärme entwickele für unser praktisches Tun.

Rudolf Steiner [19]

Anmerkungen

1 Kazdin, A., zitiert nach: Herzog, W., Beutel, M. E., Kruse, J. (Hrsg.): Psychosomatische Medizin und Psychotherapie heute. Schattauer Verlag Stuttgart 2013. S. 13.

2 Grawe, K.: Potential und Grenzen störungsspezifischer Behandlungen. Vortrag vom 24.04.2002 bei den 52. Lindauer Psychotherapiewochen. www.lptw.de (Abfrage Januar 2019).

3 Pfammatter, M. et al.: Allgemeine Wirkfaktoren der Psychotherapie. https://cip-medien.com/wp-content/uploads/02.-Pfammatter.pdf (Abfrage Januar 2019). S. 19.

4 Ebd. S. 24.

5 Ebd. S. 29f.

6 Yalom, I. D., zit. nach: Schmücker, R.: Die therapeutische Beziehung bei unterschiedlich erfolgreichen Psychotherapien. Inauguraldissertation Universität zu Köln 2016. S. 10.

7 Lang, H. (Hrsg.): Wirkfaktoren der Psychotherapie. Verlag Königshausen & Neumann Würzburg 1994. Darin mehrere Beiträge zu diesem Thema.

8 Vgl. Steiner, R.: Die Ergänzung heutiger Wissenschaften durch Anthroposophie (GA 73). Rudolf Steiner Verlag Dornach 1987. Vortrag vom14.11.1017.

9 Steiner, R., zitiert nach Vierl, K.: Schicksalshilfe durch Heilpädagogik. Verlag am Goetheanum Dornach 1992. S. 63f.

10 Vgl. Blankenburg, W.: Wirkfaktoren paradoxen Vorgehens in der Psychotherapie. In: Lang, H. (Hrsg.): Wirkfaktoren in der Psychotherapie. Verlag Königshausen & Neumann Würzburg 1994. S. 122.

11 Vgl. dazu: Herzog, W., Beutel, M. E., Kruse, J. (Hrsg.): Psychosomatische Medizin und Psychotherapie heute. Schattauer Verlag Stuttgart 2013. S. 13. Pfammatter, M. et al.: Allgemeine Wirkfaktoren der Psychotherapie. https://cip-medien.com/wp-content/uploads/02.-Pfammatter.pdf (Abfrage Januar 2019). Lang, H. (Hrsg.): Wirkfaktoren in der Psychotherapie. Verlag Königshausen & Neumann Würzburg 1994. Huf, A.: Psychotherapeutische Wirkfaktoren. Psychologie Verlags Union Weinheim 1992.

12 Steiner, R.: Grundlinien einer Erkenntnistheorie der Goetheschen Weltanschauung (GA 2). Rudolf Steiner Verlag Dornach 2003. S. 119.

13 Schulz, W.: Ich und Welt. Philosophie der Subjektivität. Neske Verlag Pfullingen 1979. S. 45f.

14 Scharfetter, C.: Die Angst in der Psychose. In: Götze, P. (Hrsg.): Leitsymptom Angst. Springer Verlag Berlin Heidelberg New York 1984. S. 58.

15 Jaspers, K.: Der Arzt im technischen Zeitalter. Piper Verlag München 1986. S. 21.

16 Steiner, R.: Heilpädagogischer Kurs 1924 (GA 317). Rudolf Steiner Verlag Dornach 1975. S. 7.

17 Steiner, R., zitiert nach Vierl, K.: Psychologie, eine spirituelle Betätigung. Verlag Freies Geistesleben Stuttgart 1994. S. 8.

18 Vgl. hierzu die Ausführungen in Kapitel VII.

19 Steiner, R.: Wahrspruchworte (GA 40). Rudolf Steiner Verlag Dornach 1998. S. 136.

Literaturverzeichnis

AMDP (Hrsg.): Das AMDP-System: Manual zur Dokumentation psychiatrischer Befunde. Hogrefe Verlag Göttingen 2018.

Anderson, P. W.: Physics: The Opening to Complexity. In: Proceedings of the National Academy of Sciences of the United States of America. 1995; 92 (15). S. 6653–6654.

Antonovsky, A.: Salutogenese: Zur Entmystifizierung der Gesundheit. dgvt-Verlag Tübingen 1997.

Aristoteles: Nikomachische Ethik. Rowohlt Verlag Reinbek 2017.

Aristoteles, Politik. Deutscher Taschenbuch Verlag München 2011.

Aristoteles: Über die Seele. Rowohlt Verlag Reinbek 1968.

Ausländer, R.: Gelassen atmet der Tag. Gedichte. Fischer Verlag Frankfurt/Main 2011.

Bachmann, I.: Das dreißigste Jahr. Piper Verlag München 2002.

Bahnson, C. B.: Das Krebsproblem in psychosomatischer Dimension. In: Uexküll, T. v. (Hrsg.): Lehrbuch der Psychosomatischen Medizin. Verlag Urban & Schwarzenberg München Wien 1979. S. 685–695.

Battegay, R. et al. (Hrsg.): Handwörterbuch der Psychiatrie. Enke Verlag Stuttgart 1992.

Bauer, J.: Arbeit – Warum sie uns glücklich oder krank macht. Blessing Verlag München 2013.

Bauer, J.: Das Gedächtnis des Körpers: Wie Beziehungen und Lebensstile unsere Gene steuern. Piper Verlag München 2004.

Bauer, J.: Warum ich fühle, was du fühlst. Piper Verlag München 2008.

Baydur, A. (Hrsg.): Rudolf Steiner – Die Nebenübungen. Sechs Schritte zur Selbsterziehung. Rudolf Steiner Verlag Dornach 2010.

Bayertz,K.:DeraufrechteGang.EineGeschichtedesanthropologischenDenkens.VerlagC.H.BeckMünchen2014.

Becker, V., Schipperges, H. (Hrsg.): Krankheitsbegriff, Krankheitsforschung, Krankheitswesen. Springer Verlag Berlin Heidelberg 1995.

Benedetti, G.: Der seelisch Leidende und seine Welt. Hippokrates Verlag Stuttgart / Kindler Verlag München 1974.

Benesch, H., Cremerius, J., Dorsch, F. et al. (Hrsg.): Psychologie-Lesebuch. Historische Texte im Überblick. Fischer Verlag Frankfurt/Main 1990.

Berking, M. : Training emotionaler Kompetenzen. Springer Verlag Berlin Heidelberg 2008.

Bernhard, T.: Der Atem – eine Entscheidung. Deutscher Taschenbuch Verlag München 1981.

Blankenburg, W: Grundsätzliches zur Konzeption einer anthropologischen Proportion. In: Ders.: Psychopathologie des Unscheinbaren. Parodos Verlag Berlin 2007. S. 119–135.

Blankenburg, W.: Anthropologische Probleme des Wahns. In: Schulte, W., Tölle, R. (Hrsg.): Wahn. Thieme Verlag Stuttgart 1972. S. 30–38.

Blankenburg, W.: Empathie und Eingriff. In: Bochnik, H.-J., Oehl, W. (Hrsg.): Begegnungen mit psychisch Kranken – Gelingen und Verfehlen der Personenorientierung. Verlag Wissenschaft und Praxis Sternenfels Berlin 2000. S. 291–304.

Blankenburg, W.: Was heißt anthropologische Psychiatrie? In: Kraus, A. (Hrsg.): Medizin im Wandel. Hüthig Verlag Heidelberg 1978. S. 15–28.

Blankenburg, W.: Wirkfaktoren paradoxen Vorgehens in der Psychotherapie. In: Lang, H. (Hrsg.): Wirkfaktoren der Psychotherapie. Verlag Königshausen & Neumann Würzburg 1994. S. 122–138.

Bochnik, H.-J.: Ärztliche Begegnungen und die notleidende Kunst des ärztlichen Verhaltens. In: Bochnik, H.-J., Oehl, W. (Hrsg.): Begegnungen mit psychisch Kranken. Verlag Wissenschaft & Praxis Sternenfels 2000. S. 97–110.

Bochnik, H.-J., Oehl, W. (Hrsg.): Begegnungen mit psychisch Kranken. Verlag Wissenschaft und Praxis Sternenfels 2000.

Bode, S.: Kriegsenkel. Klett-Cotta Verlag Stuttgart 2013.

Bollnow O. F.: Das Wesen der Stimmungen. Verlag Königshausen & Neumann Würzburg 2009.

Bräutigam, W., Rad, M. v. (Hrsg.): Toward a Theory of Psychosomatic Disorders. Alexithymia – Pensee Operatoire, psychosomatisches Phänomen. Karger Verlag Basel 1977.

Brähler, E., Brosig, B., Kupfer, J. P.: Prävalenz und soziodemographische Prädiktoren der Alexithymie in Deutschland – Ergebnisse einer Repräsentativerhebung. Zeitschrift für Klinische Psychologie, Psychiatrie und Psychotherapie 2004; 52. S. 237–251.

Bruder, K.-E.: Zwischen Kant und Freud: Die Institutionalisierung der Psychologie als selbständige Wissenschaft. In: Jüttemann, G., Sonntag, M., Wulf, C. (Hrsg.): Die Seele, ihre Geschichte im Abendland. Psychologie-Verlags-Union Weinheim 1991. S. 319 -339.

Buber, M.: Das Dialogische Prinzip. Verlag Lambert Schneider Heidelberg 1997.

Buber, M.: Ich und Du. Reclam Verlag Stuttgart 1995.

Buber, M.: Urdistanz und Beziehung. Verlag Lambert Schneider Heidelberg 1960.

Bühler, C.: Der Lebenslauf als psychologisches Problem. Verlag Peter Lang Bern Frankfurt/Main 2006.

Büssing, A., Heusser, P.: Meditation bei Therapeuten – ein Forschungsbericht. In: Glöckler, M. (Hrsg.): Meditation in der Anthroposophischen Medizin. Salumed Verlag Berlin 2016. S. 235–244.

Cantieni, B.: Wie gesundes Embodiment selbst gemacht wird. In: Storch, M., Cantieni, B., Hüther, G. et al. (Hrsg.): Embodiment: Die Wechselwirkung von Körper und Psyche verstehen und nutzen. Huber Verlag Bern 2006. S. 99–126.

Carus, C. G.: Psyche. Zur Entwicklungsgeschichte der Seele. Verlag Flammer und Hoffmann Pforzheim 1846.

Cremerius, J.: Wodurch wirkt Psychotherapie? In: Lang, H. (Hrsg.): Wirkfaktoren der Psychotherapie. Verlag Königshausen & Neumann Würzburg 1994. S. 15–24.

Crick, F.: Was die Seele wirklich ist. Die naturwissenschaftliche Erforschung des Bewusstseins. Artemis & Winkler München Zürich 1994.

Descartes, R.: Meditationen über die Grundlagen der Philosophie. 6. Untersuchung. marix Verlag Wiesbaden 2011.

Dinzelbacher, P. (Hrsg.): Europäische Mentalitätsgeschichte. Kröner Verlag Stuttgart 1993.

Domin, H.: Gesammelte Gedichte. Fischer Verlag Frankfurt/Main 1987.

Dörner, K.: Gebrauchsanweisung. In: Dörner, K. et al. (Hrsg.): Irren ist menschlich – Lehrbuch der Psychiatrie und Psychotherapie. Psychiatrie Verlag Köln 2017. S. 19–30.

Egger, J. W.: Das biopsychosoziale Krankheitsmodell – Grundzüge eines wissenschaftlich begründeten ganzheitlichen Verständnisses von Krankheit. Psychologische Medizin 2005; 16 (2). S. 3–12.

Engelhardt, D. v.: Krankheit, Schmerz und Lebenskunst. Verlag C. H. Beck München 1999.

Erikson, E. H.: Identität und Lebenszyklus. Suhrkamp Verlag Frankfurt/Main 2007.

Findeisen, W.: Mit dem Herzen sehen lernen. Das Herz als Grundlage einer spirituellen Entwicklung. Die sechs Nebenübungen Rudolf Steiners. Edel-Verlag Duisburg 2012.

Fintelmann, V.: Die Wiedergewinnung des Heilens. Info3 Verlag Frankfurt/Main 2017.

Fintelmann, V.: Intuitive Medizin. Hippokrates Verlag Stuttgart 2016.

Frankl, V.: ...trotzdem Ja zum Leben sagen. Deutscher Taschenbuch Verlag München 2008.

Freud, S.: Abriss der Psychoanalyse. Fischer Verlag Frankfurt/Main 1953.

Freud, S.: Das Interesse an der Psychoanalyse. In: Ders.: Darstellungen der Psychoanalyse. Fischer Verlag Frankfurt/Main 1969, S. 102–129.

Freud, S.: Gesammelte Werke in 18 Bänden. Fischer Verlag Frankfurt/Main 2001.

Freud, S.: Neue Folge der Vorlesungen zur Einführung in die Psychoanalyse. Internationaler Psychoanalytischer Verlag Wien 1933.

Frisch, M.: Biografie. Ein Spiel. Suhrkamp Verlag Frankfurt/Main 1985.

Fuchs, T.: Das Gehirn – ein Beziehungsorgan. Kohlhammer Verlag Stuttgart 2010.

Gadamer, H.-G.: Gesammelte Werke in 10 Bänden. Verlag Mohr Siebeck Tübingen 1985–2010.

Gadamer, H.-G.: Hermeneutische Entwürfe. Verlag Mohr Siebeck Tübingen 2000.

Gadamer, H.-G.: Über die Verborgenheit der Gesundheit. Suhrkamp Verlag Frankfurt/Main 1994.

Gebsattel, V. E. v.: Prolegomena einer medizinischen Anthropologie. Springer Verlag Berlin Heidelberg 1954.

Girke, M., Hoppe, J.-D. et al. (Hrsg.): Medizin und Menschenbild. Deutscher Ärzteverlag Köln 2006.

Girke, M.: Die Anamnesefragen. In: Girke, M.: Innere Medizin. Grundlagen und therapeutische Konzepte der Anthroposophischen Medizin. Salumed Verlag Berlin 2012. S. 51–88.

Girke, M.: Innere Medizin. Grundlagen und therapeutische Konzepte der Anthroposophischen Medizin. Salumed Verlag Berlin 2012.

Glöckler, M. (Hrsg.): Meditation in der Anthroposophischen Medizin. Salumed Verlag Berlin 2016.
Goerttler, K.: Morphologische Sonderstellung des Menschen im Reich der Lebensformen auf der Erde. In: Gadamer, H.-G., Vogler, P. (Hrsg.): Neue Anthropologie, Band 2. Thieme Verlag Stuttgart 1972. S. 215–257.
Goethe, J. W.: Hamburger Ausgabe in 14 Bänden. Deutscher Taschenbuch Verlag München 1981 und 1988.
Goethe, J. W.: West-östlicher Divan. Insel Verlag Frankfurt/Main 1974 und Reclam Frankfurt/Main 1999.
Goethe, J. W.: Das Märchen von der grünen Schlange und der schönen Lilie. Verlag Freies Geistesleben Stuttgart 2005.
Görnitz, T.: Quanten sind anders. Springer Verlag Berlin Heidelberg 1999.
Gottschlich, M.: Medizin und Mitgefühl. Böhlau Verlag Wien Köln Weimar 2007.
Grawe, K.: Psychotherapie im Wandel – Von der Konfession zur Profession. Hogrefe Verlag Göttingen 1994.
Groß, R.: Geistige Grundlagen der Medizin. Springer Verlag Berlin Heidelberg 1985.
Guardini, R.: Die Lebensalter. topos Verlag Liechtenstein 2016.
Gut, T. (Hrsg.): Rudolf Steiner – Stichwort Mediation. Rudolf Steiner Verlag Dornach 2010.
Gut, T. (Hrsg.): Rudolf Steiner: Ich bin – Meditationen für den Alltag. Rudolf Steiner Verlag Dornach 2004.
Häfner. S. (Hrsg.): Die Balintgruppe. Praktische Anleitung für Teilnehmer. Deutscher Ärzteverlag Köln 2006.
Hartmann, E. v.: Philosophie des Unbewussten. Kröner Verlag Leipzig 1913.
Hastedt, H.: Das Leib-Seele-Problem – Zwischen Naturwissenschaft des Geistes und kultureller Eindimensionalität. Suhrkamp Verlag Frankfurt/Main 1989.
Hegel, G. W. F.: Phänomenologie des Geistes. Suhrkamp Verlag Frankfurt/Main 1975.
Hehlmann, W.: Geschichte der Psychologie. Kröner Verlag Stuttgart 1967.
Heide, P. v. d. (Hrsg.:) Therapie seelischer Erkrankungen aus anthroposophischer Sicht – Grundlagen, Wege, Aufgaben. Verlag Freies Geistesleben Stuttgart 1979.
Heidegger, M.: Unterwegs zur Sprache. Verlag Klett-Cotta Stuttgart 2007.
Heine, R. (Hrsg.): Anthroposophische Pflegepraxis. Salumed Verlag Berlin 2017.
Heisenberg, W.: Der Teil und das Ganze. Gespräche im Umkreis der Atomphysik. Piper Verlag München 1979.
Hell, D.: Seelenhunger. Verlag Hans Huber Bern Göttingen 2003.
Herpertz-Dahlmann, B., Bühren, K., Remschmidt, H.: Growing Up is Hard-mental Disorders in Adolescence. Deutsches Ärzteblatt International 2013; 110 (25). S. 432–440.
Herrera, H.: Frida Kahlo. Ein leidenschaftliches Leben. Knaur Verlag München 2002.
Herzog, W., Beutel, M. E., Kruse, J. (Hrsg.): Psychosomatische Medizin und Psychotherapie heute. Schattauer Verlag Stuttgart 2013.
Heusser, P., Selg, P.: Das Leib-Seele-Problem. Verlag des Ita Wegman Instituts Arlesheim 2011.
Hofmeister, S.: Wo stehe ich und wohin geht's jetzt. Gräfe und Unzer Verlag München 2014.
Holzapfel, W.: Im Kraftfeld der Organe. Verlag am Goetheanum Dornach 2000.
Huf, A.: Psychotherapeutische Wirkfaktoren. Psychologie-Verlags-Union Weinheim 1992.
Humboldt, W. v.: Schriften zur Sprache. Reclam Verlag Stuttgart 1973.
Husemann, F., Wolff, O. (Hrsg.): Das Bild des Menschen als Grundlage der Heilkunst. 3 Bände. Verlag Freies Geistesleben Stuttgart 1978.
Husemann, G.: Über die Wirkungsweise von Heilmitteln. Der Merkurstab 1994; 47 (6). S. 618–628.
Jaeggi, E.: Zu heilen die zerstoßenen Herzen – die Hauptrichtungen der Psychotherapie und ihre Menschenbilder. Rowohlt Verlag Reinbek 1995.
Jaspers, K.: Allgemeine Psychopathologie. Springer Verlag Berlin Heidelberg 1973.
Jaspers, K.: Der Arzt im technischen Zeitalter. Piper Verlag München 1986.
Jaspers, K.: Die Unabhängigkeit des philosophierenden Menschen. Deutscher Taschenbuch Verlag München 1997.
Jaspers, K.: Philosophie. 3 Bände. Piper Verlag München 1994.
Jung, C. G.: Kleines Lexikon der Analytischen Psychologie. Patmos Verlag Ostfildern 2013.
Jüttemann, G., Sonntag., M., Wulf, C. (Hrsg.): Die Seele. Psychologie-Verlags-Union Weinheim 1991.
Kaléko, M.: Das lyrische Stenogrammheft. Rowohlt Verlag Reinbek 1993.
Kampits, P.: Jean-Paul Sartre. Verlag C. H. Beck München 2004.
Karnieli, S.: Wer sich bewegt, kommt zu sich selbst. Eurythmie für jeden Tag. Futurum Verlag Basel 2013.
Kertesz, I.: Roman eines Schicksallosen. Rowohlt Verlag Reinbek 2002.

Kienle, G.: Christentum und Medizin. Verlag Urachhaus Stuttgart 1986.

Kleim, B., Kalisch, R.: Wer bleibt gesund? Zum Problem der Vorhersage von Resilienz. Nervenarzt 2018; 89. S. 754–758.

Klemme, H. F.: Selbst ohne Seele – Humes Konzeption des Geistes. In: Crone, K., Schnepf, R., Stolzenberg, J. (Hrsg.): Über die Seele. Suhrkamp Verlag Frankfurt/Main 2010. S. 154–173.

Klünker, W.-U., Reiner, J. et al. (Hrsg.): Psychologie des Ich. Verlag Freies Geistesleben Stuttgart 2016.

Klünker, W.-U.: Anthroposophie als Ich-Berührung. Verlag am Goetheanum Dornach 2013.

Klünker, W.-U.: Selbsterkenntnis und Selbstentwicklung – zur psychotherapeutischen Dimension der Anthroposophie. Verlag Freies Geistesleben Stuttgart 1997.

Klünker, W.-U.: Wesen hinter dem Denken. Die Drei 2004; 74 (11). S. 7–23.

Kovce, P.: Ich meditiere nicht. Das Goetheanum 2018; 97 (9). S. 4–5.

Kunzler, A. M., Gilan, D. A., Kalisch R. et al.: Aktuelle Konzepte der Resilienzforschung. Nervenarzt 2018; 89. S. 747–753.

Kurbacher, F. A., Wüschner, Ph. (Hrsg.): Was ist Haltung? Verlag Königshausen & Neumann Würzburg 2016.

Kurbacher, F. A.: Interpersonalität zwischen Autonomie und Fragilität – Grundzüge einer Philosophie der Haltung. In: Kurbacher, F. A., Wüschner, Ph. (Hrsg.): Was ist Haltung? Verlag Königshausen & Neumann Würzburg 2016. S. 145–162.

Lang, H. (Hrsg.): Wirkfaktoren der Psychotherapie. Verlag Königshausen & Neumann Würzburg 1994.

Lang, H.: Beziehung und Gespräch als psychotherapeutische Wirkfaktoren. In: Lang, H. (Hrsg.): Wirkfaktoren der Psychotherapie. Verlag Königshausen & Neumann Würzburg 1994. S. 36–48.

Lang, H.: Das Gespräch als Therapie. Suhrkamp Verlag Frankfurt/Main 2000.

Le Breton, D.: Schmerz. diaphanes Verlag Zürich Berlin 2003.

Leinkauf, T.: Die Seele als Selbstverhältnis, der Begriff Seele und seine Bedeutung zu Beginn der Frühen Neuzeit (Marsilio Ficino). In: Nickl, P., Terizakis, G. (Hrsg.): Die Seele – Metapher oder Wirklichkeit? Philosophische Ergründungen. transcript Verlag Bielefeld 2010. S. 145–167.

Lieb, K., Kunzler A. M.: Resilienz. Nervenarzt 2018; 89. S. 745–746.

Lievegoed, B.: Der Mensch an der Schwelle – Biographische Krisen und Entwicklungsmöglichkeiten. Verlag Freies Geistesleben Stuttgart 1986.

Lindenberg, W.: Mysterium der Begegnung. Ernst Reinhardt Verlag München 1979.

Lorenz, H.: Kriegskinder. List Verlag München 2005.

Lukrez: Über die Natur der Dinge. Deutscher Taschenbuch Verlag München 2017.

Maio, G. (Hrsg.): Abschaffung des Schicksals. Herder Verlag Freiburg/Breisgau Basel Wien 2015.

Matthiessen, P. F.: Der Organismusbegriff und seine Bedeutung für die Onkologie. In: Matthiessen, P. F., Tautz, C. (Hrsg.): Onkologie im Spannungsfeld konventioneller und ganzheitlicher Betrachtung. Zuckschwerdt Verlag München 1988. S. 1–22.

McKeen, T.: Das anthroposophische Ärzteseminar an der Filderklinik. In: Glöckler, M., Schürholz, J., Walker, M. (Hrsg.): Anthroposophische Medizin. Der Weg zum Patienten. Verlag Freies Geistesleben Stuttgart 1993. S. 167–171.

Meixner, U.: Die Seele als natürliche Instanz der Freiheit. In: Crone, K., Schnepf, R. (Hrsg.): Über die Seele. Suhrkamp Verlag Berlin 2010. S. 371–389.

Mensching, G.: Die Seele – Metapher oder Wirklichkeit? In: Nickl, P., Terizakis, G. (Hrsg.): Die Seele – Metapher oder Wirklichkeit? Philosophische Ergründungen. transcript Verlag Bielefeld 2010. S. 21–26.

Nager, F.: Blick auf die Medizin von morgen – ihr Menschenbild und Arztbild. In: Menschenbilder im Wandel – Menschenbilder im Dialog. NZN-Buchverlag Zürich 1995. S. 181–199.

Neider, A. (Hrsg.): Rudolf Steiner: Das imaginative Lebenstableau. Rudolf Steiner Verlag Basel 2017.

Nickl, P., Terizakis, G. (Hrsg.): Die Seele – Metapher oder Wirklichkeit? Philosophische Ergründungen. transcript Verlag Bielefeld 2010.

Noë, A.: Du bist nicht dein Gehirn: Eine radikale Philosophie des Bewusstseins. Piper Verlag München 2011.

O'Neil, G. und G.: Der Lebenslauf – Lesen in der eigenen Biographie. Verlag Freies Geistesleben Stuttgart 1994.

Okakura, K.: Das Buch vom Tee. Anaconda Verlag Köln 2011.

Ott, U.: Meditation für Skeptiker. Droemer Verlag München 2015.

Peters, U. H.: Wörterbuch der Psychiatrie und medizinischen Psychologie. Verlag Urban & Schwarzenberg München 1984.
Petzold, H. G. (Hrsg.): Die Menschenbilder in der Psychotherapie – Interdisziplinäre Perspektiven und die Modelle der Therapieschulen. Aisthesis Verlag Bielefeld 2015.
Pircher, W.: Beseelte Maschinen. In: Jüttemann, G., Sonntag, M., Wulf, C. (Hrsg.): Die Seele, ihre Geschichte im Abendland. Psychologie-Verlags-Union Weinheim 1991. S. 477–492.
Platon: Sämtliche Werke in 6 Bänden. Rowohlt Verlag Reinbek 1971 und 1989.
Platon: Sämtliche Werke in 3 Bänden. Verlag Jakob Hegner Köln Olten 1969.
Plessner, H.: Der Mensch als Lebewesen. In: Rocek, R., Schatz, O. (Hrsg.): Philosophische Anthropologie heute. Verlag C. H. Beck München 1972. S. 51–64.
Pongratz, L.: Hauptströmungen der Tiefenpsychologie. Kröner Verlag Stuttgart 1983.
Pongratz, L.: Problemgeschichte der Psychologie. Francke Verlag München 1984.
Prinz, A.: Hannah Arendt oder die Liebe zur Welt. Insel Verlag Berlin 2013.
Rad, M. v. (Hrsg.): Alexithymie. Empirische Untersuchungen zur Diagnostik und Therapie psychosomatisch Kranker. Springer Verlag Berlin Heidelberg 1983.
Rad, M. v.: Alexithymie – eine Wiederkehr des Verdrängten. Psychotherapie Psychosomatik Medizinische Psychologie 2002; 52 (11). S. 447–448.
Radisch, I.: Die letzten Dinge – Lebensendgespräche. Rowohlt Verlag Reinbek 2017.
Reddemann, L.: Imagination als heilsame Kraft. Zur Behandlung von Traumafolgen mit ressourcenorientierten Verfahren. Klett-Cotta Verlag Stuttgart 2007.
Reiner, J. (Hrsg.): In der Nacht sind wir zwei Menschen. Arbeitseinblicke in die anthroposophische Psychotherapie. Verlag Freies Geistesleben Stuttgart 2012.
Reiner, J.: Gesetzmäßigkeiten im Lebenslauf. In: Treichler, M. (Hrsg.): Biografie und Krankheit. Verlag Urachhaus Stuttgart 1995. S. 17–34.
Reiner, J.: Platons Höhlengleichnis. In: Klünker, W.-U. et al. (Hrsg.): Psychologie des Ich. Verlag Freies Geistesleben Stuttgart 2016. S. 19–25.
Reiner, J.: Sieben Schritte der Selbstwerdung – Inspirationen für die Psychotherapie. Verlag Freies Geistesleben Stuttgart 2019.
Rilke, R. M.: Die Gedichte. Insel Verlag Frankfurt/Main 1986.
Rilke, R. M.: Sämtliche Werke in 6 Bänden. Insel Verlag Frankfurt/Main 1987.
Rizzolatti, G.; Sinigaglia, C.: Empathie und Spiegelneurone. Die biologische Basis des Mitgefühls. Suhrkamp Verlag Frankfurt/Main 2008.
Roediger, E.: Wie könnte die Brücke zwischen der anthroposophischen und der konventionellen Psychotherapie aussehen? Der Merkurstab 2017; 70 (6). S. 464–470.
Roelcke, V.: Vom Menschen in der Medizin. Psychosozial-Verlag Gießen 2017.
Roelcke, V.: Zur Bedeutung der Kulturwissenschaften für die Medizin. Universitas 1998; 53. S. 881–893.
Rogers, C. R.: Der neue Mensch. Klett-Cotta Verlag Stuttgart 1981.
Rogers, C. R.: Die nicht-direktive Beratung. Counseling and Psychotherapy. Fischer Verlag Frankfurt/Main 1985.
Rohen, J.: Funktionelle Anatomie des Menschen. Schattauer Verlag Stutgart 1973.
Rohen, J.: Morphologie des menschlichen Organismus. Verlag Freies Geistesleben Stuttgart 2007.
Rosenmayr, R. (Hrsg.): Die menschlichen Lebensalter. Piper Verlag München 1978.
Roth, G.: Aus Sicht des Gehirns. Suhrkamp Verlag Frankfurt/Main 2009.
Rudolf, G., Henningsen, P. (Hrsg.): Psychotherapeutische Medizin und Psychosomatik. Ein einführendes Lehrbuch auf psychodynamischer Grundlage. Thieme Verlag Stuttgart 2017.
Sartre, J.-P.: Das Sein und das Nichts. Rowohlt Verlag Reinbek 1993.
Sartre, J.-P.: Der Existentialismus ist ein Humanismus. Rowohlt Verlag Reinbek 2000.
Sartre, J.-P.: Die Dramen. Rowohlt Verlag Reinbek 1965.
Schadewaldt, H.: Kardiologie in der Antike. In: Blümchen, G. (Hrsg.): Beiträge zur Geschichte der Kardiologie. Roderbirken Leichlingen 1978. S. 21–26.
Schadewaldt, W.: Die Anfänge der Philosophie bei den Griechen. Suhrkamp Verlag Frankfurt/Main 1978.
Scharfetter, C.: Die Angst in der Psychose. In: Götze, P. (Hrsg.): Leitsymptom Angst. Springer Verlag Berlin Heidelberg New York 1984. S. 51–58.

Schindewolf, O. H.: Phylogenie und Anthropologie aus paläontologischer Sicht. In: Gadamer, H.-G., Vogler, P. (Hrsg.): Neue Anthropologie, Band 1. Thieme Verlag Stuttgart 1972. S. 230–292.

Schipperges, H.: Anthropologien in der Geschichte der Medizin. In: Gadamer, H.-G., Vogler, P. (Hrsg): Neue Anthropologie, Band 2. Thieme Verlag Stuttgart 1972. S. 179–214.

Schipperges, H.: Eines Medizinhistorikers Begegnung mit psychisch Kranken. In: Bochnik, H.-J., Oehl, W. (Hrsg): Begegnungen mit psychisch Kranken. Verlag Wissenschaft & Praxis Sternenfels 2000. S. 55–62.

Schmücker, R.: Die therapeutische Beziehung bei unterschiedlich erfolgreichen Psychotherapien. Inauguraldissertation Universität zu Köln 2016.

Schultz, J.: Rhythmen der Sterne – Erscheinungen und Bewegungen von Sonne, Mond und Planeten. Philosophisch-Anthroposophischer Verlag am Goetheanum Dornach 1985.

Schulz, W.: Ich und Welt. Neske Verlag Pfullingen 1979.

Seifert, J.: Das Leib-Seele-Problem und die gegenwärtige philosophische Diskussion. Wissenschaftliche Buchgesellschaft Darmstadt 1989.

Selg, P.: Das Vaterunser in der Darstellung Rudolf Steiners. Verlag Freies Geistesleben Stuttgart 2012.

Selg, P.: Die Wärmemeditation – geschichtlicher Hintergrund und ideelle Beziehungen. Verlag am Goetheanum Dornach 2005.

Sheehy, G.: In der Mitte des Lebens. Kindler Verlag Berlin 1976.

Simon, L.: Grundlagen Anthroposophischer Arzneitherapie. In: Vademecum Anthroposophische Arzneimittel 2013. Supplement der Zeitschrift Der Merkurstab 2013; 66 (5). S. 567–633.

Slaby, J.: Kritik der Resilienz. In: Kurbacher, F. A., Wüschner, Ph. (Hrsg.): Was ist Haltung? Verlag Königshausen & Neumann Würzburg 2016. S. 275–298.

Soesman, A.: Die zwölf Sinne – Tore der Seele. Verlag Freies Geistesleben Stuttgart 1996.

Spaemann, R.: Seelen. In: Nickl, P., Terizakis, G. (Hrsg.): Die Seele – Metapher oder Wirklichkeit? Philosophische Ergründungen. transcript Verlag Bielefeld 2010. S. 67–82.

Sparby, T.: Die Bereiche und Stufen der höheren Erkenntnis. Die Drei 2017; 87 (12). S. 19.

Spork, P.: Der zweite Code. Epigenetik – oder wie wir unser Erbgut steuern können. Rowohlt Verlag Reinbek 2009.

Steiner, R., Wegman, I.: Grundlegendes für eine Erweiterung der Heilkunst (GA 27). Rudolf Steiner Verlag Dornach 2014.

Steiner, R.: Anthroposophie und Seelenwissenschaft (GA 73). Rudolf Steiner Verlag Dornach 1987.

Steiner, R.: Anthroposophische Leitsätze (GA 26). Rudolf Steiner Verlag Dornach 1972.

Steiner, R.: Anweisungen für eine esoterische Schulung (GA 245). Rudolf Steiner Verlag Dornach 1987.

Steiner, R.: Das gespiegelte Ich: Der Bologna-Vortrag. Die psychologischen Grundlagen der Anthroposophie. Rudolf Steiner Verlag Dornach 2010.

Steiner, R.: Das Zusammenwirken von Ärzten und Seelsorgern. Pastoralmedizinischer Kurs (GA 318). Rudolf Steiner Verlag Dornach 1973.

Steiner, R.: Der Christus-Impuls und die Entwickelung des Ich-Bewusstseins (GA 116). Rudolf Steiner Verlag Dornach 1982.

Steiner, R.: Der Tod als Lebenswandlung (GA 182). Rudolf Steiner Verlag Dornach 1996.

Steiner, R.: Die Ergänzung heutiger Wissenschaften durch Anthroposophie (GA 73). Rudolf Steiner Verlag Dornach 1987.

Steiner, R.: Die Geheimnisse der biblischen Schöpfungsgeschichte (GA 122). Rudolf Steiner Verlag Dornach 1984.

Steiner, R.: Die Geheimwissenschaft im Umriß (GA 13). Rudolf Steiner Verlag Dornach 1985.

Steiner, R.: Die geistig-seelischen Grundkräfte der Erziehungskunst. Spirituelle Werte in Erziehung und sozialem Leben (GA 305). Rudolf Steiner Verlag Dornach 1991.

Steiner, R.: Die Rätsel der Philosophie (GA 18). Rudolf Steiner Verlag Dornach 1985.

Steiner, R.: Die sechs Nebenübungen. Die Bedingungen zur Geheimschulung. Ein Märchenbild von der Liebe. Verlag Rudolf Steiner Ausgaben Bad Liebenzell 2015.

Steiner, R.: Die soziale Grundforderung unserer Zeit. In geänderter Zeitlage (GA 186). Rudolf Steiner Verlag Dornach 1990.

Steiner, R.: Eurythmie als sichtbare Sprache (GA 279). Rudolf Steiner Verlag Dornach 1979.

Steiner, R.: Geisteswissenschaft und Medizin (GA 312). Rudolf Steiner Verlag Dornach 1976 und 1999.
Steiner, R.: Grenzerlebnisse der Seele, Schreck, Scham, Zweifel und schreckvollste Verwirrung. Rudolf Steiner Verlag Dornach 2016.
Steiner, R.: Grundlinien eine Erkenntnistheorie der Goetheschen Weltanschauung (GA 2). Rudolf Steiner Verlag Dornach 2003.
Steiner, R.: Heileurythmie (GA 315). Rudolf Steiner Verlag Dornach 1991.
Steiner, R.: Heilpädagogischer Kurs (GA 317). Rudolf Steiner Verlag Dornach 1995.
Steiner, R.: Ich bin – Meditationen für den Alltag. Rudolf Steiner Verlag Dornach 2004.
Steiner, R.: Lauteurythmie-Kurs (GA 279). Rudolf Steiner Verlag Dornach 1990.
Steiner, R.: Mantrische Sprüche (GA 268). Rudolf Steiner Verlag Dornach 1999.
Steiner, R.: Meditative Betrachtungen und Anleitungen zur Vertiefung der Heilkunst (GA 316). Rudolf Steiner Verlag Dornach 1967 und 1975.
Steiner, R.: Menschenwerden, Weltenseele und Weltengeist (GA 205). Rudolf Steiner Verlag Dornach 2015.
Steiner, R.: Metamorphosen des Seelenlebens (GA 59). Rudolf Steiner Verlag 1972, 1997 und 2018.
Steiner, R.: Offenbarungen des Karma (GA 120). Rudolf Steiner Verlag Dornach 1976.
Steiner, R.: Philosophie der Freiheit (GA 4). Rudolf Steiner Verlag Dornach 1995.
Steiner, R.: Philosophie und Anthroposophie (GA 35). Rudolf Steiner Verlag Dornach 1984.
Steiner, R.: Physiologisch-Therapeutisches auf Grundlage der Geisteswissenschaft (GA 314). Rudolf Steiner Verlag Dornach 1989.
Steiner, R.: Six Steps in Self-Development – The „Supplementary Exercises". Rudolf Steiner Press Forrest Row 2010.
Steiner, R.: Soziales Verständnis aus geisteswissenschaftlicher Erkenntnis (GA 191). Rudolf Steiner Verlag Dornach 1983.
Steiner, R.: Themen aus dem Gesamtwerk, Band 4. Vom Lebenslauf des Menschen. Hrsg. v. E. Fucke. Verlag Freies Geistesleben Stuttgart 1980.
Steiner, R.: Themen aus dem Gesamtwerk, Band 11. Spirituelle Psychologie. Hrsg. v. M. Treichler. Verlag Freies Geistesleben Stuttgart 2004.
Steiner, R.: Theosophie (GA 9). Rudolf Steiner Verlag Dornach 1962.
Steiner, R.: Von Seelenrätseln (GA 21). Rudolf Steiner Verlag Dornach 1983.
Steiner, R.: Wahrspruchworte (GA 40). Rudolf Steiner Verlag Dornach 1961, 1975 und 1998.
Steiner, R.: Wie erlangt man Erkenntnisse der höheren Welten? (GA 10). Rudolf Steiner Verlag Dornach 1987 und 1993.
Stephanos, S.: Das Konzept der pensee operatoire und das psychosomatische Phänomen. In: Uexküll, T. (Hrsg.): Lehrbuch der Psychosomatischen Medizin. Verlag Urban & Schwarzenberg München 1979. S. 217–240.
Straube, M.: Resilienz – Aus der Krise Kraft gewinnen. Das Goetheanum 2018; 97 (45). S. 6–9.
Szlezak, T. A.: Der Begriff ‚Seele' als Mitte der Philosophie Platons. In: Crone, K., Schnepf, R., Stolzenberg, J. (Hrsg.): Über die Seele. Suhrkamp Verlag Frankfurt/Main 2010 S. 13–34.
Tellenbach, H.: Die Begründung psychiatrischer Erfahrung und psychiatrischer Methoden in philosophischen Konzeptionen vom Wesen des Menschen. In: Gadamer, H.-G., Vogler, P. (Hrsg.): Neue Anthropologie, Band 6. Deutscher Taschenbuch Verlag München 1975. S. 138–181.
Tellenbach, H.: Psychiatrie als geistige Medizin. Verlag für angewandte Medizin München 1987.
Thomas von Aquin: Über die Einheit des Geistes – De Unitate Intellectu. Verlag Freies Geistesleben Stuttgart 1987.
Treichler, M. (Hrsg.): Biografie und Krankheit. Verlag Urachhaus Stuttgart 1995.
Treichler, M.: Die Botschaft des Schmerzes. Info3 Verlag Frankfurt/Main 2017.
Treichler, M.: Das Therapieangebot in der Anthroposophischen Medizin. Mayer Verlag Stuttgart 1998.
Treichler, M.: Krankheiten und Krisen im Lebenslauf. Amthor Verlag Heidenheim 1999.
Treichler, M.: Mensch – Kunst – Therapie. Anthropologische, medizinische und therapeutische Grundlagen der Kunsttherapien. Verlag Urachhaus Stuttgart 1996.
Treichler, M.: Psychosomatische Ansätze in der Onkologie. In: Fintelmann, V., Treichler, M. (Hrsg.): Onkologie auf anthroposophischer Grundlage. Info3 Verlag Frankfurt/Main 2014–16 Band 1 Kap. 2, S. 1–24.

Treichler, M.: Psychotherapeutische Behandlung einer Patientin mit Anorexia nervosa, Depression und posttraumatischer Belastungsstörung. In: Reiner, J. (Hrsg.): In der Nacht sind wir zwei Menschen. Verlag Freies Geistesleben Stuttgart 2012. S. 283–305.

Treichler, M.: Psychotherapie aus der Bewusstseinsseele – was können wir darunter verstehen? In: Dekkers-Appel, H., Dekkers, A. (Hrsg.): Psychotherapie und der Kampf um das Menschsein. Ansätze zu einer anthroposophischen Psychotherapie. Verlag am Goetheanum Dornach 2001. S. 33–57.

Treichler, M.: Somatoforme Schmerzsyndrome. Der Merkurstab 2008; 61 (5). S. 458–468.

Treichler, M.: Sprechstunde Psychotherapie. Verlag Urachhaus Stuttgart 2007.

Treichler, M.: Von der therapeutischen Haltung. Der Merkurstab 2011; 64 (6). S. 528–533.

Treichler, R.: Die Entwicklung der Seele im Lebenslauf – Stufen, Störungen und Erkrankungen des Seelenlebens. Verlag Freies Geistesleben Stuttgart 1990 und 1995.

Treichler, R.: Grundzüge einer geisteswissenschaftlich orientierten Psychiatrie. In: Husemann, F., Wolff, O. (Hrsg.): Das Bild des Menschen als Grundlage der Heilkunst. Band II/2. Verlag Freies Geistesleben Stuttgart 1978. S. 855–964.

Treichler, R.: Metamorphosen im Lebenslauf. Verlag am Goetheanum Dornach 1984.

Treichler, R.: Physische Organe und seelische Störungen. In: Husemann, F., Wolff, O. (Hrsg.): Das Bild des Menschen als Grundlage der Heilkunst. Band II/1. Verlag Freies Geistesleben Stuttgart 1978. S. 881–924.

Triandis, H. C.: Einstellungen und Einstellungsänderungen. Beltz Verlag Weinheim Basel 1975.

Uexküll, T., Wesiack, W.: Integrierte Medizin als Gesamtkonzept der Heilkunde: ein bio-psycho-soziales Modell. In: Köhle, K. et al. (Hrsg.): Uexküll – Psychosomatische Medizin. Verlag Urban & Fischer München Jena 2003. S. 1–40.

Ustorf, A. E.: Wir Kinder der Kriegskinder – Die Generation im Schatten des Zweiten Weltkriegs. Herder Verlag Freiburg/Breisgau 2008.

Verres, R.: Wirkfaktoren in der Verhaltenstherapie. In: Lang, H. (Hrsg.): Wirkfaktoren der Psychotherapie. Verlag Königshausen & Neumann Würzburg 1994. S. 139–149.

Vierl, K.: Psychologie, eine spirituelle Betätigung. Verlag Freies Geistesleben Stuttgart 1994.

Vierl, K.: Schicksalshilfe durch Heilpädagogik. Verlag am Goetheanum Dornach 1992.

Vogel, L.: Der dreigliedrige Mensch. Philosophisch-Anthroposophischer Verlag Dornach 1973.

Wagner, R.: Krebs – Den Lebensfaden wiederfinden. Psychoonkologie für Arzt und Patient. Übungen und Verfahren. Mayer Verlag Stuttgart 2008.

Weber-Guskar, E.: Haltung als Selbstverhältnis. Am Beispiel der Würde. In: Kurbacher, F. A., Wüschner, Ph. (Hrsg.): Was ist Haltung? Verlag Königshausen & Neumann Würzburg 2016. S. 188–89.

Weger, U., Wagemann, J.: The challenges and opportunities of first-person inquiry in experimental psychology. In: New Ideas in Psychology 2015; 36. S. 38–49.

Weger, U.: Die Frage nach Seele und Geist im Psychologiestudium. Die Drei 2014; 84 (2). S. 33–45.

Weidenhammer, B.: Überlegungen zum Alexithymiebegriff: Psychischer Konflikt und sprachliches Verhalten. Ein Beitrag zur Phänomenologie. Zeitschrift für Psychosomatische Medizin und Psychotherapie 1986; 32. S. 60–65.

Weizsäcker, V. v.: Der Gestaltkreis. Theorie und Einheit von Wahrnehmen und Bewegen. Suhrkamp Verlag Frankfurt/Main 1985.

Wetzel, M.: Die stumme Seele. In: Jüttemann, G., Sonntag, M., Wulf, C. (Hrsg.): Die Seele, ihre Geschichte im Abendland. Psychologie-Verlags-Union Weinheim 1991. S. 387–403.

Wild, T.: Was wissen wir von Haltung? Eine kleine enzyklopädische Suche. In: Kurbacher, F. A., Wüschner, Ph. (Hrsg.): Was ist Haltung? Verlag Königshausen & Neumann Würzburg 2016. S. 91–108.

Will, J.: Vom Erwachen der Schlafenden. Zur Amphibologie von Haltung. In: Kurbacher, F. A., Wüschner, Ph. (Hrsg.): Was ist Haltung? Verlag Königshausen & Neumann Würzburg 2016. S. 197–214.

Williams, M., Teasdale, J., Segal, Z., Kabat-Zinn, J.: Der achtsame Weg durch die Depression. Arbor Verlag Freiburg/Breisgau 2013.

Wirsching, M.: Psychosomatische Medizin. Verlag C. H. Beck München 1996.

Wittgenstein, L.: Tractatus logico-philosophicus. Suhrkamp Verlag Frankfurt/Main 2003.

Wolf, C.: Kindheitsmuster. Suhrkamp Verlag Frankfurt/Main 2007.

Wolf, C.: Leibhaftig. Luchterhand Verlag München 2003.

Wolfersdorf, M., Etzersdorfer, E.: Suizid und Suizidprävention. Kohlhammer Verlag Stuttgart 2011.

Wulf, C.: Präsenz und Absenz. Prozess und Struktur in der Geschichte der Seele. In: Jüttemann, G., Sonntag, M., Wulf, C. (Hrsg.): Die Seele, ihre Geschichte im Abendland. Psychologie-Verlags-Union Weinheim 1991. S. 5–12.

Zajonc, A.: Aufbruch ins Unerwartete – Meditation als Erkenntnisweg. Verlag Freies Geistesleben Stuttgart 2014.

Zappe, H. A., Mattern, H. (Hrsg.): Das Philosophische und die praktische Medizin. Springer Verlag Berlin Heidelberg 1990.

Zumdick, W.: Der Tod hält mich wach. Joseph Beuys – Rudolf Steiner, Grundzüge ihres Denkens. Verlag Die Pforte Dornach 2006.

Zutt, J.: Die innere Haltung. In: Ders.: Auf dem Wege zu einer anthropologischen Psychiatrie. Gesammelte Aufsätze. Springer Verlag Berlin Göttingen Heidelberg 1963. S. 1–88.

Register

A

B

C

D

E

F

G

H

I

J

K

L

M

N

O

P

Q

R

S

Y

Z

Über die Autoren

Markus Treichler (*1947)

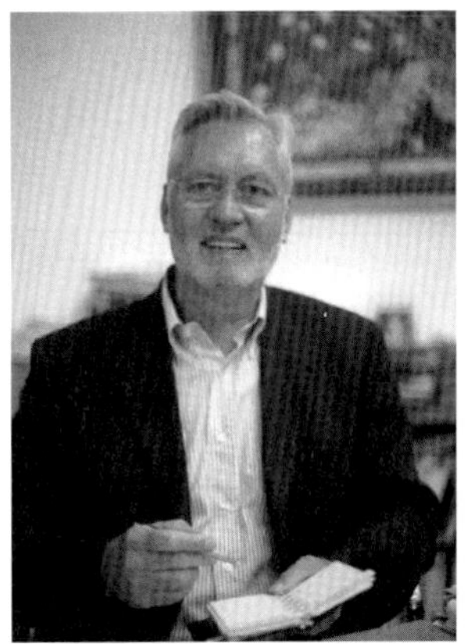

Studium der Theaterwissenschaften, Philosophie, Psychologie und Medizin in München, Köln, Frankfurt/Main und Heidelberg. Während der Studienzeit Beschäftigung mit der Anthroposophie. Facharztausbildung an verschiedenen Kliniken.

Von 1987 bis 2012 als Psychiater und Psychotherapeut leitender Arzt der Abteilung für Psychosomatische Medizin, Psychotherapie, Kunsttherapie und Heileurythmie an der Filderklinik in Filderstadt bei Stuttgart. Viele Jahre Mitglied im erweiterten Vorstand der Gesellschaft Anthroposophische Ärzte in Deutschland (GAÄD). 2002-2008 Mitglied der Klinikleitung der Filderklinik.

Von 2012 bis 2018 ambulante psychosomatisch-psychotherapeutische Sprechstunde an der Filderklinik. 2019 zusammen mit Johannes Reiner Gründung des Instituts Anthroposophie-basierte Psychotherapie (IAbP) in Stuttgart.

Arbeitsschwerpunkte:

Anthroposophische Psychiatrie, Psychosomatik, Psychopathologie und Psychotherapie, Psychoonkologie, Biographie und Krankheit, Kunst und Krankheit, Kunsttherapie.

Ausgedehnte Lehr- und Vortragstätigkeit im In- und Ausland.

Zahlreiche Buch- und Zeitschriftenveröffentlichungen.

Johannes Reiner, Dr. med. (*1956)

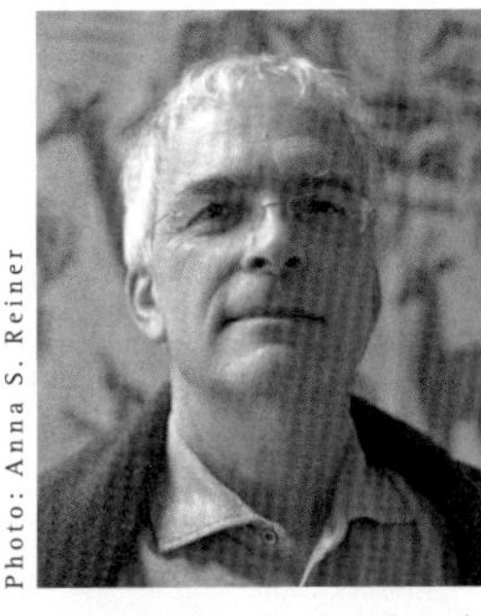

Photo: Anna S. Reiner

Psychiater und Psychotherapeut mit Praxistätigkeit in Stuttgart. Er ist seit 1986 mit dem Impuls einer anthroposophischen Psychotherapie verbunden und seit 2008 als Gründungsvorstand in der Deutschen Gesellschaft für anthroposophische Psychotherapie (DtGAP). Von ihm stammt das Buch „Sieben Schritte der Selbstwerdung – Inspirationen für die Psychotherapie“ (2019), weiterhin ist er Herausgeber des Sammelbandes „ ... in der Nacht sind wir zwei Menschen – Arbeitseinblicke in die anthroposophische Psychotherapie“ (2012), Mitautor des Buches „Psychologie des Ich“ (2016) sowie weiterer Veröffentlichungen. Als Dozent unterrichtet er an der Alanus Hochschule für Kunst und Gesellschaft in Alfter.

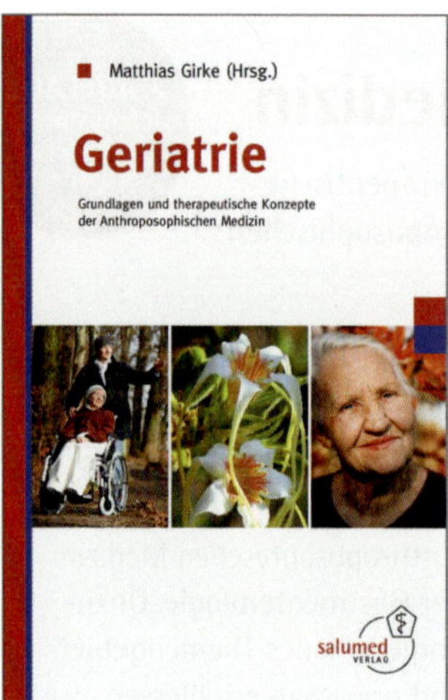

664 Seiten · gebunden · 98 €
ISBN: 978-3-9815535-2-9

MATTHIAS GIRKE (HRSG.)

Geriatrie

Grundlagen und therapeutische Konzepte der Anthroposophischen Medizin

Das Buch erläutert umfassend die Therapie wichtiger Krankheitsbilder, Aspekte der anthroposophischen Krankenpflege sowie Physio- und künstlerische Therapien: Arthrose, Augenheilkunde, Demenz, Dermatologie, Diabetologie, Ernährung, Gastroenterologie, Gesangstherapie, Glaukom, Heileurythmie, HNO-Heilkunde, Hypertonie, Inkontinenz, Kardiologie, Kunsttherapie, Mammakarzinom, Onkologie, Orthopädie, Osteoporose, Palliativpflege, Physiotherapie, Pneumologie, Prostatahyperplasie, Prostatakarzinom, Schlafstörungen, Schwindel, Sprachgestaltung, Tinnitus, Urologie, Zahnheilkunde.

Herausgeber: Dr. med. Matthias Girke, Internist, Gemeinschaftskrankenhaus Havelhöhe, Berlin / Leitung der Medizinischen Sektion am Goetheanum, Dornach (Schweiz)

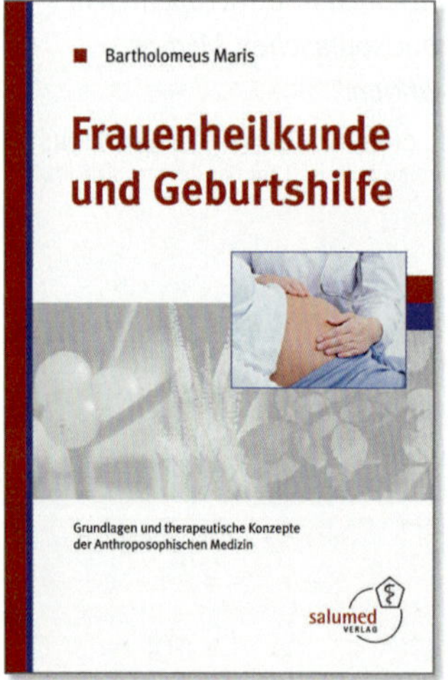

264 Seiten · gebunden · 48 €
ISBN: 978-3-928914-26-0

BARTHOLOMEUS MARIS

Frauenheilkunde und Geburtshilfe

Grundlagen und therapeutische Konzepte der Anthroposophischen Medizin

Dieses Fachbuch vermittelt die grundlegenden Zusammenhänge der Frauenheilkunde und Geburtshilfe und gibt mit konkreten Therapieempfehlungen Antworten auf Fragen aus der täglichen Praxis. Aufbauend auf dem anthroposophischen Menschenbild wendet es sich generellen Themen wie dem weiblichen Zyklus, dem Klimakterium sowie Sexualität, Verhütung, Schwangerschaft und Geburt genauso zu wie einzelnen Krankheitsbildern, etwa der Endometriose, dem polyzystischen Ovarialsyndrom oder dem Lichen sclerosus.

Autor: Dr. med. Bartholomeus Maris, niedergelassener Arzt für Frauenheilkunde und Anthroposophische Medizin (GAÄD)

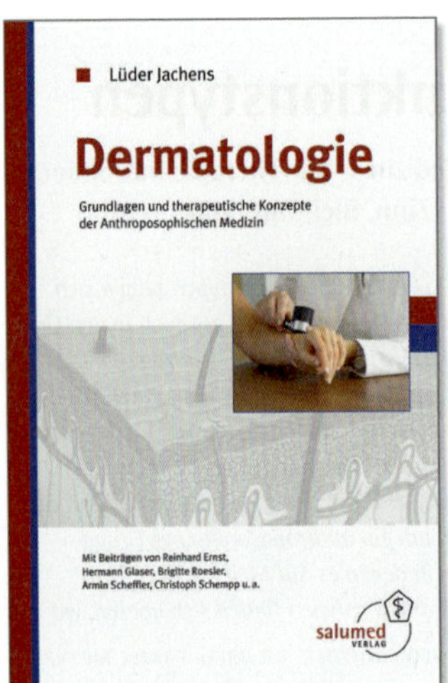

528 Seiten · gebunden · 78 €
ISBN: 978-3-928914-28-4

LÜDER JACHENS

Dermatologie

Grundlagen und therapeutische Konzepte der Anthroposophischen Medizin

Die Phänomene der gesunden und kranken Haut beleuchtet dieses Fachbuch der Dermatologie. Als Praxis- und Lehrbuch ermöglicht es einen schnellen Zugriff auf Therapieangebote sowie vertiefendes Grundlagenwissen. Sowohl für die Anamnese als auch für die Therapie bietet das Buch konkrete Informationen in Verbindung von konventionellen und komplementärmedizinischen Ansätzen. Das Buch präsentiert zentrale Themen der dermatologischen Praxis aus anthroposophisch-menschenkundlicher Sicht. Daneben werden Charakter und Wirkung dermatologischer Heilmittel der Anthroposophischen Medizin erläutert.

Autor: Dr. med. Lüder Jachens, niedergelassener Arzt für Haut- und Geschlechtskrankheiten, Allergologie, Naturheilverfahren und Anthroposophische Medizin (GAÄD)

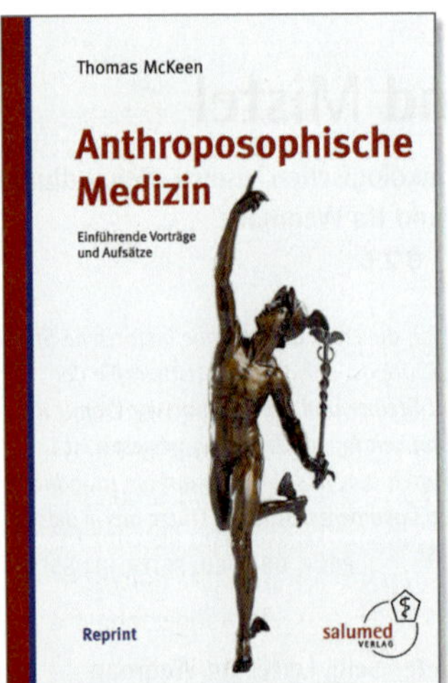

296 Seiten · gebunden · 48 €
ISBN: 978-3-9815535-9-8

THOMAS MCKEEN

Anthroposophische Medizin

Einführende Vorträge und Aufsätze

Thomas McKeen (1953–1993) inspirierte als Leiter des von ihm gegründeten Anthroposophischen Ärzteseminars an der Filderklinik (heute Eugen-Kolisko-Akademie) in den 1980er-Jahren eine ganze Generation von Medizinern. Seine gut verständlichen Vorträge und Aufsätze sind bis heute spannend zu lesen. Sie eröffnen einen ersten, unkomplizierten Zugang zur anthroposophischen Medizin und Menschenkunde. Der Reprint ist für Ärzte, Pharmazeuten, Therapeuten und Pflegende gleichermaßen eine anregende Lektüre.

Autor: Thomas McKeen (1953-1993), Arzt

NOTIZEN